P. L. Chinn M. K. Kramer

Deutschsprachige Ausgabe herausgegeben von
M. Bossle E. Linseisen

PflegeWissen und Wissensentwicklung

Peggy L. Chinn   Maeona K. Kramer

Deutschsprachige Ausgabe herausgegeben von
Michael Bossle   Elisabeth Linseisen

PflegeWissen und Wissensentwicklung

Theoretische Grundlagen und Vorgehen

10. Auflage

Unter Mitarbeit von: Stefan Schönstein, Regensburg
Übersetzt von: Elisabeth Brock, Kempten

ELSEVIER

Elsevier GmbH, Bernhard-Wicki-Str. 5, 80636 München, Deutschland
Wir freuen uns über Ihr Feedback und Ihre Anregungen an kundendienst@elsevier.com

Titel der Originalausgabe
Knowledge Development in Nursing. Theory and Process.

ISBN: 978-0-323-53061-3

This adaption of Knowledge Development in Nursing. Theory and Process, 10th edition by Peggy L. Chinn and Maeona K. Kramer was undertaken by Elsevier GmbH and is published by arrangement with Elsevier Inc.

Diese Adaption von Knowledge Development in Nursing. Theory and Process, 10. Auflage, von Peggy L. Chinn und Maeona K. Kramer wird durch die Elsevier GmbH ausgeführt und in Absprache mit Elsevier Inc. veröffentlicht.

PflegeWissen und Wissensentwicklung. Theoretische Grundlagen und Vorgehen, 10. Auflage, von Peggy L. Chinn und Maeona K. Kramer Deutsche Ausgabe herausgegeben von Michael Bossle und Elisabeth Linseisen © 2022 Elsevier GmbH Deutschland

ISBN 978-3-437-27251-6
eISBN 978-3-437-06076-2

Bibliografische Information der Deutschen Nationalbibliothek
Die Deutsche Nationalbibliothek verzeichnet diese Publikation in der Deutschen Nationalbibliografie; detaillierte bibliografische Daten sind im Internet über https://www.dnb.de abrufbar.

22 23 24 25 26 5 4 3 2 1

In ihren Veröffentlichungen verfolgt die Elsevier GmbH das Ziel, genderneutrale Formulierungen für Personengruppen zu verwenden. Um jedoch den Textfluss nicht zu stören sowie die gestalterische Freiheit nicht einzuschränken, wurden bisweilen Kompromisse eingegangen. Selbstverständlich sind **immer alle Geschlechter** gemeint.

Planung: Martina Lauster, München
Projektmanagement: Christine Kosel, München
Redaktion: Ute Villwock, Heidelberg
Herstellung: Christine Kosel, München; Dietmar Radünz, Leipzig
Bearbeitung Grafiken: Stefan Dangl, München
Satz: STRAIVE, Puducherry/Indien
Druck und Bindung: Drukarnia Dimograf Sp. z o. o., Bielsko-Biała/Polen
Umschlaggestaltung: SpieszDesign, Neu-Ulm

Aktuelle Informationen finden Sie im Internet unter www.elsevier.de

Vorwort und Lesehinweise zur deutschen Ausgabe der 10. Auflage „PflegeWissen und Wissensentwicklung"

Mitte der 1990er Jahre wurde erstmals das pflegewissenschaftliche Grundlagenbuch zu Pflege und Theorie von Peggy Chinn und Maeona Kramer in einer deutschsprachigen Übersetzung herausgegeben. Das damalige Werk mit dem Titel „Pflegetheorie. Konzepte, Kontext, Kritik" (Originaltitel: Theory and Nursing. A Systematic Approach) findet sich inzwischen nur noch im Antiquariat; in gängigen Lehrbüchern zu Pflegewissenschaft wird es aber immer noch rezipiert.

Chinn und Kramer erweiterten ihr Werk stetig und brachten neue Erkenntnisse in alle nachfolgenden (US-amerikanischen) Auflagen mit ein. Als ein wichtiges Fundament betrachten sie seit ihrer 2. bzw. 3. Auflage die sogenannten *„patterns of knowing"* von Barbara Carper (1978), die sie grundlegend analysieren und für den Pflegealltag von professionell Pflegenden transferieren. Fixpunkt der Gegenstandsbestimmung von Pflege, Pflegewissenschaft und Pflegealltag ist für Chinn und Kramer nicht mehr alleine die „Pflegetheorie", sondern die Orientierung am „Wissen" und die Entwicklung von „wissen". Im Fokus des Werkes stehen deswegen die Analyse und die Entwicklung von Wissensmustern. Seit der 7. Auflage (2008) spielt darin das emanzipatorische Wissensmuster eine zentrale Rolle. Dieses ist eine für Pflegefachpersonen wesentliche, weiterführende und analytische Wissenskategorie, die sich für die beiden Autorinnen in einer sog. *praxis* ausdrückt (in der vorliegenden Ausgabe kursive Schriftweise und außer am Satzanfang klein geschrieben).

Praxis ist eine laufende professionelle Figuration aus Aktion und Reflexion. *Praxis* meint somit etwas anderes als der in unserem Sprachraum häufig (und gegenläufig zum Terminus „Theorie") verwendete Praxisbegriff. *Praxis* bedeutet für Chinn und Kramer eine Denk- und Handlungsmaxime, die für Pflegefachpersonen im Berufsalltag notwendig wird. Professionelles Pflegehandeln wird demnach durch die dazu gehörigen Nachdenkungsweisen (eben nicht nur über die konkrete Handlung!) hergestellt. Dies geschieht sowohl aus emanzipatorischer Perspektive, wie auch in (und aus) allen anderen Wissensmustern (empirisch, personbezogen, ästhetisch, ethisch), aus denen sich Wissen und Handeln speist. *Praxis* hat damit eine Wissens- als auch eine Anwendungsperspektive.

Sie als aufmerksame*r Leser*in haben es nun längst entdeckt. Bereits im Titel wurde von uns deutschen Herausgeber*innen grundsätzlich in Schreibweise und Druck bewusst auf Unterschiede geachtet, die Differenzen in Sprache und Bedeutung berücksichtigen. Groß- und Kleinschreibung und kursiver Satz sind bei der vollständig durchgearbeiteten Ausgabe in Deutsch bewusst verwendet worden. So zeichnet sich beginnend im Titel kein Schreib- oder Druckfehler ab, vielmehr zeigt die Schreibweise „Pflege**W**issen" einen Regelwissensbestand an, der mittlerweile explizit als Kennzeichen einer professionellen Pflege Gültigkeit besitzt. Sogenanntes „**W**issen" ist als formales oder formalisiertes Wissen im Original als „knowledge" gekennzeichnet. Was Pflegende dagegen implizit oder intuitiv, aufgrund des Erwerbs von Regelwissen, ihrer Erfahrung oder ihres Personseins

„**wissen**", wird von den Autorinnen als „knowing" beschrieben. Dieses „wissen" oder „zu wissen" stellt sich als prozesshaftes Erleben, Erfahren und Verstehen dar. Solche feinen Unterschiede und Details sind entscheidend in der Lektüre des vorliegenden Bandes. Sie dienen unter anderem einer Selbstvergewisserung der Leser*in, eine Art laufende Irritation, die die Bedeutsamkeit von „**W**issen" und „**w**issen" im Zusammenhang mit Pflege und Pflegewissenschaft unterstreicht.

Ähnlich verhält es sich mit der Kursivsetzung und Kleinschreibung: *praxis* wie oben bereits erwähnt, ist eine Ausdrucksweise (Expression) von Wissen in der emanzipatorischen Domäne. Sie fungiert aber auch als Brücke und Verbindungsglied zwischen den einzelnen Wissensmustern. Pflegende werden damit bewusst und offensiv aufgefordert sich weiterführenden Fragen zu widmen, die gesellschaftlich oder politisch zu Ursachen und Problemen von Pflege- und Versorgungsfragen führen. Wir haben als Editor*innen den von Chinn und Kramer verwendeten Begriff *praxis* bewusst im Original stehen gelassen. „Praxis", so wie der Begriff in unserem Sprachgebrauch genutzt wird, bezeichnet in Abgrenzung zur Theorie (immer noch) den Anwendungs- und Durchführungsbezug der handelnden Pflegenden im Berufsalltag. Dieses Areal grenzen die Autorinnen im Original allerdings bewusst mit der Nutzung der Begrifflichkeit *„nursing practice"* ein.

Im Leseprozess empfehlen wir deswegen auch laufend das Glossar zu verwenden. Das Glossar ist eine Nomenklatur von Begriffen und Verständnissen, ein wichtiger Dreh- und Angelpunkt im Zusammenhang mit unterschiedlichem Sprachgebrauch und einer damit verbundenen bewussten oder unbewussten Vorstellung der jeweiligen (Pflege-) Kulturen. Als Pflegewissenschaftler*innen scheint uns dies gerade bei diesem Werk essenziell und sinnvoll. Manchmal wirkt es für uns aus dem deutschen Sprachkreis stammend vermutlich befremdlich, welche Sprache für welche Pflegeverständnisse oder -zusammenhänge verwendet wird. Anscheinend einfache Übersetzungen von Begrifflichkeiten erweisen sich letztendlich als sehr komplex, da „Pflege" in unterschiedlichen Gesundheitssystemen und mit unterschiedlichen historischen Gegebenheiten verschieden verstanden wird. Das zeigt aber auch den besonderen Mehrwert dieses Buches. Neben den wertvollen inhaltlichen Gedanken der Autorinnen gibt es einen Einblick in die Vorstellung und das Verständnis einer anderen Pflegekultur, die der Vereinigten Staaten. Wir lesen und lernen damit von Differenzen, die uns weiter helfen, über uns als Pflegende, Pflegewissenschaftler*innen und unsere Pflegerealität nachzudenken.

Für Peggy Chinn und Maeona Kramer sind die Verortung von Pflege und das Entwicklungspotenzial in der jeweiligen Umgebung wichtig. In welchem Kontext findet pflegerische Versorgung statt? Welche historischen Begebenheiten prägen die Pflege an diesem Ort und zu diesem Zeitpunkt? Was können und müssen Pflegefachpersonen tun, damit sich die pflegerische Versorgung der Menschen mit Pflegebedarfen verbessert? Welche Wissensmuster werden warum als wichtig erachtet? Für die Autorinnen ist klar, dass sie mit ihrem Werk auch kritische Fragen an die Gesellschaft und Politik aufwerfen. Sie hinterfragen Ungerechtigkeiten von Menschen und Gruppen in der US-amerikanischen Gesellschaft, die durch ethnische, religiöse oder geschlechtsbezogene Zugehörigkeiten gekennzeichnet sind. Und sie möchten dazu beitragen, soziale Ungerechtigkeiten aufzulösen. Inwieweit sich diese Fragen auf deutschsprachige Kontexte übertragen lassen, bleibt Ihnen als Leser*in überlassen. Dass sich diese Diskurse hierzulande ebenfalls entwickeln, zeigen neuere deutschsprachige Veröffentlichungen (Giese 2019; Kellner 2011).

Chinns und Kramers Gedanken spiegeln sich insbesondere in deren verwendeter Sprache wider. Sie nutzen machtvolle Begriffe, Redewendungen und Beispiele, die für

US-amerikanische Lesende in deren Umfeld ohne weitere Erläuterungen verständlich sind. An diesen Stellen bedarf es manchmal der Fantasie beim Lesen, wenn sich einfach kein adäquates Beispiel aus unserem kulturellen und professionellen Kontext finden lässt. An einigen Stellen haben wir deswegen bewusst die englischsprachigen Originalbegriffe oder -passagen belassen. Diese sind inzwischen in der hiesigen „Community" bekannt und werden hier ebenso verwendet (z. B. *„moral distress")*. Uns ist durchaus bewusst, dass in einer deutschsprachigen Ausgabe die Prozesse der sprachlichen Entwicklung, die sich in den einzelnen Ausgaben wiederfinden, nicht abbilden lassen.

In der 5. Auflage (1999) erklären die Autorinnen diese für sie notwendige Entwicklung als Kontinuum und ständiges Anpassen, welches die eigenen Wertvorstellungen und die Vorstellungen von Pflege widerspiegeln. Sie sprechen deshalb beispielsweise Sie als Leserin oder Leser direkt an, um die Beziehung zwischen Schreibenden und Lesenden zu verdeutlichen. Ob dem Anspruch von Chinn und Kramer genüge getan werden kann, auch im wissenschaftlichen Sprachgebrauch das auszudrücken, um was es in unserer Disziplin geht – um Menschen und Sorge –, können wir zum jetzigen Zeitpunkt noch nicht einschätzen.

Klar ist allerdings, dass „nurse" oder „patient" weiblich, männlich oder divers sein kann. Die Bezeichnung Krankenschwester oder Gesundheits- und Krankenpflegerin wird im deutschsprachigen Raum immer mit dem weiblichen Geschlecht verbunden, mit Patienten oder Ärzten werden je nach Lesart ausschließlich männliche Personen oder vielleicht doch alle Personen gedacht. Wir haben uns im Duktus der Ausführungen von Chinn und Kramer bewusst entschieden, eine geschlechtergerechte Sprache zu verwenden. Noch ist im deutschsprachigen Raum nicht klar, wohin die sprachliche Reise führen wird – Sie finden deshalb sowohl Bezeichnungen mit weiblichen und männlichen Formen als auch das „Gendersternchen" oder den „Genderdoppelpunkt".

Um Komplexität zu reduzieren, haben die Autorinnen eine Vielzahl von Abbildungen entwickelt. Nehmen Sie sich Zeit beim Lesen und nutzen Sie auch die bildlichen Darstellungen, die manches Abstrakte in die Konkretion bringen kann. Didaktisch sind neben den Abbildungen auch Kästen eine Hilfe, um in die unterschiedlichen Abschnitte des Buches einzusteigen, Kapitel zu synthetisieren oder weiter zu denken. Nehmen Sie sich bitte auch hier die nötige Zeit, um die Fallvignetten zu lesen. Dort werden unterschiedlichste authentische Situationen von und für Pflegefachpersonen beschrieben. Die Vielfalt der pflegerischen Versorgungssettings, strukturelle Unterschiede zu Pflege- und Gesundheitssystemen z. B. in Deutschland oder Österreich und andere (Aus-)Bildungsstrukturen werden hier besonders deutlich. Uns als Herausgeber*innen erscheint überdies wichtig zu erwähnen, dass Sie das Buch wie vorgegeben gegliedert lesen. Einzelne Kapitel bauen aufeinander auf.

In Kapitel 1 werden die Grundformen pflegerischen Wissens nach Barbara Carper gezeigt. Die Erweiterung der bestehenden Wissensmuster durch Peggy Chinn und Meona Kramer werden erläutert und begründet. Die Prozesse der Pflegewissensentwicklung sind in den Abbildungen zu sehen. Diese Abbildungen sind wegweisend und illustrieren die Zusammenhänge und Bezugsgrößen für das Wissen der Disziplin Pflege.

Kapitel 2 zeigt die historischen Entwicklungen des Berufs und des zugehörigen Wissens. Diese Linien werden in Phasen von der Antike zu Nightingale und von dort zur Wissenschaft gezeichnet. Auch für die einzelnen Wissensdomänen werden geschichtliche Anknüpfungspunkte gefunden. Ebenso wird in diesem Kapitel ein historischer Abriss der Entwicklung der Disziplin Pflegewissenschaft geleistet.

Die folgenden Kapitel 3 bis 7 gehen im Einzelnen auf die jeweiligen Wissensmuster ein, sie erläutern die Merkmale und Wissensformen sowie die spezifischen Wissensexpressionen.

Kapitel 8 beschäftigt sich mit dem Grundverständnis von Theorien, deren Funktion und Intention, Gütekriterien sowie der *„critical reflection"*. Letztere überprüft, wie gut eine Theorie entwickelt ist oder inwieweit sie ihren Zweck erfüllt. Sowohl die Beschreibung als auch die kritische Reflexion sind notwendig, um festzustellen, ob gewisse Theorien für spezifische Kontexte geeignet sind.

Kapitel 9 entwickelt Verfahren, um Pflegewissensdomänen zu legitimieren und zu bestätigen. Jedes Wissensmuster hat jeweils eigene Merkmale, die nach den jeweiligen Bestätigungs- und Legitimationsprozessen analysiert werden sollte.

Notwendigerweise geht es in Kapitel 10 um die Integration formaler Wissensexpressionen im Kontext pflegerischer Versorgung. Dieser Anwendungsbezug wird der direkten Pflegeversorgung gerecht und löst den Anspruch von Pflegewissenschaft als Praxisdizplin ein. Hier wird auch gezeigt, dass sich Pflegewissensmuster verselbstständigen können (*„patterns gone wild"*), denn **W**issen und **w**issen wird letztlich in der Pflegepraxis geformt, überprüft und verfeinert.

Das letzte Kapitel beschäftigt sich mit der Frage, wie man die eigene Disziplin stärken kann und welche Rolle dabei die Wissensdomänen spielen (können).

„PflegeWissen und Wissentwicklung" ist ein Meilenstein der pflegewissenschaftlichen Grundlagen- und Theoriearbeit. Das Modell zur prozesshaften Pflegewissensentwicklung schließt für den deutschsprachigen Raum eine Lücke im Zusammenhang mit der Gegenstandsbestimmung in der Disziplin Pflege. Die Einführung des emanzipatorischen Wissensmuster ist eine längst überfällige Legitimation eines wichtigen Bereiches für die deutschsprachige Pflegewissenschaft. Sicher wird dies dazu beitragen, den Diskurs in der Pflegewissenschaft zur dringend notwendigen Grundlagenarbeit (wieder) anzustoßen und zu bereichern. Insgesamt wünschen wir uns Herausgeber*innen auch deswegen eine große Verbreitung und Leser*innenschaft, insbesondere bei Pflegenden, Studierenden sowie in der Hochschullandschaft. Zugleich möchten wir dazu auffordern, kritische und konstruktive Überlegungen zu den Gedanken von Chinn und Kramer mit uns zu teilen.

Dass diese Herausgabe möglich wurde ist mehreren Menschen zu verdanken. Als da wären Martina Lauster und Christine Kosel vom Elsevier Verlag sowie Stefan Schönstein für die redaktionelle Einarbeitung der von uns teilweise neu übersetzten Glossarbegriffe. Bernhard Beck gilt der Dank für die geschlechtergerechte Übersetzung der Punkte im Kapitel zur ethischen Wissensdomäne.

Wir wünschen eine angeregte Lektüre!

Prof. Dr. Michael Bossle, M.Sc., und Elisabeth Linseisen, M.Sc.

LITERATUR

Carper, Barbara Anne (1978): Fundamental Patterns of Knowing in Nursing. In: Advances in Nursing Science 1 (1): 13–23.

Chinn, Peggy L; Kramer, Maeona K (1996): Pflegetheorie. Konzepte, Kontext, Kritik. Berlin: Ullstein Mosby.

Chinn, Peggy L; Kramer, Maeona K (1999): Theory and nursing. Integrated knowledge development. 5. Aufl. St. Louis, MO: Mosby.

Chinn, Peggy L; Kramer, Maeona K (2008): Integrated theory and knowledge development in nursing. 7. Aufl. St. Louis, MO: Mosby Elsevier.
Giese, Constanze (2019): Antinomie statt Autonomie. Iris Marion Youngs Theorie der „Fünf Formen der Unterdrückung" als Beitrag zum Verständnis der Widersprüche der Pflege- und Pflegebildungspolitik. In: Ethik in der Medizin 31 (4): 305–323.
Kellner, Anne (2011): Von Selbstlosigkeit zur Selbstsorge. Eine Genealogie der Pflege. Berlin, Münster: LIT.

Vorwort der englischen Originalausgabe (Übersetzung)

Als wir in den frühen 1980er Jahren an der ersten Ausgabe dieses Buchs gearbeitet haben, lag der Gedanke an eine 10. Ausgabe weit außerhalb unseres Vorstellungsvermögens! Wir schrieben es ursprünglich in der schlichten Absicht, ein Werk über Pflegetheorie und deren Entwicklung vorzulegen. Wir hatten unser Doktorandenstudium mit den Schwerpunkten Theorie- und Wissensentwicklung in einer Zeit signifikanten Wachstums des wissenschaftlichen Pflegewissens abgeschlossen, was die Pflegeforschung voranbrachte, zur Gründung neuer Fachzeitschriften mit einem Fokus auf wissenschaftlichen Erkenntnissen führte und Pflegefachpersonen ermutigte, eigene Theorien zu entwickeln. Die frühen Theorien konzentrierten sich meist auf das Wesen von Pflege und die Rolle von Pflegekräften im Management der pflegerischen Versorgung. Wir hatten zwar die legitime Erwartung, mit unserem Buch einen Beitrag zum Diskurs über die Natur und Entwicklung von Pflegetheorien leisten zu können, eine 10. Ausgabe mit einem weitgehend anderen Inhalt kam in unserer Phantasie jedoch nicht vor.

Wir vertraten von Anfang an eine breit angelegte Auffassung von Theorie und vom Prozess der Theorieentwicklung. In den beiden ersten Ausgaben war die Pflegetheorieentwicklung in eine Vielzahl wissenschaftlicher Aktivitäten verankert, in Tätigkeiten, die über empirische Forschungen hinausgingen, in unseren Augen zur Entwicklung angemessenen und nützlichen Pflegewissens jedoch unerlässlich waren. In der 1. Ausgabe (1983) mit dem Titel *Theory and Nursing: A Systematic Approach* entwickelten wir ein Vier-Quadranten-Modell, um die vier gleich wichtigen Prozesse der Theorieentwicklung darzustellen: Konzeptanalyse, Konstruktion theoretischer Beziehungen, Prüfen theoretischer Beziehungen und praktische Validierung der Theorie. Diese vier Prozesse bleiben unserem Text als typische Merkmale erhalten.

In der 2. Ausgabe (1987) wurden die vier von Barbara Carper (1987) identifizierten Grundmuster des Wissens vorgestellt. In der 3. Ausgabe nahmen wir tiefgreifende sprachliche Veränderungen vor, um unserem wachsenden feministischen Bewusstsein und der kritischen Erkenntnis Rechnung zu tragen, dass Sprache an sich die begrenzten Sichtweisen von Wissenschaft und Theorieentwicklung perpetuiert, von Ansichten, die wiederum für die Wege der Entwicklung von Pflegewissen von erheblicher Bedeutung sind. Wir haben unsere Grundgedanken bezüglich der Pflegewissensmuster weiterentwickelt und uns immer wieder mit der Frage auseinandergesetzt, inwiefern Pflegeverständnis und Pflegewissen von der Dominanz empirischen Denkens geprägt (und eingeschränkt) werden. Wir haben Carpers erste Konzeptualisierung der vier Wissensmuster beibehalten, dazu jedoch Möglichkeiten aufgezeigt, jedes der vier Muster weiterzuentwickeln, ferner die einzigartigen Äußerungen des jeweiligen Musters beschrieben, so dass es gelehrt und kommuniziert werden kann, und schließlich eine Anleitung zur Authentifizierung der einzelnen Wissensmusterexpressionen präsentiert. Wir wollten mit dieser Erweiterung aufzeigen, dass empirische Ansätze zwar wichtig und hilfreich sind, Pflege allerdings mehr erfordert. Die Veränderungen wurden in der 6. Ausgabe (2004) mit dem Titel *Integrated Knowledge Development in Nursing* fortgeführt und weiterentwickelt.

In der 7. Auflage (2008) haben wir unsere Konzeptualisierung emanzipatorischen Wissens formuliert, da in der stark zunehmenden Pflegeliteratur die sozialen und politischen Wurzeln, aus denen Pflegehandeln hervorgegangen ist, stärker betont wurden. Emanzipatorisches Wissen reflektiert das historische Engagement von Pflegefachpersonen für die Verbesserung der „vorgelagerten", über Gesundheit und Wohlbefinden entscheidenden Faktoren. Der Titel der 9. Ausgabe (2015), *Knowledge Development in Nursing: Theory and Process,* spiegelt unsere wachsende Intention, Verstehen und Wissen als Einheit zu betrachten – als Einheit mit verschiedenen Teilen, die das Ganze reflektieren und nicht vom Ganzen zu trennen sind. In der vorliegenden 10. Ausgabe haben wir grundlegende Veränderungen vorgenommen, die unser Bemühen zeigen, Verstehen und Wissen ganzheitlich zu darzustellen.

Das Hauptziel dieses Werks blieb über all die Jahre hinweg unverändert – die Erforschung der Wurzeln des Pflegewissens und die Suche nach Antworten auf die Frage, wie die Werte der Pflege ihr innerstes Wesen bestimmen. Wir haben konsistent überlegt, wie und weshalb die sorgfältige Beachtung von Pflegewissen und die Berücksichtigung der Natur von Pflegewissen für die Pflegepraxis so entscheidend wichtig sind, und die tragende Rolle, die alle Pflegefachpersonen in der Fortentwicklung unserer Disziplin spielen, stets erkannt und geschätzt. Der Text spiegelt im Wesentlichen unsere persönlichen Sichtweisen dieser Vorgänge, wobei die Inhalte und Standpunkte von den bemerkenswerten Arbeiten vieler anderer Pflegewissenschaftlerinnen[1], die Pflegetheorien und -philosophien artikuliert sowie die Trends, Annahmen und Praktiken unseres Fachgebiets hinterfragt haben, geprägt und beeinflusst wurden. Wir verweisen insbesondere auf die Werke von Sally Thorne und ihrem Team (Thorne 2014; Thorne und Sawatzky 2014; Thorne, Stephens und Truant 2016).

Die erstaunliche Fülle an wissenschaftlicher Literatur, die unsere Arbeit beeinflusst hat, ist ungeachtet der Tatsache entstanden, dass sich der Fokus der Pflegeausbildung inzwischen verlagert und von theoretischem und philosophischem Denken entfernt hat. Dieser Wandel hat verschiedene Ursachen, etwa die Tatsache, dass den Lehrpersonen in der Pflegeausbildung für die Wissensvermittlung zu wenig Zeit zur Verfügung steht, aber auch die veränderte Rolle, die mit der *Advanced Nursing Practice* von Pflegeexpertinnen einhergeht, die heute zunehmend mehr medizinische Versorgungsaufgaben übernehmen. Wir sind der Meinung, dass es der Disziplin schadet, wenn im Graduiertenstudium auf theoretische und philosophische Grundlagen verzichtet wird, und dass das Pflegehandeln selbst verbessert werden kann und verbessert wird, wenn es gelingt, diesen Trend umzukehren.

In jüngerer Zeit wurde betont, dass die Pflegepraxis verlässliche Evidenzen braucht, was die Pflegeausbildung signifikant verändert hat. Studiengänge und Promotionsarbeiten sind von jeher den Standards wissenschaftlicher Sorgfalt und Qualität verpflichtet. Das Studium für einen *Doctor of Nursing Practice* wurde eingeführt, um die Rollen von Pflegeexpertinnen hervorzuheben, um die Bedürfnisse klinischer Führungskräfte, die sich um hohe Qualitätsstandards in der pflegerischen Versorgung bemühen, zu befriedigen und die Pflegeforschung zu fördern, die der Pflegepraxis beste wissenschaftliche Erkenntnisse liefert. Wir glauben, dass fundierte Kenntnisse über Wissen und wissen für die Qualifizierung der *Advanced Practice Nurses* sowie für angehende Pflegeforscherinnen unverzichtbar sind. Fundierte und umfassende Kenntnisse des ästhetischen,

[1] Weibliche Personenbezeichnungen schließen die Männer mit ein, männliche die Frauen.

persongebundenen, ethischen und emanzipatorischen Wissensmusters sind entscheidend wichtig, um Pflege in der Pflegepraxis und in der Entwicklung von Pflegewissen definieren zu können. Es mag aktiv Pflegenden bewusst sein oder nicht, sie alle wenden diese Muster an, und es kann der pflegerischen Versorgung nur dienlich sein, sich mit diesen Wissensmustern zu befassen und sie anzuerkennen. Wenn Patienten und Klientinnen eine bessere professionelle Versorgung bekommen sollen, müssen Lehrpersonen sämtliche Wissensmuster kennen und Studierende gezielt dabei unterstützen, in jeder dieser Formen Wissen zu entwickeln und zu bewerten.

Allein die Tatsache, dass dieses Buch nun in der 10. Auflage vorliegt, bestätigt die zunehmende Wertschätzung der Pflegegeschichte und ihrer frühen theoretischen Wurzeln, die das Herzstück unserer Disziplin ausmachen. Mehr denn je sind wir überzeugt, dass sich das Potenzial der Pflege nur entfalten kann, wenn sie fest auf dem Fundament der Grundwerte und Kernkonzepte des Fachgebiets steht. Auch in dieser Ausgabe liegt unser Fokus auf den frühen Arbeiten, die den Grundstein für die wichtigsten Pflegekonzepte und -werte gelegt haben. Erneut hinzugefügt haben wir den Anhang: Interpretierende Zusammenfassung: Beispiele für allgemeine theoretische Bezugsrahmen, die Aufgaben, Philosophie und Grundzüge der Pflege definieren (*Interpretive Summary: Examples of Broad Theoretic Frameworks Defining the Scope, Philosophy, and General Characteristics of Nursing*). Wie bisher bilden die Muster des Pflegewissens den konzeptuellen Rahmen, der inzwischen breite Anerkennung genießt, weil er der Ganzheitlichkeit menschlicher Gesundheitserfahrungen verpflichtet ist und sowohl die Pflegepraxis als die Pflegewissensentwicklung sich daran orientieren können.

Dennoch haben wir in der vorliegenden Ausgabe, um der Ganzheitlichkeit von Wissen und wissen besser gerecht zu werden, den Inhalt neu organisiert. Uns ist bewusst, dass Ganzheitlichkeit einfach „da ist" – der menschliche Geist jedoch nur Teile davon erfasst, nicht das Ganze. In den ersten Kapiteln wird jedes Muster bezogen auf kritische Fragen, kreative Prozesse und formale Wissensexpressionen untersucht. In den späteren Kapiteln wird das Bestätigungs/Legitimationsverfahren für jedes Muster im Detail dargestellt, und zum Schluss rücken wir die in die Pflegepraxis integrierte Ausdrucksform sowie den erweiterten Kontext, in dem pflegerische Fürsorge stattfindet, in den Fokus. Ziel dieser Veränderungen war es, die Muster gleichrangiger zu behandeln als in früheren Ausgaben und so ihrem gleich hohen Wert für die pflegerische Versorgung gerecht zu werden. Die 10. Auflage enthält zudem mehr Beispiele und mehr gezielte Anregungen, sich mit den Ideen und Gedanken dieses Werks zu beschäftigen. Die zu diesem Zweck eingefügten Texte heißen „Fragen zur Reflexion", „Warum ist das wichtig?", „Bitte überlegen Sie …", „Stellen Sie sich vor …" und „Zur Diskussion". Diese besonderen Abschnitte sind, weil sie den Lesefluss nicht unterbrechen sollen, in den Gesamttext eingebettet, als Anreiz, sich unmittelbar mit den Inhalten auseinanderzusetzen. Wir haben die Literaturangaben aktualisiert und um die Neuerscheinungen seit der letzten Ausgabe erweitert – eine eindrucksvolle Liste an Publikationen, die mit den Ideen und Intentionen unseres Texts in Einklang stehen. Die deutlich veränderten Literaturangaben stehen am Ende des jeweiligen Kapitels.

Kapitel 1 enthält wie bisher eine Einführung in die Formen des Pflegewissens, in die vier von Barbara Carper identifizierten Grundmuster sowie in das in der 8. Ausgabe vorgestellte emanzipatorische Wissen. Wir präsentieren unser Modell der essentiellen Wechselbeziehungen zwischen Wissen und wissen in der Pflege und zwar für jedes Muster einzeln und dann insgesamt. Im Kapitel 1 werden die Themen „Bestätigung/Legitimation" und „Integration in die Pflegepraxis" vertieft.

Kapitel 2 liefert wie zuvor eine Darstellung der historischen Entwicklung der Pflege und stellt die Geschichte der Wissensentwicklung in den Mittelpunkt. Wir integrieren neue Informationen und aktuelle Trends der Pflegewissensentwicklung, wozu auch Erkenntnisse der Implementierungsforschung, der evidenzinformierten Pflegepraxis, der *practice-based-evidence* und Intersektionalität gehören. Dieses Kapitel untermauert unsere Überzeugung, dass die Wertschätzung unserer Geschichte für die Weiterentwicklung der Disziplin unerlässlich ist.

Die Kapitel 3, 4, 5, 6 und 7 sind den fünf Wissensmustern gewidmet – dem emanzipatorischen, ethischen, persongebundenen, ästhetischen und empirischen Wissen. In jedem dieser Kapitel wird lediglich die Entwicklung der formalen Ausdrucksformen der Wissensmuster erklärt, die Bestätigungs/Legitimationsprozesse und Integrationsprozesse in die Pflegepraxis werden dann in den letzten drei Kapiteln behandelt.

Kapitel 8 ist der Beschreibung und kritischen Reflexion empirischer Pflegetheorien gewidmet; ein Kapitel, das nach wie vor wichtig ist, um die Natur empirischer Theorien verstehen zu können.

In den Kapiteln 9, 10 und 11 geht es um die Authentifizierung von Pflegewissen und dessen Integration ins praktische Pflegehandeln – Themen, die in den Kapiteln über die einzelnen Muster bereits diskutiert wurden. In dieser Ausgabe betonen wir, dass Wissen und die Entwicklung von Wissen das Gesamtwissen reflektieren soll, nicht nur eines der Muster allein.

Kapitel 9 rückt die Authentifizierung des Wissens, das für die Stärkung der Wissensbasis der Pflege so entscheidend ist, in den Fokus. Kapitel 10 erklärt, wie durch Wissensintegration ein Ganzes entsteht, das die pflegerische Versorgung sowie die fortlaufende Wissensentwicklung leitet. Wir haben diese Prozesse neu konzeptualisiert, um hervorzuheben, wie wichtig die Pflegepraxis für die Entstehung und Gestaltung der Gesamtheit des Pflegewissens ist.

Das neue Kapitel 11 beschreibt die umfassendere Konzeptualisierung der „Pflegepraxis", die auch Pflegemanagement, Verwaltungs- und Führungsaufgaben, Pflegebildung, politische Interessensvertretung und politische Strategien sowie die Organisation von Pflege auf kommunaler Ebene umfasst. Jeder dieser Bereiche leistet einen signifikanten Beitrag zur Entwicklung von Pflegewissen und zur Fortentwicklung von Pflege als Disziplin. Wie bereits bisher heben wir die zentrale Bedeutung der grundlegenden Werte von Pflege hervor, und das in allen Bereichen, in denen Pflegefachpersonen tätig sind.

Der vorliegende Text ist für alle Ausbildungsstufen geeignet. Bereits in der 1. Auflage haben wir die Ansicht vertreten, dass dieses Wissen zum pflegerischen Grundwissen gehört und deshalb auch für angehende Pflegefachpersonen, die am Beginn stehen, unverzichtbar ist. Tatsache ist jedoch nach wie vor, dass die meisten diesen Inhalten erstmals im Zuge ihres fortgeschrittenen Hochschulstudiums begegnen; auch dieses Vorgehen können wir gutheißen. Wir halten den Text besonders wichtig für Studierende, die einen Studiengang belegt haben, der zum *Doctor of Nursing Practice* führt. Wenn diese *Practitioner* das von der Wissenschaft „entwickelte" Wissen weiterentwickeln und anwenden, wird der Grad ihrer Perfektion und ihrer Erfolge bei der Validierung, Bestätigung und Erweiterung des Wissens direkt davon abhängen, in welchem Ausmaß sie verstehen, wie das persongebundene, ästhetische und ethische Wissen diese Prozesse beeinflusst. Mehr noch: Wenn beide – *Practitioner* und in der Forschung tätigen Pflegefachpersonen – Natur und Notwendigkeit emanzipatorischen Wissens nicht verstehen, werden ihre Bemühungen, echte *praxis* im Gesundheitssystem zu schaffen, weniger erfolgreich sein.

Unsere immer noch vorhandene Leidenschaft für eine bestmögliche pflegerische Versorgung und eine bestmögliche Pflegeausbildung war unsere Motivation, dieses Werk zu verfassen; das ist auch der Grund, weshalb wir uns sehr bemüht haben, den Text sowohl für Neulinge im Pflegeberuf als auch für erfahrene Pflegefachpersonen verständlich und zugänglich zu machen. Viele Leserinnen haben uns gesagt, dass sie den Text mit zunehmender Berufserfahrung und zunehmendem Wissensstand ganz anders gelesen und viel besser verstanden haben. Manche Inhalte waren für sie zwar von Anfang an gewinnbringend, als sie dann aber mehr über Pflege wussten, entwickelten sie ein tieferes Verständnis für den Text und konnten ihn besser einordnen.

Schließlich müssen in der Praxis tätige Pflegefachpersonen, die – völlig zurecht – größten Wert auf die derzeit besten wissenschaftliche Erkenntnisse legen, um ihren Pflegealltag danach ausrichten zu können, verstehen, inwiefern die Nutzung der „besten Evidenz" vom Wissensstand und der fachlichen Wissensgrundlage aller Muster gefördert und verhindert wird. Das sind die Gründe, weshalb wir meinen, dass ein Werk wie dieses für die Pflege insgesamt von Bedeutung ist.

Peggy L. Chinn, RN, PhD, FAAN
Professor Emerita, School of Nursing, University of Connecticut, Storrs, Connecticut
Maeona K. Kramer, APRN, PhD
Professor Emerita, College of Nursing, University of Utah, Salt Lake City, Utah

Dank

Als wir uns erstmals mit den wesentlichen Bestandteilen dieses Buchs beschäftigten, hatten wir erst jüngst unser Doktorandenstudium abgeschlossen und standen am Anfang unserer wissenschaftlichen Laufbahn. In den ersten zwei Jahren unserer akademischen Tätigkeit waren wir an der Universität von Utah angestellt, wo wir zusammenarbeiteten und dabei unser gemeinsames Interesse an Pflegetheorie und Wissensentwicklung entdeckt haben. Trotz unserer inzwischen weit auseinanderliegenden Wohnorte haben wir seither die berufliche Verbindung aufrechterhalten. Unsere aktive Zeit als Lehrende liegt nun hinter uns, wir befinden uns im „Ruhestand" und haben uns aus den formalen Zusammenhängen des akademischen Lebens zurückgezogen, fahren jedoch fort, uns persönlich weiterzuentwickeln. Viel von unserer Fähigkeit, neue Gedanken aufzunehmen und geistig zu reifen, verdanken wir den Menschen, die an unseren Seminaren teilgenommen und mit uns darum gekämpft haben, die Grenzen des Wissens zu erweitern, indem sie sich in Bereiche vorgewagt haben, die als Möglichkeit vorhanden, aber noch nicht ganz real waren. Jeder einzelnen Person, die mit uns im Unterricht zusammengearbeitet hat, sind wir zu größtem Dank verpflichtet. Ohne ihrem hartnäckigen Beharren auf genaueren Erklärungen, ihr Hinterfragen unserer Gedanken und ihr Drängen, Theorie, Wissen und Philosophie in den Pflegealltag zu tragen, und indem sie uns halfen, die Grenzen unserer vorgefassten Meinungen zu überwinden, wäre viel von dem, was sich in diesem Buch herausgebildet hat, nicht möglich gewesen. Es ist tatsächlich so, dass wir im Lehrsaal von unseren Studierenden gelernt haben, und dafür gebührt ihnen unsere tiefempfundene Anerkennung. Viele unserer akademisch gebildeten Kolleginnen – innerhalb der Institutionen, in denen wir gelehrt und studiert haben, aber auch weltweit – haben unser Denken durch ihr sachkundiges, kritisches und aufmerksames Begutachten bereichert. Wir schulden auch denen viel, die unsere radikalen Ideen anfangs abgelehnt und angezweifelt haben. Das Hinterfragen unserer Art des Nachdenkens über Pflegewissen in einer Zeit, als solche Ideen als zu liberal und abwegig galten, bestärkte unseren Entschluss, unser Denken zu verdeutlichen und für die Pflegepraxis nutzbar zu machen.

Unsere guten Freunde und Wahlfamilien, insbesondere Karen und Sue, haben uns mit der für diese Art von Arbeit so notwendigen Liebe und Unterstützung versorgt – dafür unser großer Dank und unsere Anerkennung.

Unser Dank gilt auch den formellen Gutachterinnen, die die 9. Ausgabe aufmerksam gelesen und kommentiert haben. Jede von ihnen hat uns Anregungen gegeben, die dieser überarbeiten Ausgabe gut getan haben. Wir haben viele ihrer Veränderungsvorschläge umgesetzt. Wir finden, dass ihre sorgfältig formulierte Kritik – die positive und die negative – das Werk bereichert hat und wissen ihre Bemühungen sehr zu schätzen.

So sehr wir uns bewusst sind, dass dieses Werk von den Begegnungen und Interaktionen mit unseren Kolleginnen geprägt ist, so wichtig ist uns der Hinweis, dass wir das Buch verfasst und selbst zu verantworten haben. Die Beiträge anderer Personen haben wir so offen und ehrlich wie möglich gekennzeichnet und gewürdigt. Wir hoffen, dass der Text keine Fehler enthält, was allerdings unwahrscheinlich ist – schließlich sind wir Lernende und erheben keinen Anspruch auf abschließende Antworten. Wir bitten um Verständnis für unseren Wunsch, nicht als autoritäre Stimme gehört zu werden, vielmehr als eine Stimme unter vielen, die hinterfragt und ergänzt werden kann. Unsere 1972 begonnene berufliche Zusammenarbeit ist für uns noch heute eine wechselseitige Herausforderung und die Basis für die Konzeptualisierung und Kooperation beim Verfassen eines solchen Werks. Wir respektieren und schätzen einander, auch unsere natürlichen Unterschiede, was die Tragfähigkeit dieser langjährigen Beziehung erklärt, und sind dankbar für das, was wir einander geben können. Wir widmen dieses *work in progress* unserer Leserschaft in der Hoffnung, es möge auch künftig eine Perspektive bieten, die ihre kritische Betrachtung verdient, ihr Verständnis vertieft und ihr Denken und Handeln inspiriert.

LITERATUR

Carper, B. A. (1978). Fundamental patterns of knowing in nursing. *ANS. Advances in Nursing Science, 1,* 13–23.

Thorne, S. (2014). Nursing as social justice: a case for emancipatory disciplinary theorizing. In P. Kagan, M. Smith, & P. Chinn (Eds.), *Philosophies and practices of emancipatory nursing: Social justice as praxis.* (pp. 79–90). New York, NY: Routledge Taylor & Francis Group.

Thorne, S., & Sawatzky, R. (2014). Particularizing the general: Sustaining theoretical integrity in the context of an evidence-based practice agenda. *ANS. Advances in Nursing Science, 37,* 1–10.

Thorne, S., Stephens, J., & Truant, T. (2016). Building qualitative study design using ursing's disciplinary epistemology. *Journal of Advanced Nursing, 72*(2), 451–460. https://doi.org/10.1111/jan.12822.

Gutachterinnen

Sally Dampier, RN. BScN, MMedSc, DNP
Nursing, Confederation College, Thunder Bay, Ontario, Kanada

Gwen Keeler, BA, BScN, RN
Senior Lab Instructor, School of Nursing, University of Northern British Columbia, Prince George, British Columbia, Kanada

Jeanette McNeill, DrPH, RN, MSN, CNE, ANEF
Associate Professor, School of Nursing, College of Natural and Health Sciences, University of Northern Colorado, Greeley, Colorado, USA

Fehler gefunden?

An unsere Inhalte haben wir sehr hohe Ansprüche. Trotz aller Sorgfalt kann es jedoch passieren, dass sich ein Fehler einschleicht oder fachlich-inhaltliche Aktualisierungen notwendig geworden sind. Sobald ein relevanter Fehler entdeckt wird, stellen wir eine Korrektur zur Verfügung. Mit diesem QR-Code gelingt der schnelle Zugriff.

https://else4.de/978-3-437-27251-6

Wir sind dankbar für jeden Hinweis, der uns hilft, dieses Werk zu verbessern. Bitte richten Sie Ihre Anregungen, Lob und Kritik an folgende E-Mail-Adresse: kundendienst@elsevier.com

Inhaltsverzeichnis

KAPITEL

1 Grundformen des Pflegewissens

Was ist Pflegewissenschaft? Meiner Auffassung nach muss die Definition so breit angelegt sein, dass sie das gesamte Fachwissen umfasst und nicht auf ein einziges Paradigma fokussiert bleibt. Der Hauptfokus kann auch nicht auf den Aktivitäten unserer Wissenschaft liegen, etwa auf Theorieentwicklung und Forschung, der entscheidende Fokus liegt auf dem Wissen.

Elizabeth Ann Manhart Barrett (2002, S. 56)

Letztlich bestimmt die grundsätzliche Auffassung in jedem Forschungsfeld, welche Art des Wissens dieses Feld zu entwickeln beabsichtigt, sie bestimmt zudem die Art und Weise, wie dieses Wissen organisiert, überprüft und angewandt werden soll … Ein solches Verständnis … verlangt eine kritische Auseinandersetzung mit der Frage, was „zu wissen" bedeutet und welches Wissen im Fachgebiet Pflege als am Wertvollsten gilt.

Barbara A. Carper (1978, S. 13)

Die einleitenden Zitate von Elizabeth Barrett und Barbara Carper unterstreichen die Bedeutung eines breiten fachlichen Fokus für die Pflege. Elizabeth Barrett und Barbara Carper zufolge ist das, was wir als Pflegefachpersonen wertschätzen, so zentral wichtig, weil es bestimmt, welcher Methoden wir uns zur Wissensentwicklung bedienen und letztlich auch den Umfang und die Essenz dessen bestimmt, was wir als grundlegende Wissensbasis für die Pflegepraxis betrachten.

Dieser Text fordert zu gründlichem Nachdenken heraus und zur bewussten Betrachtung dessen, was eine erfolgreiche Pflegefachperson wissen muss, sowie zum Nachdenken über die Werte, die ihrem Wissen zugrunde liegen. Im Kapitel 1 werden zunächst die fünf Wissensmuster vorgestellt, dann wird auf dieser Basis der Wert der verschiedenen Formen des Wissens und wissen erläutert. Das erste Kapitel bietet einen Überblick über die vier ursprünglich von Carper (1978) entwickelten Grundmuster des Wissens. Es enthält eine ausführliche Darstellung der Konzeptualisierung von Carper sowie eine Diskussion über Wissen und wissen im Rahmen des emanzipatorischen Wissensmusters – ein Wissensmuster, das inzwischen weitgehend als ebenso bedeutsam für die Pflegepraxis wie die anderen Formen anerkannt ist. Die unterschiedlichen, dennoch alle gleich wichtigen Wissensmuster, sind entscheidende Bestandteile des pflegerischen Gesamtwissens. Dies ist ein Konzept, auf das wir immer wieder zurückkommen, in den ➤ Kap. 9, ➤ Kap. 10 und ➤ Kap. 11 jedoch besonders hervorheben, in denen wir Herangehensweisen erläutern, wie Pflegewissen durch wissenschaftliche Verfahren, einschließlich Forschung, legitimiert und integriert werden kann, auch in der Pflegepraxis. Diese Ausgabe enthält tatsächlich wesentliche Veränderungen, die die zunehmende Tendenz widerspiegeln, Theorie und Pflegepraxis, Kunst und Wissenschaft, Wissen und Handeln zu integrieren – ein Umdenken, das Margaret Newman (2003) in ihrem Artikel *A World of No Boundaries* beschrieben hat. Dieser Wechsel bedeutet ein völlig anderes Denken und Agieren, das besser zur gelebten Pflege passt – zu einer Erfahrung, die komplex und vom Umgebungskontext geprägt ist und ein einheitliches Verständnis von den allgemeinen und spezifischen Anforderungen verlangt, die an eine Pflegefachperson gestellt werden und zum Wesen des Pflegeberufs gehören (Bliss et al. 2017; Hartrick Doane et al. 2015; Jacobs 2013; Kangasniemi, Kallio und Pietilä 2014; Linderman, Pesut und Disch 2015; Terry, Carr und Curzio 2016; Thorne, Stephens und Truant 2016).

Fragen zur Reflexion

- Was müssen Pflegefachpersonen Ihrer Meinung nach wissen?
- Beruht Ihre Antwort auf dem, was Sie persönlich schätzen, oder auf dem, was in der Pflegeprofession geschätzt wird? Oder auf beidem?
- Wenn Sie glauben, Pflegefachpersonen müssten mehr wissen als das, was sie aus Fachbüchern und Artikeln lernen, woher kommt dieses Wissen?

1.1 Wissen für eine praktische Disziplin

Zu den von Carper (1978) identifizierten Wissensmustern gehören herkömmliche Vorstellungen von empirischem Wissen ebenso wie Wissen, das persongebundener, ethischer und ästhetischer Natur ist. Das erstmals von Chinn und Kramer (2008) entwickelte Modell emanzipatorischen Wissens zielt auf die Entwicklung der Fähigkeit, gesellschaftliche Probleme wahrzunehmen und auf die Entwicklung von Handlungsbereitschaft, um gesellschaftliche Veränderungen zu bewirken (➤ Kap. 3). Obwohl wir glauben, dass für eine wirksame pflegerische Versorgung das Wissen und der Prozess des „zu wissen" aller Wissensmuster gebraucht werden, lag und liegt der Hauptfokus aller Disziplinen im Gesundheitswesen, einschließlich der Pflege, nach wie vor auf dem empirischen Wissen (Archibald 2012; Bliss et al. 2017; Mantzorou und Mastrogiannis 2011; Paley et al. 2007; Porter 2010; Satterfield et al. 2009; Thorne 2014; Thorne und Sawatzky 2014). In unseren Augen kommt es für eine praktische Disziplin entscheidend darauf an, unter praktischem Pflegewissen mehr zu verstehen als empirisches Wissen und auch andere Wissensformen einzubeziehen.

Pflege besteht aus Prozessen, Dynamiken und Interaktionen, die am wirksamsten sind, wenn die fünf Wissensmuster – das empirische, ethische, ästhetische, persongebundene und emanzipatorische Wissen – zusammenspielen. *Praxis* wird möglich, wenn alle Wissensmuster so miteinander verwoben sind, dass sie soziale Gerechtigkeit fördern. Der Begriff *praxis* ist nicht lediglich ein modischer Ersatz für das Wort „praktizieren". Eine Pflegefachperson, die Anordnungen befolgt und eine verordnete Behandlung, etwa eine Wundspülung, sorgfältig durchführt, mag tatsächlich gut und richtig praktizieren. Um *praxis* zu betreiben, muss sie allerdings über das einfache Praktizieren hinausgehen und sich mit den sozialen Ungerechtigkeiten beschäftigen, die diese Aufgabe nötig gemacht haben, sich beispielsweise fragen, weshalb in dieser Community Schießereien vorkommen.

Bitte überlegen Sie ...

Denken Sie an eine junge Frau – nennen wir sie Nayan – mit einer Schussverletzung, welche ein intensives Management, einschließlich schmerzhafter Wundspülungen, erfordert. Der Pflegefachmann wird sich im Kontext dieser Behandlung sicher nicht nur über die aseptische Wundspülung der Wunde dieser jungen Frau Gedanken machen (ein Verfahren, das auf empirischem Wissen beruht). Er überlegt vielleicht, ob er Nayan raten soll, sich ihrer Pistole zu entledigen (ein Schritt mit moralisch-ethischen Implikationen). Er fragt sich nach der ethischen Dimension dieses Ratschlags, weil Nayan in einem gefährlichen Stadtviertel wohnt, in dem ihr Leben bedroht ist. Obwohl der Pflegefachmann unter Zeitdruck steht, weil sich eine Kollegin krankgemeldet hat, kann er die Behandlung sicher nicht guten Gewissens (ethisches Wissen) unterlassen, genauso wenig wie er das aseptische Verfahren abkürzen kann. Gut möglich, dass er seine Ansichten über Waffenbesitz für sich behält, weil er um seine Befangenheit weiß (persongebundenes Wissen), die sein Vorgehen beeinflussen und Nayans Vertrauen in ihn beeinträchtigen könnte. Vielleicht überlegt sich dieser Pflegefachmann auch, wie er die Behandlung mit Fingerspitzengefühl so durchführen kann, dass sie so schmerzfrei und gleichzeitig effektiv wie möglich erfolgt, was in den Bereich des ästhetischen Wissens fällt. Dieses wird leitend dafür sein, wie intensiv er sich der Wunde widmet und wie er seine Technik, auf Nayans Reaktion reagierend, modifiziert.

Emanzipatorisches Wissen verlangt von der Pflegefachperson, sorgfältig zu überlegen und, was die Behandlung und ihre Implikationen betrifft, so zu handeln, dass sich die Dinge zukünftig zum Besseren wenden, nicht nur für Nayan in der aktuellen Situation, vielmehr für die Gesellschaft insgesamt. Diese Überlegungen und Handlungen sind gemeint, wenn wir von *praxis* sprechen. In obigem Beispiel wird das Vorhandensein einer versehentlich zugefügten Schusswunde, die umfangreicher Versorgung bedarf und der jungen Frau neben dem Verdienstausfall zusätzliche Kosten beschert, dargestellt. *Praxis* bedeutet, dass die Pflegefachperson die Situation erfasst und etwas dagegen unternimmt. *Praxis* kann sich vielleicht in politischen Aktionen darstellen, wie etwa indem man sich einer Briefkampagne oder einer Lobby anschließt, die sich für oder gegen die Reglementierung von Waffenbesitz einsetzt; sie könnte deutlich werden, wenn man sich für mehr Sicherheit in den einschlägigen Stadtvierteln stark macht, damit sich Schusswaffen erübrigen; oder vielleicht auch, indem man Schulungen für den sicheren Umgang mit Schusswaffen unterstützt. Emanzipatorisches Wissen würde diesen Pflegefachmann demnach bewegen, allgemein etwas gegen Schussverletzungen zu unternehmen, damit solche Wunden gar nicht erst entstehen. Wir wollen damit keineswegs implizieren, dass jeder wie auch immer gearteten pflegerischen Begegnung *praxis* folgen soll. Was wir aber tatsächlich implizieren, ist, dass es im Kontext des Pflegehandelns und innerhalb unseres Berufsstands wichtig ist, ungerechte Verhältnisse zu bemerken, jeden und jede für Ungerechtigkeiten zu sensibilisieren, über solche Situationen zu reflektieren und wann immer möglich zu handeln, um sie zu verbessern.

Im weiteren Verlauf des Kapitels gehen wir stärker auf die Natur der Wissensmuster und auf die für jedes Muster typischen Erkenntnisprozesse ein. Jedes Muster ist mit bestimmten Abläufen der Wissensentwicklung verbunden. Die Prozesse sind in fünf Dimensionen verortet: (1) kritische Fragen, (2) um kreative Prozesse wissen sowie das

Wissen anbahnen und generieren, (3) formale Ausdrucksformen, (4) in die Pflegepraxis integrierte Ausdrucksformen von Wissen und wissen, (5) Bestätigungs-/Legitimationsprozesse zur Überprüfung und Verbesserung des Wissens in der Disziplin.

Auch wenn es für ein umfassendes Verständnis erforderlich ist, jedes Muster einzeln zu behandeln, wenden wir uns immer wieder dem Aspekt des Zusammenspiels aller Wissensmuster zu und verweisen auf dessen Beitrag zum Gesamtwissen. Zudem vermeiden wir den Rückgriff auf häufig unhinterfragte Regeln, Methoden und Grundsätze der Wissensentwicklung; wir vertreten vielmehr Standpunkte, die eine Wissensentwicklung wertschätzen und fördern, deren Ziel es ist, eine Vision zu verwirklichen – die Vision einer Zukunft, die von den Werten der Pflege und deren Auffassung von Gesundheit und Wohlbefinden geprägt ist.

1.2 Verständnis und Wissen

Im Kontext dieser Ausführungen bezieht sich das Wort „*[zu] wissen*" (Verb) auf die verschiedenen Möglichkeiten, das Selbst und die Welt wahrzunehmen und zu begreifen. Das Wort *Wissen* (Substantiv) bezeichnet Kenntnisse, die sich in einer Form äußern, die anderen zugänglich gemacht und kommuniziert werden können. Das „Wissen einer Disziplin" ist Wissen, das insgesamt durch Standards, denen die Mitglieder einer Community zustimmen, beurteilt wurde und als fundierte und stimmige Deutung der Elemente und Kennzeichen der Disziplin bezeichnet wird. *Epistemologie* bezieht sich auf die verschiedenen Methoden der Wissensentwicklung einer Disziplin. Epistemologie ist das „wie man" Wissen entwickelt. Überlegungen zu den Wissensarten, welche für die Disziplin Pflege am wichtigsten sind, sind epistemologische Belange (Thorne et al. 2016).

[Zu] wissen ist ein schwer fassbares Konzept. Es ist fließend und es gehört zum Innern des Menschen. Wir wissen bestimmte Dinge, weil wir uns verschiedener Wissensquellen bedienen: Wir lernen u. a. von unseren Mitmenschen, aus Büchern, aus eigenen Gedankengängen und Erfahrungen und übernehmen unbewusst im Hintergrund wirksame gesellschaftliche Vorschriften (z. B. hinsichtlich des Diskretionsabstands). Wir „wissen" viel mehr als das, was wir je formal als Wissen bezeichnen. Versuchen Sie beispielsweise, einer Person, die noch nie eine Zwiebel gegessen hat, den Geschmack einer Zwiebel zu erklären, oder versuchen Sie, umfassend zu erklären, wie Sie als erfahrene Pflegefachperson eine schwierige klinische Situation gemeistert haben. Die Art, wie Sie Zwiebeln schmecken, und die Art Ihrer Pflegeexpertise ist eng an Ihre Person gebunden; mehr noch: Die Natur Ihrer Erfahrungen lässt sich anderen nicht in vollem Umfang vermitteln. Dennoch wissen Sie, wie eine Zwiebel schmeckt und dass Sie eine schwierige Pflegesituation gut gemeistert haben. So gesehen ist wissen ein mit der Ontologie verknüpftes Konzept oder eine Art des Seins; wissen ist auf besondere und einmalige Art an unsere Existenz und an die persönliche Wirklichkeit eines jeden Individuums gebunden.

Wenn professionell Pflegende ihrer Arbeit nachgehen, machen sie sich Einsichten und Auffassungen zunutze, die aus verschiedenen Quellen stammen, die sie oft als gegeben hinnehmen und über die sie nicht bewusst nachdenken. Viel von dem, was Pflegefachpersonen wissen, drückt sich in einer flüchtigen Pflegesituation durch Handlungen, Bewegungen oder Laute aus. Das Handeln einer Pflegefachperson ist Ausdruck eines gleichzeitigen Ganzen oder eines „gesamten ‚zu wissen'", was Lehrbücher und Theorien niemals abbilden können. Dieses dem Pflegehandeln innewohnende gesamte „zu wissen" ist an den Augenblick gebunden und keinem größeren Kreis zugänglich.

Zusammenfassend ist zu sagen, dass „zu wissen" eine besondere und einzigartige Wahrnehmung ist, die im Sein und Tun einer Person gründet und diese ausdrückt. Das Wissen dagegen kann in vielerlei Formen anderen gegenüber ausgedrückt und kommuniziert werden, einschließlich durch Handlungsanweisungen, Kunstwerke, Geschichten und Theorien. Das Wissen einer *Disziplin* ist Wissen, das von den Angehörigen des Fachgebiets als zum Fokus der Disziplin gehörend erklärt wird.

WARUM IST DAS WICHTIG?

Wir behaupten, dass sich viel von dem, was Pflegefachpersonen wissen, besser erfassen und vermitteln lässt, als in der Vergangenheit geschehen, wenn alle Wissensmuster gleichermaßen geschätzt werden. Formale Beschreibungen und Theorien zur Vermittlung empirischen Wissens können lediglich einen Teil des Ganzen abbilden. Wenn wir uns jedoch über die herkömmlichen Grenzen des empirischen Wissens hinaus bewegen und „zu wissen" innerhalb der ästhetischen, ethischen, persongebundenen und emanzipatorischen Wissensmuster berücksichtigen, gelingt es uns, ein vollständigeres Bild des in der gesamten Disziplin vorhandenen Wissens zu vermitteln. Ein vollständigeres Bild des Wissens bewirkt, dass der Wert dieses Wissens besser eingeschätzt und offener angenommen werden kann.

Wissen braucht Verbreitung, weil dies eine gemeinsame Fachdisziplin – über die Abgeschlossenheit individueller Erfahrungen hinaus – schafft. Wenn das geschieht, gehen Wissensentwicklung und gemeinsame gesellschaftliche Ziele eine zyklische Wechselbeziehung ein, die uns dem erhofften wertebasierten Wandel, der aus der *praxis* kommt, näher bringt.

1.3 Wissensmuster der Pflege – eine Übersicht

Seit Florence Nightingale als erste eine formale säkulare Pflegeausbildung etabliert hat, bildet formales Wissen eine Grundlage für die Praxis (➤Kap. 2). Die Art des Wissens verändert sich im Laufe der Zeit, die grundlegenden Werte dagegen, die das Pflegehandeln leiten, sind erstaunlich stabil geblieben (Clements und Natarajan 2006; Clemens und Averill 2006; Fawcett 2006; Fawcett et al. 2001; Gallagher 2013; Thorne und Sawatzki 2014).

Carpers (1978) Untersuchung früher Pflegeliteratur führte zur Benennung von vier grundsätzlichen und fortdauernden Mustern des Pflegewissens. Carper bezeichnete das vertraute und geschätzte *empirische Wissensmuster* als Wissenschaft der Pflege. Sie beschrieb *ethisches Wissen* als moralische Komponente des Pflegewissens, *persongebundenes Wissen* als Wissen über das Selbst und das Gegenüber in einer Beziehung und *ästhetisches Wissen* als Pflegendenkunst. Wie bereits erwähnt, haben wir *emanzipatorisches Wissen* als fünftes Wissensmuster entwickelt. Die von Carper identifizierten Wissensmuster waren wertvoll, weil sie ein breit gefächertes Wissensgebiet konzeptualisierten, in dem auch Wissensmuster jenseits der engen Grenzen des empirischen Wissens ihren Platz fanden.

In der Disziplin Pflege stand die Entwicklung empirischen Wissens bislang stark im Vordergrund. Die emanzipatorischen, ethischen, persongebundenen und ästhetischen Muster wurden weniger beachtet, was bedeutet, dass diese Wissensmuster vernachlässigt, empirisches Wissen als Wissensgrundlage der Disziplin dagegen überbewertet wurde (Fawcett 2006; Fawcett et al. 2001; Thorne und Sawatzky 2014). Inzwischen werden nun auch Methoden zur Entwicklung emanzipatorischen, ethischen, persongebundenen und ästhetischen Wissens systematisch beschrieben. Die Veröffentlichung von Literatur, die zusätzliche Wissensmuster verwendet, unterstreicht die Bedeutung eines weit gefassten Verständnisses von „zu wissen" und Wissen in der Praxis (Archibald 2012; Clements und Averill 2006; Cloutier, Duncan und Bailey 2007; Galuska 2012; Gramling 2006; Lane 2006; Mantzorou und Mastrogiannis 2011; Porter und O'Halloran 2009; Thorne et al. 2016; Weis, Schank und Matheus 2006; Wittmann-Price und Bhattacharya 2008). Angesichts dieser Veränderung beschäftigen wir uns in diesem und in den folgenden Kapiteln zuerst mit emanzipatorischem Wissen, danach mit ethischem, persongebundenem und ästhetischem Wissen.

Die folgenden Abschnitte enthalten eine Übersicht über unsere Konzeptualisierung der einzelnen Wissensmuster in der Pflege. Wir haben die von Carper vorgelegten Beschreibungen der einzelnen Muster erweitert. Zu den Erweiterungen gehören die Entwicklung kreativer Prozesse, formale Ausdrucksformen, Bestätigungs-/Legitimationsprozesse und in die Pflegepraxis integrierte Ausdrucksform eines jeden Musters. Die Erweiterungen beruhen auf unseren eigenen Gedanken, Forschung, sowie auf den Erkenntnissen anderer Pflegewissenschaftlerinnen und Pflegewissenschaftler. Zudem stellen wir in dieser Übersicht für jedes Muster Methoden vor, die wir zur Weiterentwicklung des Wissens im betreffenden Muster empfehlen.

1.3.1 Emanzipatorisches Pflegewissen: *praxis* der Pflege

Emanzipatorisches Wissen ist die Fähigkeit des Menschen, den gesellschaftlichen, kulturellen und politischen Ist-Zustand wahrzunehmen, kritisch zu hinterfragen und zu erkennen, wie und weshalb er so geworden ist. Emanzipatorisches Wissen löst Handlungen aus, die geeignet sind, Ungleichheit und Ungerechtigkeit zu reduzieren oder zu eliminieren. Wahrnehmung und kritisches Hinterfragen sind entscheidend wichtig, um die in gesellschaftlichen und politischen Institutionen vorhandenen Ungleichheiten identifizieren zu können, sowie die kulturellen Werte und Überzeugungen zu identifizieren, die verändert werden müssen, um faire und gerechte Bedingungen für alle herzustellen. Emanzipatorisches Wissen erfordert die Kenntnis der Wissen generierenden Machtdynamiken sowie der gesellschaftlichen und politischen Zusammenhänge, die die herrschenden Epistemologien des Wissens und „zu wissen" formen und beeinflussen. Emanzipatorisches Wissen strebt nach Unabhängigkeit von institutionellen und institutionalisierten gesellschaftlichen und politischen Zusammenhängen, die dafür sorgen, dass sich an den Vorteilen für die einen und den Nachteilen für die anderen nichts ändert.

Zur Diskussion

Cherise, *nurse practitioner* in einer Kureinrichtung, wird das Ausmaß von übergewichtigen Kindern in ihrem Pflegealltag bewusst. Emanzipatorisches Wissen würde ein Verstehen der gesellschaftlichen und politischen Prozesse fokussieren, die zum Problem der kindlichen Fettleibigkeit beitragen. Ein Beispiel wäre, zu verstehen, inwiefern eine fehlende Reglementierung der Lebensmittelindustrie bezüglich der Kennzeichnungspflicht oder Verwendung schädlicher Inhaltsstoffe mit dem kapitalistischen Profitstreben großer Konzerne, die Produkte für Kinder vertreiben, verknüpft ist. Diskutieren Sie, welche

Aktionen Cherise in Betracht ziehen könnte, die auf ihrer Erkenntnis über diese sozialen und politischen Prozesse beruhen. ▮

Emanzipatorisches Wissen beginnt mit dem Gewahrwerden gesellschaftlicher Probleme, etwa von Ungerechtigkeiten, und mit der Frage, weshalb es sie gibt. Dieses Hinterfragen führt zur Kritik des Ist-Zustands. Diese Kritik führt zur bildlichen Vorstellung der Veränderungen, die erforderlich sind, um faire und gerechte Bedingungen herzustellen, die es allen Menschen ermöglichen, ihr Potenzial voll auszuschöpfen. Formale schriftliche Ausdrucksformen emanzipatorischen Wissens (z. B. Aktionspläne, Manifeste, *critical analysis,* Zukunftsvisionen) beschreiben, welche Bedingungen das menschliche Potenzial einschränken, welche Umstände diese Bedingungen hervorbringen und aufrechterhalten, was geschehen muss, um den Ist-Zustand zu verändern und was an dessen Stelle treten soll. Emanzipatorisches Wissen schlägt sich auch in den Projekten von Aktivistinnen und Aktivisten nieder, die auf eine Veränderung der aktuellen gesellschaftlichen Strukturen zielen, um fairere, der Gesundheit und dem Wohlbefinden der Menschen zuträglichere Praktiken und Strukturen zu etablieren.

Die integrierte, d. h. ganzheitliche Ausdrucksform emanzipatorischen Wissens ist *praxis,* die Veränderungen zum Wohle aller anstrebt. Wir betonen das Attribut „integriert", weil die Handlungen und Überlegungen echter *praxis,* um wirksam zu sein, aus sämtlichen Wissensquellen schöpfen müssen.

Bitte überlegen Sie ...

Kommen wir zum besseren Verständnis auf den Pflegefachmann, der die junge Frau mit einer Schussverletzung pflegte, zurück. Um ein gewisses Verständnis dafür zu entwickeln, dass diese Situation nicht nur unnötig sondern auch ungerecht ist, müsste sich der Pflegefachmann bewusst machen, dass Nayan eine aseptische Wundspülung (die empirisches Wissen erfordert) u. a. deshalb braucht, weil die Stadtverwaltung beschlossen hat, Polizeikräfte aus ärmeren Vierteln abzuziehen und in reicheren Viertel einzusetzen (ein ethisches Thema). Er hätte überdies bedenken müssen – um die junge Frau in irgendeiner Form beeinflussen zu können, was den sicheren Umgang mit Schusswaffen und die Entfernung von Waffen aus der Wohnung angeht, oder Nayan zu ermutigen, in dieser Sache politisch aktiv zu werden – dass er bei seiner Beratung und Aufklärung die Einstellung Nayans und ihrer Angehörigen zu Waffen berücksichtigen muss (ästhetisches Wissen), sowie seine eigene Befangenheit im Hinblick auf die Reglementierung von Waffenbesitz (persongebundenes Wissen).

Obwohl dies ein einfaches Beispiel ist, illustriert es die Integration emanzipatorischen Wissens in die vier Wissensmuster, wenn der Pflegefachmann die junge Frau ermutigt, politisch aktiv zu werden und die Situation in ihrem Stadtviertel öffentlich zu machen. Auf kommunaler Ebene fände *praxis* zudem statt, wenn er sich mit befreundeten Menschen und anderen Pflegefachpersonen verbündete, um zusammen mit den Verantwortlichen in der Stadtverwaltung auf eine Verstärkung der Polizeistreifen in vernachlässigten Stadtvierteln hinzuarbeiten.

Auf individueller Ebene findet *praxis* statt, wenn Menschen erkennen, welche Bedingungen ihre Fähigkeiten und Möglichkeiten sowie die anderer Menschen unrechtmäßig einschränken, wenn sie diese Situationen reflektieren und dabei zunehmend klarer erkennen, dass die Dinge anders sein könnten, und dann aktiv werden, um ihre eigenen Lebensumstände und die ihrer Mitmenschen zu verändern. Wenn diese Personen aktiv werden, bleiben sie stets im Einklang mit ihren angestrebten Idealen, sie fahren fort, kritisch zu reflektieren und so zu handeln, dass sich die Lebensumstände umformen und dem imaginierten Ideal annähern.

Als kollektives Unterfangen verlangt *praxis* nach Reflexion und Aktion im Zusammenspiel mit anderen Menschen, die sich für gesellschaftliche und politische Veränderungen einsetzen. Wenn Gruppen von Menschen gemeinsam ihre individuellen Erkenntnisse und Erfahrungen austauschen, werden Kritiken und Visionen symbiotisch und die Veränderungschancen vervielfachen sich. Wenn sich die Mitglieder einer Disziplin, etwa der Pflege, auf kollektiver Ebene auf *praxis* einlassen, können ihre gemeinsamen Reflexionen und Aktionen substanzielle Veränderungen bewirken. Innerhalb eines Kollektivs in einer Wissenschaftsdisziplin erzeugt *praxis* zudem emanzipatorisches Wissen, das die Mitglieder der Disziplin legitimieren und verstehen können.

WARUM IST DAS WICHTIG?

Als eine Gemeinschaft kritisch reflektierender und agierender Personen können Pflegefachpersonen nun anfangen, ihren Erkenntnissen entsprechend zu handeln, und sich ihrem Ziel, die Pflege und das Gesundheitswesen zu transformieren, annähern. Die kritischen Reflexionen und Aktionen, aus denen *praxis* auf individueller und kollektiver Ebene besteht, werden immer wieder Veränderungen anstoßen, das emanzipatorische Wissen vermehren und aufzeigen, wie faire und sozial gerechte Strukturen hergestellt werden. Der Zyklus von *praxis* (d. h. die Aktionen und Reflexionen zur Beseitigung ungerechter sozialer Praktiken) und die damit bewirkten emanzipatorischen Veränderungen sind fortlaufende Prozesse. Während *praxis* Veränderungen bewirkt, werden diese Veränderungen ständig in Bezug auf die gewünschte Zukunft überarbeitet und reflektiert.

1.3.2 Ethisches Wissen: die moralische Komponente von Pflege

Ethisches Wissen in der Pflege konzentriert sich auf Fragen der Pflicht – auf das, was getan werden soll. Die moralische Komponente des Pflegewissens geht über die Kenntnis von Verhaltensnormen und ethischer Verhaltenskodizes hinaus: Es geht auch um Augenblicksentscheidungen, um das, was im Moment getan werden soll, was gut und richtig ist und was verantwortbar ist. Ethisches Wissen lenkt und leitet das moralische Verhalten von Pflegefachpersonen in ihrem beruflichen Alltag, es bestimmt, was sie als wichtig erachten, wem ihre Loyalitäten gelten, welche Prioritäten sie setzen und wofür sie sich vorranging engagieren.

Fragen zur Reflexion

Ethisches Wissen kommt beispielsweise ins Spiel, wenn Juan, ein Pflegefachmann, der in einer Rehabilitationseinrichtung arbeitet, erfährt, dass ein junger Mann, für den er zuständig ist, in andere Bundesstaaten reist, dort legal Marihuana für medizinische Zwecke kauft und dann im eigenen Bundesstaat, in dem Marihuana illegal ist, als Schmerzmittel verwendet. Juan muss entscheiden, ob er „sich dumm stellt" oder sein Wissen mit anderen teilt, auf die Gefahr hin, dass die Schmerzen seines Patienten nicht ausreichend behandelt werden.

Ethisches Wissen bedeutet auch, widersprüchliche Werte zu klären und alternative Interessen, Prinzipien und Handlungsweisen auszuloten. Gut möglich, dass es auf ein ethisches Dilemma oder *moral distress* keine befriedigende Antwort gibt; vielleicht gibt es lediglich mehr oder weniger zufriedenstellende Alternativen. Ethisches Pflegewissen setzt persönliche Erfahrungen mit den ethische Fragen auslösenden gesellschaftlichen Werten und Gepflogenheiten voraus, andererseits aber auch die Kenntnis der innerhalb der Disziplin geltenden formalen Prinzipien und Kodizes (Carper 1978).

Ethische Prinzipien und Kodizes sind formale Ausdrucksformen ethischen Wissens, die die philosophischen Ideale spiegeln, auf denen ethische Entscheidungen beruhen. Ethisches Wissen beschreibt nicht und schreibt auch nicht vor, wie eine Entscheidung oder Handlung sein soll. Es zeigt vielmehr auf, welche Möglichkeiten es gibt, und gibt Hinweise darauf, welche Möglichkeiten gut, verantwortbar und gerecht sind.

Ethische Wissensformen gleichen der empirischen Theorie und formalen Beschreibungen, weil sie ebenfalls versprachlicht werden, einige Erfahrungsdimensionen spiegeln und die Beziehungen von Phänomenen untereinander ausdrücken. Empirische Theorie stützt sich allerdings auf Beobachtungen, die andere auf mehr oder weniger objektive Art überprüfen und bestätigen können. Ethische Kodizes und Prinzipien können so nicht überprüft werden, weil die Beziehungen, die sich in Form von Kodizes und Prinzipien äußern, auf philosophischen Gedankengängen und logischen Argumenten beruhen, die dann zu Schlüssen darüber führen, was richtig, gut, verantwortbar oder gerecht ist. Das bedeutet, dass logische Denkprozesse – und nicht die Berufung auf Fakten oder beobachtbare Daten – ethisches Wissen legitimieren. Die Beweisführung kann Beschreibungen enthalten, die ein Argument untermauern, die Folgerungen jedoch sind Wertungen, die nicht empirisch wahrgenommen oder bestätigt werden können. In die Pflegepraxis integrierte Ausdrucksformen ethischen Wissens sind moralisches und ethisches Verhalten, das der Pflegefachperson eine Arbeitsweise abverlangt, die, um ein moralisch akzeptables Ergebnis zu erreichen, Fachwissen und situationsspezifische Faktoren integriert.

1.3.3 Persongebundenes Pflegewissen: das Selbst und sein Gegenüber in der Pflege

In der Pflege bedeutet persongebundenes Wissen die innere Erfahrung, ein zunehmend vollständiges, bewusstes und authentisches Selbst zu werden. Zum persongebundenen Wissen gehört, das eigene Selbst zu kennen, aber auch, das Selbst in Beziehung zum Gegenüber zu kennen. Carper (1978, S. 18) drückte es so aus: „Man erkennt das Selbst nicht, man bemüht sich lediglich, das Selbst zu erkennen.“ Aufgrund des Wissens um das eigene Selbst, was in einer nicht objektivierbaren Art und Weise geschieht, ist es Menschen möglich, andere Menschen zu kennen. Die volle Kenntnis des Selbst im gegenwärtigen Moment und im Kontext von Interaktionen ermöglicht sinnvolle von Menschen geteilte Erfahrungen. Ohne diese Wissenskomponente wäre die Vorstellung vom therapeutischen Einsatz der eigenen Person, also von einer therapeutischen Pflegebeziehung, nicht möglich (Carper 1978).

Bitte überlegen Sie …

Persongebundenes Wissen bewirkt, dass Luella, eine ältere Hebamme, erkennt, dass sie gegen junge alleinstehende Mütter ohne festen Wohnsitz sehr negativ eingestellt ist und dass sie ihre Gefühle in Schach halten muss. Luella ist in einer streng religiösen Familie mit konservativen politischen Wertvorstellungen aufgewachsen; sie weiß um die Herkunft ihrer negativen Einstellung und versucht, sie in andere Bahnen zu lenken, um die Sichtweise und Situation ihrer jungen Klientinnen besser verstehen und akzeptieren zu können.

Persongebundenes Wissen drückt sich in Form eines authentischen, bewussten und echten Selbst am vollkommensten aus. Andere erfassen die Einzigartigkeit einer Person aufgrund ihrer körperlichen Merkmale, erkennen dann aber auch, dass jeder Mensch eine einzigartige Persönlichkeit besitzt. Wenn sich das persongebundene Wissen im Laufe des Lebens immer weiter ausbildet, kann das einzigartige Selbst besser ausgedrückt werden und schließlich zur wohlüberlegten Gestaltung von Aktionen und Interaktionen eingesetzt werden. Das bewusste Bemühen, durch Kultivierung des persongebundenen Wissens das Selbst besser zu verstehen, verstärkt die persönliche Authentizität und Echtheit.

Um eine gute pflegerische Versorgung zu erbringen, ist eine authentische Persönlichkeit wichtig. Authentizität wird erreicht, indem man Faktoren wie persönliche Vorurteile, die Stärken und Schwächen des eigenen Charakters, die eigenen Empfindungen, Werte und Haltungen hinterfragt, anerkennt und versteht. Wenn eine Pflegefachperson diese Einflüsse erkannt und verstanden hat, kann sie auf die Aussöhnung und Lösung ihrer inneren Konflikte hinarbeiten, der Konflikte, die exzellentes Pflegehandeln beeinträchtigen. Dabei nehmen die inneren Erkenntnisse über das Selbst und die Authentizität zu.

Zur Diskussion

Angenommen Sie haben Vorbehalte gegen ältere Menschen. Solange Sie sich nicht mit Ihrem persongebundenen Wissen auseinandersetzen, durch das Sie Ihre Vorurteile erkennen und verstehen, sind Sie gezwungen, sich beim Kontakt mit gebrechlichen alten Menschen zu verstellen; Sie können nicht authentisch sein (z. B. „Ich versuche, diese alte Person zu mögen, obwohl ich sie nicht mag.“) Ein Vorurteil, mit dem man aufgewachsen ist, bewusst abzulegen und zu lernen, von diesem Vorurteil geprägte Verhaltensweisen zu erkennen – das sind schwierige lebenslange Veränderungsprozesse, die nicht leicht zu bewältigen sind. Wenn Sie jedoch Ihre Vorurteile anschauen und zugeben, dass sie Sie daran hindern, wirklich präsent zu sein, wenn Sie sich als Pflegefachperson um betagte Menschen kümmern, können Sie sich bewusst entscheiden, Ihren Wunsch nach authentischer Präsenz geltend zu machen, wenn Sie in einer Pflegesituation solchen Personen begegnen. Ihr Pflegehandeln wird diese Intention spiegeln und Ihre Voreingenommenheit wird langsam in den Hintergrund treten. Wenn Sie beim Umgang mit älteren Menschen authentisch sind, erreichen Sie schließlich einen Punkt, an dem Sie ältere Menschen nach und nach in einem positiveren Licht sehen. Sie fühlen sich bei der pflegerischen Versorgung von älteren Menschen zunehmend besser und kommen, als Folge Ihrer Begegnungen, im Prozess Ihrer Selbst-Regenerierung weiter. Die Regenerierung des Selbst kann schließlich bewirken, dass aus der früheren Abneigung gegen bestimmte Menschen vollständige Akzeptanz und Verständnis wird. Das Motiv Ihres Handelns ist die Absicht, gute Pflege zu erbringen. Kurzum: Der Schlüssel zur Kultivierung persongebundenen Wissens liegt in der möglichst umfassenden Kenntnis des eigenen Selbst und der Wahl derjenigen Aspekte des Selbst, die Ihren Intentionen als Pflegefachperson am dienlichsten sind.

Bestimmte Aspekte des Selbst lassen sich mithilfe persönlicher (Pflege-)Geschichten beschreiben, also mit schriftlichen Ausdrucksformen des persongebundenen Wissens. Diese Schilderungen liefern Quellen für tiefgründige Reflexionen und die Entwicklung gemeinsamer Vorstellungen darüber, wie persongebundenes Wissen entwickelt, weitergegeben und gezielt genutzt werden kann. Beschreibungen des Selbst, wie sie in persönlichen (Pflege-)Geschichten vorkommen, sind allerdings nur begrenzt gültig, weil sie das persongebundene Wissen nie vollständig spiegeln und nur das frühere Selbst beschreiben, also retrospektiv sind. Dennoch gilt, dass öffentliche Schilderungen ein Werkzeug zur Selbstwahrnehmung und Selbstannäherung sein und Anderen wertvolle Tipps zur Entwicklung persongebundenen Wissens geben können (Caughlin 2009; Dimitroff et al. 2016; Hagan 1990; Nelson 2010; Pai 2015). Neben öffentlichen Schilderungen persongebundenen Wissens, teilt sich das Selbst durch unser alltägliches Dasein in der Welt mit. Diese sehr persönliche und kontinuierliche Art der Selbstmitteilung entzieht sich einer vollständigen Beschreibung, ist aber dessen ungeachtet eine formale Ausdrucksform persongebundenen Wissens.

Bitte überlegen Sie …

Im Grunde ist jedes Wissen persongebunden; Menschen können nur aufgrund ihrer persönlichen Erfahrungen wissen (Bonis 2009). Empirische Theorien beispielsweise können gelernt werden; was sie jedoch für das Individuum bedeuten, leitet sich aus der persönlichen Bedeutungszuschreibung und persönlichen Erfahrung mit den Konzepten und Ideen der Theorie ab. Auch ethische Kodizes und moralische Überzeugungen sind persönlicher Natur. Wir wissen zwar um das breite Bedeutungsspektrum persongebundenen Wissens, richten unseren Fokus aber dennoch auf den Aspekt persongebundenen Wissens, der aus Prozessen des Wissens um das Selbst und der Entwicklung und Verstärkung der Selbsterkenntnis durch regenerative Begegnungen mit anderen Menschen entsteht. Es ist das Wissen um das und des eigenen Selbst, welches den therapeutischen Einsatz als der eigenen Person in der Pflegepraxis ermöglicht.

1.3.4 Ästhetisches Wissen: Pflege als Kunst ist Pflegendenkunst

Ästhetisches Wissen in der Pflege heißt, die Bedeutung einer Situation zu erfassen und innere Quellen zu wecken, die Erfahrungen in etwas noch nicht Reales umwandeln, damit sich etwas offenbaren kann, was sonst nicht möglich wäre. Ästhetisches Wissen ermöglicht es, hinter die Oberfläche zu blicken, die Bedeutung des Augenblicks zu erspüren und sich mit menschlichen Erfahrungen zu verbinden, die für jede Person einzigartig sind: Erkrankung, Leiden, Genesung, Geburt und Tod. Im Pflegealltag äußert sich das ästhetische Wissen der Pflegefachperson durch ihr Handeln, ihr Verhalten und Benehmen, ihre Haltung, ihre Erzählungen und zwischenmenschlichen Interaktionen. Es äußert sich aber auch formal, mit künstlerischen Mitteln, etwa in Form von Gedichten, Malerei, Geschichten und Musik, also durch Kunstwerke, die die symbolischen, dem Pflegehandeln innewohnenden Bedeutungen spiegeln und kommunizieren.

Bitte überlegen Sie ...

Presley arbeitet in der orthopädischen Abteilung eines großen städtischen Klinikums. Bei jedem Kleinkind, das zur Gipsabnahme zu ihm kommt, setzt er sein ästhetisches Wissen ein. Ästhetisches Wissen ist es, das ihm hilft, den Gips auf die das Kind am wenigsten belastende Art zu entfernen. Presley ist sich bewusst, dass die 5-jährige Ava einen hochgewachsenen Mann auf sich zukommen sieht, der sich mit einem elektrischen Schneidinstrument und anderen Werkzeugen, die aussehen wie die im väterlichen Schuppen, ihrem Bein nähert. Presley wird vielleicht sowohl eine Mischung aus Ablenkung und Humor einsetzen als auch auf sorgfältiges Timing achten, um die erforderliche Prozedur möglichst kunstfertig durchzuführen.

Ästhetisches Wissen äußert sich im Augenblick des „Erfahrens der Handlung" (Benner 1984, 1994; Benner und Wrubel 1989) durch Transformationskunst/transformative Akte. Ästhetisches Wissen hilft uns, rasch zu erfassen, was zu tun ist und wie man im Moment ganz präsent sein kann, unverzüglich, ohne bewusst zu überlegen. Carper (1978) bezeichnet ästhetisches Wissen als „abstrahierte Einzelheiten". Mit anderen Worten: Ästhetisches Wissen bedeutet, die einzelnen spezifischen Merkmale einer Situation zu verstehen, wobei es aus dem unmittelbaren Verstehen, was in genau diesem Moment bedeutsam und sinnvoll ist, herrührt. Die Wahrnehmung, welche Bedeutung die Pflegefachperson der Situation zuschreibt, wird durch ihr Tun reflektiert. Oft sind sich alle Beteiligten über die Bedeutung der Situation völlig einig, ohne sich gezielt verbal zu verständigen, was ihnen womöglich gar nicht bewusst ist und was sie kognitiv gar nicht erfassen; der Vorgang spielt sich vielmehr unwillkürlich im Hintergrund der Situation ab und wird nicht bewusst berücksichtigt.

Manchmal entspringt die Bedeutung, die die Pflegefachperson einer Situation zuschreibt, ihrer persönlichen Sichtweise, weshalb sie anderen Beteiligten neue Deutungen einer Situation liefern und neue Möglichkeiten des Umgangs mit einer bestimmten Situation aufzeigen kann. Diese neuen Deutungen und Möglichkeiten lassen sich einüben, um Erfahrungen mit möglichen Gesten und verbalen Äußerungen zu sammeln, die dann in künftigen Situationen eingesetzt werden können. Durch den Einbezug der ästhetischen Wissensmuster erlangt das Tun der Pflegefachperson ein Element von Kunstfertigkeit, es entstehen einzigartige, sinnstiftende und oft tief bewegende Interaktionen, die an die Seite urmenschlicher Erfahrungen rühren. Wir bezeichnen diesen Aspekt der Pflegepraxis als Transformationskunst/transformativen Akt und verwenden diese Begriffe, um auszudrücken, dass pflegen eine Kunst im Handeln bedeutet. Eine Pflegefachperson, die kunstvoll pflegt, agiert in einer Weise, die das, was ist, transformiert in das, was sein könnte. [Sie üben eine Pflegendenkunst aus. Anm. MB, EL]. Kurz, die Begriffe *Kunst/Akt* sollen vermitteln, dass klinische Pflege sowohl eine kunstvolle als auch eine handwerklich-handelnde Komponente besitzt.

Ästhetisches Wissen äußert sich im Augenblick des „Erfahrens der Handlung" (Benner 1984, 1994; Benner und Wrubel 1989) durch Transformationskunst/transformative Akte. Formale Ausdrucksformen ästhetischen Wissens sind ästhetischer Kritizismus und Kunstwerke, die Erlebtes symbolisieren. Ästhetischer Kritizismus ist eine schriftliche Ausdrucksform ästhetischen Wissens, und vermittelt die kunstvollen Aspekte der Kunst/des Akts, das zur Ausübung der Kunst/des Akts erforderliche handwerkliche Können, das Wissen, das die Entwicklung der Kunst/des Akts ermöglicht, die historische und kulturelle Bedeutung spezifischer Aspekte von Pflege als eine Kunst sowie Wissen über das Entwicklungspotenzial dieser Kunstform.

STELLEN SIE SICH VOR ...

Stellen Sie sich vor, eine Pflegefachfrau betritt den Untersuchungsraum einer Klinikambulanz und sieht eine junge Frau auf der Liege sitzen. Sofort, durch den Einbezug von kontextuellen Faktoren wie etwa Körpersprache und Gesichtsausdruck, versteht die Pflegefachfrau, dass die junge Frau verängstigt ist; Gesichtsausdruck und Gestik der Pflegefachfrau vermitteln der jungen Frau, dass die Pflegefachfrau ihre Angst versteht. Die Frau entspannt sich und schaut die Pflegefachfrau an; diese legt der jungen Frau die Hand auf die Schulter und lächelt. In dem Fall wurde nichts gesprochen, aber die Pflegefachfrau hat den Raum betreten und sofort die Bedeutung der Situation erfasst (d.h. die Angst der jungen Frau und die Notwendigkeit, diese Angst zu lindern). Das kontinuierliche wechselseitige und rasche „Lesen" der Bedeutungen resultierte in einer Verwandlung aus einer Situation der Angst in eine Situation der Sicherheit. Transformationskunst/transformative Akte wie diese stellen eine Form der Aktionskunst dar.

1.3.5 Empirisches Wissen: Pflege als Wissenschaft

Empirisches Wissen ist Wissen, das mit den physischen Sinnen erfasst werden kann, insbesondere durch Sehen, Tasten und Hören. Es lässt sich bis auf Florence Nightingale zurückverfolgen, die in ihren Schriften der genauen Beobachtung und Dokumentation einen hohen Stellenwert eingeräumt hat. Empirisches Wissen als Wissensmuster kommt aus der Naturwissenschaft und anderen empiriebasierten Methodologien. Das bedeutet, dass (Natur-)Wissenschaft ein Prozess ist, der Wissen mit empirischen Methoden generiert. Empirisches Wissen geht von der Existenz einer objektiven Realität aus, deren Wahrheitsgehalt durch Schlussfolgerungen belegbar ist, die auf verifizierbaren Beobachtungen und Übereinkünften beruhen oder von anderen Beobachtenden bestätigt werden können. Anders gesagt: Empirisches Wissen geht davon aus, dass das, was viele Leute beobachten und worin viele übereinstimmen, eine objektive Wahrheit ist.

Bitte überlegen Sie ...

Wir nutzen empirisches Wissen, wenn wir in einem Handbuch nachschlagen und uns beim Einführen eines Blasenkatheters an die Regeln der Asepsis halten. Empirisches Wissen kommt auch zum Einsatz, wenn wir uns mit einer Theorie der Hoffnung beschäftigen, um uns auf die Betreuung eines Patienten vorzubereiten, der nach einem Unfall querschnittsgelähmt ist. Wenn Sie sich an Gelerntes erinnern – sei es an das richtige Vorgehen bei einer Blasenkatheterisierung oder wie Körpersprache Hoffnung vermitteln kann – und das Gelernte praktizieren, bewegen Sie sich im Bereich empirischen Wissens.

Im Pflegealltag äußert sich empirisches Wissen als wissenschaftliche Kompetenz in Form kompetenter Handlungen, die auf empirischem Wissen beruhen und Theorien einschließen. Wissenschaftliche Kompetenz geht mit gezielter Problemlösung und logischem Denken einher, wobei ein Großteil des empirischen Wissens, auf dem wissenschaftliche Kompetenz beruht, unbewusst bleibt. Was sich im Unbewussten abspielt, lässt sich in der Regel ins Bewusstsein rufen, indem man den Argumentationsprozess selbst ins Visier nimmt. Mit anderen Worten: Bei der Durchführung der Wundspülung im obigen Beispiel denkt der erfahrene Pflegefachmann nicht über sein empirisches Wissen nach, das ihm vorschreibt, die Regeln der Asepsis einzuhalten. Auf Nachfrage könnte er das aseptische Vorgehen allerdings wissenschaftlich begründen.

Empirisches Wissen findet seinen formalen Ausdruck in Form empirischer Theorien, von Tatsachenberichten oder formalisierten Beschreibungen und Interpretationen empirischer Ereignisse oder Objekte. Empirisches Wissen wird von jeher mit traditionellen naturwissenschaftlichen Methoden entwickelt. Oft wurden dabei die Hypothesen einer Theorie getestet, die eine vorläufige Erklärung für empirische Phänomene bot. Viele formale Beschreibungen und Theorien empirischen Pflegewissens beruhen auf traditionellen Vorstellungen, was für die Entwicklung einer Wissenschaft für die Pflege legitim ist. Darüber hinaus wurden neuere Methoden entwickelt, um Aktivitäten einschließen zu können, die über den engen Bereich traditioneller empirischer Methodologien hinausgehen, wie etwa phänomenologische oder ethnographische Beschreibungen oder induktive Methoden, die Theorien und formale Beschreibungen generieren.

WARUM IST DAS WICHTIG?

Bitte nie vergessen: Wenngleich in den obigen Abschnitten jedes Muster separat dargestellt wurde, kann die Pflegefachperson in klinischen Situationen nicht puristisch sein und nur eine Form des Wissens oder „zu wissen" anwenden. Alle Wissensmuster kommen in allen Situationen der Versorgung von Menschen mit Pflegebedarf mehr oder weniger stark zum Einsatz. Rufen Sie sich eine Pflegesituation, in die Sie kürzlich involviert waren, in Ihre Erinnerung zurück. Wie haben Sie jedes der Wissensmuster herangezogen, als Sie die Versorgung durchführten?

1.4 Pflegewissen entwickeln – die Prozesse

Die ➤ Abb. 1.1 und ➤ Abb. 1.2 illustrieren das Zusammenspiel der Wissensmuster. Bei ➤ Abb. 1.1 steht das emanzipatorische Wissen im Fokus, während ➤ Abb. 1.2 die vier erstmals von Carper beschriebenen Grundmuster des Wissens im Detail darstellt. Wie der ➤ Abb. 1.1 zu entnehmen ist, umgibt und verbindet das emanzipatorische Wissen jedes der vier Grundmuster des Pflegewissens. Die vier Formen erscheinen in der Mitte der Abbildung als helles ungleichmäßiges Oval, mit *praxis* im Zentrum. Weil sich das emanzipatorische Wissensmuster auf Themen der sozialen Gerechtigkeit und Chancengleichheit konzentriert, umschließt und erfasst es in dieser Darstellung ethisches, persongebundenes, ästhetisches und empirisches Wissen. Die Einbettung der vier Grundmuster des Wissens in das emanzipatorische Wissen symbolisiert die Notwendigkeit, beide, die praktischen und fachspezifischen Ansätze der Wissensentwicklung, zu untersuchen und zu verstehen und zu fragen, inwiefern sie *praxis* stärken und emanzipatorische Veränderungen ermöglichen.

Die zentrale Anordnung der vier Grundmuster und die vier langen Pfeile, die von der Mitte ausgehend durch die äußere unscharfe Grenze verlaufen, repräsentieren die Notwendigkeit einer nach außen gerichteten *praxis,* mit der sich die Profession kritisch selbst untersucht und untersucht, wie sie in ihrem jeweiligen gesellschaftlichen Kontext handelt. Die nach innen auf die vier Grundmuster in der Mitte des Modells weisenden Pfeile repräsentieren die Notwendigkeit einer nach innen gerichteten *praxis,* die die Entwicklung von Pflegewissen und Pflegepraxis kritisch reflektiert und dementsprechend handelt. Dieser

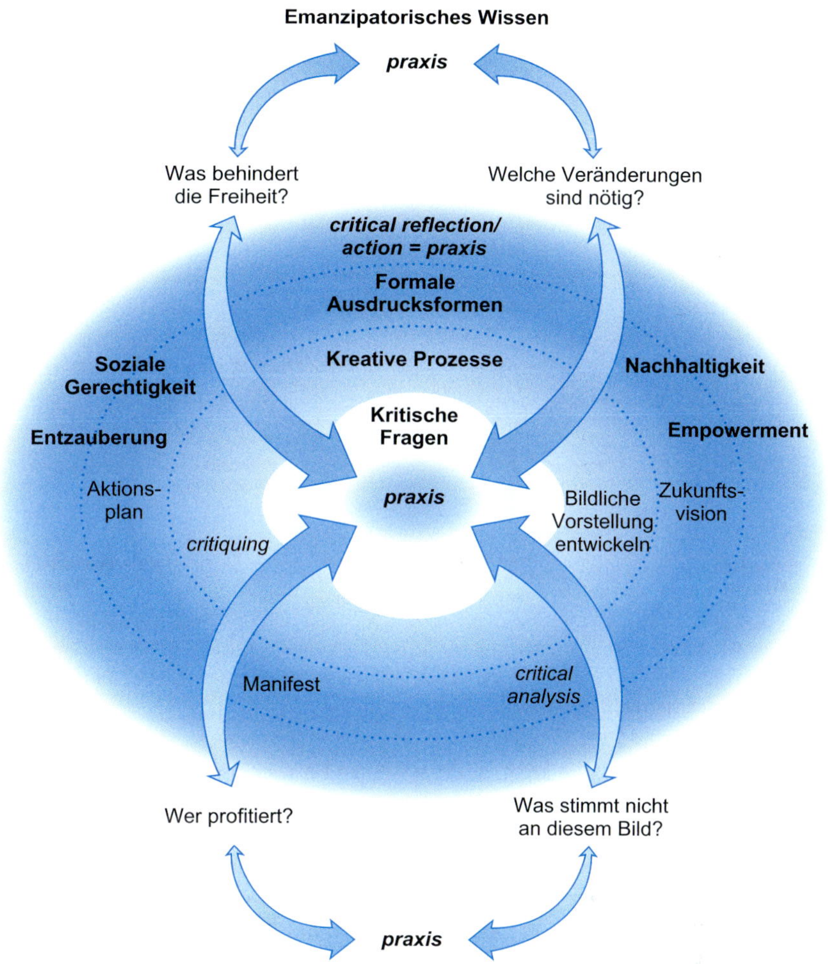

Abb. 1.1 Emanzipatorisches Wissen

Blick setzt sich kritisch mit den Methoden auseinander, die zur Entwicklung und Nutzung von Pflegewissen eingesetzt werden, und untersucht die Natur des Wissens, das legitimiert werden soll. Der Blick nach außen betrachtet die gesellschaftlichen und politischen Zusammenhänge, in denen Pflegewissen entwickelt und Pflege praktiziert wird, die Interessen, denen die Pflege dient, sowie die Art und Weise, wie die Pflege ihren Kontext und ihre Geschichte prägt und ihrerseits davon geprägt wird.

Wir haben für jedes Muster fünf Dimensionen vorgeschlagen, die in beiden Abbildungen gezeigt und in ➤ Tab. 1.1 zusammengefasst werden:

- Kritische Fragen
- Kreative Prozesse
- Formale Ausdrucksformen
- Bestätigungs-/Legitimationsprozesse
- In die Pflegepraxis integrierte Ausdrucksformen

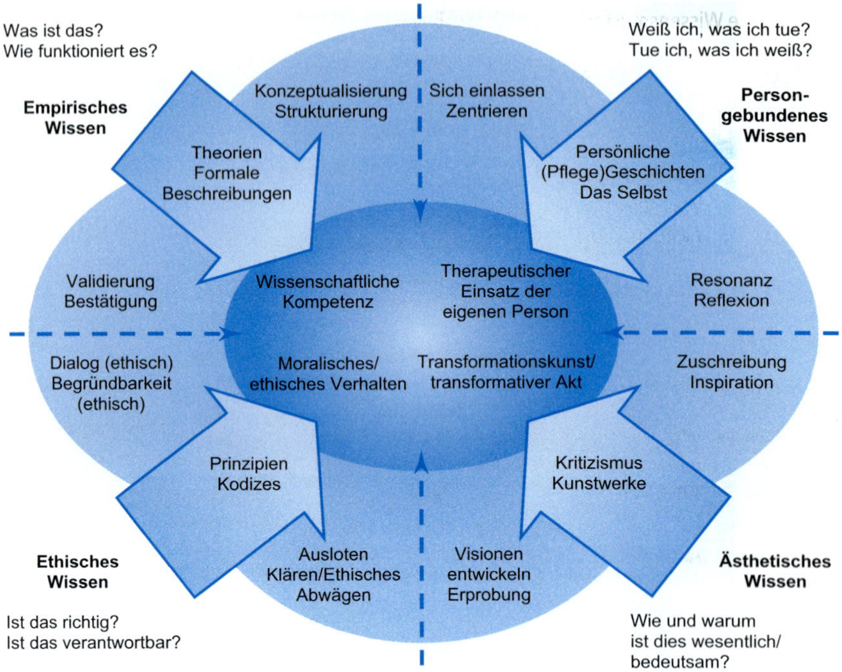

Abb. 1.2 Grundmuster des Pflegewissens

Kritische Fragen sind es, die kreative Prozesse zur Entwicklung von Pflegewissen auslösen. Wissen entsteht aus kreativen Prozessen und kann dann formal ausgedrückt und zur Legitimation mit anderen geteilt werden. Jedem Wissensmuster ist eine in die Pflegepraxis integrierte Ausdrucksform zugeordnet. Wenngleich formale Ausdrucksformen des Wissens mit anderen geteilt und anderen zur Legitimation präsentiert werden können, sind in die Pflegepraxis integrierte Ausdrucksformen des Wissens eine Art des Seins, die das Gewusste im Augenblick des Pflegehandelns ausdrücken. Die Prozesse sind für jedes Wissensmuster einzigartig und nur dem Muster eigen, dem sie zugeordnet sind. Wenn wir sagen, dass jeder Prozess auf einzigartige Weise zu seinem jeweiligen Wissensmuster gehört, heißt das, dass man z. B. keine empirische Theorie aufstellen kann, indem man die kreativen Prozesse der ethischen oder persongebundenen, ästhetischen oder emanzipatorischen Wissensentwicklung initiiert (➤ Tab. 1.1).

Im folgenden Abschnitt wird für jedes Muster ausführlich dargestellt, welche Prozesse an der Entwicklung, Legitimation und der Ausdrucksform von Wissen und „zu wissen" beteiligt sind.

Die dem emanzipatorischen Wissen zugrunde liegenden kritischen Fragen in ➤ Abb. 1.1 sind außerhalb der Grenzen des Modells platziert. Es geht um folgende Fragen: Was behindert die Freiheit? Welche Veränderungen sind nötig? Wer profitiert? Was stimmt nicht an diesem Bild? Diese Fragen fokussieren den gesellschaftlichen Kontext der Pflege und Gesundheitsversorgung ebenso wie die formalen Ausdrucksformen des Fachwissens und wissen in der aktuellen pflegepraktischen Situation und werden von den vier Doppelpfeilen dargestellt. Die kritischen Fragen wecken und erhalten das emanzipatorische Bewusstsein und deuten an, was verändert werden muss. Die kritischen Fragen

Tab. 1.1 Die Wissensmuster und ihre jeweilig zugehörigen Dimensionen

Dimension	Emanzipatorisches Wissensmuster	Ethisches Wissensmuster	Persongebundenes Wissensmuster	Ästhetisches Wissensmuster	Empirisches Wissensmuster
Kritische Fragen	Wer profitiert? Was stimmt nicht an diesem Bild? Was behindert die Freiheit? Welche Veränderungen sind nötig?	Ist das richtig? Ist das verantwortbar?	Weiß ich, was ich tue? Tue ich, was ich weiß?	Was bedeutet dies? Wie und warum ist dies wesentlich/bedeutsam?	Was ist das? Wie funktioniert es?
Kreative Prozesse	*critiquing* Bildliche Vorstellungen entwickeln	Klären [Werte]/ethisches Abwägen Ausloten	Sich Einlassen Zentrieren	Visionen entwickeln Erprobung	Konzeptualisieren Strukturierung
Formale Ausdrucksformen	Aktionspläne Manifeste *critical analysis* Zukunftsvisionen	Prinzipien Kodizes	Persönliche (Pflege-) Geschichten Das Selbst	Ästhetischer Kritizismus Kunst-Werke	Tatsachen Modelle Formale Beschreibungen Theorien Thematische Beschreibungen
Bestätigungs-/Legitimationsprozesse	Soziale Gerechtigkeit Nachhaltigkeit *Empowerment* Entzauberung	Dialog Begründbarkeit	Resonanz Reflexion	Zuschreibung Inspiration	Bestätigung Validierung
In die Pflegepraxis integrierte Ausdrucksform	*praxis*	Moralisches und ethisches Verhalten	Therapeutischer Einsatz der eigenen Person	Transformationskunst/transformative Akte	Wissenschaftliche Kompetenz

erwachsen aus den persönlichen Erfahrungen einer Pflegefachperson, den Erfahrungen, die sie im Pflegealltag oder in einem anderen Bereich ihres privaten und beruflichen Lebens, der ihr Pflegehandeln tangiert, gemacht hat. Die Fragen befinden sich außerhalb der Begrenzungen des Modells, um zu symbolisieren, dass kritische Fragen auch aus der Erkenntnis größerer gesellschaftlicher und politischer Zusammenhänge hervorgehen. Die Darstellung der Pfeile als Doppelkurven repräsentiert zudem die kontinuierliche, konstante und synchrone Art von *praxis,* die entsteht, wenn Sie oder andere Pflegefachpersonen Fragen stellen, reflektieren und dann den kritischen Fragen entsprechend handeln.

Die drei äußeren, die Grundmuster des Pflegewissens umschließenden Kreise repräsentieren (1) die zur Entwicklung emanzipatorischen Wissens eingesetzten kreativen Prozesse, (2) die formalen Ausdrucksformen emanzipatorischen Wissens, die *praxis* stützen und stärken, (3) die den emanzipatorischen Wandel dokumentierenden

Bestätigungs-/Legitimationsprozesse. Die kreativen Prozesse im inneren Kreis, der den Kernbereich der vier Grundmuster des Wissens umschließt, sind an der Entwicklung emanzipatorischen Wissens beteiligt. Dazu gehören das *critiquing* des Ist-Zustands und die Entwicklung einer bildlichen Vorstellung dessen, was eine gerechtere Welt schaffen könnte. Dem Ergebnis des *critiquing* kann man sich durch die Verwendung einer oder auch mehrerer Blickwinkel nähern; dazu zählen die Ethnie oder Volkszugehörigkeit, der sozioökonomischen Status, das soziale Geschlecht, die sexuelle Orientierung, das Alter, die Kultur, religiöse Überzeugungen oder die politische Orientierung. Dadurch werden die subtilen Mechanismen aufgedeckt, die das Fortbestehen von Ungerechtigkeit bewirken, und der Blick für den Veränderungsbedarf geschärft. Aus dem *critiquing* heraus entsteht ein Bild oder eine Vorstellung dessen, was sein könnte, und es entstehen Ideen für Aktionen, die den Wandel bewirken. Die formalen Ausdrucksformen von *critiquing* erscheinen im mittleren, die Grundmuster umschließenden Kreis, wozu in wissenschaftlichen Zeitschriften veröffentlichte *critical analyses,* elektronisch oder schriftlich verbreitete Aktionspläne, Manifeste und Zukunftsvisionen gehören. Formale, als emanzipatorisches Wissen kommunizierte Ausdrucksformen, liefern auch Erkenntnisse über die Prozesse von *praxis* für emanzipatorischer Veränderungen; dieses Wissen ist auch für andere Situationen, die nach ähnlichen Veränderungen verlangen, hilfreich.

Praxis, also die kritische Aktionen/Reflektionen betreffende Dimension emanzipatorischen Wissens, ist sowohl außerhalb des durchlässigen äußeren Kreises als auch im Kern unseres Modells platziert. Die zentrale, der *praxis* zugewiesene Stelle symbolisiert die örtliche individuelle Ausdrucksform kritisch reflektierter Pflegepraxis; es ist ein Ort, an dem Probleme plötzlich wahrgenommen und formuliert werden, an dem sich das Bewusstsein ändert und realisiert wird, dass die eigene Erfahrung und die eigene Situation problematisch ist und an dem man etwas unternimmt, was die Veränderung in Gang setzt. Der äußere Kreis des Modells öffnet sich für das außerhalb Liegende, was bedeutet, dass *praxis* auch in den größeren gesellschaftlichen, politischen und ökonomischen Kontexten der Pflegepraxis verortet und adressiert ist.

Die Disziplin legitimiert emanzipatorisches Wissen und wissen, indem sie aufzeigt, dass ein gesellschaftlicher Wandel – und formale fachliche Ausdrucksformen, die diese Art des Wandels anregen und aktivieren – vorstellbare und beabsichtigte Veränderungen zuwege bringt, die Ungerechtigkeiten und Ungleichheiten beenden. Legitimationsprozesse untersuchen, ob der Wandel nachhaltig ist und ob soziale Gerechtigkeit hergestellt ist, inwieweit die Entzauberung von Ungleichheit stützenden Prozessen gelungen ist und in wieweit bislang ungerecht behandelte Gruppen ermächtigt worden sind. Die Legitimationsprozesse sind fett gedruckt und befinden sich überwiegend innerhalb der beiden äußeren Kreise der ➤ Abb. 1.1, weil diese Prozesse den formalen Ausdrucksformen emanzipatorischen Wissens gelten, die *praxis* mobilisieren. Sie überschneiden sich aber auch etwas mit dem inneren Kreis des *critiquing* und des Entwickelns bildlicher Vorstellungen, weil *praxis* aus den kreativen Prozessen emanzipatorischen Wissens hervorgehen kann.

➤ Abb. 1.2 führt das ungleichmäßige Oval in der Mitte von ➤ Abb. 1.1, das die vier Grundmuster des Wissens repräsentiert, weiter aus. Wir beziehen uns auf die vier ursprünglich von Carper vorgeschlagenen „grundlegenden Wissensmuster". In der ➤ Abb. 1.2 wird jedes Grundmuster als Quadrant dargestellt. In der äußeren Ecke jedes Quadranten stehen die kritischen Fragen des Musters, die im Kontext der Ausdrucksformen von Wissen ebenso gestellt werden, wie im Moment des praktischen Pflegehandelns. Die breiten, auf den Kern des Modells weisenden Pfeile nennen die zu jedem Muster gehörenden formalen Ausdrucksformen des Wissens. Im Kernbereich, an der Spitze eines jeden breiten Pfeils, stehen die dem jeweiligen Muster eigenen praktischen oder integrierten Ausdrucksformen des Wissens. Der innere Kreis der ➤ Abb. 1.2 wird als Ganzes dargestellt, ohne Aufteilung in Quadranten, weil wir der Ansicht sind, dass Wissen im Pflegealltag nur als essenzielles Ganzes erfahrbar wird und nie als Einzelmuster. Auf beiden Seiten der vertikalen gestrichelten Pfeile befinden sich die für jedes Muster zur Entwicklung formaler schriftlicher und kommunizierbarer Wissensexpressionen erforderlichen kreativen Prozesse. Oberhalb und unterhalb der gestrichelten horizontalen Pfeile befinden sich die in der Disziplin üblichen Legitimationsprozesse zur Validierung oder Legitimation der Wissensformen.

Wissen und „zu wissen“ kommen zustande, wenn in jedem der vier Muster kritische Fragen gestellt werden. Im persongebundenen „zu wissen“ wird gefragt: „Weiß ich, was ich tue?“ und „Tue ich, was ich weiß?“. Im ethischen „zu wissen“ werden die kritischen Fragen „Ist das richtig?“ und „Ist es verantwortbar?“ gestellt. Im ästhetischen „zu wissen“: „Was bedeutet das?“ und „Wie und warum ist dies wesentlich/bedeutsam?“. Im empirischen „zu wissen“ schließlich wird gefragt: „Was ist das?“ und „Wie funktioniert es?“

Diese und ähnliche kritischen Fragen sind stillschweigend in den Pflegealltag mit eingeschlossen, was bedeutet, dass sie im Augenblick der pflegerischen Versorgung „gefragt“ werden, wenn auch oft nicht bewusst oder absichtlich. Unabhängig von diesem Momentum im Pflegealltag werden sie außerdem gestellt, um bewusst und wohlüberlegt ein besseres Verständnis dafür zu entwickeln, was in einer bestimmten Situation passiert ist, oder in irgendeiner Form Forschungsaktivitäten anzustoßen, um eine anscheinend nur schwer fassbare Antwort zu finden. Kritische Fragen werden auch an die Wissensformen des Fachgebiets gestellt, als eine Möglichkeit, ihren praktischen Nutzen zu verbessern; sie stehen in den langen Pfeilen. Der Prozess des Fragenstellens und der Antwort- und Lösungssuche verbessert die Pflegepraxis und vermehrt das Wissen, auf dem das Pflegehandeln gründet.

Die neben den vertikalen gestrichelten Pfeilen der in ➤ Abb. 1.2 genannten kreativen Prozesse verweisen auf die formalen Ausdrucksformen des Wissens. Das Sich einlassen und Zentrieren des Selbst kreiert persongebundenes Wissen. Ethisches Wissen wird entwickelt, wenn man die Werte, Rechte und Verantwortlichkeiten in der Pflegepraxis klärt bzw. ethisch abwägt und alternative ethische Positionen und Handlungen auslotet. Ästhetisches Wissen entsteht, indem man Visionen für Möglichkeiten entwickelt und Kunst/Akte erprobt, die geeignet sind, Erfahrungen aus dem Pflegealltag zu transformieren. Empirisches Wissen wird mithilfe logischer Konzeptualisierung und Strukturierung empirischer Phänomene generiert.

Im Hinblick auf kreative Forschungsprozesse entstehen Ausdrucksformen, die mit anderen Mitgliedern der Disziplin geteilt werden können, um sie zu legitimieren. Die kreativen Forschungsprozesse im Bereich des ethischen Wissens schaffen neben anderen Ausdrucksformen (z. B. Regeln und Gebote) Prinzipien und Kodizes, die das ethische Verhalten im Pflegealltag leiten. Kritische Fragen zum persongebundenen Wissen generieren persönliche (Pflege-)Geschichten und eine gelebte Ausdrucksform des Wesens der Pflegefachperson (d. h. ihrer Persönlichkeit) in Pflegesituationen, die ihr Selbst offenbaren. Ästhetische Forschung führt zu Kunstwerken, die Pflegeerfahrungen symbolisieren, und zu einem ästhetischen Kritizismus, der den tiefen, dem Pflegehandeln und der Pflegendenkunst innewohnenden Sinn enthüllt. Aus empirischen Forschungsprozessen entstehen

Theorien, formale Beschreibungen, Modelle und verschiedene andere Konstruktionen (z. B. Fakten, thematische Beschreibungen von Erlebnissen, konzeptuelle Bezugsrahmen).

Die formalen Ausdrucksformen der Wissensmuster ermöglichen, nachdem sie den Mitgliedern der Disziplin zugänglich gemacht worden sind, bestimmte formale Legitimations- oder Bestätigungsprozesse, die kollektive Bemühungen der Disziplin oder Gesellschaft benötigen. Diese Legitimationsprozesse sind beidseits der horizontalen gestrichelten Pfeilen in der ➤ Abb. 1.2 angeordnet. Sie beginnen mit den kritischen Fragen an jedes Muster und sind erforderlich, um den Wert des durch kreative Forschungsprozesse generierten Wissens für die Disziplin festzulegen. Ethische Prinzipien und Kodizes werden durch einen gemeinsamen (ethischen) Dialog legitimiert, sowie durch die Begründbarkeit der Stichhaltigkeit von den Prinzipien, die sich mit ethischen und moralischen Dilemmata der Pflege befassen. Wenn es um persongebundenes Wissen geht, ist die Reaktion anderer Pflegefachpersonen auf die (Pflege-)Geschichten und die Ausdrucksform des Selbst nötig, um den Wert und die Angemessenheit persönlicher Einsichten zu erkennen. Fragen nach der Bedeutung und Signifikanz von ästhetischem Kritizismus und nach der Bedeutung und Signifikanz von Kunstwerken fördern die kollektive Wertschätzung und Zuschreibung ästhetischer Bedeutungen für die Pflegepraxis und werden zur Inspirationsquelle, die die Entwicklung der Transformationskunst/transformativer Akte unterstützt. In den empirischen Mustern werden formale Ausdrucksformen wie Theorien und Modelle, die auf Beobachtungen und der Erkenntnis aus empirischen Ereignissen basieren, einem Forschungsprozess unterworfen, durch welchen die Ausdrucksformen in ähnlichen aber dennoch unterschiedlichen Situationen bestätigt und validiert werden können.

Sämtliche an der Entwicklung von Pflegewissen beteiligten Prozesse sind interaktiv und nicht linear und haben keinen bestimmten Ausgangspunkt. In der Praxis tätige Pflegefachpersonen und Pflegefachpersonen, die sich überwiegend und formell mit Forschungsprozessen beschäftigen – sie alle tragen mit ihren Aktivitäten zur Entwicklung von Pflegewissen bei. Jede Pflegefachperson tut Dinge, die *critical reflection* und Aktion, wissenschaftliche Kompetenz, moralisches und ethisches Verhalten, den therapeutischen Einsatz der eigenen Person und Transformationskunst/transformative Akte erfordern und ermöglichen.

Bitte überlegen Sie ...

Die folgenden fünf Problemfälle illustrieren, wie sämtliche Wissensmuster miteinander verwoben sind. Jeder Fall geht von einem bestimmten Punkt eines der Muster aus, verlangt jedoch nach Pflegehandeln, das auf dem Gesamtwissen beruht.

Fall 1: Ausgangsproblem, empirisch

Stellen Sie sich ein empirisches Problem vor, bei dem es um die Frage geht, welche Vorgehensweisen in der Pflege sich zur Schmerzlinderung in der Praxis bewährt haben und weshalb. Sie können nun das Problem angehen, indem Sie nach wissenschaftlichen Belegen von Pflegeinterventionen zur Schmerzlinderung suchen und anschließend ein Forschungsprogramm planen, um zwei verschiedene nicht ausreichend belegte Schmerzlinderungsverfahren systematisch zu untersuchen. Sie würden die mit jedem der beiden Ansätze verbundenen theoretischen Erklärungen identifizieren und einen Forschungsplan entwickeln, mit dem bestimmte hypothetische Beziehungen getestet werden. Obwohl die empirischen Fragen den

Ausgangspunkt Ihrer Methode darstellen und weiter im Fokus stehen, werden Ihre Vorgehensweise und Methoden beeinflusst vom Wissen um die sozialen, politischen und kulturellen Einstellungen und Praktiken, die Schmerzerleben und Schmerzlinderung betreffen. Sie erkennen, dass diese Praktiken für die mehr oder weniger großzügige Finanzierung Ihres Projekts entscheidend sein können. Die ästhetischen Bedeutungen von Schmerz- und Leidenslinderung in den unterschiedlichen kulturellen Gruppen in Ihrer Studie werden auch die Wahl und Anwendung Ihrer Messinstrumente beeinflussen. Die Bedeutung, die Sie persönlich dem Erleben von Schmerzen zuschreiben, wird bestimmen, wie Sie über Ihre Forschungsergebnisse berichten, während ethische Wertvorstellungen von dem, was richtigerweise zu tun ist, wenn es um Fragen des Suchtpotenzials geht, beeinflussen werden, wie und wann Schmerzmittel verabreicht und entgegengenommen werden.

Fall 2: Ausgangsproblem, persongebunden

In der Regel ist persongebundenes Wissen der Zugang zu einem Bewusstsein für Möglichkeiten, die bislang noch nicht ganz verstanden worden sind. Ein Beispiel: Stellen Sie sich vor, Sie erkennen und anerkennen mittlerweile die besondere Perspektive einer Immigrantenfamilie, die in der Klinikambulanz auf einen operativen Eingriff vorbereitet wird. Andere Pflegefachpersonen haben die Familie als „schwierig" und „unkooperativ" bezeichnet. Als Sie der Familie begegnen, haben Sie das Gefühl, dass etwas für diese Menschen nicht stimmt und sie sich unwohl fühlen. Als Sie sich einlassen und das Verhalten der Familie zu verstehen versuchen, führt ein zunehmendes Verständnis für die familiäre Perspektive zu der neuen Erkenntnis, dass die gesamte Familie während des Klinikaufenthaltes nach einer Operation bei ihrem kranken Familienmitglied bleiben will. Sie sprechen die Familie darauf an, worauf sich die Beziehung verändert und die Perspektive der Familie in den Mittelpunkt rückt. Weil sich in der Zeit nach der Operation unmöglich mehrere Familienmitglieder im Zimmer aufhalten können, entsteht folgender Plan: Eine oder zwei Personen dürfen im Krankenzimmer bleiben, die anderen Familienmitglieder können ein nahegelegenes Wartezimmer belegen. Persongebundenes Wissen ist der Ausgangspunkt, um eine Situation ins Bewusstsein zu bringen, doch dann, wenn Sie dieses Bewusstsein weiter beleuchten, schärft Ihr Wissen um den sozialen und kulturellen Kontext einer Immigrantenfamilie in einer Krankenhausambulanz Ihre Sensibilität für die sozialen Ungleichheiten und Ungerechtigkeiten, die einem Verständnis für die Familie entgegenstehen. Sie werden auch auf empirische Theorien über Ängste und Befürchtungen zurückgreifen, um die Bedeutung der Situation im Zusammenhang mit ethischen Prinzipien zu erfassen, die verlangen, dass die pflegerischen Belange und legitimen Bedürfnisse anderer hospitalisierter Patienten im Umfeld der kranken Person dieser Familie ebenfalls berücksichtigt werden. Wie und wann Sie Ihre Vermutungen über die Bedürfnisse der Familie bestätigen, ist eine Frage der ästhetischen Sensibilität, mit der Sie die Bedeutung der Sache wahrnehmen.

Fall 3: Ausgangsproblem, ethisch

Stellen Sie sich vor, Sie wollen eine ethische Frage ansprechen, bei der es darum geht, was richtig ist, wenn eine Ärztin von Ihnen verlangt, einer Frau, die zur Behandlung eines malignen Tumors in die Klinik eingeliefert wurde, Informationen über ihr Krankheitsstadium vorzuenthalten. Sie werden vermutlich zunächst Ihre persönlichen Wertvorstellungen und die des Teams verdeutlichen (abwägen), die für Sie handlungsleitend sein sollten, sich dann über die in fallrelevanten ethischen Kodizes und Prinzipien klar werden und darstellen, wie Sie und Ihre Arbeitskolleginnen und Arbeitskollegen diesen Prinzipien gemäß handeln könnten. Diese Prozesse würden in einen Dialog und einer (ethischen) Begründbarkeit Ihrer Ideen münden, die primär auf ethischen Überlegungen beruhen. Wenn Sie dann Ihre Gedanken anderen mitteilen, werden durch das Hinterfragen und die ausgelöste Diskussion die persönlichen Erkenntnisse aller am Dialog beteiligten Personen ans Licht kommen. Der Dialog wird empirische Nachweise offenlegen, was die verschiedenen Malignitätsstadien in Bezug auf den Erfolg einer Behandlung bedeuten. Sie werden sich das Ausmaß der möglicherweise mit dieser und ähnlichen Situationen verbundenen ästhetischen Bedeutung erschließen (z. B. die Bedeutung von Behandlungsoptionen für die Genesung). Ihr Dialog wird ferner die Art von gesellschaftlichen Prozessen und institutionalisierten Wertvorstellungen beleuchten (z. B. den Wert von Mammographie-Screeningprogramme, die wegen der Strahlenbelastung mit Risiken verbunden sein können), in denen das ethische Problem verortet ist.

Fall 4: Ausgangsproblem, ästhetisch

Ist das ästhetische Wissensmuster der Ausgangspunkt, steht oft, wie auch beim persongebundenen Wissen, die Wahrnehmung der Pflegefachperson am Anfang. Die Ausdrucksform geschieht dann häufig in Form eines künstlerischen, kreativen Werkes, das ausdrückt, wie sich die Pflegefachperson die Situation vorstellt. Dieses Werk kann die Art und Weise sein, mit der sie in einer Situation handelt. Stellen Sie sich vor, Sie spüren eine Verbindung zu dem, wie eine ältere Frau mit Demenz chronische Schmerzen erlebt. In dem Moment, in dem Sie die Patientin versorgen, handeln Sie mit einem intensiven Verstehen um die Bedeutung chronischer Schmerzen, das sich mit dem Schmerzerleben genau dieser Frau deckt. Ästhetisches Verstehen und Handeln bezüglich der Bedeutung von Schmerzen erfordern die Verbindung empirischen Wissens um die subjektive Natur des Schmerzerlebens älterer Menschen mit den ethischen Prinzipien bezüglich Schmerzlinderung als einem Akt der Fürsorge. Ihr persongebundenes Wissen, das aus der Erfahrung kommt, selbst schon einmal unnötig gelitten zu haben, trägt ebenfalls zur Ausdrucksform von ästhetischem Wissen bei, indem es beeinflusst, wie Sie die Schmerzäußerungen interpretieren und aufgrund dieser Interpretationen handeln. Emanzipatorisches Wissen fließt in die Situation ein, wenn Ihnen bewusst ist, dass die leidende Person – weil sie betagt und demenzkrank ist – ein geringes gesellschaftliches Ansehen genießt und deshalb ihre Schmerzmittel vielleicht nicht so zuverlässig wie nötig verabreicht bekommt. Diese Erkenntnis ist wichtig für ästhetisches Handeln, weil Ihre Überlegungen und Handlungen (d. h. die Einberufung einer Pflegefachtagung, bei der über die Situation betagter demenzkranker Menschen mit unzureichend behandelten Schmerzen informiert wird) dann Veränderungen und Neuerungen ermöglichen (d. h. angemessenes Schmerzmanagement für diese und andere gesellschaftlich weniger geschätzte Personen).

Fall 5: Ausgangsproblem, emanzipatorisch

Emanzipatorisches „zu wissen" ist ein für Pflegefachpersonen typischer Ausgangspunkt, weil diese in aller Regel großen Wert darauf legen, die kulturellen und gesellschaftlichen Zusammenhänge zu verstehen, die das Gesundheits- und Krankheitserleben der Menschen beeinflussen. Stellen Sie sich vor, Sie fühlen sich mit den gesetzlich vorgegebenen Verschreibungspflichten, die die Gabe von Schmerzmitteln einschränken, zunehmend unwohl. Ihnen ist bewusst, dass die Verschreibungspflichten so sehr auf die Verhinderung von Medikamentenmissbrauch ausgerichtet sind, dass auch der legitime Einsatz von Schmerzmitteln unverhältnismäßig eingeschränkt wird. Zusammen mit anderen betroffenen Gesundheitsdienstleistenden und Schmerz-Betroffenen starten Sie ein Projekt zur Veränderung der politischen und rechtlichen Strukturen, damit Schmerzlinderung nicht länger unnötig restriktiv gehandhabt wird. Sie stützen sich auf empirische Nachweise zum Medikamentengebrauch und -missbrauch, auf persönliche Erfahrungen und Ausdrucksformen von Schmerzen von Betroffenen, ästhetische Schilderungen von Schmerzerleben und Medikamentenmissbrauch und auf die ethischen entscheidungs- und handlungsleitenden Prinzipien bezüglich Medikamentengebrauch und -missbrauch. Dann entwickeln Sie Schritt für Schritt einen Aktionsplan und starten das Projekt zur Veränderung der politischen und rechtlichen Strukturen, integrieren dabei fortlaufend neue Wahrnehmungen und Erkenntnisse und bleiben, während Sie sich Ihrer Zukunftsvision annähern, für Veränderungen des Aktionsplans offen.

1.5 Weshalb Grundmuster des Pflegewissens entwickeln?

Bitte informieren Sie sich über das Wissensmodell und über Wissensentwicklung, indem Sie sich die Animation anschauen, die online zu diesem Buches verfügbar ist. Den Zugang dazu finden Sie auf der Innenseite des vorderen Buchumschlags.

Wie der Animation, den ➤ Abb. 1.1 und ➤ Abb. 1.2 sowie unseren Erläuterungen der Grundmuster des Pflegewissens zu entnehmen ist, wird Pflegewissen vor allem mit dem Ziel entwickelt eine fachkundige und wirksame Pflegepraxis zu schaffen. Die einzigartige Perspektive der Pflege und die spezifischen Beiträge, die Pflegefachpersonen in die Versorgung einbringen, beruhen auf der Gesamtheit des Wissens; diese Ganzheitlichkeit blieb weiter bestehen, ungeachtet der kulturellen und kontextuellen Dominanz empirischen Wissens (Archibald 2012; Betts 2009; Billay et al. 2007; Clements und Averill 2006; Fawcett et al. 2001; Mantzorou und Mastrogiannis 2011). In gewisser Weise kann die Disziplin Pflege als das empirische Muster der Verselbstständigung von Mustern (*patterns gone wild*) betrachtet werden (➤ Kap. 10), weil die meisten Bestrebungen in der formalen Wissensentwicklung empirische Methoden fokussierten. Mehr noch: Wissen wurde mit den empirischen Formen gleichgesetzt, was jede andere Form der Wissensexpression ausschloss und bewirkt hat, dass die Grundlagen für eine vorbildliche Pflegepraxis inzwischen fast ausschließlich mit empirischen wissenschaftlichen Beweisen assoziiert werden (Thorne und Sawatzky 2014).

Der Gedanke, dass Wissensentwicklung in akademischen Settings getrennt von der Praxis stattfindet, kann als Folge der Dominanz des empirischen Wissens gesehen werden. Empirisches Wissen reicht nicht aus, die Komplexität des Pflegealltags und der Pflegewelt darzustellen. Vielmehr fordern die Methoden der (Natur-)Wissenschaft herkömmlicherweise die Kontrolle oder die Beseitigung der unkontrollierbaren und unberechenbaren Zufälligkeiten im Praxisfeld, was empirisch gewonnene Forschungsergebnisse fragwürdig macht, wenn sie im praktischen Kontext angewandt werden. Die praktischen Implikationen des empirischen Wissens liegen oft nicht unmittelbar auf der Hand; zudem bedient sich empirisches Wissen oft einer Sprache, die sich von der im Pflegealltag gesprochenen Sprache unterscheidet.

Fragen zur Reflexion

Eine Verlagerung hin zu einer Ausgewogenheit in der Wissensentwicklung, die jedes Wissensmuster in der Pflege gleichermaßen widerspiegelt, hätte das Potenzial, den Bereich der Wissensentwicklung und den Bereich der Praxis zusammenzuführen. Die Methoden zur Entwicklung emanzipatorischen, ethischen, persongebundenen und ästhetischen Wissens zwingen dazu, sich intensiv mit dem Praxisfeld zu beschäftigen; die akademisch ausgebildeten Pflegefachpersonen, die einen *Doctor of Nursing Practice* führen, sind auf die Entwicklung ganzheitlicherer Ansätze der Wissensentwicklung sehr gut vorbereitet. Wenn die mannigfaltigen Aspekte der Wissensentwicklung beachtet werden, indem man alle Wissensmuster stärker in den Fokus rückt, verändert sich auch die Sicht auf das empirische Wissen selbst. Es wird zum Teil eines größeren Ganzen und in diesem Kontext folglich auch anders bewertet. Dazu kommt, dass, wenn außer dem empirischen Wissen noch andere Methoden beachtet werden, viele Traditionen und Annahmen, die diesem zugrunde liegen, hinterfragt werden, was die Entwicklung neuer empirischer Methoden fördert, die den Unwägbarkeiten der Praxis eher gerecht werden.

Formal ausgedrücktes Pflegewissen verschafft der Profession eine Identität, die wiederum anderen vermittelt, was die Pflege zur Gesundheitsversorgung beiträgt (Adams und Natarajan 2016; Copnell 2008; Jackson et al. 2009). Die professionelle, auf spezifischem Fachwissen beruhende Identität bietet Pflegefachpersonen eine Basis zur Weiterentwicklung bestimmter Aspekte ihres praktischen Handelns. Das Wissen, das die Pflegepraxis mit gestaltet, stellt eine Sprache zur Verfügung, um über die Art und Weise der Pflegepraxis zu sprechen und deren Wirksamkeit aufzuzeigen. Wenn Pflegepraxis beschrieben wird, wird sie sichtbar. Der Schritt hin zu einer Konzeptualisierung des Wissens, welches mehr das „zu wissen" mitdenkt – was in der Praxis erforderlich ist – wird helfen, den Wert des bisher nicht Greifbaren der Pflege zu vermitteln. Dazu kommt, dass, wenn die Wirksamkeit von Pflege gezeigt werden kann, sie auch von denen, die sie ausüben, bewusst gestaltet oder gesteuert werden kann (Banks-Wallace et al. 2008; Hartrick Doane et al. 2015; Linderman et al. 2015).

Auf individueller Ebene kann Pflegewissen Ihre Identität als Pflegefachperson und Ihr Selbstvertrauen stärken, weil es ein festeres Fundament liefert, wenn Ihre Ansichten angezweifelt werden. Wie Sie mit der Sprache und den Prozessen der Wissensentwicklung vertraut werden, können Sie darüber nachdenken, wie jedes der Wissensmuster hinterfragt werden kann. Das Studieren und Verstehen der Wissensentwicklung liefert eine Grundlage für das Eingehen von Risiken, gezieltem Handeln und einer Verbesserung der Pflegepraxis.

STELLEN SIE SICH VOR ...

Bitte versetzen Sie sich nun in die Situation einer Pflegefachperson, die einer hospitalisierten Person mit chronischen Schmerzen eine schmerzlindernde Massage verabreicht. Eine Ärztin bemerkt, dass Sie diese Intervention anwenden. Weil sie Medizinerin ist und diesen Ansatz üblicherweise wohl nicht anwenden würde, stellt sie Ihnen hierzu ein paar Fragen. Daraufhin erklären Sie ihr, weshalb Sie diesen Ansatz gewählt haben, der auf Pflegewissen basiert. Sie können wissenschaftliche Belege zitieren, die die Wirksamkeit von Massagen nachweisen, und darstellen, inwiefern diese Nachweise Ihre klinische Entscheidung beeinflusst haben. Sie informieren die Ärztin über die spürbar positiven Auswirkungen auf den Patienten. Sie weisen auf die ethische Bedeutung von Leidenslinderung hin möglichst ohne den Einsatz von Analgetika, sowie auf die ästhetischen Komponenten des Sinns dieser Situation und berichten, was Sie über den therapeutischen Einsatz als eigene Person beim Massieren gelernt haben. Sie betonen, dass ein gesellschaftlicher Wandel stattgefunden hat, der komplementäre Therapien akzeptiert und erwartet, dass diese in jedem Betreuungsansatz einbezogen werden, Sie erwähnen gesellschaftliche Strömungen, die alternative Verfahren als „Quacksalberei" abgetan und diese wertvolle Behandlung verhindert haben. Sie zitieren zudem aus der Berufsordnung der Pflege [sofern vorhanden, Anm. MB, EL] in Ihrer Region, die belegt, dass Massagen legitime Pflegemaßnamen sind. Ihre Erklärungen lösen eine fundierte Diskussion über verschiedene Möglichkeiten der Betreuung von Schmerzpatienten aus und über die Frage, weshalb Ihr Ansatz im Falle dieses Patienten wohl tatsächlich wirksam ist. Wenn andere Pflegefachpersonen erfahren, dass Sie auf dem Gebiet der Schmerzlinderung bewandert sind, werden sie sich ratsuchend an Sie wenden, wenn sie Schmerzpatienten zu versorgen haben. Ihr empirisches Wissen über Schmerztheorien und welche Maßnahmen bei der Pflege von Menschen mit Schmerzen wirksam sind – aber auch Ihr emanzipatorisches, ethisches, ästhetisches und personengebundenes Wissen – bieten eine wertvolle Ressource zur Entwicklung und Verbesserung der Pflegepraxis.

Die formalen Ausdrucksformen des Pflegewissens vermitteln der Disziplin zudem ein kohärentes Ziel, eine gemeinsame Aufgabe, die wiederum eng mit der Identität des Pflegeberufs verknüpft ist. Eine kohärente Aufgabe fördert die Bildung einer kollektiven Identität, indem sich Pflegefachpersonen über ihr generelles ureigenes Wirkungsgebiet in der Praxis einigen. Die Prozesse der Pflegewissensentwicklung bieten Pflegefachpersonen die Chance, wesentliche Meinungsverschiedenheiten über das, was Pflege leisten und erreichen soll, beizulegen.

Zur Diskussion

Folgende Fragen spiegeln unterschiedliche Ansichten über den Gegenstand und die Aufgabe von Pflege:

- Sollen sich Pflegefachpersonen mit der Prävention von Krankheiten beschäftigen?
- Sollen Pflegefachpersonen die menschlichen Reaktionen auf Gesundheitsprobleme behandeln?
- Sollen sich die Ausbildungsprogramme am Pflegeprozess orientieren? An Pflegediagnosen? An Wissensmustern? An kritischem Denken? An evidenzbasierter Pflegepraxis?
- Sollen Pflegefachpersonen Gesundheit und Krankheit als Gegensätze betrachten?
- Können Menschen mit einer Krankheit oder Behinderung auch gesund sein?
- Gehört politischer Aktivismus zur gesellschaftlichen Verantwortung der Pflege?

Wenn Pflegefachpersonen individuelle und kollektive Antworten auf diese Fragen entwickeln, wird klarer, welche Leitlinien für die Wissensentwicklung gelten und in welche Richtung sie gehen soll, worauf unsere Bemühungen, Wissen zu entwickeln, wiederum zur Klärung solcher Fragen beitragen. Pflegewissen ermöglicht Kohärenz, indem es Fragen dieser Art untersucht und so eine Basis für wohlüberlegte Entscheidungen herstellt. Wenn Pflegefachpersonen den Gegenstand und die Aufgaben ihrer Tätigkeit untersuchen, sich darüber einigen und das dafür erforderliche Wissen erwerben, werden die Öffentlichkeit und andere in der Gesundheitsversorgung tätige Fachkräfte die Expertise der Pflege in diesen Bereichen anerkennen. Direkt und indirekt wird der Gesellschaft die Tatsache vermittelt, dass Pflegefachpersonen für bestimmte Situationen zuständig sind, was wiederum die professionelle Identität und Kohärenz stärkt. Wenn es gelingt, sämtliche Muster des Pflegewissens ausgewogener zu entwickeln, kann sich eine Sinnhaftigkeit entwickeln, die auf dem gesamten „zu wissen" basiert und das Pflegehandeln prägt und leitet.

1.6 Fazit

In diesem Kapitel wurden die fünf Wissensmuster vorgestellt und es wurde begründet, weshalb es so wichtig ist, bei der Entwicklung des pflegerischen Fachwissens alle Muster gleichermaßen zu berücksichtigen. Im nächsten Kapitel geht es um die Geschichte der Pflegewissensentwicklung, in den folgenden fünf um die einzelnen, für jedes Wissensmuster spezifischen Prozesse der Wissensentwicklung, die die formalen Ausdrucksformen des Wissens in jedem Muster zur Folge haben. Schwerpunkte der letzten drei Kapitel sind die Legitimationsprozesse und die Integration formaler Wissensexpressionen in die Pflegepraxis.

LITERATUR

Adams, J. M., & Natarajan, S. (2016). Understanding influence within the context of nursing: development of the Adams influence model using practice, research, and theory. ANS. Advances in Nursing Science, 39(3), E40–E56. https://doi.org/10.1097/ANS.0000000000000134.

Archibald, M. M. (2012). The holism of aesthetic knowing in nursing. Nursing Philosophy: An International Journal for Healthcare Professionals, 13, 179–188. https://doi.org/10.1111/j.1466-769X.2012.00542.x.

Banks-Wallace, J., Despins, L., Adams-Leander, S., McBroom, L., & Tandy, L. (2008). Re/affirming and re/conceptualizing disciplinary knowledge as the foundation for doctoral education. ANS. Advances in Nursing Science, 31, 67–78.

Barrett, E. A. M. (2002). What is nursing science? Nursing Science Quarterly, 15, 51–60.

Benner, P. A. (1984). From novice to expert: excellence and power in clinical nursing practice. Menlo Park, CA: Addison-Wesley.

Benner, P. A. (1994). Interpretive phenomenology: embodiment, caring and ethics in health and illness. Thousand Oaks, CA: Sage Publications.

Benner, P. A., & Wrubel, J. (1989). The primacy of caring: stress and coping in health and illness. Menlo Park, CA: AddisonWesley.

Betts, C. E. (2009). Nursing and the reality of politics. Nursing Inquiry, 16, 261–272.

Billay, D., Myrick, F., Luhanga, F., & Yonge, O. (2007). A pragmatic view of intuitive knowledge in nursing practice. Nursing Forum, 42, 147–155.

Bliss, S., Baltzly, D., Bull, R., Dalton, L., & Jones, J. (2017). A role for virtue in unifying the "knowledge" and "caring" discourses in nursing theory. Nursing Inquiry. https://doi.org/10.1111/nin.12191.

Bonis, S. A. (2009). Knowing in nursing: a concept analysis. Journal of Advanced Nursing, 65, 1328–1341.

Carper, B. A. (1978). Fundamental patterns of knowing in nursing. ANS. Advances in Nursing Science, 1, 13–23.

Caughlin, A. (2009). Journaling through: unleashing the power of your authentic self. Houston, TX: Bright Sky Press.

Chinn, P. L., & Kramer, M. (2007). Integrated theory and knowledge development in nursing (7th ed.). St Louis, MO: Mosby.

Clements, P. T., & Averill, J. A. (2006). Finding patterns of knowing in the work of Florence Nightingale. Nursing Outlook, 54, 268–274.

Cloutier, J. D., Duncan, C., & Bailey, P. H. (2007). Locating Carper's aesthetic pattern of knowing within contemporary nursing evidence, praxis and theory. International Journal of Nursing Education Scholarship, 4, 1–11.

Copnell, B. (2008). The knowledgeable practice of critical care nurses: a poststructural inquiry. International Journal of Nursing Studies, 45, 588–598.

Dimitroff, L. J., Sliwoski, L., O'Brien, S., & Nichols, L. W. (2016). Change your life through journaling – The benefits of journaling for registered nurses. Journal of Nursing Education and Practice, 7(2), 90. https://doi.org/10.5430/jnep.v7n2p90.

Fawcett, J. (2006). Commentary: finding patterns of knowing in the work of Florence Nightingale. Nursing Outlook, 54, 275–277.

Fawcett, J., Watson, J., Neuman, B., Walker, P. H., & Fitzpatrick, J. J. (2001). On nursing theories and evidence. Journal of Nursing Scholarship: An Official Publication of Sigma Theta Tau International Honor Society of Nursing/Sigma Theta Tau, 33, 115–119.

Gallagher, A. (2013). Values for contemporary nursing practice: waving or drowning? Nursing Ethics, 20, 615–616. https://doi.org/10.1177/0969733013496362.

Galuska, L. A. (2012). Cultivating nursing leadership for our envisioned future. ANS. Advances in Nursing Science, 35(4), 333–345. https://doi.org/10.1097/ANS.0b013e318271d2cd.

Gramling, K. L. (2006). Sarah's story of nursing artistry. Journal of Holistic Nursing: Official Journal of the American Holistic Nurses' Association, 24, 140–142.

Hagan, K. L. (1990). Internal affairs: a journalkeeping workbook for intimacy. New York, NY: Harper & Row.

Hartrick Doane, G., Reimer-Kirkham, S., Antifeau, E., & Stajduhar, K. (2015). (Re)theorizing integrated knowledge translation: a heuristic for knowledge-as-action. ANS. Advances in Nursing Science, 38(3), 175–186. https://doi.org/10.1097/ANS.0000000000000076.

Jackson, J. R., Clements, P. T., Averill, J. B., & Zimbro, K. (2009). Patterns of knowing: proposing a theory for nursing leadership. Nursing Economics, 27, 149–159.

Jacobs, B. B. (2013). An innovative professional practice model: adaptation of Carper's patterns of knowing, patterns of research, and Aristotle's intellectual virtues. ANS. Advances in Nursing Science, 36(4), 271–288. https://doi.org/10.1097/ANS.0000000000000002.

Kangasniemi, M., Kallio, H., & Pietilä, A.-M. (2014). Towards environmentally responsible nursing: a critical interpretive synthesis. Journal of Advanced Nursing, 70(7), 1465–1478. https://doi.org/10.1111/jan.12347.

Lane, M. R. (2006). Arts in health care: a new paradigm for holistic nursing practice. Journal of Holistic Nursing: Official Journal of the American Holistic Nurses' Association, 24, 70–75.

Linderman, A., Pesut, D., & Disch, J. (2015). Sense making and knowledge transfer: capturing the knowledge and wisdom of nursing leaders. Journal of Professional Nursing: Official Journal of the American Association of Colleges of Nursing, 31(4), 290–297. https://doi.org/10.1016/j.profnurs.2015.02.004.

Mantzorou, M., & Mastrogiannis, D. (2011). The value and significance of knowing the patient for professional practice, according to the Carper's patterns of knowing. Health Science Journal, 5, 251–261.

Nelson, G. L. (2010). Writing and being: taking back our lives through the power of language. Novato, CA: New World Library, Kindle Edition.

Newman, M. A. (2003). A world of no boundaries. ANS. Advances in Nursing Science, 26, 240–245.

Pai, H.-C. (2015). The effect of a self-reflection and insight program on the nursing competence of nursing students: a longitudinal study. Journal of Professional Nursing: Official Journal of the American Association of Colleges of Nursing, 31(5), 424–431. https://doi.org/10.1016/j.profnurs.2015.03.003.

Paley, J., Cheyne, H., Dalgleish, L., Duncan, E. A. S., & Niven, C. A. (2007). Nursing's ways of knowing and dual process theories of cognition. Journal of Advanced Nursing, 60, 692–701.

Porter, S. (2010). Fundamental patterns of knowing in nursing: the challenge of evidence-based practice. ANS. Advances in Nursing Science, 33, 1–12.

Porter, S., & O'Halloran, P. (2009). The postmodernist war on evidence-based practice. International Journal of Nursing Studies, 46, 740–748.

Satterfield, J. M., Spring, B., Brownson, R. C., Mullen, E. J., Newhouse, R. P., Walker, B. B., Whitlock, E. P.et al., et al. (2009). Toward a transdisciplinary model of evidence-based practice. The Milbank Quarterly, 87, 368–390.
Terry, L., Carr, G., & Curzio, J. (2016). Expert nurses' perceptions of the relevance of Carper's patterns of knowing to junior nurses. ANS. Advances in Nursing Science, 1. https://doi.org/10.1097/ANS.0000000000000142.
Thorne, S. (2014). Nursing as social justice: a case for emancipatory disciplinary theorizing. In P. Kagan, M. Smith, & P. L. Chinn (Eds.), Philosophies and practices of emancipatory nursing: social justice as praxis. (pp. 79–90). New York, NY: Routledge.
Thorne, S., & Sawatzky, R. (2014). Particularizing the general: sustaining theoretical integrity in the context of an evidence-based practice agenda. ANS. Advances in Nursing Science, 37, 1–10.
Thorne, S., Stephens, J., & Truant, T. (2016). Building qualitative study design using nursing's disciplinary epistemology. Journal of Advanced Nursing, 72(2), 451–460. https://doi.org/10.1111/jan.12822.
Weis, D., Schank, M. J., & Matheus, R. (2006). The process of empowerment: a parish nurse perspective. Journal of Holistic Nursing: Official Journal of the American Holistic Nurses' Association, 24, 17–24.
Wittmann-Price, R. A., & Bhattacharya, A. (2008). Reexploring the subconcepts of the Wittmann-Price theory of emancipated decision making in women's healthcare. ANS. Advances in Nursing Science, 31, 225–236.

KAPITEL

2 Pflegewissensentwicklung – die Geschichte

Pflegegeschichte wurde zwar unterrichtet, aber ihr wurde nie eine große Bedeutung beigemessen … ein beiläufiges Intermezzo … und, noch entmutigender, nicht einmal wertgeschätzt. Mangels historischer Aufzeichnungen ist die Profession schlecht informiert … Defizit an Selbstbewusstsein hat bedenkliche Auswirkungen auf das Profil und die Entwicklung der Pflege als zentrale und unverzichtbare Dienstleistung.

Myra Estrin Levine (1999, S. 214)

Die leider nur allzu oft als lästige Überbleibsel einer unreifen wissenschaftlichen Disziplin geringgeschätzten Pflegemodelle und Pflegebezugsrahmen können im Gegenteil ein starkes philosophisches Fundament sein, das unser Verständnis für die Komplexität von Pflege und für den Kontext erweitert, innerhalb dessen die Pflege [ihre] spezielle Rolle im System der Gesundheitsversorgung spielt.

Sally Thorne, Richard Sawatzki (2014, S. 14–15)

Das Zitat von Levine besagt, dass, wenn Pflegefachpersonen ihre Geschichte nicht kennen, sie sie nicht wertschätzen können, und, wenn sie die Geschichte nicht wertschätzen, nichts aus ihr lernen und nicht daran wachsen können. Thorne und Sawatzki erinnern uns, dass wir das in frühen Pflegetheorien und -modellen dargestellte Pflegewissen nur allzu oft abgewertet haben, obwohl diese Ideen die zentrale philosophische Basis unserer Tätigkeit bilden und ihre Grundwerte vertreten. Zur besseren Orientierung bieten wir im Anhang eine interpretierende Zusammenfassung einer Reihe breiter theoretischer Bezugsrahmen, die maßgeblich zur Definition des Aufgabengebiets, der Philosophie und der generellen Pflegemerkmale beigetragen haben. In diesem Kapitel beschäftigen wir uns mit der Geschichte der Pflegewissensentwicklung, um uns ihren Wert wieder ins Bewusstsein zu rufen und zu verstehen, woher die Pflege kommt, aber auch, wohin sie künftig gehen könnte.

Zur Diskussion

Bitte diskutieren Sie mit Ihren Kolleginnen und Kollegen über folgende Fragen und die verschiedenen Antworten:

- Inwieweit spiegeln die Zitate von Levine, Thorne und Sawatzki Ihre eigene Einstellung gegenüber dem Studium der Pflegegeschichte?
- Welche Pflegetheorien oder -modelle haben Sie studiert, und was wissen Sie über deren ideengeschichtliche Grundlagen?
- Was wissen Sie über Florence Nightingale und ihr Werk? Haben Sie je ihre „Bemerkungen zur Krankenpflege“ (*Notes on Nursing*) gelesen? Haben Sie ihren Essay mit dem Titel *Cassandra* (1852/1979) gelesen?

- Überrascht es Sie zu erfahren, dass Florence Nightingale zu Lebzeiten für ihre Leistungen auf dem Gebiet der Statistik weithin berühmt und geachtet war (Beck 2006)?
- Was glauben Sie werden Pflegefachpersonen in 50 Jahren über unser heutiges Wirken sagen?

Die Geschichte der Pflegewissensentwicklung ist in der Tat ein weites Feld. In diesem Kapitel widmen wir uns einigen Schlüsselereignissen, die zum reichen Erbe der Pflegewissensentwicklung gehören. Ziel ist es, wichtige historische Trends aufzuzeigen, vor deren Hintergrund die einzelnen Muster des Pflegewissens eingehend erforscht werden, Interesse für dieses Thema zu wecken und zum intensiveren Studium anzuregen.

Lange vor Aufkommen der modernen Krankenpflege, die in den USA mit der Ära Nightingale in den frühen 1900er Jahren begann, gab es bereits Pflege in vielerlei Formen, aber mit einem gemeinsamen Kern. Die Bedeutung des englischen Wortes *nursing* und die Funktionen von *nurses* haben sich zusammen mit der damaligen Gesellschaftsordnung und den Anforderungen, die an professionell Pflegende gestellt wurden, gewandelt. Ungeachtet ihrer veränderten Funktionen haben Pflegefachpersonen von Beginn der Geschichtsschreibung an bei der Versorgung von kranken Menschen eine Rolle gespielt. Pflegen war eng verknüpft mit einer fürsorglichen Rolle gegenüber gebrechlichen, kranken und benachteiligten Menschen. Die Geschichte der Pflege ist in weiten Teilen mit der Geschichte der Medizin verbunden, die von jeher dominierte und stets bestimmt hat, wie die im Laufe der Zeit eingetretenen Veränderungen in der Krankenversorgung dargestellt wurden. Wenngleich viel von der einzigartigen Geschichte der Pflege verschleiert wurde oder verloren ging, liegt doch reichlich Beweismaterial vor, welches den Wert der Pflege für die Krankenversorgung und die Gesundheitsförderung belegt und ihre Stärken aufzeigt.

Frühe Konzeptionen von Pflegewissen beruhen auf einer holistischen Sicht von Gesundheit und Heilung. Pflegefachpersonen, die zwischen den späten 1800er und den 1950er Jahren über ihre Tätigkeit schrieben, beschäftigten sich mit sämtlichen Aspekten des Wissens, vielleicht ohne sich dessen bewusst zu sein. Sie schrieben über die Wichtigkeit der Beobachtung und Dokumentation von Tatsachen, über die Notwendigkeit, eine vorbildliche sittliche Haltung für die Versorgung von Kranken mitzubringen, und über die Eigenschaften einer guten Pflegefachperson. Die frühen Schriften befassten sich auch mit Pflege als Kunst und forderten gesellschaftliche Veränderungen, um das Los der Kranken zu verbessern. Als in den 1950er Jahren in den USA das Interesse am Studium der Naturwissenschaften zunahm, verlagerte die Pflege ihren Fokus auf empirisches Wissen, das zum Hauptthema der Disziplin wurde. Doch selbst in dieser Periode der Pflegegeschichte blieben Spuren einer philosophischen und praktischen Bindung an holistische Praktiken und andere Wissensformen erhalten. Gegen Ende des 20. Jahrhunderts beschäftigten sich Pflegefachpersonen dann ernsthaft mit ganzheitlichen Handlungsansätzen und Methoden der Wissensentwicklung.

Zweifellos werden sich auch die heutigen Formen der Wissensentwicklung über die Zeit zusammen mit dem Wertewandel der Gesellschaft und den jeweils verfügbaren Ressourcen weiter verändern. Trotz mancher Veränderungen gibt es überzeugende Belege für die Behauptung, dass Pflegefachpersonen von jeher Wissen entwickelt und ihre Erkenntnisse zur Verbesserung der Pflegepraxis eingesetzt haben. In diesem Kapitel werden einige Schlüsselereignisse im Verlauf der Entwicklung von Pflegewissen von der Antike bis zur Gegenwart dargestellt. Ferner wird erläutert, wie gesellschaftliche Werte und gesellschaftliche Ressourcen zusammenwirken und Pflegegeschichte schreiben.

2.1 Von der Antike zu Nightingale

Es gibt reichlich Anhaltspunkte, die beweisen, dass Pflegepersonen lange vor Florence Nightingales Wirken an der Betreuung kranker Menschen beteiligt waren; in manchen Gesellschaften waren sie selbstständig als Heilerinnen tätig (Achterberg 1991; Donahue 2011; Ehrenreich und English 1993). Diese frühen Pflegenden waren von den Traditionen des Heilens ihrer Gesellschaften geprägt und handelten entsprechend. Vorchristliche, etwa aus dem Schamanentum kommende Heilerinnen, Hebammen und andere Heilkundige brachten Krankheiten und Leiden mit Einflüssen aus einer Geisterwelt in Verbindung. Sie führten Rituale und Zeremonien durch und benutzten Amulette, um das Böse zu vertreiben und das Gute zu erflehen. Auch Pflanzen und Kräuter wurden eingesetzt, um Heilung zu bewirken. Pflegepersonen assistierten anderen bei der Durchführung traditioneller Heilzeremonien, betreuten und versorgten Kranke aber auch selbstständig.

In frühchristlichen Traditionen wurden Krankheiten oft dem Zorn Gottes zugeschrieben, der Sünden und die Übertretungen seiner Gebote bestrafte, indem er den Menschen Leiden und Krankheiten schickte. Als in der Zeit zwischen Mitte des 15. bis Mitte des 17. Jahrhunderts die frühen Formen des derzeitigen wissenschaftlichen Denkgebäudes Gestalt annahmen, änderten sich die heidnischen und frühen religiösen Auffassungen von Krankheit. Die Arbeiten von Wissenschaftlern und Philosophen wie Kopernikus, Galileo, Bacon und Newton legten nach und nach das Fundament für eine Sichtweise, die Krankheiten und Leiden mit naturwissenschaftlich begründbaren, nicht mit spirituellen Einflüssen in Verbindung brachte. Als sich in der Gesellschaft das Verständnis über die Krankheitsursachen änderte, traten andere Traditionen, etwa die Anrufung der Geister mit Amuletten und die Vorstellung von Krankheit als Strafe für Verstöße gegen religiöse Gebote, langsam in den Hintergrund. Es waren Pflegepersonen, die den Kranken beistanden, sie versorgten und unterstützten, entsprechend der Überzeugung, dass Krankheiten und Leiden natürliche Ursachen haben. Die frühen Ordensgemeinschaften boten Ordensfrauen und -männern einen achtbaren Weg, sich um kranke und gebrechliche Menschen zu kümmern. In manchen Gesellschaften wurden auch Straftäter, Obdachlose, drogen- oder alkoholsüchtige Personen und Prostituierte dazu verurteilt, pflegerische Versorgung zu leisten. Zu den Pflegepersonen zählten auch alle Frauen, die für die Betreuung kranker Familienmitglieder hauptverantwortlich waren.

2.2 Florence Nightingales Vermächtnis

Pflege als versorgende und unterstützende Aktivität hat es wohl schon immer gegeben, doch Nightingale war es, welche die Notwendigkeit für einen gleichbleibend hohen Standard der Pflege erkannte. Dafür waren für sie sowohl eine gute Ausbildung als auch bestimmte Charaktereigenschaften erforderlich. Mit ihr setzte die Anerkennung von Pflege als professioneller Tätigkeit ein, die sich von der Medizin unterscheidet. Ihr Wirken und ihre Schriften über das Thema Pflege und ihre Hygienereformen brachten ihr hohe Anerkennung als Gründerin der modernen Krankenpflege ein (Dossey 2010). Wir verwenden hier den Begriff *moderne (Kranken-)Pflege* für die Pflege nach der Zeit von Nightingale. Sie schrieb voller Überzeugung über das Wesen der Pflege und bezeichnete sie als Profession, die Frauen die Möglichkeit eröffnete, einen sinnvollen Beitrag für die

Gesellschaft zu leisten (Nightingale 1860/1969). Mitte des 19. Jahrhunderts kümmerten sich Frauen als Töchter, Ehefrauen, Mütter oder Mägde um die Kranken. Diese gesellschaftlich vorgeschriebenen Rollen bestärkten Nightingale zwar in der Überzeugung, dass Pflege ein Frauenberuf sein soll, diese kulturell bedingte Tradition war für ihre Philosophie jedoch zweitrangig. Ihre primäre Sorge galt der allgegenwärtigen Misere von Frauen im Viktorianischen Zeitalter. Die Frauen dieser Ära waren von Armut geplagt und gezwungen, schwere Dienstbotenarbeiten zu verrichten. Sie hatten sehr lange Arbeitszeiten, wurden dafür kaum oder überhaupt nicht bezahlt, oder lebten – wie in ihrem Fall – ohne berufliches Tätigkeitsfeld im Haushalt vermögender Männer oder Väter. Es gab für Frauen einfach keine Möglichkeit, ihren Intellekt, ihre Tatkraft und ihre Tugenden zum Wohl der Gesellschaft einzusetzen (Nightingale 1852/1979).

Nightingale war im ersten Jahrzehnt ihres Erwachsenenlebens vom innigen Wunsch beseelt, ihre Fähigkeiten in den Dienst der Gesellschaft zu stellen. Schließlich gelang es ihr, sich den Wünschen ihrer Familie zu widersetzen, sich aus den gesellschaftlichen Konventionen zu befreien und ihr Leben selbst zu gestalten. Sie durchlief eine Ausbildung als Pflegeperson bei den evangelischen Diakonissinnen in der Kaiserswerther Diakonissen-Anstalt und stimmte dann zu, im Krimkrieg kriegsverletzte englische Soldaten zu pflegen (Dossey 2010; Nightingale 1952/1979; Tooley 1905; Woodham-Smith 1983). Nach dem Dienst im Krieg, verfasste sie ihre *Notes on Nursing* (1860/1969, deutsch: „Bemerkungen zur Krankenpflege"), in denen sie die grundlegenden Prämissen darlegte, auf die sich die Pflegepraxis beziehen sollte und formulierte die eigentliche Aufgabe von Pflege. Die *Notes on Nursing* waren zwar für die damaligen Laienpflegerinnen gedacht, enthalten jedoch zeitloses Gedankengut, das seine Gültigkeit für professionell Pflegende unserer Tage nicht verloren hat. Aus Nightingales Sicht verlangt Pflege die sorgfältige Beobachtung der Kranken und ihrer Umgebung, die Dokumentation dieser Beobachtungen und die Entwicklung von Wissen über Faktoren, die den Genesungsprozess fördern (Cohen 1984; Nightingale 1860/1969). In ihren grundlegenden Schriften zur Pflege betonte sie den Nutzen von empirischem Wissen. Sie wird heute für die Nutzung von statistischen Daten anerkannt; ihre Datensammlung sollte die gesundheitliche Versorgung in England und weltweit vorantreiben (Dossey 2010).

Weil sie fest davon überzeugt war, dass sich der Verantwortungsbereich der Pflege von dem der Medizin unterscheidet, vertrat sie die Ansicht, dass das von der Pflege entwickelte und eingesetzte Wissen vom medizinischen Wissen unterschieden werden muss. Die Medizin, schrieb Nightingale, setze auf chirurgische und pharmakologische „Heilmittel", die sich überwiegend auf empirische Erkenntnisse stützen. Pflege dagegen sei umfassender. Pflege sollte die Natur beim Heilungsprozess unterstützen. Das sollte durch eine den Naturgesetzen entsprechende und zuträgliche Gestaltung der internen und externen Umgebung gelingen. Nightingale hatte auch großen Einfluss auf die Pflegeausbildung; nach ihrer Rückkehr aus dem Krimkrieg gründete sie in London die *St. Thomas School of Nursing*. Sie bestand darauf, die ersten Pflegeschulen mit Frauen, die als *nurses* ausgebildet waren, zu besetzen. Sie sollten den Unterricht und die Leitung übernehmen, aber auch das Pflegewesen in Heimen und Hospitälern organisieren und überwachen, um einen für die Pflegendenkunst förderlichen Kontext zu schaffen. Der Einfluss Nightingales auf die Krankenpflegeausbildung war in allen Ausbildungsstätten im Britischen Commonwealth, in den USA und vielen anderen Teilen der Welt spürbar. Die ersten Schulen nach Nightingales Vorstellungen besaßen eine autonome Verwaltung und Pflegefachpersonen hatten die Entscheidungsbefugnis über die pflegerische Versorgung in den Ausbildungseinrichtungen.

Der Unterricht der *Nightingale Schools of Nursing* betonte die Bedeutung von Krankenbeobachtung, die Notwendigkeit der Dokumentation der Beobachtungen und das Potenzial für den Aufbau von Pflegewissen, das mithilfe dieser Beobachtungen und Dokumentationen zunahm. Die Schülerinnen lernten auch korrekte Pflegetechniken. Nightingale war sehr an der Ausbildung des Charakters und der moralischen Haltung künftiger Krankenpflegerinnen gelegen, was sich in den Aufnahmebedingungen und Ausbildungsprogrammen der ersten Schulen niederschlug (Dennis und Prescott 1985). In ihren Augen war Pflege eine Berufung, weshalb sie sich vehement gegen die damals geforderte Registrierung professioneller Krankenpflegerinnen als Mittel der Qualitätssicherung wehrte. Sie sprach sich gegen Prüfungen und die anschließende Registrierung der ausgebildeten Krankenpflegerinnen aus, mit dem Argument, dass auf diese Weise zwar gewisse Grundkenntnisse sichergestellt würden, nicht jedoch die moralische Gesinnung jeder einzelnen Pflegeperson. Für Nightingale war Pflege sehr viel mehr als Faktenwissen und Kenntnisse über Techniken. Diese waren ihr wichtig, für fast noch wichtiger hielt sie eine bestimmte ethische und moralische Gesinnung, einen bestimmten Persönlichkeitstyp und die Fähigkeit, kunstvoll zu pflegen. Nightingale beschäftigte sich auch mit emanzipatorischem Wissen und war besorgt über den soziopolitischen Kontext, in dem Pflege agierte. So wies sie in ihren *Notes on Hospitals* sowie in anderen Schriften an die Militärverwaltung auf die Notwendigkeit hin, die hygienischen Verhältnisse in Hospitälern und Lazaretten zu verbessern, um eine der Genesung zuträgliche Umgebung zu schaffen (Nightingale 1860/1969).

Fragen zur Reflexion

Bitte überlegen Sie, was Sie über Florence Nightingale und ihr Vermächtnis gelernt oder nicht gelernt haben. Welchen Eindruck haben Sie von Nightingale und wie hat dieser Ihre Vorstellungen von Pflege und Ihrer Pflegerolle beeinflusst?

2.3 Von Nightingale zur Wissenschaft

Seit Anfang der 1900er Jahre bis etwa 1950 war die Pflege großen Veränderungen unterworfen, die bis heute die Prozesse der Wissensentwicklung bestimmen und prägen. Drei große Themen kennzeichnen diesen Zeitabschnitt: die gesellschaftlichen Umbrüche in den USA und ihre Auswirkungen auf die Krankenhäuser, die veränderte gesellschaftliche Rolle der Frauen und der Wandel in der Pflegeausbildung.

2.3.1 Das Nightingale-Ideal geht verloren

Wenngleich Nightingale stets darauf bestanden hatte, Fragen der pflegerischen Versorgung in die Hände von Krankenpflegerinnen zu legen und keinesfalls in die Hände von Krankenhausverwaltungen oder der Ärzteschaft, wirkte das Zusammentreffen mehrerer Umstände ihrem Modell der Pflegeausbildung entgegen. Das US-amerikanische Gesundheitssystem entwickelte sich zum kapitalistischen, gewinnorientierten Unternehmen. Das löste recht schnell technische Fortschritte aus und förderte die Entwicklung eines komplexen institutionalisierten Systems zur Unterstützung medizinischer Interventionen. Anfang des 20. Jahrhunderts ging die Ära Nightingale zu Ende, die medizinische

Versorgung als Wissenschaft nahm Gestalt an. Frauen galten als unfähig, den Arztberuf auszuüben und als unqualifiziert für wissenschaftliche Tätigkeiten. Im Laufe der Industrialisierung zogen die Städte große Menschenmassen an, worauf sich die Zahl der Krankenhäuser in diesen Gebieten dramatisch erhöhte.

Ärzteschaft und Krankenhausverwaltungen betrachteten Frauen als billige oder unbezahlte Arbeitskräfte für die Pflegearbeit, die sie ihren ökonomischen Zielen näherbringen konnten. Viele Frauen entschieden sich für die Pflege und arbeiteten in den Krankenhäusern unentgeltlich, um im Gegenzug eine Ausbildungsstelle zur Krankenschwester zu erhalten. Viele dieser Frauen kamen aus der Arbeiterklasse und hatten wenig Aussicht auf eine Berufsausbildung und eine sinnvolle außerhäusliche Tätigkeit. Nach Abschluss ihrer Pflegeausbildung fanden viele aber keinen angemessenen Arbeitsplatz, weil anstelle ausgebildeter Krankenschwestern bevorzugt neue Anwärterinnen eingestellt wurden. Pflegende Frauen wurden ausgebeutet, sowohl als Auszubildende als auch als erfahrene Arbeitskräfte. Sie wurden als unterwürfige, gehorsame und demütige Frauen behandelt, die für die Ausführung korrekter Pflegeprozeduren und Pflegetechniken „ausgebildet" waren. Im Idealfall erfüllten sie ihre Pflichten den Ärzten gegenüber ohne Widerrede. Der Wunsch dieser Frauen, Menschen in Not beizustehen, verbunden mit ihrem relativ geringen Bildungsgrad sowie fehlender gesellschaftlicher und politischer Einflussmöglichkeiten, führte dazu, dass über einen langen Zeitraum hinweg Pflege primär unter der Kontrolle und Weisung der Medizin ausgeübt wurde (Ashley 1976; Bradshaw 2017; Evans, Pereira und Parker 2009, Group und Roberts 2001; Lovell 1980; Malka 2007).

2.3.2 Lernen durch berufliche Ausbildung verfestigt sich

Obwohl es starke, in der Tradition Nightingales stehende Führungskräfte gab, die das Pflegewissen als einzigartig betrachteten, wurde nicht immer zwischen Pflegewissen und medizinischem Wissen unterschieden. In den USA wurde der Pflege Anfang der 1900er Jahre die Kontrolle über die Ausbildung und ihr Betätigungsfeld entzogen und den Krankenausverwaltungen und Krankenhausärzten übertragen, als die meisten Pflegeschulen nach dem Nightingale-Modell Krankenhäusern angegliedert wurden (Ashley 1976). Es gab energische, letztlich jedoch vergebliche Bestrebungen, Pflege auf Hochschulniveau zu heben. Pflege wurde, ganz im Einklang mit der Sozialgeschichte von Frauen, als Tätigkeit zur Unterstützung und Ergänzung der Medizin betrachtet und zunehmend als solche behandelt. Sie galt keineswegs als etwas, was einer einzigartigen Wissensbasis bedarf (Hughes 1980, 1990). Eine gewisse Schulung wurde zwar akzeptiert, ja als nötig erachtet, echte Bildung für Frauen und Pflegende galt jedoch nicht als erstrebenswert; die Frauen wurden entmutigt und ihre Bildung blieb auf entmutigende Weise eingeschränkt. Für Frauen in der Pflege war Bildung in der Tat eher kontraproduktiv, schließlich sollten sie die ärztlichen Anordnungen befolgen und den Bedürfnissen und Interessen der Ärzteschaft dienen (Melosh 1982; Reverby 1987a, 1987b).

Ökonomische Unabhängigkeit war US-Amerikanerinnen erst ab Mitte des vergangenen Jahrhunderts möglich. Selbst Frauen, die ein Einkommen hatten, durften kein Bankkonto führen, keine Grundstücke oder Immobilien besitzen und im eigenen Namen keine Finanztransaktionen durchführen. Lehrkräfte wurden an normalen Hochschulen oder Seminaren ausgebildet, für professionell Pflegende dagegen wurden Krankenpflegeschulen eingerichtet. Um sich langfristig abzusichern, mussten sich Frauen jedoch in die Rolle einer Ehefrau oder Tochter fügen. In den ersten Jahrzehnten des 20. Jahrhunderts war die Pflegetätigkeit eine Sache von Regeln, Prinzipien und Traditionen, die in einer Art Lehre weitergegeben wurden, weshalb das Ausbildungsniveau bescheiden blieb. Zu den Pflegetätigkeiten zählten auch immer mehr delegierte medizinische Aufgaben, die sich aus dem zunehmenden medizinischen Wissen ergaben; professionell Pflegende übernahmen diese Aufgaben in Vertretung der Ärzte. Es gab keine höhere Bildung für professionell Pflegende, auch keine entsprechenden Studiengänge. Was sich an Pflegewissen entwickelte, bestand aus den Erkenntnissen jahrelanger Erfahrung.

Pflege galt primär als versorgende und handwerkliche Kunst, die im Rahmen einer Lehre erlernt wurde und bestimmte angeborene Charaktereigenschaften erforderte (Hughes 1990). Tradition als Grundlage pflegerischen Handelns passte zu dieser Ausbildungsform und wurde damit weitergeführt (Ashley 1976). Pflegeschülerinnen sollten ihr Wissen eher beiläufig erwerben, sie sollten durch überlange Arbeitszeiten (sehr viel weniger durch Unterricht und Lehrbücher) Erfahrungen sammeln und die angeordneten Pflegemaßnahmen durchführen, ohne sie kritisch zu hinterfragen. Frisch ausgebildete Krankenpflegerinnen eigneten sich Wissen über das an, was in der Pflegepraxis richtig oder falsch war, indem sie erfahrenere Kolleginnen beobachteten und Fakten über das Ausführen von Pflegeverrichtungen auswendig lernten. Neulinge in der Pflege lernten ferner, welche Art von Persönlichkeit eine Krankenschwester sein sollte. Dies geschah durch das Auferlegen von strengen Vorschriften, welche die meisten Aspekte ihres Verhaltens regelten, was sich auch auf das Essen und Schlafen, ihre Sozialkontakte und Kleidung erstreckte und zwar innerhalb und außerhalb des Krankenhauses. Die Einhaltung der Regeln wurde strikt überwacht, wer sie übertrat, wurde streng bestraft.

2.4 Die Pflegeideale haben Bestand

Obschon die Entwicklung von Pflegewissen gesellschaftlich behindert wurde, hielt die Pflegephilosophie an ihrer grundsätzlichen Überzeugung fest, dass Pflege eine Wissensbasis braucht, die sich von der medizinischen unterscheidet (Abdellah 1969; Hall 1964; Henderson 1966; Rogers 1970). Diese Überzeugung nahm aufgrund der übereinstimmenden Erkenntnis zu, dass Pflege und Medizin zwar verwandte Ziele haben, die zentralen Ziele und Aufgaben der Pflege jedoch Wissen erfordern, welches weder von der Medizin noch von irgendeiner der anderen Disziplinen außerhalb der Pflege bereitgestellt werden kann.

Ungeachtet der gesellschaftlichen Umstände, die die Pflegeausbildung einschränkten, hielten die ersten Führungspersönlichkeiten an den Idealen Nightingales und ihrem Ausbildungs- und Pflegemodell fest. Weil in den Krankenhäusern die meisten Pflegeleistungen von Pflegeschülerinnen unentgeltlich verrichtet wurden, machten sich examinierte Pflegefachpersonen selbstständig und wurden von Familien angestellt und beauftragt, sie bei der häuslichen und stationären Betreuung kranker Angehöriger zu unterstützen.

Viele dieser Führungskräfte und Pflegefachpersonen waren vielseitig aktiv und engagierten sich in lokalen Initiativen der damaligen Zeit zur Verbesserung der sozialen Verhältnisse und der allgemeinen Gesundheitsversorgung, sie waren in der Abstinenzbewegung und Sklavenbefreiungsbewegung aktiv, traten für ein allgemeines Wahlrecht auch für bislang davon Ausgeschlossene ein und kämpften gegen die Ausbreitung von Geschlechtskrankheiten. Diese Tätigkeiten erzeugten und erforderten ein breites Pflegewissen und den Wunsch, die Zukunft der Pflege zum Besseren zu wenden; eine rein auf Pflegetechniken bezogene Ausbildung war für diese Frauen nicht ausreichend. Sie hatten zwar eine solche Ausbildung absolviert, betrachteten die Pflege jedoch als unabhängig und unverzichtbar, ausgestattet mit einer beständigen Wissensgrundlage.

Als die Pflegefachpersonen sich den auf der Gesellschaft basierenden Pflegealltag erarbeiteten, spiegelten ihre Tätigkeiten und Schriften die Leistungen zugrundeliegender vielfältiger Wissensmuster wider. Es gibt eine substanzielle Anzahl wissenschaftlicher Belege, dass sich Pflegefachfrauen im frühen 20. Jahrhundert ethisch und moralisch verpflichtet fühlten, was wesentlich dazu beitrug, Bedingungen für die gesundheitliche Versorgung in Krankenhäusern, Pflegeeinrichtungen und in Gemeinden zu verbessern. Sie eigneten sich nicht nur selbst Gesundheitswissen für den eigenen beruflichen Alltag an, sie fühlten sich darüber hinaus politisch verantwortlich, nach Möglichkeiten zu suchen, ihr Wissen an andere weiterzugeben (Wheeler 1985). In den ersten Jahrzehnten des 20. Jahrhunderts arbeiteten führende Pflegepersönlichkeiten in den USA auf nationaler und internationaler Ebene kontinuierlich und intensiv zusammen, sie knüpften starke Netzwerke und forderten eine andere soziale und politische Ethik, eine, die die Kontrolle über Pflegetätigkeiten wieder in die Hände von Pflegefachpersonen legt, eine Ethik, die der Gesundheit der Bevölkerung und dem Gemeinwohl dient.

Margaret Sanger, Lillian Wald, Lavinia Dock, Susie Walking Bear Yellowtail, Mabel Staupers und Adah Belle Thoms beispielsweise zählten zu diesen Pflegepersönlichkeiten, die bestimmte gesellschaftliche Missstände beanstandeten und sich für die Abschaffung gesundheitsschädlicher Praktiken einsetzten. Sie beobachteten die Arbeitsbedingungen der Menschen, identifizierten ihre Gesundheitsbedürfnisse und arbeiteten zusammen mit anderen auf die Befriedigung dieser Bedürfnisse hin. Sie wollten mit ihren Aktivitäten die Gesundheitsversorgung verbessern, indem sie ihr ethisches Engagement mit wissenschaftlichen Erkenntnissen verbanden.

Margaret Sanger beispielsweise entwickelte einen Wissensfundus über Fortpflanzung und Geburtenkontrolle. Sie musste gegen große Widerstände ankämpfen, um Frauen, die verzweifelt danach verlangten, Informationsmaterial über Geburtenkontrolle an die Hand geben zu können. Sie rief eine Stiftung für Familienplanung ins Leben, die bis heute in Form der *Planned Parenthood Federation of America* einschlägige Aufklärungsprogramme anbietet (Sanger 1971). Lillian Wald sorgte sich um die Gesundheit von Kindern und Immigrantenfamilien, die unter extrem schlechten hygienischen Bedingungen in überfüllten Unterkünften hausten, und gründete das Henry Street Settlement im Zentrum von New York, ein Sozialprojekt, das bis heute existiert. Sie orientierte sich an Konzepten der öffentlichen Gesundheitspflege und den Programmen staatlicher Wohlfahrtseinrichtungen, organisierte Ausgabestellen für hygienisch einwandfreie Milch für Familien mit Kleinkindern und etablierte Mütterzentren, in denen die Frauen lernten, ihre Familien besser zu versorgen (Silverstein 1985; Wald 1971). Lavinia Dock war eine vehemente Kämpferin für das Frauenwahlrecht und überzeugte Pazifistin, die den größten Teil ihres Berufslebens zusammen mit Wald im Henry Street Settlement arbeitete. Sie führte Kampagnen durch, um die Gesetzgebung zu verändern und den Arbeitsschutz für Frauen und Kinder zu verbessern. Zwanzig Jahre ihres Lebens widmete Dock dem Kampf für das Frauenwahlrecht, in der festen Überzeugung, dass Frauen unterdrückende Gesetze mithilfe des Wahlrechts verändert werden können (Christy 1969).

Sehr viel weniger bekannt ist, dass es in den Minderheitengruppen der USA viele einflussreiche Krankenpflegerinnen gab, die ebenfalls Großes leisteten, um die Gesundheit und das Wohl ihrer Leute zu verbessern. Mary Seacole, eine Krankenpflegerin mit afrikanisch-jamaikanischen Wurzeln, bereiste weite Teil der Karibik, Zentralamerikas und Großbritanniens, um sich über die traditionellen Methoden der Krankenversorgung der einheimischen Bevölkerung zu informieren und ihren britischen Erfahrungshorizont zu erweitern. Im Jahr 1854 erbot sie sich, als Freiwillige auf die Krim zu gehen, wurde vom Britischen Kriegsministerium jedoch abgelehnt. Sie ließ sich nicht entmutigen, finanzierte die Reise selbst und war von 1855 bis 1856, zeitgleich mit Florence Nightingale, auf der Krim, um in ihrem *British Hotel* Kranke zu versorgen. Seacoles Einsatz, der wohl aufgrund ihrer ethnischen Herkunft in Vergessenheit geraten ist, wird heute wissenschaftlich erforscht, damit die Geschichte ihres Wirkens nicht verloren geht (McDonald 2012; Staring-Derks, Staring und Anionwu 2015).

Susie Walking Bear Yellowtail war eine Hebamme, die durch die Indianerreservate Nordamerikas reiste, um die Gesundheits-, Sozial- und Bildungsprobleme der amerikanischen Natives zu ermitteln und Lösungsvorschläge zu unterbreiten ([ANA], American Nurses Association 2009b). Sie trug entscheidend dazu bei, dem in den Gesundheitszentren der Indianerreservate vorkommenden Missbrauch von Frauen, z. B. den Zwangssterilisationen, ein Ende zu setzen (ANA 2007, *Susie Walking Bear Yellowtail: „Our Bright Morning Star"* 2014). Mabel Staupers setzte sich für einen besseren und gleichberechtigten Zugang der afro-amerikanischen Bevölkerung zu Gesundheitsdienstleistungen ein (ANA 2009a, Staten, undatiert). Ihre Forschungen über die Gesundheitsbedürfnisse der Menschen von Harlem führten zur Einrichtung der ersten Behandlungsstation für tuberkulosekranke Afro-Amerikanerinnen und Afro-Amerikaner. Adah Belle Thoms war eine der ersten führenden Krankenpflegerinnen, die Public Health als neues Arbeitsfeld der Pflege verstand. Im Jahr 1917 fügte sie dem Lehrplan der *New York's Lincoln School of Nurses* einen diesem Thema gewidmeten Kurs hinzu (ANA 2008). Thoms gründete auch den *Blue Circle of Nurses,* eine Gruppe afro-amerikanischer Krankenpflegerinnen, die mit den lokalen Behörden zusammenarbeitete und die Menschen über Hygiene, Ernährung und angemessene Kleidung aufklärte. Als das *19. Amendment* in Kraft trat – die Gesetzesnovelle, die Frauen das Wahlrecht verlieh – organisierte sie eine Kampagne, um die Mitglieder der *National Association of Colored Graduate Nurses* zu ermuntern, ihr Wahlrecht auszuüben (Thoms 1929).

Wie heutige Pflegewissenschaftlerinnen auch, hielten diese und andere frühe Führungspersönlichkeiten die von Nightingale vertretenen Pflegeideale hoch und bedienten sich verschiedener Wissensarten als Grundlage zur Verbesserung der Gesundheitsversorgung und der Pflegepraxis. Diese Frauen waren starke Persönlichkeiten, die ihren ethischen Überzeugungen entsprechend die Ansicht vertraten, dass Pflegefachpersonen die Pflegepraxis maßgeblich beherrschen können und auch sollten. Ihre ethischen und moralischen Pflegeideale erforderten für sie, Beobachtungen durchzuführen und ihre Erkenntnisse systematisch zu ordnen. (Transformations-)Kunst und emanzipatorisches Wissen waren zentral für ihr Handeln, weil sie komplexe Systemveränderungen koordinierten und, um ihre Ziele zu erreichen, die vorhandenen sozialen und politischen Gegebenheiten analysieren und sich in diesem System zurechtfinden mussten.

2.5 Wissensmuster in der frühen Pflegeliteratur

Ab etwa 1900 bis 1950 schrieben professionell Pflegende und andere Fachleute Artikel über Pflege und pflegerische Versorgung, die in den damals verbreiteten Zeitschriften erschienen. Diese frühen Beiträge spiegelten sämtliche Wissensmuster, wenngleich diese erst nach der Publikation der Dissertation von Barbara A. Carper im Jahr 1978 als solche bezeichnet wurden. Eine Untersuchung der vor den 1950er Jahren erschienenen Pflegeliteratur förderte viele Details zutage, die zeigen, dass Pflege verschiedene Arten des Wissens verkörpert, reflektiert und erfordert. In den folgenden Abschnitten wird anhand einiger Beispiele dargestellt, wie die einzelnen Wissensmuster, auch das emanzipatorische Wissensmuster, in den frühen Schriften thematisiert wurden.

2.5.1 Emanzipatorisches Wissen und wissen

In der frühen Pflegeliteratur äußerte sich emanzipatorisches Wissen primär in Form der Erkenntnis, dass soziale Ungleichheiten existieren, sowie durch Schilderungen von Situationen, die Ungleichheit und Ungerechtigkeit schaffen. In der Literatur finden sich auch Handlungsanweisungen für Pflegefachpersonen, die unfaire gesellschaftliche Verhältnisse verändern wollen. Einige dieser frühen Artikel haben Krankenpflegerinnen verfasst, aber auch Ärztinnen und Ärzte und Lehrkräfte aus anderen Disziplinen lieferten Beiträge, die in Pflegezeitschriften und Lehrbüchern veröffentlicht oder auf Pflegefachtagungen vorgetragen wurden. Die folgenden Beispiele illustrieren unser reiches Erbe an emanzipatorischem Wissen:

- Effie Taylor (1934) wies in ihrer Eröffnungsrede der Konferenz einer nationalen Pflegeorganisation auf die Existenz sozialer Ungleichheiten hin. Sie sagte: *„Die Nationen der Welt leiden geistig und gesellschaftlich, sie müssen befähigt werden, besser zu leben, besser zu denken und besser zu handeln."* (englisches Originalzitat S. 474).
- Lavinia Dock (1902–1903) drückt auf eloquente Weise aus, wie Ungerechtigkeiten entstehen. Hier ein Zitat aus einer der ersten Ausgaben des *American Journal of Nursing*: *„… nachdem man sich eine Zeitlang für die Heilung von Wunden eingesetzt hat, die nie hätten zugefügt werden dürfen, sich um Gebrechen gekümmert hat, die sich nie hätten entwickeln sollen, wenn man Kranke in Hospitäler geschickt hat, die nicht hätten eingewiesen werden müssen, wenn sie in bewohnbaren Häusern gelebt hätten, wenn man Leute mit mildtätigen Gaben versorgt hat, die nicht auf Wohltätigkeit angewiesen wären, wenn ihre Gesundheit nicht von unzuträglichen Lebensbedingungen zerstört worden wäre, dann sehnt man sich nach präventiver Arbeit … nach irgend einer Tätigkeit, die das Auftreten so vieler Krankheiten und Unfälle weniger wahrscheinlich macht, die dazu beiträgt, die Lebensbedingungen zu verbessern."* (englisches Originalzitat S. 532).
- Eine andere Ursache für gesellschaftliche Ungerechtigkeiten waren „Sorgen um die lebensnotwendigen Güter", wie ein Arzt im Jahr 1913 in einer Rede vor Absolventinnen des El Reno Sanatoriums bemerkte. Existenzsorgen *„hindern Menschen daran, ein ideales, erfülltes, freies und unabhängiges erfolgreiches Leben zu führen"* (Young 1913, englisches Originalzitat S. 266).

- Marion Faber (1927), eine staatlich anerkannte Krankenpflegerin, erkannte, dass *„Umgebungseinflüsse für die Deformation der Persönlichkeit verantwortlich sind"* (englisches Originalzitat S. 1048).
- Joseph Mountin, Arzt und späterer stellvertretender Leiter des United States Public Health Service, stellte fest, dass *„die Krankenhaushierarchie versucht, Sozialleistungen gemäß den Regeln eines im Wettbewerb stehenden Privatunternehmens zu erbringen"* und es deshalb *„eines finanziellen Taschenspielertricks bedarf, um die Institution am Laufen zu halten"* (1943, englisches Originalzitat S. 34).
- William Kilpatrick, ein promovierter Erziehungswissenschaftler, erklärte, dass diese Hierarchien schließlich in ein *„Fabriksystem münden, das das Individuum aufgrund der schieren Größe der Organisation zum Un-Wesen macht"* (1921, englisches Originalzitat S. 791).
- Zwei promovierte Lehrkräfte, die sich für ein höheres Bildungsniveau einsetzten, erklärten besorgt, dass *„starke Interessen der Entwicklung von Professionalität (in der Pflege) entgegenstehen, weil sich Krankenhäuser nicht anpassen können, wenn bislang von Pflegeschülerinnen abgedeckte Arbeitsstunden entfallen"* (Bixler und Bixler 1945, englisches Originalzitat S. 732).
- Isabel Stewart, eine an der Columbia University lehrende Krankenpflegerin, bezeichnete berufliche Gewohnheiten und die Ausbildung als die großen rigiden und statischen Autoritäten. Sie fügte hinzu, dass *„Autorität mit der Zeit verhärtet und keine individuelle Veränderung gestattet"* (1921, englisches Originalzitat S. 908).
- Allen Gregg, Arzt und Direktor der Medizinischen Wissenschaften der Rockefeller Foundation, führt Ungerechtigkeiten auf *„Neid und Bosheit, Hass und Gewalt"* zurück. (1940, englisches Originalzitat S. 738).
- Paul Johnson (1928) wandte sich in einer Rede an die *Massachusetts State League of Nursing Education* und konstatierte: *„Den ersten und mächtigsten, wenn auch unbewussten Einfluss auf den menschlichen Geist üben die sozialen Gepflogenheiten, Sitten und Gebräuche aus … die Frage, was wir lehren müssen, erübrigt sich … gelehrt wird das Produkt langer Erfahrungen mit moralischen Gepflogenheiten."* (englisches Originalzitat S. 1087) Dann führt er aus, dass Krankenpflegerinnen, um den gesellschaftlichen Ungerechtigkeiten entgegenzuwirken, *„durch kritisches Denken und Verstehen neue Wege auftun müssen … um den moralischen Provinzialismus zu reduzieren, der bewirkt, dass Menschen blind werden für andere und nur auf das eigene Wohl schauen … dieser [moralische Provinzialismus] lässt sich überwinden, indem wir Sympathie für die Geschichte und Kultur anderer entwickeln und die Werte verstehen und wertschätzen, an denen anderen Menschen Gefallen gefunden haben."* (englisches Originalzitat S. 1087).
- Katherine McClure (1951) eine habilitierte Pflegefachfrau, verwies auf die Notwendigkeit, *„die Umgebung und Lebensumstände der Menschen, um die sie [die Pflegeperson] sich kümmert, zu verbessern, ohne sie grundsätzlich verändern und den eigenen Vorstellungen anpassen zu wollen"* (englisches Originalzitat S. 221–222).
- Bixler und Bixler (1945) erklärten, dass alle Pflegefachpersonen sozial eingestellt und überzeugt sein sollen, dass *„jede Bürgerin und jeder Bürger ein Recht auf Gesundheitsversorgung hat"* (englisches Originalzitat S. 733).
- Taylor (1934) zufolge müssen professionell Pflegende ein *„ausgeprägtes Gerechtigkeitsgefühl"* (englisches Originalzitat S. 475) haben, sie dürfen *„weder nach der Art der Hautfarbe noch nach der Art des Glaubens"* (englisches Originalzitat S. 473) fragen

und müssen *„für Arme wie für Reiche gleichermaßen da sein"* (englisches Originalzitat S. 473).

- Kilpatrick (1921) beschäftigte sich überdies mit Möglichkeiten, soziale Ungerechtigkeiten zu beseitigen und konstatierte, dass Pflegefachpersonen bestrebt sein sollen, *„die Entwicklung und Tatkraft jedes einzelnen Menschen in Bezug auf die Mitmenschen zu fördern und ihr inneres Wachstum anzuregen"* (englisches Originalzitat S. 795).
- Stewart (1921) erklärte, dass *„Wissen, Kultur, individuelle Entwicklung, Freiheit, Gesundheit und Expertentum dem Wohl der gesellschaftlichen Gruppe dienen"*, und betonte, dass *„Bildung mit einem sozialen Auftrag einhergeht und die Pflege davon nicht ausgenommen ist"* (englisches Originalzitat S. 908).
- Die berühmte Anthropologin Margaret Mead (1956) stellte in ihrem Grußwort bei einer Konferenz der *American Nurses Association* (ANA) fest, dass *„sich die Pflege zwischen diejenigen, die vulnerabel sind, und die Gesellschaft stellt, die diese Menschen womöglich vergisst, anstatt sich um sie zu kümmern"* (englisches Originalzitat S. 1002).
- Genevieve Noble, eine Krankenpflegerin mit Hochschulabschluss, ging offenbar davon aus, dass professionell Pflegende soziale Ungerechtigkeiten wahrnehmen müssen, weil sie schrieb, dass *„einer Krankenpflegerin das Wohlbefinden und Glück eines unterernährten Straßenkindes oder der auf ihrem Hausflur arbeitenden Dienstmagd nicht gleichgültig sein kann"* (1940, englisches Originalzitat S. 161).
- Esther Lucille Brown, die für die *Russel Sage Foundation* forschte und Berichte über das Pflegewesen verfasste, erkannte, dass *„die Pflege ein Bündnis mit den Problemen außerhalb der privilegierten Kreise und Krankenhäuser eingehen und sich um Menschen kümmern muss, die chronisch krank, betagt und körperlich beeinträchtigt sind"* (Goostray und Brown 1954, englisches Originalzitat S. 720).
- Elizabeth Porter, damals Präsidentin der ANA, fasste gesellschaftliche Bedingungen zusammen, die soziale Ungerechtigkeiten und Ungleichheiten hervorbringen (richtete den Fokus demnach auf emanzipatorisches Wissen). Porter (1953) schrieb: *„Hunger, Armut, Ungerechtigkeit und Krankheit sind die Feinde des Friedens"* und *„Wer für sich Segnungen und Vorteile fordert, die er anderen verweigert, dem werden sie bald durch die Finger gleiten."*, *„Eine Kette um den Hals eines anderen Menschen ist auch eine Kette um den eigenen Hals."*, und *„Wer angesichts der Ketten anderer Menschen passiv bleibt oder diese billigend in Kauf nimmt, versklavt sich selbst."* (englisches Originalzitat S. 948). Sie erkannte die Notwendigkeit, aktiv zu werden und *„humanitäre Programme zu unterstützen und zwar weltweit"*, Verantwortung zu übernehmen, *„die Lebensbedingungen der Menschen zu verändern, ihr eingefahrenes Denken zu beeinflussen"* (englisches Originalzitat S. 948) und *„das Wohl aller Menschen weltweit und das Gemeinwohl über die egoistischen Interessen Einzelner oder bestimmter Gruppen zu stellen"* (englisches Originalzitat S. 949).
- Eine Gruppe von professionell Pflegenden in Kanada schloss sich 1985 zum Netzwerk *Nurses for Social Responsibility* zusammen und gab von 1992 bis 1995 die Zeitschrift *Toward Justice in Health* heraus. In ihren ersten Jahren knüpften sie Verbindungen zu anderen Gruppen, die sich für Frieden und Gerechtigkeit einsetzten, zu Friedensaktivistinnen und Kriegsgegnern, betrieben Aufklärung und nahmen an friedlichen Anti-Kriegsdemonstrationen teil. Später engagierten sie sich für das Recht auf Schwangerschaftsabbruch, gegen Gewalt an Frauen, für Spritzenaustauschprogramme, gegen die Apartheid in Südafrika sowie den Rassismus in Kanada und anderen Ländern (Falk-Rafael und Bradley 2014).

WARUM IST DAS WICHTIG?

In den vergangenen Jahren haben sich manche Pflegefachpersonen von politischen Aktionen abgewandt, weil sie dies nicht als Aufgabe der Pflege ansahen, während andere, besonders die im öffentlichen Gesundheitswesen und im Gemeinde-Setting tätigen, immer wieder dazu aufriefen, sich politisch für ein besseres und allen zugängliches Gesundheitswesen einzusetzen. Emanzipatorisches Wissen hatte in der frühen Pflegeliteratur einen hohen Stellenwert, es wurde auf soziale Ungerechtigkeiten hingewiesen und deren Ursachen benannt. In diesen Veröffentlichungen spiegelt sich die Tatsache wider, dass Pflegefachpersonen die Bedeutung von (politischem) Agieren in Bezug auf die Bedürfnisse der Mitmenschen erkannten, zugleich aber verstanden, dass wirksame Veränderungen von der Basis ausgehen müssen. Die Publikationen dieser Pflegefachpersonen sind voller Anregungen für Aktionen zur Beseitigung sozialer Ungerechtigkeiten und von Verhältnissen, die eine Gruppe auf Kosten einer anderen privilegieren. Ungerechtigkeiten wurden weder ausgeblendet noch mystifiziert. Ganz im Gegenteil: Zusammen mit der Erweiterung des Arbeitsbereiches der Pflege auf das Gemeinwesen wurde die Notwendigkeit betont, soziale Missstände zu erkennen und mit geeigneten Maßnahmen energisch zu bekämpfen.

2.5.2 Ethisches Wissen

In der Zeit vor 1950 wurde ethisches Wissen primär durch die Rechtschaffenheit und Tugenden einer Krankenpflegerin repräsentiert. Sie sollte eine moralisch integre Person sein, die folglich das Richtige tut. Tugendhaftigkeit und Verantwortungsbewusstsein waren von höchster Bedeutung. Zu ihren Pflichten gehörte es, Kranke zu schützen, stets die Wahrheit zu sagen und ihr Spezialwissen einzusetzen (Conrad 1947; De Witt 1901; Warnshius 1926).

- In einem Leitartikel des *American Journal of Nursing* wird festgestellt, dass *„die Gesamtverantwortung für die Behandlung eines Falls beim Arzt liegt, während die Krankenpflegerin für die redliche Erfüllung ihrer eigenen Pflichten verantwortlich ist“* (De Witt 1901, englisches Originalzitat S. 15). Und weiter: *„Ethisches Verhalten setzt einen angeborenen guten Charakter verbunden mit guter Ausbildung voraus.“*
- Drake zufolge wird *„eine gute Krankenpflegerin lieber sterben als zuzugeben, dass sie müde ist, [weil] loyaler Dienst eines der religiösen Geboten des Pflegeberufs ist“* (1934, englisches Originalzitat S. 137–138). Moralische Eignung für den Pflegeberuf galt als wichtig, Überprüfungen der Moral wurden empfohlen.
- Die Krankenpflegerin Agnes Riddles (1928) empfahl, *„Frauen [Krankenpflegerinnen] sowohl einer moralischen wie einer praktischen Prüfung zu unterziehen und ihnen erst danach die berufliche Eignung zu bescheinigen“* (englisches Originalzitat S. 29). Riddles zählt dann eine Reihe moralischer Verfehlungen auf, die den damaligen professionell Pflegenden vorgeworfen wurden, etwa Rücksichtslosigkeit gegenüber den Kranken, Vernachlässigung der Regeln der Asepsis, mangelnder Respekt vor dem menschlichen Leben und Unerfahrenheit bei der Bereitstellung der benötigten Pflegeutensilien.
- Charlotte Aikins (1915), vermutlich eine Lehrerin für Krankenpflege, entwarf in der Zeitschrift *Trained Nurse and Hospital Review* einen kompletten Lehrplan für die Ausbildung von ethischem Wissen. Gelehrt werden sollten *„die in der Krankenhauswelt geltenden Gepflogenheiten und Gesetzmäßigkeiten, zu deren demütige Einhaltung sie [die Auszubildende] zu ermahnen ist“, und ferner „persönliche Tugenden wie Verschwiegenheit, Takt und Diskretion, damit sie `nicht schadet´“* (englisches Originalzitat S. 136). Wichtig waren ihr zudem *„die Gesundheit, Körperhaltung, Stimme, Manieren,*

Angewohnheiten und das allgemeine Betragen" der Pflegeperson. Im Ethikunterricht des *junior year* sollten „*der Umgang mit Material und Gerätschaften, Unfallverhütung, gute chirurgische Techniken, die kluge Nutzung von Freizeit und Urlaub gelehrt und auf die Notwendigkeit eines guten Gewissens hingewiesen werden*" (englisches Originalzitat S. 137).

- Eine andere frühe Krankenpflegerin erwähnte die Notwendigkeit, als Teil ethischen Verhaltens, Voreingenommenheit und Vorurteilen möglichst wenig Raum zu geben (Oettinger 1939).
- Paul Johnson (1928) stellte auf einer landesweiten Versammlung von professionell Pflegenden die Frage: „*Was soll im Ethikunterricht gelehrt werden?*" (englisches Originalzitat S. 1084). Johnson zufolge ist Ethik „*die Wissenschaft vom richtigen Verhalten*" (englisches Originalzitat S. 1085). Ethik untersucht „kühn", was richtiges Verhalten ist, indem sie „*moralische Traditionen hinterfragt, moralische Fakten prüft und moralische Werte ausfindig macht*" (englisches Originalzitat S. 1985). Ethisches Wissen erfordert „*eine sorgfältige Untersuchung und vorurteilsfreie Bewertung, die Prüfung der Angemessenheit und intelligentes Zweifeln*" (englisches Originalzitat S. 1085). Johnson plädierte für die Kultivierung ethischer Sensibilität und lehnte einen Ansatz ab, der „*starre Verhaltensregeln vorgibt*" (englisches Originalzitat S. 1984).

Zur Diskussion

Bitte diskutieren Sie mit Ihren Kolleginnen und Kollegen über die Frage, ob sich die heutigen ethischen Standpunkte von denen vergangener Zeiten unterscheiden. In den frühen Fachzeitschriften wird überwiegend die Meinung vertreten, ethisches Verhalten und eine ethische Haltung gingen mit individuellen Tugenden konform, wobei in einigen dieser Artikel die Tugendethik und ihr Grundsatz, dass ein guter Mensch auch das Richtige tut, durchaus hinterfragt wird. Die Tugenden einer Krankenpflegerin äußerten sich in Form religiöser Lebensführung, von Selbstaufopferung und einer fast blinden Befolgung der von anderen aufgestellten Regeln und Vorschriften. Krankenpflegerinnen wurden gern auf ihre Pflichten hingewiesen und religiös ermahnt, zu lieben, rechtschaffen zu leben und fest zu glauben; Pflichterfüllung galt als geheiligter Auftrag. Moralische Eignung war wichtig, ihre Überprüfung wurde empfohlen. Das Aufstellen von Regeln als Basis biomedizinischer Ethik wurde hinterfragt. Wenngleich der überwiegende Teil dessen, was als ethisch galt, auf religiösen Traditionen und auf dem festen Vertrauen in das Urteil anderer beruhte, waren diese Autorinnen auch bereit, über Traditionen und verantwortungsvolle Entscheidungen zu diskutieren, Zweifeln auf den Grund zu gehen sowie Grundsätze und Grundregeln zu analysieren und zu kritisieren.

In den frühen Schriften werden auch verschiedene Ziele ethischen Wissens und Verstehens genannt, etwa der Schutz der Privatsphäre und der Rechte von Kranken, Fürsprache/Interessensvertretung und die Minimierung von Unbehagen und Unannehmlichkeiten. Auch übergeordnete Ziele werden erwähnt, etwa die Förderung von Toleranz und Respekt, indem man den Wert, die Autonomie und Würde des Individuums respektiert, die Unterstützung der persönlichen Entwicklung, die Stärkung der Gesellschaft und des eigenen Selbst, die Förderung ökonomischer Sicherheit und des Friedens.

Sind Sie der Ansicht, dass sich die Pflegeethik inzwischen verändert hat, und wenn ja, was hat sich verändert?

2.5.3 Persongebundenes Wissen

Dass die *Persönlichkeit* der Krankenpflegerin im ethischen Diskurs der damaligen Zeit eine wichtige Rolle spielte, ist unschwer am Ruf nach einer tugendsamen Person zu erkennen. Dennoch finden sich in der frühen Pflegeliteratur auch Hinweise auf andere persönliche Qualitäten.

- Margaret Conrad (1947) schrieb über das Wesen exzellenter Krankenversorgung und empfahl, sie in die Hände ausgeglichener und reifer Persönlichkeiten zu legen.
- Der Arzt Allen Gregg (1940) forderte in Reden bei nationalen Pflegetreffen von Krankenpflegerinnen, „*ehrlich und ernsthaft danach zu suchen, was uns wirklich wichtig ist und welche Überzeugungen und Vorstellungen wir haben*" (englisches Originalzitat S. 738). Gregg legte auch eine Neudefinition von Tugend vor und bezeichnete sie als „*unser Innenleben, das mit dem äußeren Verhalten, unseren Gedanken und Empfindungen übereinstimmen muss*" (englisches Originalzitat S. 740), und fügte hinzu, dass „*Motive und Verhalten harmonieren müssen*" (S. 740). Die Motive müssen lauter und vernünftig sein, weil es andernfalls „*keine Tugend im umfassenden Sinn, keine Unabhängigkeit und kein Selbstvertrauen gibt*" (englisches Originalzitat S. 741). Er betonte den hohen Stellenwert persongebundenen Wissens, indem er sagte: „*Nur eine Person, die sich selbst etwas bedeutet, vermag irgendeiner anderen Person irgendetwas zu bedeuten.*" (englisches Originalzitat S. 741). Gregg erkannte, dass die Wissenschaft persongebundenes Wissen nicht vermitteln kann, weil „*Menschen ihre soziale Weisheit nicht aus dem Studium der Chemie und Physik und ihren handwerklichen Fähigkeiten beziehen. Anstand und Schicklichkeit besuchen unsere alltägliche Wohnstatt nicht ohne Einladung.*" (englisches Originalzitat S. 739).
- Genevieve Noble (1940) schrieb während ihrer Ausbildungszeit einen Artikel für die Zeitschrift *The Spirit of Nursing* und betonte, dass, um angemessen pflegen zu können, an die Stelle einer aufgezwungenen Disziplin eine inhärente innere Selbstdisziplin treten muss.
- Katherine Oettinger (1939) waren persongebundenes Wissen und empirisches Wissen offenbar gleich wichtig. Sie schrieb nämlich, dass „*die Persönlichkeit der Krankenpflegerin genauso wichtig ist wie die spezifischen Fakten, die sie lernt*" und sie als solche „*einen freien Geist hat, der freie Gedanken eingibt*" und „*frei ist, den Ist-Zustand zu verändern*" (englisches Originalzitat S. 1224).

Fragen zur Reflexion

In der frühen Pflegeliteratur zählte Selbstakzeptanz, die auf Selbsterkenntnis und Selbstvertrauen beruht, zu den wichtigsten Persönlichkeitsmerkmalen. Persönliche Integrität, Ehrlichkeit, Begeisterung, Flexibilität, Unerschrockenheit, Standfestigkeit und emotionale Differenziertheit galten als entscheidende Kennzeichen persongebundenen Wissens. Dieses Wissen entsteht durch Lebenserfahrung, indem man überlegt, was einem wirklich wichtig ist, und über die Antworten nachdenkt.

Pflegerisches Handeln erfordert ein profundes persongebundenes Wissen, das die Validität von Gefühlen anerkennt und offene Diskussionen über Gefühle sowie die gründliche Betrachtung der in Gesprächen und Beziehungen auf beiden Seiten vorhandenen Emotionen zulässt. Eine Pflegefachperson mit einer ausgeprägten reifen Persönlichkeit wirkt innerlich und äußerlich harmonisch, sie fordert Respekt vor ihrem Selbst und dem ihrer

Mitmenschen. In der historischen Pflegeliteratur werden eine Reihe persönlicher Eigenschaften genannt, die über tugendhaftes Verhalten hinausgehen – etwa Selbstdisziplin, Selbsterkenntnis und Offenheit für integres Handeln auslösende Reflexionen – und als Voraussetzungen für eine gute pflegerische Versorgung bezeichnet werden.
Bitte überlegen Sie, was Sie in der Pflegeausbildung über persongebundenes Wissen gelernt haben und ob das Gelernte für Ihr Pflegehandeln ausreichend ist. ■

2.5.4 Ästhetisches Wissen

Den frühen Pflegezeitschriften ist eindeutig zu entnehmen, dass die künstlerische Komponente von Pflege bereits damals wahrgenommen wurde.

- L. F. Simpson (1914), ein weiterer Arzt, der Ansprachen an Pflegende hielt, erklärte: *„Wahre Pflege ist eine Kunst und eine wahre Krankenpflegerin ist eine Künstlerin."* (englisches Originalzitat S. 133).
- Conrad (1947) stellte fest, dass zur Kunst der Pflege Dinge gehören wie *„zu wissen, was der Kranke möchte, noch bevor er darum bittet"* (englisches Originalzitat S. 162). Dazu brauche es *„eine Kombination aus Instinkt, Wissen und Erfahrung"* (englisches Originalzitat S. 162). Für Conrad ist Pflegendenkunst eine Sache von Phantasie, Einfallsreichtum und *„der richtigen Sichtweise"* (englisches Originalzitat S. 162–163). Pflegendenkunst erfordert zudem Übung, und manche Krankenpflegerinnen *„erlernen sie nie"* (Simpson, 1914, englisches Originalzitat S. 135).
- Austin Drake (1934), ein Laie, formulierte es folgendermaßen: *„Die Umstände verändern die Fälle … die Krankenpflegerin passt ihre Rolle bewusst an den körperlichen Zustand und die besondere Art ihres Patienten an … wenn er wach ist und sprechen möchte … spricht sie, andernfalls schweigt sie und geht ihren Pflichten nach … die Schwere der Erkrankung ist nicht entscheidend."* (englisches Originalzitat S. 136–137).
- Lois Mossman (1923), wissenschaftliche Assistentin und Pflegelehrerin, räumte ein, dass *„die Wissenschaft nicht zu erklären vermag, was geschieht, wenn wir auf die Schönheit einer Form oder Bewegung reagieren, obschon die Reaktion angenehm ist und unser Tun beeinflusst"* (englisches Originalzitat S. 318). Sie bittet Neulinge im Pflegeberuf: *„Nehmt Schönheit wahr, spürt sie im Alltäglichen auf, lernt aus Büchern, Gedichten, Bildern und Musik, die Schönheit interpretieren, und bedient euch dieser Dinge, um den Bedürfnissen der uns anvertrauten Kranken gerecht zu werden."* (englisches Originalzitat S. 319). Mossman zufolge ist *„das Leben rhythmisch, Licht und Schatten müssen ausgewogen sein"* (englisches Originalzitat S. 319).
- Edward Garesche (1927), ein katholischer Priester, drückt die Undefinierbarkeit unserer Kunst und die Wichtigkeit, sie von empirischem Wissen zu unterscheiden, recht bündig aus: *„Der Dienst akademisch ausgebildeter Menschen erlaubt, während er geleistet wird, kein Messen."* (englisches Originalzitat S. 901).
- Obwohl der Wert des empirischen Wissens allen bewusst war, taucht wiederholt der Gedanke auf, dass Wissenschaft allein keine angemessene Handlungsanleitung sein kann. Ein Arzt, der sich an einen Graduiertenkurs für staatlich geprüfte Krankenpflegerinnen wandte, sagte in einer Rede: *„Der Pflegeberuf ist eine von der Wissenschaft abhängige Kunst. In der Pflege muss die Kunst stets Vorrang haben, wenngleich die wissenschaftliche Grundlage wichtig ist."* (Worcester 1902, englisches Originalzitat S. 908).

Bitte überlegen Sie …

In der frühen Pflegeliteratur wird ästhetisches Wissen als eine Kombination aus Kenntnissen, Erfahrung, Intuition und Erkenntnis beschrieben. Ästhetisches Wissen war kreativ und intuitiv und bestand aus hervorragendem Urteilsvermögen, das nicht bewusst aktiviert, vielmehr aufgrund nicht näher erklärter Einsichten und Ahnungen intuitiv gespürt wurde. Ästhetisches Wissen entstand durch Kunstgenuss und subjektive Sensibilität für individuelle Unterschiede. Es entstand aber auch durch die Imitation derer, die diese Kunst beherrschten. Erfahrung galt als wichtige Voraussetzung für die Entwicklung ästhetischen Wissens. Ästhetisches Wissen erforderte Vermutungen, Phantasie und die Überlagerung von Fakten durch Impressionen. Eine praktisch tätige Pflegefachperson, die ehrlich bemüht und in der Lage war, ein anspruchsvolles Assessment durchzuführen, konnte kunstvoll agieren. Die Interpretation der Interaktion war es, die bewirkte, dass jede folgende Interaktion noch bedeutungsvoller wurde. Auch Kunst im traditionelleren Sinn galt als wichtig für die künstlerisch/handwerkliche Komponente der Pflege.

Unterscheidet sich diese Auffassung von ästhetischem Wissen von der heute herrschenden Auffassung?

2.5.5 Empirisches Wissen

Schon vor dem „Zeitalter der Wissenschaft" Mitte der 1950er Jahre galt (natur-)wissenschaftliches Wissen als Quelle von Macht, was auch klar formuliert wurde.

- Ein Arzt, der auf der Jahresversammlung der *Michigan Nurses Association* eine Rede hielt, wies auf die Zunahme wissenschaftlicher Erkenntnisse hin und forderte sein Publikum auf, deren Macht und Wert für die Wissensproduktion anzuerkennen. Er warnte vor Quacksalberei und beschrieb die Wissenschaft als Quelle legitimer Kriterien für die Auswahl der Informationen, die den Kranken übermittelt werden (Warnshius 1926). Er betonte zwar den Wert der Wissenschaft, wies aber auch darauf hin, dass die Wohlfahrt des Patienten stets im Mittelpunkt stehen muss.
- Margaret Conrad (1947), Lehrerin für Krankenpflege mit einem Universitätsabschluss, erklärte, dass man, um empirisches Wissen erwerben zu können, die Gesetzmäßigkeiten und Grundsätze von Physik, Chemie, Physiologie und Psychologie kennen muss. In anderen frühen Artikeln wurden eher die praktischen und technischen Aspekte von Pflege hervorgehoben, etwa das Bettenmachen, der Umgang mit Essenstabletts und das Essenreichen, die Durchführung von Körperpflegemaßnahmen, etwa einer Ganzkörperwäsche im Bett, von Mund- und Zahnpflege sowie die Beherrschung delegierter medizinischer Maßnahmen, wie Drainagen, Katheterisierungen, Einläufe, Alkoholabreibungen, Vitalzeichenmessung und Medikamentenadministration (Brigh 1944; Mountin 1943).
- Muriel Burgess (1941), eine Pflegestudierende, skizzierte die *„Gegebenheiten der Pflege"*, zu denen die Diagnose gehörte, soziale Faktoren wie Vererbung, Umwelt, Bildungsstand, aber auch medizinische Faktoren wie Familienanamnese, die Anamnese der aktuellen Krankheit, Zeitpunkt der ersten Symptome, die körperliche Untersuchung sowie Labor- und Röntgenbefunde. Burgess stellte zudem fest, dass der Pflegeplan Angaben über die Fortschritte des Kranken und möglichst oft auch

Graphiken enthalten soll. Die verordneten Behandlungen und die Fortschreibung des Pflegeplans waren ihr ebenfalls wichtig.

- Genevieve und Roy Bixler, zwei promovierte Lehrkräfte, beschäftigten sich mit der Entwicklung empirischen Wissens und schrieben: *„Die Elemente der Wissenschaft sollen definiert und organisiert, aus jeder der Pflege nützlichen Wissenschaft gesammelt und dann in eine Ordnung gebracht werden, die das Nachdenken erleichtert."* (englisches Originalzitat S. 730). Bixler und Bixler kritisierten die Abschottung der einzelnen wissenschaftlichen Bereiche als künstlich, willkürlich und für die Pflegewissenschaft völlig ungeeignet. Pflegewissenschaft sei von der praktischen Pflege getrennt, repräsentiere jedoch, in den Dienst professioneller Pflegepraxis gestellt, eine *„neue Synthese"* (englisches Originalzitat S. 731). Die Wissenschaft, behaupteten sie, sei eine Kunst und müsse als solche integriert werden.
- Im Leitartikel mit dem Titel *Changes in Nursing Practice* des *American Journal of Nursing* aus dem Jahr 1947 wird betont, dass professionell Pflegende eine scharfe Beobachtungsgabe entwickeln müssen, weil *„der Mangel an Beschreibungen und Dokumentationen pflegerischer Handlungen auf der Basis echter Erfahrungen erschreckend ist"* (englisches Originalzitat S. 655). Schriftlich erfasste Beobachtungen könnten die Basis für eine umfassende Studie des Kranken sein und ein interpretierendes Bild der heutigen Pflege liefern.
- In einer Rede vor Pflegestudierenden wies Blanche Pfefferkorn (1933), die lediglich als diplomierte Krankenpflegerin bezeichnet wurde, darauf hin, dass Wissen aus Fragebögen, unparteiischer Beobachtung und Feldstudien gewonnen wird. Pfefferkorn zufolge ist eine wissenschaftliche Grundhaltung wichtig. Wissenschaftliches Wissen bestehe aus *„Fakten, die in eine nicht dynamische Form oder Struktur gebracht wurden, und aus Berichten über Feldstudien"* (englisches Originalzitat S. 260). Ungeachtet der Quelle diene wissenschaftliches Wissen als Gerüst und beantworte Fragen zum *„Was"*; gute Wissenschaft stelle das *„Was"* der Pflege sehr gut dar. Pfefferkorn bemerkte, dass die Krankenpflegerin das *„Wie"* kennen muss – nicht nur das *„Was"* – und Feldstudien *„das Faktensammeln beleben können, da sie Wissen über das Wie liefern"* (englisches Originalzitat S. 260).
- Agnes Meade (1936), eine Krankenpflegerin, schrieb über das Thema *Training the Senses in Clinical Observation* und warnte vor Voreingenommenheit und folgendem wissenschaftlichen Fallstrick: *„Ein Kennzeichen wissenschaftlicher Beobachtung ist, dass die beobachtende Person weiß, wonach sie sucht, und bis zu einem gewissen Grad auch weiß, was sie vermutlich findet."* (englisches Originalzitat S. 540).

Fragen zur Reflexion

In der frühen Pflegeliteratur wurde die damals übliche Auffassung von Pflegehandeln hinterfragt, nämlich die Meinung, Pflegehandeln beruhe allein auf Überlieferung und Gewohnheit und werde ohne angemessene Berücksichtigung der empirischen Evidenzgrundlage praktiziert. Die Autorinnen malten sich Möglichkeiten aus, empirisches Wissen zu generieren und anzuwenden. Sie würdigten zwar die Beiträge fachfremder Disziplinen zum wissenschaftlich-empirischen Wissen, waren sich der einzigartigen Natur der Pflegewissenschaft aber durchaus bewusst.

Empirisches Wissen wurde in der Regel als Wissen um die mit Pflege assoziierten Grundprinzipien und Techniken dargestellt. Auch formale Beobachtungen wurden üblich und als Verfahren und eine Fertigkeit geschätzt, die entscheidend zur Entwicklung empirischen Pflegewissens beiträgt. Prinzipien, durch Beobachtung gesammelte Fakten und Verfahrensvorschriften waren wichtige Formen des empirischen Wissens, die für die tägliche Körperpflege der Kranken aber auch für delegierte medizinische Aufgaben gebraucht werden. Wenngleich der Wert des empirischen Wissens allen bewusst war, taucht wiederholt der Gedanke auf, dass die Wissenschaft allein keine angemessene Handlungsanleitung sein kann. Ein Arzt beispielsweise, der sich an einen Graduiertenkurs für staatlich geprüfte Krankenpflegerinnen wandte, sagte in einer Rede: *„Der Pflegeberuf ist eine von der Wissenschaft abhängige Kunst. In der Pflege muss die Kunst stets Vorrang haben, wenngleich die wissenschaftliche Grundlage wichtig ist."* (Worcester 1902, englisches Originalzitat S. 908).

Bitte denken Sie nun darüber nach, inwiefern Ihre Vorstellungen des empirischen Wissens den in der frühen Pflegeliteratur zum Ausdruck gebrachten Vorstellungen gleichen. ▮

2.6 Pflege als Wissenschaft – die Anfänge

In den 1950er Jahren vollzog sich ein Wandel im Konzept von Pflegewissen hin zu vorwiegend wissenschaftlichen Kenntnissen, der sich im Laufe der 1960er Jahre fast überall durchgesetzt hatte. Dieser Wechsel – hin zu Wissen als Wissenschaft – hatte zur Folge, dass sich das, was für die Pflege als wichtig erachtetet wurde, signifikant veränderte. Schritt für Schritt wechselte die Pflege ihre Perspektive: Lag der Schwerpunkt bislang auf technisch-handwerklicher Kompetenz, auf Pflichterfüllung und weiblichen Tugenden, so rückte nun eine wirksame Pflegepraxis verstärkt in den Fokus (Hardy 1978). Die Hinwendung zur Wissenschaft war in vielerlei Hinsicht eine willkommene Veränderung. Dennoch gilt, dass dieser Wandel auf Kosten der Entwicklung ethischen Wissens für individuelles und kollektives Pflegehandeln und für die Charaktereigenschaften einer Pflegefachperson ging, auf Kosten der künstlerischen und ästhetischen Dimension pflegerischen Handelns sowie der kritischen Wahrnehmung ungerechter Strukturen in der Gesundheitsversorgung. Die Entwicklung anderer Wissensmuster, die die Pflegepraxis so nötig hatte und in frühen Zeiten so evident waren, wurde bis Anfang der 1990er Jahre weitgehend vernachlässigt.

Dass die Wissenschaft zur Basis für die Pflegewissensentwicklung wurde, hat mit der Beteiligung der Pflege an den beiden Weltkriegen der ersten Hälfte des 20. Jahrhunderts zu tun. Diese Kriege veränderten die gesellschaftlichen Umstände, worauf sich auch die Rollen von Frauen und Krankenpflegerinnen tiefgreifend veränderten. Weil viele Männer kriegsbedingt zuhause fehlten, konnten sich Frauen von gesellschaftlichen Zwängen befreien und lernen, ihre Aufgaben im Einklang mit den eigenen Prioritäten und Vorlieben zu erfüllen. In dieser Situation traten viele Frauen als gelernte und ungelernte Arbeitskräfte ins Erwerbsleben ein. Frauen mit einer Pflegeausbildung wurden für die Versorgung kranker und verwundeter Soldaten gebraucht. Die US-amerikanische Regierung bot damals Frauen, die bereit waren, in die Armee einzutreten, Pflegeschulungen an (Kalisch und Kalisch 2003; Kelly und Joel 2001).

Im Krieg stieg der Bedarf an gut ausgebildetem Pflegepersonal, was teilweise erklärt, weshalb Frauen in den Jahren des Zweiten Weltkriegs in größerer Zahl an die Hochschulen und Universitäten strebten. Die Vision früherer Führungskräfte in der Pflege von einer Ausbildung an akademischen Bildungseinrichtungen wurde langsam Realität. Nach Ende des Zweiten Weltkriegs wurden an vielen Hochschulen Studiengänge und Graduiertenprogramme für Pflegefachpersonen eingerichtet. Die akademischen Institutionen verlangten von den Dozentinnen einen hohen Bildungsstand, um dem Gemeinwesen dienen, Unterricht erteilen und Forschungsprojekte durchführen zu können. Die gewünschten Forschungsstandards entsprachen den traditionelleren objektivistischen Kriterien wissenschaftlich-empirischer Arbeit, weshalb das gesicherte Wissen akademisch gebildeter Pflegefachpersonen eingeschränkt blieb. Pflegewissenschaftliche Programme wurden eingeführt, um ihnen die Möglichkeit zu geben, in anderen Disziplinen zu graduieren und die dort erlernten Forschungstechniken dann in der Pflege einsetzen zu können. Als akademisch ausgebildete Pflegepersonen mit den wissenschaftlichen Methoden vertraut waren, wurden bald darauf konzeptuelle Modelle entwickelt und erschienen andere theoretische Schriften.

Im Jahr 1950 wurde *Nursing Research* gegründet, die erste Zeitschrift für Pflegeforschung (Mason et al. 2006). Nach und nach erschienen auch Bücher über Forschungsmethoden und ausführliche konzeptuelle Modelle, die oft „Pflegetheorien" genannt wurden. Die ersten Forschungsberichte bestanden überwiegend aus Beschreibungen der Handlungen professioneller Pflegepersonen, während die klinischen Probleme der Kranken eher im Hintergrund blieben. Die frühen Arbeiten waren zwar methodisch nicht so differenziert und ausgereift wie die heutigen, wiesen jedoch bereits die Qualitäten seriöser empirischer Wissenschaftlichkeit auf und zeugten von ausgeprägtem Investigationsgeschick. Es entstanden verschiedene Denkschulen hinsichtlich der Natur von Pflegetätigkeiten und der Wissensbasis von Pflege, was einen Strom neuer Gedanken und Ideen freisetzte, die dann von anderen Pflegefachpersonen untersucht werden konnten. Diese Veröffentlichungen lösten erste Bemühungen aus, Theorien zu entwickeln, und schließlich auch intensivere Anstrengungen, Pflegewissen zu entwickeln.

Fragen zur Reflexion

Welche Pflegezeitschriften haben Sie in Ihrer Ausbildung kennengelernt? Bitte denken Sie über deren Inhalte nach. Inwiefern haben die Artikel zu Ihrem Verständnis von Pflege beigetragen? Haben Sie Ihr Pflegehandeln bereichert oder beeinflusst? Welche Fachzeitschriften haben Sie in Ihren ersten Berufsjahren gelesen und weshalb? Was fehlt in den Pflegezeitschriften, die Sie heute lesen?

In den 1960er Jahren wurden Doktoratsprogramme für professionell Pflegende eingeführt (Carter 2006). Ende der 1970er war in den USA die Zahl der Pflegefachpersonen mit einem Doktorgrad auf fast 2000 gestiegen. Man hatte rund zwanzig Doktoratsprogramme etabliert, und die Masterprogramme wurden zunehmend akademisch ausgereifter und anspruchsvoller. Die Masterstudiengänge konzentrierten sich bald auf die Ausbildung von Pflegeexpertinnen, weniger auf die Ausbildung von Lehrkräften und Verwaltungsleuten, während der Fokus von Doktoratsstudiengängen zunehmend auf der Entwicklung von Pflegewissen lag. Die ersten Doktoratsprogramme orientieren sich am Ideal eines akademischen Grads, wobei in der Regel der Doktor der Philosophie (PhD) Pate stand. Pflegefachpersonen konnten sich im Zuge dieser Studiengänge formal mit den Prozessen der Pflegewissensentwicklung beschäftigen.

Akademisch gebildete Pflegefachpersonen begannen bald, über Ideen, Ansichten und Methoden im Licht der Pflegetraditionen zu debattieren (Andrist, Nicholas und Wolf 2006; Group und Roberts 2001; Hardy 1978; Leininger 1976; Lewenson und Hermann 2007). Diese Debatten schlugen sich in der Literatur der späten 1960er und frühen 1970er Jahre nieder (Dickoff und James 1968, 1971; Dickoff, James und Wiedenbach 1968; Ellis

1968; Folta 1971; Henly 2016; Walker 1971; Wooldridge 1971). Deren fundamental unterschiedlichen Ansichten über Pflegewissenschaft boten Pflegewissenschaftlerinnen Gelegenheit, zu lernen, ihr kritisches Denkvermögen zu schärfen und sich Kenntnisse über die Prozesse und Grenzen von Wissenschaft anzueignen.

Als dann die Entwicklung von Pflegewissen unmissverständlich und mit Bedacht in den Mittelpunkt gestellt wurde, setzte sich die Erkenntnis durch, dass Pflege eine Dienstleistung ist, die einer starken wissenschaftlichen Basis bedarf. Bei den Diskussionen ging es um verschiedene Auffassungen von Wissenschaft, um Metatheorien und um die Frage, welche Methoden für die Schaffung von solidem Pflegewissen am besten geeignet sind. Trotz der lebhaften und recht kontrovers geführten Debatten über wissenschaftliches Wissen ging der Gedanke, dass Pflege eine breite, alle Wissensmuster umfassende Wissensbasis braucht, nie verloren. Auch wenn diese umfassendere Sichtweise in den Debatten nicht ausdrücklich erwähnt wurde (wie in den 1970er Jahren üblich), verlangten die breit angelegten Konzeptualisierungen, „Theorien" genannt, implizit nach vielfältigen Wissensformen. Die anhaltende Wissenschaftsdominanz lässt sich teilweise mit dem Bedürfnis akademisch gebildeter Pflegefachpersonen erklären, sich innerhalb ihrer Universitäten zu legitimieren, aber auch mit Bedürfnis von professionell Pflegenden, sich innerhalb der Medizin und der Gesellschaft generell politisch und persönlich zu legitimieren. Die Pflege hat, ungeachtet des gesellschaftlichen Kontexts, an ihrem holistischen Fokus festgehalten.

2.7 Die Entwicklung der Pflegewissenschaft – frühe Strömungen

In der gesamten zweiten Hälfte des 20. Jahrhunderts gaben drei Hauptströmungen der Entwicklung von Pflegewissen die Richtungen vor. Diese Trends konzentrierten sich, wie nicht anders zu erwarten, auf das empirische Wissensmuster. Dennoch gab es Spuren von Kontinuität, die ethisches, ästhetisches, persongebundenes und emanzipatorisches Wissen spiegelten, was wir in den folgenden Abschnitten nachweisen. Zwei wichtige Trends waren (1) aus anderen Disziplinen geborgte Theorieansätze und (2) die Entwicklung konzeptueller Bezugsrahmen zur Definition von Pflege.

2.7.1 Aus anderen Disziplinen geborgte Theorien

Mit zunehmend besserer Pflegeausbildung erkannte man, dass auch von anderen Disziplinen entwickelte Theorien pflegerelevant sein können. Probleme der praktischen Pflege, für die offenbar niemand eine Lösung parat hatte, galten nunmehr als lösbar, wenn man sich der Theorien und Methoden der Theorieentwicklung anderer Disziplinen bediente. Pflegefachpersonen erkannten beispielsweise, dass Kleinkinder während ihres gesamten Krankenhausaufenthalts die Liebe und Unterstützung ihrer Eltern und Familien brauchen. Streng geregelte Besuchszeiten unterbrachen diese primären familiären Bindungen. Als die Psychologie ihre Bindungs- und Trennungstheorien entwickelte, fanden professionell Pflegende eine Erklärung für die Probleme hospitalisierter Kinder und waren daraufhin in der Lage, die Besuchsregelungen so zu verändern, dass der Kontakt zwischen Eltern und Kindern erhalten blieb.

Obwohl sich die Theorien anderer Disziplinen als hilfreich erwiesen, bedienten sich Pflegefachpersonen ihrer nicht etwa beliebig, vielmehr mit gewisser Vorsicht. Manche Theorien ließen signifikante Faktoren, die eine Pflegesituation beeinflussen, außer Acht. Eine für schulisches Lernen geeignete Lerntheorie etwa, kann nicht unbesehen auf die Lernprozesse von Individuen übertragen werden, die sich mit einer Krankheit auseinandersetzen müssen, noch erfasst sie die ethische Probleme, denen eine Pflegefachperson begegnen kann, wenn sie einem kranken Menschen eine belastende Mitteilung machen muss. Geborgte Theorien mögen wichtig sein, dennoch kann solange nicht von ihrer Wichtigkeit ausgegangen werden, bis sie unter dem Blickwinkel der Pflege in Pflegesituationen untersucht worden sind (Barnum 1998; Walker und Avant 2004). Der Trend zur Anwendung von Theorien verwandter Disziplinen mag eine Nebenerscheinung der prä- und postdoktorialen Forschungsstipendien sein, die Pflegefachpersonen ab Mitte der 1950er Jahre gewährt wurden. Die Fördermittel kamen einer Gruppe akademisch ausgebildeter Pflegefachpersonen zugute, die die Forschungsansätze verwandter, dennoch pflegefremder Fachgebiete studierten. Sie wandten sich nach Abschluss ihrer Ausbildung wieder der Pflege zu und erweiterten mit ihren Forschungen die Wissensbasis der Pflege.

2.7.2 Die Entwicklung von Philosophien und konzeptuellen Modellen, die Pflege kennzeichnen

Als Pflegefachpersonen begannen, sich erneut und wissenschaftlich geschult mit dem Wesen der Pflege und mit dem Sinn und Zweck ihrer Existenz auseinanderzusetzen, begannen sie auch, viele Gedanken, die in der Pflege als gegeben hingenommen wurden, zu hinterfragen und die traditionellen Grundlagen, auf denen der Pflegealltag basierte, kritisch zu überprüfen. Sie entwarfen und publizierten idealisierte Bilder von Pflege und des für die Pflegepraxis benötigten Wissens, der erforderlichen Fertigkeiten und des Hintergrunds. Als Idealbilder von Pflege entsprangen die Bezugsrahmen und Philosophien nicht der eigentlichen Pflegetätigkeit, waren jedoch Ausdruck einer durchaus erreichbaren Vision dessen, was Pflege sein könnte. Die in den 1960er und 1970er Jahren veröffentlichten Arbeiten trugen erheblich zur Entwicklung von theoretischem Denken in der Pflege bei. Viele wurden zu Grundlagen für Curricula und wiesen der praktischen Pflege und Pflegeforschung den Weg.

Die meisten konzeptuellen Modelle und Philosophien der ersten Stunde enthielten eine Beschreibung des *Pflegeprozesses*. Dieser Prozess gleicht den wissenschaftlichen Problemlösungsmethoden und Forschungsprozessen und ist ein Bezugssystem, das es erlaubt, Pflege als zielgerichtetes, reflektierendes, kritisches und sich selbst korrigierendes System zu betrachten. Der Pflegeprozess trat an die Stelle regel- und prinzipienorientierter Ansätze, die auf dem medizinischen Modell beruhten und Pflegefachpersonen die Rolle einer Assistenzkraft des Arztes zuwiesen. Der Pflegeprozess stützt sich primär auf das, was sich durch Beobachtung erfassen lässt. Bevor der Pflegeprozess in den Fokus rückte, wurden professionell Pflegende bei ihren Routinetätigkeiten – etwa bei Körperpflege- und Behandlungsmaßnahmen und der Medikamentenadministration – von nicht hinterfragten Regeln und Grundsätzen geleitet. Weil ein regelorientierter Ansatz reflektiertes Problemlösen keineswegs förderte und mit den Ansprüchen an eine Hochschulausbildung unvereinbar war, wurden Pflegefachpersonen durch die Hinwendung zum Pflegeprozess – als einer neuen Möglichkeit pflegerischer Versorgung – ermutigt, grundlegende

Forschungsfertigkeiten zu erwerben. Die aus dem Pflegeprozess heraus entstanden *Pflegediagnosen* führten die Pflege Schritt für Schritt aus ihrer Abhängigkeit vom medizinischen Modell heraus. Sie waren eine Methode, die Domäne des praktischen Pflegehandelns zu organisieren. In der frühen Literatur über Pflegediagnosen wurden sowohl praktische als auch theoretische Vorschläge zur Entwicklung einer Taxonomie der Pflegediagnosen und zur Überprüfung ihrer Validität gemacht.

In den 1960er und 1970er Jahren nahm die Zahl der konzeptuellen Modelle und Bezugsrahmen deutlich zu. Die Betonung lag damals auf Systemtheorien, was sich in den Arbeiten von Callista Roy, Imogene King, Dorothy Johnson und Betty Neuman niedergeschlagen hat. Aufgrund des Wandels der psychiatrischen Pflege hin zur gemeindenahen ambulanten Versorgung – was der Entwicklung neuer Psychopharmaka zu verdanken ist – verlagerte sich der theoretische Fokus zunehmend auf zwischenmenschliche Beziehungen und Kommunikation; dieser Fokus ist vor allem in den Publikationen von Hildegard Peplau, Joyce Travelbee und Ida Jean Orlando nachweisbar. Myra Levines Theorie der Erhaltungsprinzipien, aber auch Dorothea Orems Schriften über Selbstpflege/Selbstfürsorge spiegeln die Zunahme chronischer Erkrankungen, die Bekämpfung von Infektionskrankheiten und den Schwerpunkt auf Ganzheitlichkeit. Viele Pflegewissenschaftlerinnen, die damals Stipendien für ein Doktoratsstudium erhielten, studierten Fächer wie Soziologie und Anthropologie, in denen die Entwicklung von *grand theories* im Vordergrund stand; im Werk von Madeleine Leininger ist dieser Einfluss offensichtlich. Die konzeptuellen Modelle von Martha Rogers, Rosemarie Parse und Margaret Newman enthalten theoretische Standpunkte, die auf Entwicklungen der modernen Physik zurückgehen und über die früheren Systemkonzepte der Prinzipien des Gleichgewichts hinausgehen.

Es wurde viel darüber diskutiert, ob die Schriften führender Pflegepersönlichkeiten wie Callista Roy, Betty Neuman, Imogene King und Dorothea Orem und anderen Pflegewissenschaftlerinnen „Modelle", „Theorien" oder „Philosophien" genannt werden sollen. Im Hintergrund dieser Debatte stand die Erkenntnis, dass empirisches Wissen allein eine für die Pflegepraxis ungeeignete Metatheorie ist. Wie sollte man diese Theorie-ähnlichen Konstruktionen bezeichnen: Theorien, konzeptuelle Modelle, theoretische Bezugsrahmen, konzeptuelle Bezugsrahmen? Weil darüber noch heute debattiert wird, findet man in der aktuellen Theorieliteratur verschiedene Bezeichnungen. Wir haben uns entschieden, bei breiten Theorie-ähnlichen Strukturen von *konzeptuellen Bezugsrahmen* oder *theoretischen Bezugsrahmen* zu sprechen und deren Autorinnen *Theoretikerinnen* zu nennen. Ungeachtet der Bezeichnungen orientierten sich Bildungseinrichtungen an diesen (und anderen) konzeptuellen Bezugsrahmen, sie wurden in den Pflegealltag integriert und gaben der Forschung die Richtung vor. Die Verwendung konzeptueller Bezugsrahmen förderte die stillschweigende Anerkennung der Bedeutung vielfältiger Formen des Pflegewissens. Als Pflegefachpersonen anfingen, diese Gedanken in unterschiedliche Felder der Pflegepraxis zu integrieren, wurden die tatsächlichen und potenziellen Beziehungen zwischen konzeptuellen Bezugsrahmen der Pflege und angewandter Pflege klarer. In der angewandten Pflege tätige Pflegefachpersonen fanden in ihrer Arbeit einen neuen, den Grundwerten der Pflege entsprechenden Sinn, und bekamen, als Ergebnis systematischer und durchdachter Formen des Pflegehandelns, das Gefühl zunehmender Effektivität. Der Transfer dieser Ideale in das Gesundheitssystem bot zudem die Möglichkeit, auf die Schwierigkeit der Pflege hinzuweisen, im kompetitiven Gesundheitswesen ihren Platz zu finden und auszufüllen. ➤ Tab. 2.1 enthält eine Chronologie der Arbeiten von Pflegetheoretikerinnen in der zweiten Hälfte des 20. Jahrhunderts.

Viele Theoretikerinnen sind bereits verstorben, ihr Werk wird jedoch von Pflegefachpersonen, die ihre Modelle anwenden und weiterentwickeln, lebendig gehalten. Manche entwickeln ihre Gedanken weiter und verändern im Laufe der Zeit ihre Perspektiven, dennoch bleiben ihre Werke bedeutsam; schließlich haben sich ihre Formulierungen der Grundwerte und Perspektiven unserer Disziplin über die Jahre hinweg bewährt (Thorne und Sawatzky 2014). Weil sich konzeptuelle Bezugsrahmen verändern, wenn sie mit Forschungsergebnissen verknüpft und in der Ausbildung und im Pflegealltag angewandt, kritisiert und erweitert werden, sollten Sie, wenn Sie sich auf die Zusammenfassung oder Interpretation des Werks einer anderen Autorin beziehen (wie in unserem Abschnitt „Interpretierende Zusammenfassung" im Anhang), nicht vergessen, dass diese Zusammenfassungen historischer Natur sind und das spätere oder aktuelle Denken der ursprünglichen Theoretikerin vielleicht nicht korrekt wiedergeben.

Das Internet bietet eine Fülle an Informationen über die vielen in ➤ Tab. 2.1 aufgelisteten Pflegetheoretikerinnen sowie Informationen über neuere Arbeiten, die sich auf diese theoretischen Modelle beziehen. Auch Theoretikerinnen, die ihre Ideen weiterentwickeln, bleiben den Kernaussagen ihres ursprünglichen konzeptuellen Modells treu. Die Websites und Informationen sind mit den Schlagworten oder Namen der Theoretikerin als Suchbegriffe zu finden. Wenn Sie die im ➤ Kap. 8 dargestellten Prozesse der Beschreibung und kritischen Reflexion theoretischer Modelle beherrschen, werden Sie die von einschlägigen Websites abrufbaren Informationen angemessen evaluieren können.

WARUM IST DAS WICHTIG?

Im Laufe der 1960er und 1970er Jahre wurden konzeptuelle Bezugsrahmen entwickelt, um Pflege im umfassenden Sinn definieren und die zentralen Phänomene der Pflegedomäne benennen zu können. Diese Gedanken waren enorm wertvoll, weil sie die Pflege vom medizinischen Pflegemodell lösten, das von professionell Pflegenden die korrekte Durchführung pflegerischer Routinetätigkeiten, medizinischer Behandlungsmaßnahmen und der Medikamentenadministration erwartete. Die frühen Pflegetheorien beschrieben die wichtigen gesellschaftlichen Aufgaben, die Pflege erfüllt, und zeigten Variablen auf, die für die Pflegepraxis von Bedeutung sind, wodurch sie die gesellschaftliche Rolle von Pflegefachpersonen erweiterten. Sie enthalten zudem philosophische Aussagen, die zentral wichtige Annahmen und Wertvorstellungen spiegeln und das Fundament der Pflege bilden. Typisch für diese theoretischen Bezugsrahmen ist deren relativ sachliche Betrachtungsweise von Pflege und Gesundheit. Sie gaben Antwort auf die Frage, was Pflege ist, beschrieben die gesellschaftlichen Aufgaben, denen sich die Pflege widmet, führten im Detail aus, was Pflegefachpersonen zur Erfüllung dieser Aufgaben tun müssen und definierten die Krankheits- und Gesundheitsprozesse beeinflussenden Parameter und Variablen.

Callista Roy, Dorothea Orem, Virginia Henderson und Hildegard Peplau beispielsweise konzentrierten sich auf Beschreibungen von Krankheit und Gesundheit: Was professionell Pflegende tun, um eine Person bei der Genesung zu unterstützen. Ihre Modelle erklären, wie Pflegehandeln praktisch funktioniert, um Gesundheit und Wohlergehen zu fördern. Die beschriebenen Funktionen sind auf einer relativ abstrakten Ebene konzeptualisiert und demzufolge theoretischer Natur. Pflege wird als ein Set von Rollen oder Funktionen betrachtet und nicht als Set konkreter technischer Pflegemaßnahmen. Die Theoretikerinnen verwoben ihre abstrakten Vorstellungen von den Pflegefunktionen mit Erklärungen der Beziehungen zwischen den Rollen und Funktionen von Pflegefachpersonen und ihren jeweiligen Vorstellungen davon, was sie sich von der Pflege in Bezug auf Gesundheit und Wohlbefinden erhofften.

Gegen Ende der 1970er Jahre und in den 1980er Jahren vollzog sich ein bemerkenswerter Wandel: Die zur breit angelegten Definition von Pflege entwickelten Theorien gewannen

Tab. 2.1 Chronologie und Schwerpunkte der ersten konzeptuellen Bezugsrahmen in der Pflege: 1952–1989

Jahr*	Theoretikerin/ Theoretikerinnen	Schwerpunkt
1952	Hildegard Peplau	Der interpersonale Prozess ist eine zur Reifung der Persönlichkeit beitragende Kraft
1960	Faye G. Abdellah, Irene L. Beland, Almeda Martin, Ruth V. Matheney	Die Pflege wird durch die Probleme der Patienten bestimmt
1961	Ida Orlando	Der interpersonale Prozess lindert Leid
1964	Ernestine Wiedenbach	Der helfende Prozess erfüllt Bedürfnisse durch die Kunst, die Pflege individuell zu gestalten
1966	Lydia E. Hall	Professionelles Pflegen lenkt Patient:innen auch auf den Weg zu Eigenliebe
	Virginia Henderson	Empathisches Verständnis und das Wissen der Pflegefachperson verhelfen den Patient:innen zu größerer Unabhängigkeit
	Joyce Travelbee	Die Bedeutung, die Menschen ihrer Krankheit zuschreiben, bestimmt, wie sie darauf reagieren
1967	Myra E. Levine	Ganzheitlichkeit wird durch Bewahrung der Integrität aufrechterhalten
1970	Martha E. Rogers	Mensch und Umwelt sind Energiefelder, die sich negentropisch entwickeln
1971	Dorothea E. Orem	Selbstpflege bewahrt die Ganzheitlichkeit
	Imogene King	Transaktionen bilden den Bezugsrahmen für die Festlegung von Zielen
1976	Callista Roy	Ein adaptives System wird durch Reize gestört
	Josephine G. Paterson und Loretta T. Zderad	Pflege ist eine existenzielle Erfahrung von Zuwendung
1978	Madeleine M. Leininger	Pflegerische Fürsorge (*caring*) ist universal und variiert je nach kulturellem Hintergrund
1979	Jean Watson	Pflegerische Fürsorge (*caring*) ist ein moralisches Ideal, eine körperliche, geistige und seelische zwischenmenschliche Begegnung
	Margaret A. Newman	Krankheit ist ein Hinweis auf vorbestehende Lebensmuster
1980	Dorothy E. Johnson	Subsysteme existieren in einer dynamischen Stabilität
	Betty Neuman	Individuen, als ganzheitliche Systeme gesehen, stehen in Wechselbeziehungen mit ihren Umgebungsstressoren und wirken durch die Aufrechterhaltung ihrer Abwehrmechanismen einer Desintegration entgegen
1981	Rosemarie Rizzo Parse	Menschen als unteilbare Wesen schaffen zusammen mit der Umgebung Gesundheit
1982	Nola Pender	Gesundheitsförderndes Verhalten wird von persönlichen Merkmalen und Erfahrungen bestimmt, die von interpersonalen und situationsbedingten Faktoren reguliert werden
1989	Patricia Benner und Judith Wrubel	Fürsorge (*caring*) ist das Herzstück der Pflege; sie bestimmt, was wichtig ist, und schafft dadurch Verbindung und Anteilnahme und ermöglicht gegenseitige Hilfe

* Jahr der ersten wichtigen Publikation
(Die Gedanken und Ideen dieser Pflegetheoretikerinnen werden im Anhang näher beschrieben.)

deutlich an Qualität. Die konzeptuellen Bezugsrahmen dieser Zeit beschäftigten sich nicht so sehr mit der funktionalen Sichtweise der gesellschaftlichen Rolle von Pflege, vielmehr tendierten die konzeptionellen Bezugsrahmen zu qualitativen Betrachtungsweisen von Pflege nicht als das, was Pflegende tun, sondern das, was Pflege ist. Der Wandel bot die Chance, die Pflege aus einer kontextabhängigen reaktiven Haltung zu lösen und in eine kontextinteraktive pro-aktive Haltung zu überführen. Diese Ansätze kombinierten die direkten Beobachtungen und das Tun von Pflegefachpersonen mit systematisierten Erkenntnissen, die sich an vorhandenen konzeptuellen und theoretischen Bezugsrahmen und Pflegephilosophien sowie an anderen literarischen Quellen orientierten. Jean Watson (1979), Patricia Benner und Judith Wrubel (1989) beispielsweise verorteten die Essenz von Pflege in *caring*. Sie argumentierten aus einer bewusst eingenommenen philosophischen Haltung heraus, die ihre Schriften prägt und ihre in vielen verschiedenen Kontexten erworbene Pflegeerfahrung spiegelt. Die das Wesen des *caring*-Ansatzes kennzeichnenden Themen oder Muster sind es, die sich in den Handlungen, Gedanken, Werten und Prioritäten einer praktisch tätigen Pflegefachperson niederschlagen.

Zur Diskussion

Bitte diskutieren Sie mit Ihren Kolleginnen und Kollegen über den Unterschied zwischen dem, was professionell Pflegende tun, und dem, was Pflege ist. Unterhalten Sie sich über die oft gehörte Äußerung: „*Wir wissen immer noch nicht, was Pflege ist.*“ Was sind Pflegeaufgaben und worin besteht das Wesen/der Kern von Pflege? Überlegen Sie, wie man die Behauptung, Pflege sei eine diffuse und unbestimmte Sache, widerlegen könnte.

Eine andere frühe formale Bewegung definierte die Disziplin, indem sie den Ursprung von Pflegetheorie in die Pflegepraxis verlegte und dafür plädierte, praktisches Pflegewissen zu systematisieren und in eine Theorie zu überführen. Dieser Ansatz geht vor allem auf die Arbeiten von James Dickoff und Pamela James und deren Kolleginnen zurück, die für ihre theoretischen Überlegungen über das Wesen von Theorien für eine praktische Disziplin bekannt sind (Dickoff und James 1968; Dickoff et al. 1968). Sie forderten eine radikal andere Methode der Theorieentwicklung, womit sie die in den 1960er Jahren vorherrschende wissenschaftliche Metatheorie herausforderten. Dickoff und James beschrieben, wie Theorien aus der Systematisierung bewährter praxisbasierter Regeln, Vorschriften und Pflegeaktivitäten entwickelt werden. Theorie bestand teilweise aus den Systematisierungen praxisbasierter Variablen auf einer von vier möglichen Ebenen: Sie konnte (1) faktorisolierend (2) faktorzusammenführend (3) situationszusammenführend oder (4) situationsschaffend sein.

Dickoff, James und ihre Kolleginnen erkannten zudem, dass den Pflegetheorien bestimmte Werte zugrunde liegen, und bestanden darauf, explizit zu überprüfen und zu benennen, auf welche Werte die Theorieentwicklung zusteuerte; sie sprachen vom *Ziel-Inhalt-Aspekt* der Theorie. Ihre Metatheorie enthielt den Vorschlag, Vorschriften zu formulieren, die zusammen mit einer „Überwachungsliste“ der Zielerreichung dienen. Die Überwachungsliste bestand aus sechs Fragekomplexen: (1) Wer oder was führt die Aktivität durch? (ausführendes Organ, *agency*), (2) Wer oder was ist der Rezipient der Aktivität (Pflegeobjekt, *patiency*), (3) Was ist die Energiequelle für die Aktivität (Dynamiken, *dynamics*), (4) In welchem Kontext wird die Aktivität durchgeführt? (Rahmen, *structure*), (5) Was ist der Schlusspunkt der Aktivität? (Abschluss, *terminus*) und (6) Was ist die leitende Vorgehensweise, die Technik oder der Leitfaden der Aktivität? (*procedu-*

re). Die Liste war im Grunde eine Aufzählung von Faktoren und keine Liste qualifizierter zielführender Vorschriften (Dickoff und James 1968). Die Inklusion von Werten in den Rahmen einer Theorie und die Erkenntnis, dass Theorien eher flexible Pflegeanleitungen sind (und kein umfassender Bezugsrahmen, der systematisch getestet wird), revolutionierte die Sicht auf empirisches Wissen. Der von Dickoff und James gewählte Ansatz zur Entwicklung einer Metatheorie der Pflege, der in der Fachliteratur und auf Konferenzen lebhaft diskutiert wurde, zeugte von der wachsenden Erkenntnis, dass Wesen und Wert einer wissenschaftlich-empirischen Theorie für die Pflege unklar waren. Dickoff und James forderten die Disziplin auf, das Wesen von Theorie und den Wert objektivistischer Vorschriften für eine praktische Theorie zu hinterfragen und zu versuchen, ein klareres Konzept der Pflegepraxis zu formulieren.

2.8 Die Metasprache konzeptueller Bezugsrahmen

Zentrale Konzepte oder gemeinsame Vorstellungen lassen sich beschreiben, wenn die in ➤ Tab. 2.1 genannten konzeptuellen Bezugsrahmen in Themengruppen eingeteilt werden. Alle konzeptuellen Bezugsrahmen, darüber ist man sich weitgehend einig, enthalten folgende vier Konzepte: (1) Pflege, (2) Person, (3) Gesellschaft und Umwelt, (4) Gesundheit. Wir haben uns in Zusammenhang mit diesen Konzepten für das Wort *Metasprache* entschieden und nicht für *Metaparadigma*. Wenngleich diese vier Elemente an anderer Stelle als Metaparadigmen der Pflege bezeichnet wurden (Fawcett und DeSanto-Madeya 2012), definieren und verwenden wir den Begriff *Paradigma* von deren Terminologie abweichend. Die Vorsilbe *Meta* bedeutet, dass etwas übergeordnet oder transzendiert wird. Demzufolge ist eine Metasprache eine Sprache, die verwendet wird, um eine andere Sprache oder ein Symbolsystem zu beschreiben oder zu analysieren („Metalanguage" 1999). In den folgenden Abschnitten werfen wir einen Blick auf diese vier metasprachlichen Konzepte in frühen konzeptuellen Bezugsrahmen. Wir ziehen für unsere Analyse stets die erste wichtige Publikation der betreffenden Pflegewissenschaftlerin heran.

2.8.1 Pflege

In pflegetheoretischen Publikationen wird Pflege in der Regel als Prozess des Helfens dargestellt, wobei der Hauptfokus auf den Interaktionen zwischen einer Pflegeperson und einem anderen Individuum liegt. Diese allgemeine Aussage unterscheidet die Pflege nicht eindeutig von anderen helfenden Disziplinen, erleichtert jedoch die Antwort auf die zentrale Frage, welches Wissen für die Pflegepraxis benötigt wird. In den letzten Jahren hat sich die Wissenschaft von *caring* in der Pflege weiterentwickelt und das Phänomen von *caring* als definierendes Merkmal zwischenmenschlicher Beziehungen in der Pflege in den Fokus gerückt (Cook und Peden 2016; Newman, Sime und Corcoran-Perry 1991). Die interpersonelle Natur des Pflegehandelns unterscheidet die Pflege von der Medizin, die sich auf chirurgische und pharmakologische Interventionen konzentriert und zwischenmenschliche Interaktionen diesen Interventionen unterordnet.

Im Rahmen eines medizinischen Modells mit Vorstellungen zur Pflege sind Pflegefachpersonen primär mit medizinischen Assessments, medizinischen Diagnosen, Behandlungen und Medikamentenadministration befasst, also mit delegierten ärztlichen Aufgaben. Im Rahmen eines pflegeorientierten Modells, das interpersonellen Interaktionen Priorität einräumt, unterstützen technische und medizinische Aufgaben die primären interpersonellen Interaktionen.

Wenngleich einige Autorinnen das Wesen der Pflege im Einklang mit der Idee interpersoneller Interaktionen als primärem Fokus konzeptualisieren, unterscheiden sich ihre Definitionen und Konzeptualisierungen doch erheblich. Für manche definiert überwiegend die Person, mit der die Pflegefachperson interagiert, die Richtung der Interaktion und die spezifischen Schritte, die unternommen werden, um die Interaktionsziele zu erreichen. Die Pflegefachperson spielt bei diesen Interaktionen primär die Rolle einer fördernden Unterstützerin. Wird diese Sichtweise in einen Bezugsrahmen oder ein Modell integriert, ist Pflege die Unterstützung des Willens und Verhaltens der gepflegten Person.

Andere Theoriemodelle stellen den interpersonellen Prozess entweder als gemeinsamen oder von der Pflegefachperson initiierten Vorgang dar. So gesehen beruhen Pflegeprozesse und Pflegehandlungen primär auf der Initiative, dem Wissen und den Methoden der pflegenden Person. Aus dieser Sichtweise heraus entwickelte Theorien stellen Pflegehandlungen in den Fokus, die über die Erreichung des Interaktionsziels entscheiden.

Jede dieser Perspektiven ist mit der praktischen Pflege vereinbar, weil Pflegefachpersonen manchmal Situationen begegnen, in denen primär der Patient die Interaktion bestimmt, dann wieder Situationen, in denen sie die Interaktion initiieren; manche konzeptuelle Bezugsrahmen berücksichtigen diese Vielfalt. Allen gemeinsam ist der Leitgedanke vom Primat zwischenmenschlicher Interaktionen für die Förderung von Gesundheit und Ganzheit.

2.8.2 Die Person

Sämtliche konzeptuellen Bezugsrahmen enthalten Vorstellungen über die allgemeine Natur des Menschen. Die konsistenteste philosophische Komponente dabei ist die Dimension der Ganzheitlichkeit oder Ganzheit. Obschon verschiedene konzeptuelle Bezugsrahmen den kranken oder leidenden Menschen als eine Person betrachten mögen, die Probleme mit der Bedürfnisbefriedigung, Integration, Adaptation, Rollenerfüllung etc. hat, werden die zentralen Hindernisse für Gesundheit oder Genesung stets holistisch behandelt, und zwar in mehreren Bedeutungen des Wortes.

Aus der Perspektive traditioneller westlicher Philosophien, die auf Reduktionismus beruhen, lässt sich das Konzept von Ganzheit und Ganzheitlichkeit nur schwer beschreiben. Aus reduktionistischer Sicht ist das Ganze die Summe seiner Teile, werden die Wechselbeziehungen zwischen den Teilen betont und sind Verallgemeinerungen über das Ganze möglich, wenn man versteht, wie sich die Teile des Ganzen zueinander verhalten (Newman 1979, 1999). Die westliche Kultur hat sich diese Sichtweise angeeignet und Pflegefachpersonen haben, wie andere Angehörige dieser Kultur, gelernt, sich das Leben in Abschnitten und menschliche Erfahrung in Teilen vorzustellen und von Körperteilen zu sprechen.

Im engeren Sinn und eher der östlichen Denktradition entsprechend, bedeutet Ganzheit, dass das Ganze mehr ist als die Summe seiner Teile: Das Ganze kann nicht auf seine Teile reduziert werden, ohne dass dabei etwas verloren geht. Martha Rogers, Margaret Newman, Joyce Travelbee und Patricia Benner gehören zu den Pflegewissenschaftlerinnen, in deren Werk zum Ausdruck kommt, dass der Mensch etwas anderes und mehr ist als die Summe seiner Teile. Andere Pflegetheoretikerinnen halten implizit oder explizit an der Vorstellung fest, dass das Ganze die Summe seiner Teile und der Mensch ein System mit biologischen, soziologischen und psychologischen Komponenten ist. Diese Sicht mag der Ganzheitslehre im engeren Sinn zwar nicht völlig entsprechen, bleibt jedoch eng mit dem Gedanken verbunden, dass alle Komponenten des Individuums berücksichtigt werden müssen.

2.8.3 Gesellschaft und Umwelt

Gesellschaft und Umwelt sind Konzepte, die in der Pflege eine zentrale Rolle spielen und in sämtlichen konzeptuellen Bezugsrahmen vorkommen, wobei sich manche Publikationen expliziter damit beschäftigen als andere. Mehrere Pflegemodelle enthalten ein Konzept von Gesellschaft oder Kultur und präsentieren sie als entscheidende interagierende, die individuelle Umwelt prägende Kräfte. Die Umgebung spielte für Nightingale bei der Formulierung ihres Pflegekonzepts eine herausragende Rolle. Für Nightingale hatte Pflege primär die Aufgabe, die äußere Umgebung so zu gestalten, dass sie dem menschlichen Körper die besten Voraussetzungen für den natürlichen Heilungsprozess bot. Die konzeptuellen Bezugsrahmen jüngerer Zeit schenken der Umwelt weniger Beachtung oder gehen davon aus, dass sie im Konzept der Gesellschaft bereits enthalten ist, und manchmal wird das Wort *Gesellschaft* tatsächlich in diesem umfassenden Sinn gebraucht. Wie auch immer: Das Konzept von Umwelt oder Umgebung bleibt in jedem Fall äußerst wichtig (Butterfield 2017; Jarrin 2012; Kangasniemi, Kallio und Pietilä 2014; Kleffel 1991). Bei Martha Rogers und Theoretikerinnen, die ihr Werk weiterentwickeln, steht ein Konzept von Umwelt im Fokus, das vom Konzept der Person nicht zu unterscheiden ist (außer konzeptionell). In den meisten anderen konzeptuellen Bezugsrahmen wird die Person von der Umwelt getrennt, was eine Grenze zwischen beiden impliziert. Wie beim Konzept der Person auch, variieren die Konzepte der Umwelt, sind jedoch in sämtlichen konzeptuellen Bezugsrahmen vertreten.

2.8.4 Gesundheit

Meist wird Gesundheit als zentrales Pflegeziel bezeichnet. Nightingale (Newman 1999; Nightingale 1852/1979) stellte fest, dass *„die Gesetzmäßigkeiten der Gesundheit oder der Pflege für Gesunde wie für Kranke gleichermaßen gelten, weil sie tatsächlich die gleichen sind"* (englisches Originalzitat S. 9), was impliziert, dass Gesundheit ein Zustand der Ordnung innerhalb der Naturgesetze ist. Die heutigen Pflegemodelle weisen überraschend viele Gemeinsamkeiten mit dieser frühen Konzeptualisierung auf. Einige Modelle beruhen auf der Konzeptualisierung eines Gesundheit-Krankheit-Kontinuums und weisen der Pflege die Aufgabe zu, kranke Menschen bei der Erreichung des höchst möglichen Gesundheitsgrads zu unterstützen. Für andere Pflegetheoretikerinnen ist Gesundheit mehr oder etwas anderes als die Abwesenheit von Krankheit. Für sie existiert Gesundheit unabhängig von Krankheit oder Leiden. So gesehen ist Gesundheit ein dynamischer Prozess, der sich im Laufe der Zeit verändert und zusammen mit den Lebensumständen variiert. Manche Autorinnen betrachten Gesundheit als einen mit den Umständen und der Umwelt verflochtenen Prozess, während sie für andere ein vom Individuum ausgehender Prozess ist.

Beim Versuch, mit den Vorstellungen von Gesundheit spezifischer umzugehen, vermeiden manche Autorinnen die Begriffe *Gesundheit* und *Krankheit*. Ein Beispiel dafür ist Verwendung des Begriffs *Erhalt der Ganzheit* durch Myra Levine (1967). Ihr Konzept der Erhaltungsprinzipien lenkt die Aufmerksamkeit der professionell Pflegenden auf die Gesamtsituation der Person, weg von den typischen, gewöhnlich mit Gesundheit verbundenen Parametern. Wenn nicht mehr von Gesundheit und Krankheit gesprochen wird, können im Zusammenhang mit Gesundheit Begriffe verwendet werden, die den Zuständigkeits- und Aufgabenbereich der Pflege präziser erfassen und Leiden und Krankheit nicht mehr so stark in den Vordergrund rücken.

2.9 Die Entwicklung einer praxisverbundenen Theorie mittlerer Reichweite

In den 1980er Jahren hat Afaf Meleis (1987) deutlich gemacht, dass Pflegefachpersonen eine stichhaltige Theorie entwickeln müssen, die eine sinnvolle Grundlage für die Entwicklung der Pflegepraxis liefert und auf spezifische praktische Konzepte eingeht. Im Einklang mit den Beobachtungen vieler praktizierender Pflegefachpersonen war Meleis vom Wert weitreichender Theorien überzeugt, um die generellen, dem Pflegehandeln zugrundeliegenden Parameter definieren zu können. Sie betonte, dass, um der Pflege spezifischere Handlungsanweisungen geben zu können, eine andere Art von Theorie gebraucht wird, nämlich eine Theorie, die sich enger an die empirischen Muster des Wissens und Verstehens anlehnt. Meleis sah die Notwendigkeit, von den anhaltenden Diskussionen und Debatten über die Natur von Pflegetheorien und Pflegewissen und über die genauen Aufgaben der Pflege abzurücken. Sie forderte professionell Pflegende auf, sich bei der Theorieentwicklung auf wesentliche Inhalte zu konzentrieren und eigenständigere Pflegekonzepte zu entwickeln, die im praktischen Pflegekontext gründen und leichter zu beobachten und zu beschreiben sind.

Pflegetheorien dieser Art werden zusammen mit Forschungsfragen entwickelt, die direkt oder indirekt mit zentralen Themen des Pflegealltags verknüpft sind. Sie vermeiden einen Fokus auf Methodologie um der Methodologie willen und rücken die Deutung pflegerelevanter Phänomene in den Mittelpunkt. Eine substanzielle Theorie mittlerer Reichweite vermag die Pflegepraxis zu unterstützen, sie wird neue Handlungsansätze generieren und ermitteln, welche Faktoren die gewünschten Pflege-Outcomes beeinflussen.

Im und Meleis (1999) brachten die Idee einer *situationsspezifischen Theorie* ins Spiel, die Variante einer Theorie mittlerer Reichweite, die betont, dass beim Einsatz einer Theorie stets der Kontext zu berücksichtigen ist. Während eine Theorie mittlerer Reichweite den konzeptuellen Fokus einengt und eine substanzielle Theorie mittlerer Reichweite klinisch relevante Konzepte als Fokus definiert, unterstreicht eine situationsspezifische Theorie die Notwendigkeit, den einzigartigen Kontext zu berücksichtigen, in dem sie entwickelt wurde (Meleis 2010). Situationsspezifität ist wichtig wegen der Variabilität innerhalb bestimmter Populationen, der verschiedenen Arbeitsfelder und der daraus sich ergebenden Betrachtungsweisen klinischer Phänomene. Im Gegensatz zu einer substanziellen Theorie mittlerer Reichweite, von der angenommen wird, dass sie verallgemeinerbar ist und verschiedene Populationen erfasst, geht eine situationsspezifische Theorie auf die spezifischen und einzigartigen Bedürfnisse einer Bevölkerungsgruppe in einem bestimmten Kontext ein. Situationsspezifität ist besonders für die evidenzbasierte Pflege von Bedeutung, weil die beste wissenschaftliche Evidenz der Population, für die die Forschungsergebnisse relevant sind, angemessen sein soll, vor allem dann, wenn wichtige Versorgungsvariablen Teil der situationsbezogenen Überlegungen gewesen sind. Eine eigenständige Pflegetheorie mittlerer Reichweite kreist in der Regel um ein Konzept, dem das Forschungsinteresse gilt, wie etwa soziale Unterstützung, Ungewissheit, Trauer, Fatigue oder Lebensübergänge.

2.10 Pflegewissensentwicklung – die Trends

Das, was als Wissen gilt, bleibt nicht statisch. Wissen spiegelt, historisch gesehen, das soziale, politische und berufliche Klima, in dem die Wissensentwicklung stattfindet. Der Kontext, in dem Wissen entwickelt wird, bestimmt und beeinflusst, was als Wissen gilt und wie Wissensstrukturen bewertet und ausgewertet werden. Nachdem Carper (1978) ihre Arbeiten über Wissensmuster publiziert hatte, wurden über mehrere Jahre hinweg auch nicht mit empirischen Wissen assoziierte Wissensformen und Wissensentwicklungsprozesse als pflegerelevant betrachtet und generell eher akzeptiert. War die Pflegewissensentwicklung bislang an eine bestimmte Methodologie oder Vorlage gebunden, wurden nun Stringenz und die Offenlegung der Methodologie verlangt, weniger die Befolgung eines strengen Schemas. Wenngleich viele Pflegefachpersonen, die Wissen entwickeln, unbeirrt an Annahmen und Methodologien des empirischen Wissens festhalten, bilden sich zunehmend Wissensstrukturen heraus, die, wenn man die Muster des empirischen Wissens streng interpretiert, gar nicht empirisch sind. Diese Strukturen werden zwar sprachlich kommuniziert und entwickelt, beruhen jedoch nicht auf objektivistischen Annahmen und wissenschaftlichen Definitionen von Reliabilität und Validität. Es ist durchaus möglich, das Konzept empirischen Wissens so weit zu fassen, dass es auch bestimmte interpretierende Arbeiten einschließt und sogar die Identifikation von Themen (Phänomenologie) oder detaillierte Beschreibungen (Ethnographie) zum empirischen Wissensmuster gehören. Dennoch beruhen manche neu entstehenden Wissensformen und Methoden auf Annahmen und Methodologien, die nicht in den Bereich des empirischen Wissens gehören. In den folgenden Abschnitten werden einige wichtige Trends in der Entwicklung und Anwendung von Theorien beschrieben.

2.10.1 Abkehr von der *methodolatry*

Es gibt in der Pflege heute den Trend, eine Vielzahl von Wissensentwicklungsprozessen zu vermengen und anzuwenden, um ein bestimmtes Forschungsziel zu erreichen, und sich nicht strikt an methodologische Vorschriften zu halten. Viele Wissenschaftlerinnen richten ihr Hauptaugenmerk nicht mehr auf die Methode oder Technik; sie wollen vor allem Probleme lösen und ihre Studienziele erreichen. Da der methodologische Prozess auf die Erledigung eines Forschungsauftrags zugeschnitten ist, werden verschiedene Rechercheansätze modifiziert und vermengt.

Die Zweiteilung in qualitative und quantitative Methoden zur Kategorisierung methodologische Ansätze wird derzeit in Frage gestellt. Inzwischen wächst die Erkenntnis, dass die Erhebung qualitativer Daten für primär experimentelle Forschungsdesigns wichtig sein kann, und umgekehrt in naturalistischen Ansätzen dagegen die Erhebung quantitativer Daten wertvoll sein kann. Anstatt Forschungsansätze zu kombinieren (d. h. sowohl eine quantitative als eine qualitative Studie durchzuführen), soll der Forschungszweck bestimmen, wie die Forschungsergebnisse kombiniert werden. Um solche Methoden sprachlich zu fassen, sind beispielsweise die Begriffe *critical multiplism* (Letourneau und Allen 1999), *multivocality* (Savange 2000) und *Intersektionalität* (Kelly 2009, 2011) geprägt worden. Dieser Trend signalisiert, dass die Pflegewissenschaft gereift ist und den Forschungszweck über Methodenloyalität stellt.

2.10.2 Interpretative und kritische Forschungsansätze

Allen, Benner und Diekelman (1986) haben in einem inzwischen klassischen Artikel über die Klassifikation von Forschungsansätzen drei Kategorien vorgeschlagen, nämlich den empirisch-analytischen, interpretativ-hermeneutischen und kritisch-sozialen Ansatz. Das empirisch-analytische Verfahren entspricht den Traditionen des empirischen Wissens, wie von Carper konzeptualisiert, was bedeutet, dass die Arbeit auf Forschungsmethoden beruht, die auf Wahrnehmungen, objektiven Wiederholungen und Validation basieren. Manche Interpretationsformen bleiben dieser traditionellen objektivistischen Annahme treu, andere dagegen fallen nicht mehr in den Bereich des traditionellen objektivistischen empirischen Wissens. Interpretative Verfahren, wie etwa die *grounded theory*, Phänomenologie, Sprachanalyse und hermeneutische Fragestellungen, ermitteln den Wahrheitsgehalt (Reliabilität und Validität) durch einen Konsens zwischen der Forschungsperson und den Teilnehmenden.

Die Prämisse einer objektiven Realität, also einer von der beobachtenden Person unabhängigen Bedeutung, wird nicht als gegeben angenommen. Die Verfahren der Grounded Theory, wie sie heute in verschiedenen Formen angewandt werden, sind aus einem gemeinsamen Verstehen zwischen der Forschungsperson und den Teilnehmenden konstruiert (Crotty 1998). Auf der Philosophie der Phänomene beruhende Methodologien versuchen, die Natur der Erfahrung mit der Sicht der betroffenen Person zu erklären. Wenngleich diese Begründungen als „gut" oder „nicht so gut" eingeschätzt werden können, beruhen sie eindeutig nicht auf objektivistischen Annahmen über die Existenz und Natur einer von der beobachtenden Person unabhängigen Realität. Wie beim empirischen Wissen auch, werden ihre Schlussfolgerungen jedoch aus Interpretationen gezogen, die vor allem auf sensorischen Wahrnehmungen beruhen, während der Wahrheitsgehalt (d. h. Reliabilität und Validität) auf einem Bedeutungskonsens beruht, der spezifisch und situationsbezogen ist. Unkritische Formen hermeneutischer Forschung gehen davon aus, dass der Kontext entscheidend ist und Wissen gestaltet. Die Forschungsperson bewegt sich zwischen dem, was interpretiert wird, und einem sich ständig erweiternden Kontext hin und her, wobei der Kontext einer Situation für die einzigartige Perspektive der forschenden Person verantwortlich ist und ein plausibles (locker valides) Verständnis herstellt.

Kritische Forschungsansätze wollen Herrschaftsstrukturen aufdecken; in der Pflege beschäftigen sie sich mit Strukturen der Gesundheitsversorgung, die die Betreuungsqualität von Menschen aufgrund bestimmter Faktoren beeinträchtigen, etwa aufgrund ihrer Schichtzugehörigkeit oder Ethnie, ihres Alters oder Geschlechts, ihrer Behinderung oder sexuellen Orientierung (Cowling und Chinn 2001; Falk-Rafael und Bradley 2014; Fontana 2004; Kagan, Smith und Chinn 2014; Kramer 2002; Pitre et al. 2013). Die *critical social theory* ist keine Theorie im empirischen Sinn, deren Fokus auf der Objektivität von Beobachtungen liegt, die eine Beschreibung, Erklärung und Vorhersage zulässt, die bis zu einem gewissen Grad verallgemeinerbar ist. *Critical theory* will vor allem gesellschaftliche und politische Veränderungen anstoßen. Sie bedient sich *narrative analyses,* die erhellen, wie institutionalisierte gesellschaftliche Praktiken (z. B. in politischen oder pädagogischen Institutionen) ungerechte Praktiken ermöglichen, von denen eine dominante Gruppe profitiert. *Critical theory* kann verschiedene Schwerpunkte haben. Die feministische *critical theory* beschäftigt sich hauptsächlich mit Genderfragen und Problemen der Frauendiskriminierung, die *critical social theory* setzt sich mit Fragen der gesellschaftlichen Klassen auseinander, die unfaire Praktiken in den Bereichen Bildung, Politik und anderen sozialen Zusammenhängen perpetuieren. Der „kritische" Fokus verweist auf einen Bedarf, repressive Gesellschaftsstrukturen aufzulösen und zu verändern.

Intersektionalität ist eine Form kritischer Wissenschaft, die auf der Prämisse beruht, dass Ungleichheiten in der Gesundheitsversorgung und gesellschaftliche Benachteiligungen im Kontext vieler sich überschneidender Faktoren vorkommen, die einen Multiplikationseffekt haben. Zu diesen sich überschneidenden Faktoren zählen soziale Erkennungszeichen wie Gender/Geschlecht, Ethnie, Gesellschaftsschicht, Nicht-Behinderung/Behinderung, sexuelle Orientierung und Religionszugehörigkeit. Jeder gesellschaftlichen Gruppe werden bestimmte Qualitäten zugeschrieben und jedes Individuum innerhalb der Gruppe ist innerhalb der Sozialstruktur so platziert, dass sich ihre einzigartigen sozialen Erkennungszeichen überschneiden und damit soziale Benachteiligungen produzieren. Der intersektionale Ansatz fördert ein umfassenderes Verständnis der Zusammenhänge und Natur von Ungleichheiten im Gesundheitswesen. Intersektionale Ansätze beschäftigen sich mit der Analyse zweier Ebenen: dem Wesen der Ungleichheit produzierenden strukturellen Unterdrückung und dem Wesen der sich überschneidenden Identitäten des Individuums, die bestimmen, wie die Person die Situation erlebt (Kelly 2009, 2011).

2.10.3 Poststrukturalistische Ansätze

In der Pflegeliteratur wird häufig von Forschungen berichtet, die sich der analytischen Methodologie des Poststrukturalismus bedienen (Allen und Hardin 2001; Arslanian-Engoren 2002; Cloyes 2006; Francis 2000; Scheer, Stevens und Mkandawire-Valhmu 2016; Thompson 2007; Tinley und Kinney 2007). Poststrukturalismus ist aus dem Strukturalismus hervorgegangen. In der Linguistik ist mit *Strukturalismus* gemeint, dass der Kontext oder linguistische Rahmen eines Wortes dessen Bedeutung bestimmt. Dazu ein Beispiel: Das englische Wort *duck* (deutsch: Ente oder sich ducken) hat kein festes Denotat und ob es einen bestimmten Vogel bezeichnet oder die Anweisung ist, einem tief hängenden Ast auszuweichen, erschließt sich erst, wenn man dem Wort im Kontext begegnet. Die poststrukturalistische Bewegung entfernt die Sprache von begrifflichen Zeichen. Das heißt, dass Worte nicht für etwas stehen, was objektiv gegeben ist (wie traditionelle empirische Wissensformen annehmen) oder sich aus ihrem Gebrauchskontext erklärt. Vielmehr wird davon ausgegangen, dass die Sprache – oder, in ihrer Erweiterung, der Diskurs – Möglichkeiten schafft und definiert. Diskurse sind umfassende Repräsentationen sprachlicher, visueller und verhaltensbezogener Aktionen, die in Erfahrungen und Auffassungen eingebettet sind, damit assoziiert werden, sich auf diese beziehen oder diese erschaffen. *Critical analysis,* die sich der Daten von Sprache und Diskursen bedienen, decken auf, wie Sprache dazu beiträgt, repressive und dominierende Netzwerke zu perpetuieren, und fügen dem Pflegewissen wichtige neue Dimensionen hinzu.

2.10.4 Dekonstruktion und Postmoderne

Dekonstruktion ist ein schwer fassbarer Begriff, bezieht sich jedoch meist auf Prozesse der Zerlegung von Annahmen, Ideologien und Sinneinheiten, die in einem Text verborgen sind und unbemerkt bleiben. Das Wort *Text* bezieht sich auf schriftliche Äußerungen sowie auf andere visuelle Repräsentationen von Situationen und Ereignissen, etwa auf Werbung, Cartoons und Filme (Kress, Leite-Garcia und van Leeuwen 1996; van Dijk 1997). Dekonstruiert werden hauptsächlich Texte, die problematisch sind, indem sie Ungleichheiten verfestigen, die eine Gruppe auf Kosten einer andern bevorzugen. Dennoch ist Dekonstruktion weit mehr als *critical analysis.* Dekonstruktion bedeutet aufzuzeigen und zu begreifen, dass bestimmte Eigenschaften des Texts (z. B. implizite Annahmen, Ideologien, Sinneinheiten) keine Garanten der Wahrheit sind. Somit ist Dekonstruktion eine Möglichkeit, Sprache und soziale Kontexte, die Ungleichheit und Ungerechtigkeit fördern, zu unterminieren.

Die *Postmoderne* dagegen ist ein Begriff mit breiterer Bedeutung, der aber wie Dekonstruktion auch eine Reihe unklarer Bedeutungen und Verwendungen hat. Allgemein gesagt ist die postmoderne Ära diejenige, die auf die Ära der Moderne folgt. Die *Moderne,* auf die Wissenschaft bezogen, begann mit einer Reformbewegung, die zur Erklärung natürlicher Phänomene nicht auf religiöse und metaphysische Vorstellungen zurückgriff, sich vielmehr (natur-)wissenschaftlicher Ansätze bediente. Die Moderne läutete also das Ende der Religionen als Autoritäten für die Welterklärung ein. Sie wird inzwischen mit dem Zeitalter der Wissenschaft und wissenschaftlichen Untersuchungen assoziiert. Als es der modernen Physik erstmals gelang, die Fehlbarkeit wissenschaftlicher Erklärungen nachzuweisen und die soziale Agenda der Wissenschaft fehlschlug, konnte die postmoderne Bewegung entstehen. Was die Forschungsmethoden angeht, so zeichnet sich die Postmoderne durch einen vermehrten Einsatz von nicht-empirisch-analytischen Methodologien sowie in der Kombination verschiedener Methoden für ein bestimmtes Forschungsprojekt aus. Wenn von der Postmoderne die Rede ist, fällt oft der Satz: „*anything goes.*“ Obwohl diese Auffassung in gewissem Sinn vernünftig ist, rechtfertigt sie keineswegs Beliebigkeit oder Relativismus. Die Ära der Postmoderne hat zwar die Regeln für legitimes Wissen gelockert, was jedoch keinesfalls die Akzeptanz schlampiger Ansätze zur Wissensentwicklung signalisieren soll. Methodenvielfalt mag zwar legitim sein, dennoch muss jede Methode, um ihrer Nützlichkeit willen, sorgfältig und präzise angewandt werden.

2.11 Klinische Anwendung und Produktion von Wissen

Als die Notwendigkeit erkannt wurde, praktisches Handeln mit Wissen zu verbinden, entstanden in der Pflegepraxis, in der Pflegeforschung und Pflegewissensentwicklung wichtige neue Strömungen. Diese Trends spiegeln das wachsende Bewusstsein für die klinische Relevanz von Theorie und Forschung, für ihre fachgebietsübergreifende Relevanz und das Streben nach einer höheren Pflegequalität zu vertretbaren Kosten (Bach, Ploeg und Black

2009; Bliss et al. 2017; Hartrick Doane et al. 2015; Moch et al. 2008; Ploeg et al. 2007; Richardson-Tench 2012; Rolfe 2006).

2.11.1 Evidenzinformierte Pflegepraxis

Im Laufe der 1990er Jahre erschienen in der Pflegeliteratur zunehmend häufiger Beiträge über eine evidenzbasierte Pflegepraxis. Der Gedanke evidenzbasierter Praxis kommt ursprünglich aus der Medizin; evidenzbasierte Medizin sollte sicherstellen, dass bei klinischen Entscheidungen die besten Erkenntnisse der Forschung zum Einsatz kommen. Evidenzbasierte Medizin umfasst eine Vielzahl empirischer und nichtempirischer, in eine Evidenz-Hierarchie gebrachte Wissensformen (Mazurek-Melnyk et al. 2000).

Auch die evidenzbasierte Pflege besteht darauf, Entscheidungen anhand der besten wissenschaftlichen Erkenntnisse zu treffen, um eine möglichst hohe Pflegequalität bieten zu können. Dabei muss aber stets bedacht werden, dass evidenzbasierte Pflege nicht lediglich bedeutet, die Ergebnisse einzelner Studien oder Meta-Analysen in die Versorgung von Menschen mit Pflegebedarf einzubringen. Evidenzbasiertes Pflegehandeln erfordert vielmehr, die besten wissenschaftlichen Erkenntnisse mit Dingen in Einklang zu bringen wie klinische Expertise und Expertenmeinungen, mit den Ressourcen des Gesundheitswesens, den klinischen Gegebenheiten und dem Setting sowie mit den jeweiligen Umständen und Wünschen der Betroffenen (DiCensio, Guyatt und Ciliska 2005; Melnyk und Fineout-Overholt 2011).

In den verschiedenen Evidenz-Hierarchie-Modellen gelten in der Regel die mit eher traditionellen empirischen Methoden gewonnenen Erkenntnisse als die glaubwürdigsten. Fallanalysen und qualitative Studien zählen zwar auch als Evidenzen, werden jedoch als weniger überzeugend betrachtet (Phillips et al. 1998/2009; Schunemann et al. 2003). Die Charakterisierung bester wissenschaftlicher Evidenz als eine ausgesprochen empirische Form von Wissen, die auf datenbasierter, experimenteller und quasi-experimenteller Forschungsmethoden basiert, ist kritisiert worden. Die anhaltende Dominanz des empirischen Wissens als Weg des Pflegewissenserwerbs wird dabei angezweifelt (Fullbrook 2003; Holmes, Perron und O´Byrne 2006; Mowinski-Jennings und Loan 2001; Satterfield et al. 2009; Thorne und Sawatzky 2014). Die streng empirisch orientierte Sicht auf Forschungsevidenzen scheint sich zu verändern, und viele Modelle evidenzbasierter Praktiken erkennen auch andere Beweise als wertvoll an, etwa den Wert von Standards, die einem Peer-Review unterzogen wurden, oder evidenzbasierter Theorien, wenngleich die traditionelle Forschung nach wie vor wohl am meisten geschätzt wird (Armola et al. 2009; Fineout-Overholt, Melynk und Schultz 2005; Melnyk und Fineout-Overholt 2001).

Die Natur evidenzbasierter Pflegepraxis wird sich vermutlich weiterentwickeln. Wir favorisieren einen Ansatz, der unter evidenzbasierter Pflegepraxis eine Verbindung der besten wissenschaftlichen Erkenntnisse (einschließlich weniger traditioneller Methoden der Wissensentwicklung) mit klinischen Faktoren, der Meinung von Expertinnen und Experten und der Wünsche und Werte von Betroffene versteht (DiCenso et al. 2005; Melnyk und Fineout-Overholt 2011; Salmond 2013; Thorn und Sawatzki 2014). Der neue Begriff *evidenzinformierte Pflegepraxis,* dem man in der Literatur zunehmend häufiger begegnet, berücksichtigt, dass in klinische Entscheidungen zwar eine Vielzahl glaubwürdiger Evidenzen einfließen sollen, beim Entscheidungsfindungsprozess jedoch auch Faktoren der jeweiligen Person mit Pflegebedarf und der äußeren Umstände integriert werden müssen. Wir begrüßen diese veränderte Terminologie, weil wir glauben, dass der neue Begriff die Natur klinischer Entscheidungsfindungsprozesse klarer zum Ausdruck bringt. Für evidenzinformierte Pflegepraxis und Modelle evidenzbasierter klinischer Entscheidungsfindung, die neben empirischen Forschungsergebnissen auch die Wichtigkeit anderer Faktoren anerkennen, werden sämtliche Wissensmuster gebraucht. Zur Interpretation von Wünschen der Betroffenen und klinischen Umständen wird man beispielsweise auf ästhetisches, ethisches und persongebundenes Wissen zugreifen müssen. Wer verstehen will, wie sich politische Entscheidungen über die Ressourcen des Gesundheitswesens auf die Bedingungen der Pflege auswirken, braucht emanzipatorisches Wissen. Kurzum, klinische Expertise erfordert ein umfassendes Verständnis aller Muster.

2.11.2 *Practice-based evidence* und Translationsforschung

In allen Disziplinen des Gesundheitswesens wächst das Bedürfnis, das, was sich im praktischen Bereich als effektiv erwiesen hat, und Evidenzen, die auf effektiven Praktiken beruhen, enger zu verknüpfen (Bliss et al. 2017; Hartrick Doane et al. 2015; Moch et al. 2008; Satterfield et al. 2009; Wallin 2009). Dieser Trend hat verschiedene Namen; u. a. wird von *practice-based evidence* und *Translationsforschung* bzw. *Implementierungsforschung* gesprochen. Wenn in der Fachliteratur von *practice-based evidence* die Rede ist, geht es um die Validierung klinisch erprobter Ansätze und Techniken, die sich zur Förderung gesundheitsbezogener Ziele als wirksam erwiesen haben. Der Ruf nach *practice-based evidence* zeigt, dass die Investigation und Validierung dessen im Fokus steht, was sich offenbar praktisch bewährt, weil auf diese Weise wissenschaftliche Evidenzen generiert werden, die dann in evidenzbasierte Entscheidungsfindungsprozesse einfließen (Doane und Varcoe 2008; Fox 2003; Hartrick Doane et al. 2015; Simons et al. 2003). Die Befürworter der *practice-based evidence* wenden ein, dass der heute in der Evidenz-Hierarchie weit oben rangierende top-down-Ansatz (d. h. von der Forschung in die Pflegepraxis), um Outcomes zu erreichen, Methoden einsetzt, die im Pflegealltag vielleicht nicht praktikabel sind. Randomisierte kontrollierte klinische Studien etwa, die als höchst wertvolle Quellen empirischer Evidenz gelten, suchen nach Variablen, die in der klinischen Umgebung wirksam sind. Die Befürworter der *practice-based evidence* wenden ein, dass die Vernachlässigung situationsbedingter Variablen und die für viele experimentelle Studien notwendigen Kontrollen eine Wissensstruktur produzieren, die, um nützlich zu sein, zu sehr aus dem Kontext gerissen ist und deshalb nicht handlungsleitend sein soll. Stattdessen soll die Evidenz, um der direkten Pflege nützlich zu sein, aus dem Kontext heraus oder innerhalb des Kontexts generiert werden (Simons et al. 2003).

Die Translationsforschung ist eine Art „Forschung-zu-Alltag"-Ansatz. Translationsforschung soll, verkürzt gesagt, die Evidenz durch Validierung in einem praktischen Setting einen Schritt voranbringen. Initiativen im Bereich der Translationsforschung werden inzwischen von den US-amerikanischen *National Institutes of Health* gefördert (Ryan et al. 2011). Der klinischen Pflege ist sehr an der Förderung der Translationsforschung gelegen, weil sie daran interessiert ist, wichtige Forschungsergebnisse möglichst bald für den Pflegealltag nutzbar zu machen (Bakken und Jones 2006; Hartrick Doane et al. 2015; Titler 2004; Wallin 2009). Translationsforschung bzw. Implementierungsforschung fördern also die Anwendung von Forschungsergebnissen in klinischen Settings.

2.11.3 Neue Programmangebote für Promovierende

Wie sich die Möglichkeit, einen Doktor der Pflegewissenschaft (*Doctor of Nursing Science*, DNS) zu erwerben, auf die Wissensentwicklung letztlich auswirkt, bleibt abzuwarten; sie hat jedoch das Potenzial zu beeinflussen, wie Pflegewissen entsteht und im Pflegealltag und in der Pflege generell genutzt wird. Das DNS-Programm, auch als *practice doctorat* bekannt, wurde ursprünglich in den 1960er Jahren entwickelt. Die ersten Studiengänge, die Pflegefachpersonen den Erwerb dieses Doktorates ermöglichten, haben sich dann aber nicht sehr weit verbreitet, weil zunehmend mehr forschungsorientierte PhD-Programme angeboten wurden (Fitzpatrick und Wallace 2009).

In jüngster Zeit haben die DNS-Programme als Bildungsoptionen für Pflegefachpersonen jedoch wieder einen Aufschwung genommen. Die *American Association of Colleges of Nursing* (AACN) (2006) begann im Jahr 2001 ernsthaft über ein Doktorat für Pflege(praxis) *(Doctor of Nursing Practice, DNP)* zu diskutieren und brachte 2006 *The Essentials of Doctoral Education for Advanced Nursing Practice* heraus. Die Website der AACN listet derzeit fast 300 Studienangebote auf, die DNP-Programme offerieren.

In der Regel steht beim DNP die spezialisierte klinische Pflege sowie die Anwendung und Generierung von Evidenz zur Verbesserung der Pflegequalität im Fokus (Acorn, Lamarche und Edwards 2009; AACN 2016; Mundinger et al. 2009; O'Connor 2015). Der AANC zufolge treten bei praktisch orientieren Doktoratsprogrammen Theorien, Metatheorien, Forschungsmethodologie und Statistik, die feste Bestandteile forschungsorientierter Programme sind, eher in den Hintergrund. Die Curricula von DNP-Programmen müssen jedoch, um vom *Council for Collegiate Nursing Education* akkreditiert zu werden, bestimmte Grundkompetenzen vermitteln. Im oben genanntem Grundsatzartikel (2006) listet die AANC zahlreiche Kompetenzen in acht essenziellen Bereichen auf. Kompetenz-Beispiele, die in der Liste aufgeführt werden, beinhalten:

- neue pflegepraktische Ansätze auf der Basis von Pflegetheorien und den Theorien anderer Disziplinen evaluieren
- die Fachliteratur und andere Evidenzen mit analytischen Methoden kritisch einschätzen, um dann die derzeit besten wissenschaftlichen Erkenntnisse zu ermitteln und in die Praxis umzusetzen
- Verfahren zur Evaluation der in klinischen Settings, Gesundheitseinrichtungen oder einer Kommune vorhandenen Pflege-Outcomes, Pflegemuster und Versorgungssysteme entwickeln und implementieren, um Varianzen der Pflege-Outcomes und Populationstrends zu erkennen
- mithilfe von Pflegeforschung Daten sammeln und Evidenz für die Pflegepraxis generieren
- Daten aus dem Pflegealltag analysieren, evidenzbasierte Interventionen entwickeln, Outcomes vorhersagen und analysieren und Evidenzlücken erkennen
- die Ergebnisse evidenzbasierter Pflege und Forschung verbreiten
- epidemiologische, biostatistische, umweltbezogene und andere relevante wissenschaftliche Daten analysieren, die mit der Gesundheit einer Person, einer Gruppe oder der Bevölkerung zu tun haben
- evidenzbasierte pflegerische Versorgung evaluieren, um die Outcomes von Menschen mit Pflegebedarf zu verbessern

Unserer Auffassung nach können diese Kompetenzen signifikant beeinflussen, wie in der Pflege Wissen entwickelt und genutzt wird. Da ihr Fokus auf der Pflegepraxis liegt und weil sie auf wissenschaftlichen und analytischen klinischen Untersuchungsstrategien beruhen, müssen sich Forschung und Pflegehandeln zwingend ergänzen. Die hier geforderten Kompetenzen verweisen auf die Notwendigkeit von Translationsforschung und *practice-based evidence*. Sicher ist, dass, um eine qualitativ hochwertige pflegerische Versorgung zu erreichen, solche Kompetenzen eine gute Kommunikation zwischen in der Wissenschaft tätigen und den im Pflegalltag forschenden Pflegefachpersonen erfordern.

Zusammenfassend ist festzustellen, dass sich die Pflege langsam aus dem Griff der traditionellen Empirie [i. S. des Positivismus, Anm. MB, EL] zu befreien scheint, was anzeigt, dass wir uns, was Wissen und Pflegewissensentwicklung angeht, wohl wieder auf unsere Geschichte der Ganzheitlichkeit besinnen. In den 1960er Jahren hat eine wissenschaftliche Metatheorie die Fachliteratur beherrscht, allerdings nie richtig Fuß gefasst. Die Pflege ist nach und nach vom metatheoretischen Fokus auf einen positivistischen Ansatz abgerückt, was sich in Form objektivistischer Forschungsansätzen äußert, die deskriptiv, korrelierend, quasi-experimentell oder experimentell sind. In den 1980er Jahren wurde zunehmend häufiger darauf hingewiesen, dass die Pflegepraxis lebensnahe und qualitative Ansätze braucht. In jüngerer Zeit wird auch die Wichtigkeit von Sprache erkannt, da mithilfe von Sprache ermittelt wird, was als Wissen zählt, und werden kritische Forschungen durchgeführt, die ungerechte und ungleiche soziale Bedingungen angreifen. Evidenzbasierte Pflegepraxis verlangt weiterhin die Integration mehrerer Wissensformen, erkennt aber formell an, dass empirische Evidenz nur einen Teil dessen ausmacht, was für gute klinische Entscheidungen benötigt wird. Wenn heute praktische Evidenz und Translationsforschung erneut im Blickpunkt stehen, bedeutet das einen Transfer von Evidenz in den Pflegealltag und eine Veränderung, die den Menschen mit Pflegebedarf zugutekommt. Die für einen *Doctor of Nursing Practice* geforderten Grundkompetenzen lassen auf die Entwicklung einer Forschungsagenda hoffen, die den Interessen und Erfordernissen pflegebedürftiger Menschen besser entspricht.

2.12 Wissensentwicklung – die Kontexte

Wie in diesem Kapitel dargestellt, wirken sich spezifische Umstände und Zusammenhänge auch auf die Wissensentwicklung aus. Was Wissen ist, welche Quellen das beste Wissen liefern und wie Pflegefachpersonen Wissen anwenden und konstruieren, all das wird maßgeblich beeinflusst – wenn nicht sogar bestimmt – von den Wechselbeziehungen zwischen den Werten und Ressourcen diverser Ebenen, nämlich der individuellen, professionellen und gesellschaftlichen Ebene.

2.12.1 Werte

Individuelle Werte äußern sich im Engagement einer einzelnen Pflegefachperson, in ihrer persönlichen Philosophie, ihren persönlichen Motiven, Überzeugungen und Prioritäten.

Fragen zur Reflexion

Bitte überlegen Sie nun, welche Forschungsansätze Sie mehr und welche Sie weniger schätzen, ob Ihnen Forschung wichtig ist und ob sie ein Studienfach sein soll. Wenn Sie Forschung wertschätzen, weshalb wollen Sie mehr darüber erfahren? Weil Sie später in einem akademischen Umfeld arbeiten möchten? Um etwas zu bewegen und Menschen zu helfen? Beides? Ist das Sichtbarmachen wissenschaftlicher Evidenz etwas, was Sie tun, weil Sie es müssen oder weil Sie es wollen? Ist es etwas, was Sie tun, nachdem Sie Ihre technischen/handwerklichen Aufgaben erledigt haben? ▮▮

Professionelle Werte sind Überzeugungen und Haltungen, die ausdrücken, was von den meisten Angehörigen einer Berufsgruppe als das Gute und Richtige betrachtet werden und deshalb ihr berufliches Handeln leitet. Diese Werte kommen in formalen Stellungnahmen der Berufsgruppe zum Ausdruck, etwa in Form von Kodizes, Pflegestandards und ethischen Leitlinien, schlagen sich aber auch in der Themenauswahl der Fachliteratur und in den von Berufsverbänden angestoßenen Gemeinschaftsaktionen nieder. Die aktuelle Forderung nach einem *Doctor of Nursing Practice* und die Bewegung hin zu evidenzbasierter Pflege spiegeln die professionellen Werte unserer Zeit.

▮▮ Fragen zur Reflexion
Wie hat die Tatsache, dass in der Pflege evidenzbasiertes Handeln wertgeschätzt wird, Ihr Lernverhalten beeinflusst? Wie hat diese Wertschätzung das Tun der Pflegefachpersonen, mit denen Sie Kontakt hatten, beeinflusst? Wird die von der Pflege gewünschte Einführung eines *Doctor of Nursing Practice* die Produktivität der Pflegeforschung steigern? ▮▮

Gesellschaftliche Werte äußern sich in Form gesellschaftlicher Weichenstellungen und gesellschaftlicher Sanktionen sowie im Moralverhalten einer Gesellschaft innerhalb einer bestimmten historischen Epoche. Der Fokus auf nationale und internationale Sicherheit als Folge terroristischer Aktivitäten und der Einsatz erheblicher Finanzmittel für Schutzmaßnahmen beweisen den hohen gesellschaftlichen Stellenwert von Sicherheit.

▮▮ Fragen zur Reflexion
Hat sich das Streben nach nationaler Sicherheit auf Ihre finanziellen Ressourcen während des Studiums ausgewirkt? Wie haben sich die gesellschaftlichen Werte auf die Stipendienvergabe akademischer Institutionen ausgewirkt? Wie haben sie sich auf das Thema des Forschungsprojekts, für das Sie Fördermittel beantragen, ausgewirkt? Haben die Wertschätzung des Kapitalismus und der Unternehmensstrukturen sowie die Zusammenlegung von Krankenhäusern in große Einheiten Ihre Möglichkeiten oder die Möglichkeiten anderer, evidenzinformierte klinische Entscheidungen zu treffen, verändert? ▮▮

2.12.2 Ressourcen

Auch Ressourcen können aus individueller, professioneller oder gesellschaftlicher Sicht betrachtet werden. *Individuelle Ressourcen* sind die angeborenen oder erworbenen Fähigkeiten und Talente, die allen Angehörigen einer Profession eigen sind, wozu auch der kognitive Stil, die intellektuellen Begabungen, Lebensumstände und der Bildungsgrad zählen.

▮▮ Fragen zur Reflexion
Inwiefern kann Ihre Vorbildung (also das, was Sie in der Schul- und Studienzeit erlebt und gelernt haben) eine Ressource sein, die Sie in die Pflege einbringen? Bedeutet Ihre Fähigkeit, linear zu denken, dass Sie quantitative Methoden exzellent beherrschen und

den Pflegeberuf damit bereichern werden? Weist Ihre besondere Begabung für einen non-linearen kognitiven Stil darauf hin, dass Sie zum ästhetischen Pflegewissen und Pflegehandeln beitragen werden? Welche Fähigkeiten, die Sie im Laufe des Lebens und aufgrund Ihrer spezifischen Interessen erworben haben, werden Sie anderen vermitteln? Sind Sie in einem anderen Land aufgewachsen und können deshalb beratend wirken, wenn es darum geht, die Gesundheitsbedürfnisse der Menschen aus Ihrem Herkunftsland möglichst gut zu erfassen? Inwiefern könnten Ihre finanziellen und anderen Ressourcen, die Ihnen für Weiterbildung zur Verfügung stehen, über Ihre für die Pflege eingesetzten Ressourcen bestimmen? ▮▮

Professionelle Ressourcen sind sämtliche Mittel, die der Disziplin für die Wissensentwicklung zur Verfügung stehen. Beispiele für professionelle Ressourcen sind die Zunahme von Fachliteratur und pflegepraktischer Traditionen, die Möglichkeit, diese Traditionen an die Berufskolleginnen und Berufskollegen weiterzugeben, die von Pflegefachpersonen erreichten Bildungsabschlüsse, die Natur ihrer Bildung sowie die Methoden und das Instrumentarium, die der Berufsgruppe zur Wissensentwicklung zur Verfügung stehen.

▮▮ Fragen zur Reflexion

Wie wird das, was Sie persönlich zur Pflege beitragen und im Pflegealltag entwickeln, und das, was Sie den Beiträgen zahlreicher anderer Pflegefachpersonen hinzufügen, über die Ressourcen des Pflegeberufs bestimmen? Wenn ausgebildete und angehende Pflegefachpersonen mit den Techniken und Inhalten evidenzbasierter Pflege in Berührung kommen, werden sich dann auch die Wissensressourcen der Disziplin verändern? Werden Pflegefachpersonen, die den *Doctor of Nursing Practice* erworben haben, die Wissensressourcen der Pflege verändern? Werden Sie und andere Pflegefachpersonen die *critical theory* oder die Grundsätze der *practice-based evidence* übernehmen, um zu erreichen, dass die Forschung stärker in klinische Entscheidungsfindungsprozesse eingebunden wird? Falls Sie sich für die Entwicklung ästhetischen Pflegewissens interessieren, gibt es Hilfen, die Sie beim Erwerb dieses Wissens unterstützen könnten? Erleichtern oder erschweren die vorhandenen Informationssysteme die Suche nach Evidenzen, die in klinische Entscheidungsfindungsprozesse einfließen sollen? Bedient sich die Pflege des Internets so, dass es ein wertvolles Hilfsmittel ist und der Versorgung von Menschen mit Pflegebedarf zugutekommt? Gibt es in der professionellen Pflege Traditionen, an die Sie sich halten müssen, obwohl Sie sie für schädlich halten? Werden Sie mit der Pflege so viel verdienen, dass Sie gut davon leben können? Verfügt die Pflege dort, wo Sie arbeiten, über genügend politisches Durchsetzungsvermögen, um eine bessere pflegerische Versorgung erwirken können? ▮▮

Gesellschaftliche Ressourcen beeinflussen die Art der materiellen und immateriellen Ressourcen, die zur Unterstützung der Pflegewissensentwicklung zur Verfügung stehen. Die Akquise gesellschaftlicher Ressourcen hängt von den Eigenschaften der Gesellschaft und den Gegebenheiten des Pflegeberufs ab.

▮▮ Fragen zur Reflexion

Um Gelder, Material und Räume zur Durchführung berufsspezifischer Aktivitäten zu erhalten, ist politischer Einfluss nötig. Wenn sich die Prioritäten des politischen Systems einer Gesellschaft von denen der Pflege unterscheiden, werden der Pflege weniger Ressourcen zugestanden als Gruppen, die den gesellschaftlichen Prioritäten verpflichtet sind. Dazu ein Beispiel: Wie hat sich das Interesse der Gesellschaft an nationaler und internationaler Sicherheit auf die Zuteilung von Ressourcen für die Pflege in Ihrem Arbeitsumfeld ausgewirkt? Falls Sie studieren, welche Trends beeinträchtigen Ihre Möglichkeiten, finanzielle Unterstützung zu erhalten? Wurden Sie (oder eine Ihnen bekannte Person) aufgrund besonderer Finanzierungsinitiativen des Unternehmens schon einmal versetzt oder gekündigt? Wie kann es die Pflege schaffen, Mittel zur Entwicklung einer breiten Konzeptualisierung von Wissen aufzutreiben, wenn wissenschaftliches Wissen in weiten Kreisen immer noch als das wertvollste gilt? Sind für die Gesundheitsversorgung vorgesehene Steuermittel auf andere Bereiche umgeleitet worden? Müssen Sie deshalb alte Menschen, die auf verschreibungspflichtige Medikamente angewiesen sind, anders beraten? ▮

Da die Beziehungen zwischen Werten und Ressourcen vielfältig und verwoben sind, fällt es manchmal schwer, zu bestimmen, wie ein bestimmter, die Wissensentwicklung beeinflussender Faktor einzuordnen ist. Kategorisierung ist jedoch nie das Ziel; es kommt vielmehr darauf an, das Zusammenspiel der Faktoren in den verschiedensten Kontexten zu verstehen und zu verstehen, wie es über die Bedingungen und Bedürfnisse der Gesundheitsversorgung bestimmt, über den Umgang mit diesen entscheidet und festlegt, wer die Gesundheitsdienstleistung erbringt.

Wenn individuelle, professionelle und gesellschaftliche Werte grundsätzlich übereinstimmen, ist das System relativ stabil und werden sich neue Erkenntnisse vor allem auf das bereits etablierte Fachwissen stützen. Wenn sich die individuellen, professionellen und gesellschaftlichen Werte wandeln, können sich auch Pflegewissen und Pflegepraxis fundamental ändern. Die von Regierungsstellen getroffenen politischen Entscheidungen beispielsweise sind wertgebundene Entscheidungen, die bestimmen, wer es verdient oder nicht verdient, an den Ressourcen einer Gesellschaft teilzuhaben. Aus der Geschichte wissen wir, dass eine Gesellschaft, die wissenschaftlich arbeitenden Frauen konstant wenig oder gar keine Ressourcen zur Verfügung stellt, verhindert, dass Frauen wertgebundene Entscheidungen über die Mittelverteilung beeinflussen.

Die Pflege wird überwiegend von Frauen repräsentiert (eine professionelle Ressource) und zwar in einem gesellschaftlichen Kontext, der Frauen in der Wissenschaft abwertet, was wiederum den Einfluss der Profession auf die Gesellschaft schmälert und ihren Zugriff auf Ressourcen einschränkt. Die Frauenbewegung unserer Tage hat erreicht, dass die gesellschaftlichen Restriktionen erkannt wurden, die Pflege als gender-segregierte Tätigkeit definiert, und dass die Folgen der systematischen Unterdrückung von Pflegefachpersonen und des Pflegeberufs aufgedeckt wurden (Group und Roberts 2001; Malka 2007, Roberts 1983). Die feministische Theorie, die viel mit der Pflegetheorie gemeinsam hat, bietet eine Perspektive und lässt auf eine Veränderung der gesellschaftlichen Werte und eine andere Verteilung der gesellschaftlichen Ressourcen hoffen. Der Feminismus fordert die Gesellschaft dringend auf, ihre Wertvorstellungen zu verändern und sich an der Pflege und ihren visionären Vorstellungen von Gesundheit, von einem Gesundheitssystem und von pflegerischer Versorgung zu orientieren (Chinn und Wheeler 1985; Roberts und Group 1995). Werden die Erfahrungen von Frauen als eine Ressource der Wissensentwicklung zunehmend höher geschätzt, geraten die neuen Werte in Konflikt mit den traditionellen und werden die neuen Werte dem Wandel den Weg bereiten.

Zur Diskussion

1. Inwiefern sind bestimmte aktuelle Ereignisse, Trends und Themen in der Pflege auf frühere Ereignisse zurückzuführen? Wird die Pflege heute noch davon beeinflusst?
2. Welche Fehler machen wir derzeit bei der Wissensentwicklung und wie werden sie sich auf die künftige pflegerische Versorgung auswirken? Welche aktuellen Ereignisse und Trends in der Wissensentwicklung sind mit Sicherheit keine Fehler und weshalb?
3. Wie würden Sie die Werte der Pflege und ihre Ressourcen verändern, um die Wissensentwicklung zu fördern?

2.13 Fazit

In diesem Kapitel wurde die Geschichte der Evidenz zusammengefasst und aufgezeigt, dass es stets eine Bewegung gab, die bestrebt war, die von den ersten Führungspersönlichkeiten in der Pflege etablierten Werte und Grundgedanken zu erhalten, sowie eine Bewegung, die auf die kulturellen und gesellschaftlichen Veränderungen reagierte und eine Veränderung der Funktionen und der Essenz von Pflege anstrebte. Die von Pflegefachpersonen angewandten Methoden zur Entwicklung von Pflegewissen und zur Erreichung ihrer praktischen Ziele müssen, um den Herausforderungen der Zukunft gewachsen zu sein, sehr viel stärker berücksichtigt werden.

LITERATUR

Abdellah, F. G. (1969). The nature of nursing science. Nursing Research, 18, 390–393.
Achterberg, J. (1991). Woman as healer. Boston: Shambhala.
Acorn, S., Lamarche, K., & Edwards, M. (2009). Practice doctorates in nursing: developing nursing leaders. Canadian Journal of Nursing Leadership, 22, 85–91.
Aikins, C. A. (1915). Teaching ethics in hospital schools. The Trained Nurse and Hospital Review, 54, 135–137.
Allen, D., Benner, P., & Diekelman, N. (1986). Three paradigms for nursing research: methodological implications. In P. L. Chinn (Ed.), Nursing research methodology: issues and implementation (pp. 23–38). Rockville, MD: Aspen.
Allen, D., & Hardin, P. K. (2001). Discourse analysis and the epidemiology of meaning. Nursing Philosophy: An International Journal for Healthcare Professionals, 2, 163–176.
American Association of Colleges of Nursing. (2016). The doctor of nursing practice: current issues and clarifying recommendation – report from the Task Force on the Implementation of the DNP AACN, August 2015. http://www.aacn.nche.edu/aacn-publications/white-papers/DNP-Implementation-TF-Report-8-15.pdf.
American Nurses Association. (2007). Susie Walking Bear Yellowtail (1903–1981) 2002 Inductee. http://www.nursingworld.org/SusieWalkingBearYellowtail.
American Nurses Association. (2008). Adah Belle Samuel Thoms (1870–1943) 1976 Inductee. http://www.nursingworld.org/AdahBelleSamuelThoms.
American Nurses Association. (2009). Mabel Keaton Staupers (1890–1989) 1996 Inductee. http://www.nursingworld.org/MabelKeatonStaupers.
Andrist, L. C., Nicholas, P. K., & Wolf, K. (2006). A history of nursing ideas. Sudbury, MA: Jones & Bartlett.
Armola, R. R., Bourgault, A. M., Halm, M. A., Board, R. M., Bucher, L., … Medina, J. (2009). AACN levels of evidence: What's new? Critical Care Nurse, 29, 70–73.
Arslanian-Engoren, C. (2002). Feminist poststructuralism: a methodological paradigm for examining clinical decision-making. Journal of Advanced Nursing, 37, 512–517.
Ashley, J. (1976). Hospitals, paternalism, and the role of the nurse. New York, NY: Teachers College Press.

Bach, V., Ploeg, J., & Black, M. (2009). Nursing roles in end-of-life decision making in critical care settings. Western Journal of Nursing Research, 31, 496–512.

Bakken, S., & Jones, D. A. (2006). Contributions to translational research for quality health outcomes. Nursing Research, 55, S1–S2.

Barnum, B. J. S. (1998). Nursing theory (5th ed.). Boston, MA: Lippincott-Raven.

Beck, D.-M. (2006). Nightingale's passion for advocacy: local to global. In L. C. Andrist, P. K. Nicholas, & K. Wolf (Eds.), A history of nursing ideas. (pp. 473–487). Sudbury, MA: Jones & Bartlett.

Benner, P. A., & Wrubel, J. (1989). The primacy of caring: stress and coping in health and illness. Menlo Park, CA: AddisonWesley.

Bixler, G. K., & Bixler, R. W. (1945). The professional status of nursing. The American Journal of Nursing, 45, 730–735.

Bliss, S., Baltzly, D., Bull, R., Dalton, L., & Jones, J. (2017). A role for virtue in unifying the "knowledge" and "caring" discourses in nursing theory. Nursing Inquiry. https://doi.org/10.1111/nin.12191.

Bradshaw, A. (2017). What is a nurse? The Francis report and the historic voice of nursing. Nursing Inquiry. https://doi.org/doi/10.1111/nin.12190.

Brigh, S. M. (1944). We cannot afford to hurry: training within industry applied to nursing. The American Journal of Nursing, 44, 223–226.

Burgess, M. E. (1941). A plan for nursing care. The American Journal of Nursing, 41, 215–218.

Butterfield, P. G. (2017). Thinking upstream: a 25-year retrospective and conceptual model aimed at reducing health inequities. ANS. Advances in Nursing Science, 40(1), 2–11. https://doi.org/10.1097/ANS.0000000000000161.

Carper, B. A. (1978). Fundamental patterns of knowing in nursing. ANS. Advances in Nursing Science, 1, 13–23.

Carter, M. (2006). The evolution of doctoral education in nursing. In L. C. Andrist, P. K. Nicholas, & K. Wolf (Eds.), A history of nursing ideas. (pp. 383–392). Sudbury, MA: Jones & Bartlett.

Changes in nursing practice. (1947). The American Journal of Nursing, 47, 665.

Chinn, P. L., & Wheeler, C. E. (1985). Feminism and nursing. Nursing Outlook, 33, 74–77.

Christy, T. E. (1969). Portrait of a leader. Nursing Outlook, 6, 72–75.

Cloyes, K. G. (2006). An ethic of analysis: an argument for critical analysis of research interviews as an ethical practice. ANS. Advances in Nursing Science, 29, 84–97.

Cohen, I. B. (1984). Florence Nightingale. Scientific American, 250, 128–137.

Conrad, M. E. (1947). What is expert nursing care? The American Journal of Nursing, 47, 162–163.

Cook, L. B., & Peden, A. (2016). Finding a focus for nursing: the caring concept. ANS. Advances in Nursing Science. https://doi.org/10.1097/ANS.0000000000000137.

Cowling, W. R., & Chinn, P. L. (2001). Conversation across paradigms: unitary-transformative and critical feminist perspectives. Scholarly Inquiry for Nursing Practice, 15, 347–365.

Crotty, M. (1998). The foundations of social research: meaning and perspective in the research process. London: Sage.

Dennis, K. E., & Prescott, P. A. (1985). Florence Nightingale: yesterday, today, and tomorrow. ANS. Advances in Nursing Science, 7, 66–81.

De Witt, K. (1901). Specialities in nursing. The American Journal of Nursing, 1, 14–15.

DiCenso, A., Guyatt, G., & Ciliska, D. (2005). Evidence based nursing: a guide to clinical practice. St. Louis, MO: Mosby.

Dickoff, J., & James, P. (1968). Researching research's role in theory development. Nursing Research, 17(3), 204–205.

Dickoff, J., & James, P. (1971). Clarity to what end? Nursing Research, 20, 499–502.

Dickoff, J., & James, P. (1997). A theory of theories: a position paper. In L. H. Nicoll (Ed.), Perspectives on nursing theory. (3rd ed.) (pp. 103–116). Philadelphia, PA: Lippincott.

Dickoff, J., James, P., & Wiedenbach, E. (1968). Theory in a practice discipline: Part II. Practice oriented research. Nursing Research, 17(6), 545.

Doane, G. H., & Varcoe, C. (2008). Knowledge translation in everyday nursing: from evidence-based to inquiry-based practice. ANS. Advances in Nursing Science, 31, 283–295.

Dock, L. L. (1902). Sanitary inspection: a new field for nurses. The American Journal of Nursing, 3, 529–532.

Donahue, P. M. (2011). Nursing, the finest art: an illustrated history (3rd ed.). St. Louis, MO: Mosby-Year Book, Inc.

Dossey, B. M. (2009). Florence Nightingale: mystic, visionary, healer. Philadelphia, PA: F. A. Davis.
Drake, A. (1934). How the patient judges nursing. The Trained Nurse and Hospital Review, 93, 135–138.
Ehrenreich, B., & English, D. (1993). Witches, midwives and nurses: a history of women healers. New York, NY: The Feminist Press.
Ellis, R. (1968). Characteristics of significant theories. Nursing Research, 17, 217–222.
Evans, A. M., Pereira, D. A., & Parker, J. M. (2009). Discourses of anxiety and transference in nursing practice: the subject of knowledge. Nursing Inquiry, 16, 251–260. https://doi.org/10.1111/j.1440-1800.2009.00449.x.
Faber, M. J. (1927). The education of the self. The American Journal of Nursing, 27, 1047–1050.
Falk-Rafael, A., & Bradley, P. A. (2014). "Towards justice in health": an exemplar of speaking truth to power. ANS. Advances in Nursing Science, 37(3), 224–234. https://doi.org/10.1097/ANS.0000000000000034.
Fawcett, J., & DeSanto-Madeya, S. (2012). Contemporary nursing knowledge: analysis and evaluation of nursing models and theories. Philadelphia, PA: F. A. Davis Company.
Fineout-Overholt, E., Melnyk, B. M., & Schultz, A. (2005). Transforming health care from the inside out: advancing evidence-based practice in the 21st century. Journal of Professional Nursing: Official Journal of the American Association of Colleges of Nursing, 21(6), 335–344. https://doi.org/10.1016/j.profnurs.2005.10.005.
Fitzpatrick, J. J., & Wallace, M. (2009). The doctor of nursing practice and clinical nurse leader: essentials of program development and implementation for clinical practice. New York, NY: Springer Publishing.
Folta, J. R. (1971). Obfuscation or clarification: a reaction to Walker's concept of nursing theory. Nursing Research, 20, 196–199.
Fontana, J. S. (2004). A methodology for critical science in nursing. ANS. Advances in Nursing Science, 27, 93–101.
Fox, N. J. (2003). Practice-based evidence: toward collaborative and transgressive research. Sociology, 37, 81–102.
Francis, B. (2000). Poststructuralism and nursing: uncomfortable bedfellows? Nursing Inquiry, 7, 20–28.
Fullbrook, P. (2003). Developing best practice in critical care nursing: knowledge, evidence and practice. Nursing in Critical Care, 8, 96–102.
Garesche, E. F. (1927). Professional honor. The American Journal of Nursing, 27, 901–904.
Goostray, S., & Brown, E. L. (1954). American nursing: history and interpretation. The American Journal of Nursing, 54, 719–721.
Gregg, A. (1940). An independent estimate of nursing in our times. The American Journal of Nursing, 40, 735–737.
Group, Thetis M., & Roberts, J. I. (2001). Nursing, physician control and the medical monopoly. Westport, CT: Praeger.
Hall, L. E. (1964). Nursing: what is it? The Canadian Nurse, 60, 150–154.
Hardy, M. E. (1978). Perspectives on nursing theory. ANS. Advances in Nursing Science, 1, 37–48.
Hartrick Doane, G., Reimer-Kirkham, S., Antifeau, E., & Stajduhar, K. (2015). (Re)theorizing integrated knowledge translation: a heuristic for knowledge-as-action. ANS. Advances in Nursing Science, 38(3), 175–186. https://doi.org/10.1097/ANS.0000000000000076.
Henderson, V. (1966). The nature of nursing. New York, NY: The Macmillan Co.
Henly, S. J. (2016). Three landmark symposia on theory development in nursing: celebrating the golden anniversary of publication of the Proceedings in Nursing Research. Nursing Research, 65(1), 1–2. https://doi.org/10.1097/NNR.0000000000000139.
Holmes, D., Perron, A., & O'Byrne, P. (2006). Evidence, virulence, and the disappearance of nursing knowledge: a critique of the evidence based dogma. Worldviews on Evidence-Based Nursing/Sigma Theta Tau International, Honor Society of Nursing, 3, 95–102.
Hughes, L. (1980). The public image of the nurse. ANS. Advances in Nursing Science, 2, 55–72.
Hughes, L. (1990). Professionalizing domesticity: a synthesis of selected nursing historiography. ANS. Advances in Nursing Science, 12, 25–31.
Im, E.-O., & Meleis, A. I. (1999). Situation-specific theories: philosophical roots, properties, and approach. ANS. Advances in Nursing Science, 22, 11–24.

Jarrin, O. F. (2012). The integrality of situated caring in nursing and the environment. ANS. Advances in Nursing Science, 35, 14–24.
Johnson, P. E. (1928). What should ethics teach? The American Journal of Nursing, 28, 1084–1090.
Kagan, P. N., Smith, M. C., & Chinn, P. L. (2014). Introduction. In P. N. Kagan, M. C. Smith, & P. L. Chinn (Eds.), Philosophies and practices of emancipatory nursing: social justice as praxis. New York, NY: Routledge Taylor & Francis Group.
Kalisch, B. J., & Kalisch, P. A. (2003). American nursing: a history (4th ed.). Philadelphia, PA: Lippincott, Williams & Wilkins.
Kangasniemi, M., Kallio, H., & Pietilä, A.-M. (2014). Towards environmentally responsible nursing: a critical interpretive synthesis. Journal of Advanced Nursing, 70(7), 1465–1478. https://doi.org/10.1111/jan.12347.
Kelly, L. Y., & Joel, L. A. (2001). The nursing experience: trends, challenges and transitions (4th ed.). New York, NY: McGraw-Hill.
Kelly, U. A. (2009). Integrating intersectionality and biomedicine in health disparities research. ANS. Advances in Nursing Science, 32, E42–E56.
Kelly, U. A. (2011). Theories of intimate partner violence: from blaming the victim to acting against injustice intersectionality as an analytic framework. ANS. Advances in Nursing Science, 34, E29–E51.
Kilpatrick, W. H. (1921). The basis of professional ethics in nursing. The American Journal of Nursing, 22, 790–798.
Kleffel, D. (1991). Rethinking the environment as a domain of nursing knowledge. ANS. Advances in Nursing Science, 14, 40–51.
Kramer, M. (2002). Academic talk about dementia caregiving: a critical comment on language. Research and Theory for Nursing Practice, 16(4), 262–280.
Kress, G., Leite-Garcia, R., & van Leeuwen, T. (1996). Discourse demiotic. In G. Kress, & T. van Leeuwen (Eds.), Reading images: the grammar of visual design. (pp. 257–291). London: Routledge.
Leininger, M. M. (1976). Doctoral programs for nurses: trends, questions, and projected plans. Nursing Research, 25, 201–210.
Letourneau, N., & Allen, M. (1999). Post-positivistic critical multiplism: a beginning dialogue. Journal of Advanced Nursing, 20, 623–630.
Levine, M. E. (1967). The four conservation principles of nursing. Nursing Forum, 6, 93–98.
Levine, M. E. (1999). On the humanities in nursing. The Canadian Journal of Nursing Research = Revue Canadienne de Recherche En Sciences Infirmieres, 30, 213–217.
Lewenson, S. B., & Hermann, E. K. (2007). Capturing nursing history. New York, NY: Springer Publishing.
Lovell, M. C. (1980). The politics of medical deception: challenging the trajectory of history. ANS. Advances in Nursing Science, 2, 73–86.
Malka, S. G. (2007). Daring to care: American nursing and second-wave feminism. Chicago: University of Chicago Press.
Mason, D., Kennedy, M. S., Schorr, T., & Flanagan, A. (2006). The power of the written word: the influence of nursing journals. In L. C. Andrist, P. K. Nicholas, & K. Wolf (Eds.), A history of nursing ideas. (pp. 333–356). Sudbury, MA: Jones & Bartlett.
Mazurek-Melnyk, B., Stone, P., Fincout-Overholt, E., & Ackerman, M. (2000). Evidence-based practice: the past, the present and recommendations for the millennium. Pediatric Nursing, 26, 77–80.
McClure, K. (1951). Ingredients of gracious nursing. Nursing World, 125, 221–224.
McDonald, L. (2012). Florence Nightingale and Mary Seacole: nursing's bitter rivalry. History Today, 62(9), 10–16.
Meade, A. B. (1936). Training the senses in clinical observation. The Trained Nurse and Hospital Review, 97, 540–544.
Mead, M. (1956). Nursing – primitive and civilized. The American Journal of Nursing, 56, 1001–1004.
Meleis, A. I. (1987). ReVisions in knowledge development: a passion for substance. Scholarly Inquiry for Nursing Practice, 1, 5–19.
Meleis, A. I. (2010). Transitions theory: middle range and situation specific theories in nursing research and practice. New York, NY: Springer Publishing Company.
Melnyk, B. M., & Fineout-Overholt, E. (2011). Evidence-based practice in nursing & healthcare: a guide to best practice. Philadelphia, PA: Wolters Kluwer/Lippincott Williams & Wilkins.

Melosh, B. (1982). The physician's hand: work culture and conflict in American nursing. Philadelphia, PA: Temple University Press.

Metalanguage. (1998). Britannica Encyclopedia. https://www.britannica.com/topic/metalanguage.

Moch, S. D., Williams, C., Schmitz, S., Slaughter, J., Anderson, S. L., … Brandt, J. (2008). EBP through student-staff collaboration. Nursing Management, 39, 12.

Mossman, L. C. (1923). The place of beauty in life. The Trained Nurse and Hospital Review, 81, 318–319.

Mountin, J. W. (1943). Nursing: a critical analysis. The American Journal of Nursing, 43, 29–34.

Mowinski-Jennings, B., & Loan, L. A. (2001). Misconceptions among nurses about evidence based practice. Journal of Nursing Scholarship: An Official Publication of Sigma Theta Tau International Honor Society of Nursing/Sigma Theta Tau, 33, 121–127.

Mundinger, M. O., Starck, P., Hathaway, D., Shaver, J., & Woods, N. F. (2009). The ABCs of the doctor of nursing practice: assessing resources, building a culture of clinical scholarship, curricular models. Journal of Professional Nursing: Official Journal of the American Association of Colleges of Nursing, 25, 69–74.

Newman, M. A. (1979). Theory development in nursing. Philadelphia, PA: F. A. Davis Co.

Newman, M. A. (1999). Health as expanding consciousness (2nd ed.). Sudbury, MA: Jones & Bartlett.

Newman, M. A., Sime, A. M., & Corcoran-Perry, S. A. (1991). The focus of the discipline of nursing. ANS. Advances in Nursing Science, 14, 1–6.

Nightingale, F. (1852/1979). Cassandra: an angry outcry against the plight of Victorian women. New York, NY: The Feminist Press.

Nightingale, F. (1860/1969). Notes on nursing: what it is and what it is not. New York, NY: Dover Publications, Inc.

Noble, G. E. (1940). The spirit of nursing. The American Journal of Nursing, 40, 161–162.

O'Connor, B. (2015). New white paper on the doctor of nursing practice: current issues and clarifying recommendations. Journal of Professional Nursing: Official Journal of the American Association of Colleges of Nursing, 31(5), 378. https://doi.org/10.1016/j.profnurs.2015.08.002.

Oettinger, K. B. (1939). Toward inner freedom. The American Journal of Nursing, 39, 1224–1229.

Pfefferkorn, F. (1933). What of nursing field studies? The American Journal of Nursing, 33, 258–261.

Phillips, B., Ball, C., Sackett, D., Badenoch, D., Straus, S., … Howick, J. (2009). Oxford Centre for Evidence-based Medicine - Levels of Evidence (March 2009). http://www.cebm.net/index.aspx?o=1025.

Pitre, N. Y., Kushner, K. E., Raine, K. D., & Hegadoren, K. M. (2013). Critical feminist narrative inquiry: advancing knowledge through double-hermeneutic narrative analysis. ANS. Advances in Nursing Science, 36, 118–132.

Ploeg, J., Davies, B., Edwards, N., Gifford, W., & Miller, P. E. (2007). Factors influencing best-practice guideline implementation: lessons learned from administrators, nursing staff, and project leaders. Worldviews on Evidence-Based Nursing/Sigma Theta Tau International, Honor Society of Nursing, 4, 210–219.

Porter, E. K. (1953). What it means to be a nurse. The American Journal of Nursing, 53, 948–950.

Reverby, S. M. (1987a). A caring dilemma: womanhood and nursing in historical perspective. Nursing Research, 35, 5–11.

Reverby, S. M. (1987b). Ordered to care: the dilemma of American nursing, 1850–1945. Cambridge, MA: Cambridge University Press.

Richardson-Tench, M. (2012). Power, discourse, subjectivity: a Foucauldian application to operating room nursing practice. ACORN: The Journal of Perioperative Nursing in Australia, 25, 36–37.

Riddles, A. R. (1928). The force of example. The Trained Nurse and Hospital Review, 80, 27–30.

Roberts, J. I., & Group, Thetis M. (1995). Feminism and nursing: an historical perspective on power, status, and political activism in the nursing profession. Westport, CT: Praeger.

Roberts, S. J. (1983). Oppressed group behavior: implications for nursing. ANS. Advances in Nursing Science, 5, 21–30.

Rogers, M. E. (1970). An introduction to the theoretical basis of nursing. Philadelphia, PA: F. A. Davis Co.

Rolfe, G. (2006). Judgements without rules: towards a postmodern ironist concept of research validity. Nursing Inquiry, 13, 7–15.

Ryan, G., Berrebi, C., Beckett, M., Taylor, S., Quiter, E., … Kahn, K. (2011). Reengineering the clinical research enterprise to involve more community clinicians. https://doi.org/10.1186/1748-5908-6-36.
Salmond, S. W. (2013). Finding the evidence to support evidence-based practice. Orthopaedic Nursing/National Association of Orthopaedic Nurses, 32, 16–22. quiz 23–24 https://doi.org/10.1097/NOR.0b013e31827d960b.
Sanger, M. (1971). Margaret Sanger, an autobiography. New York, NY: Dover Publications.
Satterfield, J. M., Spring, B., Brownson, R. C., Mullen, E. J., Newhouse, R. P., … Whitlock, E. P. (2009). Toward a transdisciplinary model of evidence-based practice. The Milbank Quarterly, 87, 368–390.
Savage, J. (2000). One voice, different tunes: issues raised by dual analysis of a segment of qualitative data. Journal of Advanced Nursing, 31, 1493–1500.
Scheer, V. L., Stevens, P. E., & Mkandawire-Valhmu, L. (2016). Raising questions about capitalist globalization and universalizing views on women. ANS. Advances in Nursing Science, 39(2), 96–107. https://doi.org/10.1097/ans.0000000000000120.
Schunemann, H. J., Best, D., Vist, G., & Oxman, A. D. (2003). Letters, numbers, symbols and words: how to communicate grades of evidence and recommendations. Canadian Medical Association Journal, 169, 677–680.
Silverstein, N. G. (1985). Lillian Wald at Henry Street, 1893–1895. ANS. Advances in Nursing Science, 7, 1–12.
Simons, H., Kushner, S., Jones, K. D., & James, D. (2003). From evidence-based practice to practice-based evidence: the idea of situated generalization. Research Papers in Education, 18, 347–364.
Simpson, L. F. (1914). The psychology of nursing. The Trained Nurse and Hospital Review, 52–53, 133–137.
Staring-Derks, C., Staring, J., & Anionwu, E. N. (2015). Mary Seacole: global nurse extraordinaire. Journal of Advanced Nursing, 71(3), 514–525.
Staten, C. (n. d.). Staupers, Mabel Keaton (1890–1989). http://www.blackpast.org/aah/staupers-mabel-keaton-1890-1989
Stewart, I. M. (1921). Some fundamental principles in the teaching of ethics. The American Journal of Nursing, 21, 906–913.
Susie Walking Bear Yellowtail: "Our Bright Morning Star.". (2014). http://montanawomenshistory.org/susie-walking-bear-yellowtail-our-bright-morning-star/.
Taylor, E. J. (1934). Of what is the nature of nursing? The American Journal of Nursing, 34, 473–476.
The essentials of doctoral education for advanced nursing practice. (2006). https://www.aacnnursing.org/Portals/42/Publications/DNPEssentials.pdf.
Thompson, J. L. (2007). Poststructuralist feminist analysis in nursing. In C. Roy, & D. A. Jones (Eds.), Nursing knowledge development and clinical practice. (pp. 129–143). New York, NY: Springer Publishing.
Thoms, A. B. S. (1929). Pathfinders, a history of the progress of colored graduate nurses. New York, NY: Garland.
Thorne, S., & Sawatzky, R. (2014). Particularizing the general: sustaining theoretical integrity in the context of an evidence-based practice agenda. ANS. Advances in Nursing Science, 37, 1–10.
Tinley, S. T., & Kinney, A. Y. (2007). Three philosophical approaches to the study of spirituality. ANS. Advances in Nursing Science, 30, 71–80.
Titler, M. G. (2004). Methods in translation science. Worldviews on Evidence-Based Nursing/Sigma Theta Tau International, Honor Society of Nursing, 1, 38–48.
Tooley, S. A. (1905). The life of Florence Nightingale. New York, NY: The Macmillan Co.
van Dijk, T. A. (1997). The study of discourse. In T. A. Dijk (Ed.). Discourse as structure and process: discourse studies: a multidisciplinary introduction. Vol. 1. (pp. 1–34). London: Sage Publications.
Wald, L. (1971). The house on Henry Street. New York, NY: Dover Publications.
Walker, L. O. (1971). Toward a clearer understanding of the concept of nursing theory. Nursing Research, 20, 428–435.
Walker, L. O., & Avant, K. C. (2010). Strategies for theory construction in nursing (5th ed.). Norwalk, CT: Appleton & Lange.
Wallin, L. (2009). Knowledge translation and implementation research in nursing. International Journal of Nursing Studies, 46, 576–587.

Warnshius, F. C. (1926). The future of medicine and nursing: the ideal to be sought. The American Journal of Nursing, 26, 123–126.
Watson, J. (1979). Nursing: the philosophy and science of caring. Boston, MA: Little, Brown & Co.
Wheeler, C. E. (1985). The American Journal of Nursing and the socialization of a profession. ANS. Advances in Nursing Science, 7, 20–33.
Woodham-Smith, C. (1983). Florence Nightingale: 1820–1910. New York, NY: Atheneum.
Wooldridge, P. J. (1971). Meta-theories of nursing: a commentary on Dr. Walker's article. Nursing Research, 20, 494–495.
Worcester, A. (1902). Is nursing really a profession. The American Journal of Nursing, 2, 908–917.
Young, A. D. (1913). The nurse's duty to herself. The Trained Nurse and Hospital Review, 51, 265–270.

KAPITEL

3 Emanzipatorisches Pflegewissen entwickeln

Warum haben Frauen Leidenschaft, Verstand und moralische Verantwortung – diese drei Dinge – und einen Platz in der Gesellschaft, an dem sie keine dieser Fähigkeiten einsetzen können?

Florence Nightingale (1852/1979, S. 25)

Besonders dringlich aber ist es, noch gründlicher zu erforschen, welche politischen, ökonomischen und gesellschaftlichen Kräfte in sämtlichen Communitys landauf landab die Entwicklung sowohl der Pflege als auch der Medizin in diesem Jahrhundert beeinflusst haben. Auch die rigiden unflexiblen mythischen Vorstellungen über die Rollen von Männern und Frauen in der Gesundheitsversorgung und die davon ausgelösten Reaktionen der Community-Mitglieder müssen untersucht werden.

Jo Ann Ashley (1976, S. X)

Nachdem man sich eine Zeitlang für die Heilung von Wunden eingesetzt hat, die nie hätten zugefügt werden dürfen, sich um Gebrechen gekümmert hat, die sich nicht hätten entwickeln sollen, wenn man Kranke in Hospitäler geschickt hat, die nicht hätten eingewiesen werden müssen, wenn sie in bewohnbaren Häusern gelebt hätten, Leute mit mildtätigen Gaben versorgt hat, die nicht auf Wohltätigkeit angewiesen wären, wenn ihre Gesundheit nicht von unzuträglichen Lebensbedingungen zerstört worden wäre, dann verliert man den Mut und sehnt sich nach präventiver Arbeit, konstruktiver Arbeit … nach irgendeiner Tätigkeit, die das Auftreten so vieler Krankheiten und Unfälle weniger wahrscheinlich macht, die dazu beiträgt, die Wohnstätten und Werkstätten, die Lebensbedingungen zu verbessern.

Lavinia L. Dock (1902, S. 531)

Die oben zitierten Frauen stehen in einer langen Tradition emanzipatorischen Pflegewissens. Florence Nightingales Worte verdeutlichen die großen Herausforderungen, die Frauen ihrer Zeit zu meistern hatten, wenn sich nicht in die Rolle fügen wollten, die ihnen die Viktorianische Gesellschaft vorschrieb. Das Zitat von Ashley betont die Notwendigkeit, zu untersuchen, welche gesellschaftlichen Prozesse die Pflege geprägt haben und wie sich diese Prozesse auf die Möglichkeit der Pflege, Gesundheitsfürsorge zu betreiben, auswirken. Das Zitat von Dock reicht tiefer und verweist auf das dringende Bedürfnis, gesellschaftliche Prozesse zu beeinflussen, damit soziale Ungleichheiten gar nicht erst entstehen, und Veränderungen zu bewirken, die emanzipatorisches Wissen und wissen erübrigen würden.

Nightingale betonte die Wichtigkeit, von gesellschaftlichen Bedingungen ausgelöste Ungleichheiten wahrzunehmen. Ashley verwies auf die Notwendigkeit des *critiquing,* eine bildliche Vorstellung einer anderen Zukunft zu entwickeln und formale Ausdrucksformen zu finden, die anderen zugänglich gemacht werden können. Dock lenkt den Blick auf eine entscheidende Dimension der *praxis,* wenn sie feststellt, dass auf Veränderungen hingearbeitet werden muss, die *Empowerment* bewirken und soziale Gerechtigkeit herstellen. In der Äußerung von Dock wird das als das entscheidende Motiv für die Entwicklung emanzipatorischen Pflegewissens benannt.

Fragen zur Reflexion

Bitte beschäftigen Sie sich mit dem Thema Umweltverschmutzung. Welche Möglichkeiten haben Einzelne, sich zu schützen? Soll das Individuum den Preis für die von Umweltverschmutzung ausgelösten Gesundheitsprobleme bezahlen? Wer müsste Ihrer Meinung nach für solche Gesundheitsprobleme zur Rechenschaft gezogen werden? Ist die Pflege verpflichtet, sich um den Umweltschutz zu kümmern?

In diesem Kapitel wird das Konzept des emanzipatorischen Wissens dargestellt und skizziert, auf welchen Grundlagen das emanzipatorische Pflegewissen entwickelt wurde.

Wie der ➤ Abb. 3.1 zu entnehmen ist, umgeben und verbinden die Dimensionen emanzipatorischen Wissens die vier in Form eines helleren Ovals in der Mitte dargestell-

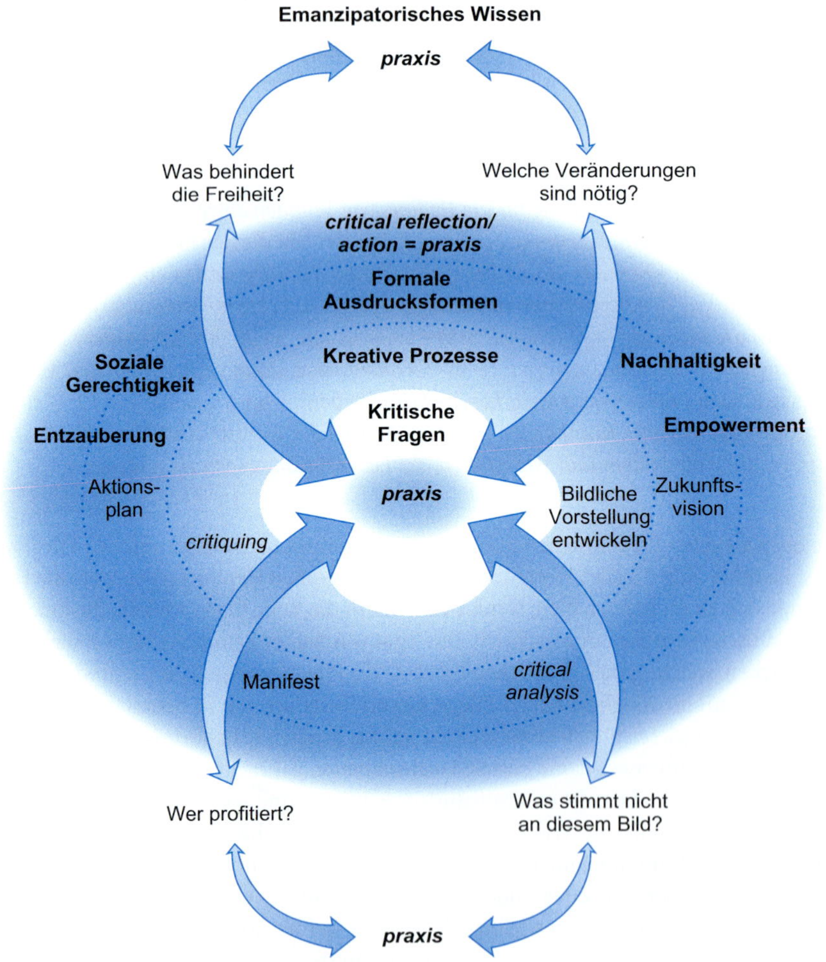

Abb. 3.1 Emanzipatorisches Wissen

ten Grundmuster des Wissens. Emanzipatorisches Wissen nimmt demnach sowohl die Aktivitäten der Pflegewissensentwicklung als auch die Pflegepraxis kritisch in den Blick. Der etwas verschwommene äußere Kreis, über den die beiden Doppelpfeile hinausweisen, unterstreicht, dass die Pflege auch den gesellschaftlichen und politischen Kontext, in dem sie stattfindet, kritisch in den Blick nehmen muss.

Das Kapitel enthält auch Beispiele für kritische Fragen, die sich aus emanzipatorischer Sicht ergeben: „Was behindert die Freiheit?", „Welche Veränderungen sind nötig?", „Wer profitiert?" und „Was stimmt nicht an diesem Bild?" Ferner werden die kreativen Prozesse *des critiquing* und Entwickelns bildlicher Vorstellungen genauer erklärt und beschrieben. *Praxis* – der Vorgang des kontinuierlichen, zirkulären kritischen Reflektierens und Handelns, um einen emanzipatorischen Wandel zu bewirken – steht im Zentrum des Modells, ist aber auch an dessen äußeren Rändern platziert. Das verweist auf die Notwendigkeit, emanzipatorisches Wissen im Augenblick der Pflegetätigkeit selbst, aber auch in Bezug auf den gesellschaftlichen Kontext, in den die Disziplin eingebettet ist, in den Fokus zu rücken.

➤ Tab. 3.1 enthält alle mit emanzipatorischem Wissen verbundenen Prozesse. In diesem Kapitel werden die ersten drei Prozesse erklärt – kritische Fragen, kreative Prozesse und formale Ausdrucksformen. Die beiden letzten, grau hinterlegten Prozesse werden in späteren Kapiteln behandelt: Bestätigungs-/Legitimationsprozesse im ➤ Kap. 9, die in die Pflegepraxis integrierte Ausdrucksform in den ➤ Kap. 10 und ➤ Kap. 11.

3.1 Emanzipatorisches Wissen und wissen – das Konzept

Jill White hat im Jahr 1995 das «soziopolitische Wissen» als ein weiteres Wissensmuster vorgeschlagen. Das Konzept des emanzipatorischen Wissens ist mit dem Gedanken soziopolitischen Wissens insofern eng verwandt, als sich beide Konzepte auf die Veränderungsbemühungen innerhalb eines gesellschaftlichen und politischen Systems beziehen (White 2014). Beide Begriffe bedeuten, dass Veränderungen stattfinden müssen,

Tab. 3.1 Dimensionen des emanzipatorischen Wissensmusters

Dimension	Emanzipatorisches Wissensmuster
Kritische Fragen	Wer profitiert? Was stimmt nicht an diesem Bild? Was behindert die Freiheit? Welche Veränderungen sind nötig?
Kreative Prozesse	*critiquing* Bildliche Vorstellungen entwickeln
Formale Ausdrucksformen	Aktionspläne Manifeste *critical analysis* Zukunftsvisionen
Bestätigungs-/Legitimationsprozesse In die Pflegepraxis integrierte Ausdrucksform	Soziale Gerechtigkeit Nachhaltigkeit *Empowerment* Entzauberung *praxis*

die die pflegerische Versorgung von Menschen mit Pflegebedarf verbessern. Wir verwenden den Begriff *emanzipatorisches Wissen*, einmal weil er auf die Handlungsabsicht und das erhoffte Handlungsergebnis verweist, zum anderen weil die Wurzeln dieses Konzepts in der Philosophie liegen (Habermas 1973, 1979).

Emanzipatorisches Wissen und wissen betont das Handeln aufgrund des Bewusstseins, dass es, in ein gesellschaftliches und politisches System eingebettet, soziale Ungerechtigkeiten gibt. Es erfordert die fortlaufende Beobachtung des Zusammenwirkens politischer Prozesse, die ungerechte Bedingungen und deren Veränderung herstellen, damit Aktionen zur Beseitigung von Ungerechtigkeit nicht länger nötig sind. Das geht über Reaktionen auf offensichtliche Ungerechtigkeiten hinaus und erfordert einen ununterbrochenen Kreislauf von Praxis, Reflexion und Aktion, wobei die Aktionen ständig überprüft werden, um zu gewährleisten, dass sie in die gewünschte Richtung gehen und umfassende soziale Gerechtigkeit fördern. In der Pflegeliteratur werden der essenzielle Charakter emanzipatorischen Wissens und die entscheidend wichtigen Erkenntnisse, mit denen diese Perspektive alle Gebiete der praktischen Pflege bereichert, zunehmend gewürdigt (Bickford 2014; Butterfield 2017; Chinn und Falk-Rafael 2015; Kagan, Smith und Chinn 2014; Perry 2015; Ray und Turkel 2014; Scheer, Stevens und Mkandawire-Valhmu 2016; Thompson 2014; Wählin 2017; Walter 2016.)

Emanzipatorisches Wissen und wissen ist die Fähigkeit des Menschen, soziale und politische Probleme zu erkennen, die mit Ungerechtigkeit und Ungleichheit zu tun haben, und komplexe Erfahrungs- und Kontextelemente zusammenzusetzen, um eine vorhandene Situation zu verändern in eine Situation, die das Leben der Menschen verbessert. Es schärft die Wahrnehmung problematischer Bedingungen und erhellt, wie sie zusammenwirken, sich reproduzieren und verfestigen, um einen Status quo zu erhalten, der bestimmte gesellschaftliche Gruppen benachteiligt. Die Wahrnehmung gesellschaftlicher Ungerechtigkeiten und Ungleichheiten löst Prozesse aus, die in *praxis* kulminieren, d. h. in die in die Pflegepraxis integrierte Ausdrucksform emanzipatorischen Wissens.

Emanzipatorisches Wissen und wissen erfordert eine kritische Untersuchung der Frage, weshalb Ungerechtigkeiten oft unsichtbar bleiben, sowie die Identifikation spezifischer gesellschaftlicher und struktureller Veränderungen, die soziales und institutionelles Unrecht zu heilen vermögen. Emanzipatorisches Wissen und wissen sucht die Befreiung aus institutionellen und institutionalisierten sozialen und politischen Kontexten, die Ungerechtigkeiten perpetuieren und sicherstellen, dass sich an den Vorteilen der einen und den Nachteilen der anderen nichts ändert.

Emanzipatorisches Pflegewissen heißt, die Natur des Wissens zu hinterfragen und zu überlegen, inwiefern das Wissen selbst – oder das, was als Wissen gilt – zu übergeordneten gesellschaftlichen Problemen beiträgt. Es berücksichtigt die Machtdynamiken, die Wissen hervorbringen, sowie die sozialen und politischen Kontexte, die Wissen und Verstehen gestalten und beeinflussen. Aus emanzipatorischer Perspektive betrachtet spiegelt die Art, wie Wissen und wissen strukturiert sind, die vorhandene Hegemonie oder problematische Annahmen darüber, „wie die Dinge eben sind". *Hegemonie* ist die Dominanz bestimmter Ideologien, Überzeugungen, Werte oder Weltanschauungen über andere mögliche Standpunkte. Diese dominanten Perspektiven privilegieren bestimmte Gruppen auf Kosten anderer. Hegemoniale Sichtweisen sind oft verborgen, gelten als Selbstverständlichkeiten, als „Wahrheit" oder einzige Möglichkeit. Mehr noch: Hegemonie hat die Tendenz, sich immer wieder neu zu erschaffen, und zwar so, dass sie nur schwer zu verändern ist.

Fragen zur Reflexion

Eine dominante Annahme oder hegemoniale Ansicht in der Pflege ist, dass Pflegefachpersonen von einer Agentur oder einem Unternehmen angestellt werden und nicht selbstständig tätig sind. Das institutionalisierte Kostenerstattungswesen der Kranken- und Pflegekassen, der Versicherungen und die für berufliche Selbstständigkeit erforderlichen Genehmigungsverfahren sind mächtige soziopolitische Strukturen, die dafür sorgen, dass sich die Ansichten darüber, wie und wo Pflegefachpersonen arbeiten sollen, nicht ändern. Politische Vorgaben, die die Vergütung der Arbeit von Pflegefachpersonen regeln, erschweren die Kostenerstattung selbstständig erbrachter Pflegedienstleistungen. Doch selbst wenn eine Kostenerstattung grundsätzlich möglich ist, kommen Pflegefachpersonen schwerer als Angehörige anderer Gesundheitsberufen in den Genuss der Vergütung oder müssen indirekt entlohnt werden. Einige wenige haben sich der hegemonialen Annahme, dass sie nicht unabhängig praktizieren können oder sollen, widersetzt, und den meisten ist bewusst, dass andere Fachpersonen durchaus die Möglichkeit haben, sich selbstständig zu machen oder unabhängig zu praktizieren. Dennoch herrscht die hegemoniale Ansicht, dass Pflegefachpersonen im Angestelltenverhältnis und innerhalb der Strukturen einer Agentur, eines Betriebs oder einer Einrichtung arbeiten, dass das die Norm und jede andere Form der Betätigung nicht praktikabel ist. Was ist Ihre Meinung dazu?

Weil sich hegemoniale Ideologien und Denkmuster tendenziell selbst reproduzieren, werden sie über lange Zeiträume und Generationen hinweg als natürlich und normal empfunden. Führungskräfte und Wortführende, die hegemoniekonform sprechen und agieren und damit ihre Auffassungen davon, wie die Welt eingerichtet ist und eingerichtet sein soll, in der Öffentlichkeit verstärken, tragen ihren Teil zum Fortbestand der Hegemonie bei. Diese Ansichten durchdringen das öffentliche Bewusstsein, werden zur Mehrheitsmeinung und verhindern sehr wirksam, dass andere Möglichkeiten denkbar werden.

Wo das Bewusstsein dafür fehlt, dass die Dinge auch anders sein könnten, fügen sich die Menschen den hegemonialen Praktiken und Wertvorstellungen. Oft merken sie gar nicht, dass sie in einem hegemonialen Muster gefangen sind, das ihnen zum Nachteil gereicht, und sehen keine Alternativen. Gut möglich aber auch, dass sie die Situation durchschauen, Alternativen jedoch für utopisch halten.

Emanzipatorisches Wissen führt zur Erkenntnis, dass etwas nicht stimmt mit den Dingen, so wie sie sind, und eine Wende zum Besseren möglich ist. Dieses Bewusstsein kann entstehen, wenn die Bedingungen unerträglich werden oder jemand am hegemonialen Status quo rüttelt. Sobald Menschen merken, dass eine Situation ungerecht ist, können sie aktiv werden und die Dinge hinterfragen. Indem sie das tun, schreiben sie das, was man als emanzipatorische *human interest story* bezeichnen könnte, also eine Geschichte, bei der menschliche Aspekte im Vordergrund stehen: Die Erzählenden klären und definieren, was aus ihrer Sicht an ihrer Situation problematisch ist, und unternehmen Schritte, um sie zu verändern. Dabei wird ihnen auch klar, dass andere die Situation genauso problematisch empfinden. Gemeinsam beginnen sie, Aktionspläne, Erkenntnisse und Wissen über das Problem zu entwickeln und zu erkennen, was getan werden muss, um die Situation zu korrigieren oder zum Besseren zu wenden.

Bitte überlegen Sie ...

Das Aufkommen der Frauenbewegung in der zweiten Hälfte des 20. Jahrhunderts ist ein gutes Beispiel für einen emanzipatorischen Prozess. Bis etwa 1950 waren ideale

Frauen aus hegemonialer Sicht Ehefrauen und Mütter, die sich ausschließlich um den Haushalt und hingebungsvoll um die Familie kümmerten. Dieses Bild von Weiblichkeit spiegelte sich in den Medien, in der Landespolitik, im Geschäftsleben, in religiösen Überzeugungen und buchstäblich jedem Aspekt des öffentlichen Lebens wider; deutlich wird dies beim Durchblättern von Illustrierten und Fachzeitschriften jener Zeit oder beim Ansehen von in den 1950er und 1960er Jahren ausgestrahlten Fernsehshows.

Als Frauen realisierten, dass dieses hegemoniale Konstrukt von Weiblichkeit ihren Lebensalltag dominierte, begannen kleine Gruppen von Frauen in den Vereinigten Staaten und anderen Ländern, in Selbsterfahrungsgruppen (*consciousness-raising groups*) – eine Art Graswurzelbewegung – ihre Lebensumstände zu untersuchen. Sie redeten in diesen Gruppen über ihre Erfahrungen und Empfindungen und formulierte ihre Vorstellungen davon, wie Frauen leben könnten und sollten. Viele dieser Ideen wurden später als feministische Theorie formuliert. Frauen, die sich öffentlich darüber äußerten, wurden nicht selten von Männern und Frauen, die sich von den vorgeschlagenen soziokulturellen Veränderungen bedroht fühlten, verspottet. Trotz des weitverbreiteten Widerstands ließen sich nach und nach immer mehr Menschen vom feministischen Gedankengut überzeugen und wurden zahlreiche einschneidende soziale und kulturelle Veränderungen angestoßen.

Eine der ersten Veränderungen, die feministische Führungspersönlichkeiten forderten, war eine geschlechtsneutrale Sprache, was einen weitreichenden Wandel auslöste. Die Zeitungen z. B. veränderten die Rubriken ihrer Stellenangebote und schrieben nicht mehr „Hilfskräfte gesucht, weiblich“ und „Hilfskräfte gesucht, männlich“, sondern einfach „Hilfskräfte gesucht“. In diesem beispielhaften Fall führte emanzipatorisches Wissen Frauen zur gemeinsamen Erkenntnis, dass sie unter den Restriktionen, die ihnen das hegemoniale Weiblichkeitsideal auferlegte, erheblich litten. Als aus der kollektiven Sensibilisierung Resultate entstanden, wuchs das emanzipatorische Wissen, da weitere Personen davon hörten und die Alternativen, die ihnen feministische Perspektiven boten, verstanden.

3.1.1 Emanzipatorisches Wissen und der Problemlösungsprozess

Emanzipatorisches Wissen und wissen unterscheidet sich vom Problemlösungsprozess, hängt aber mit ihm zusammen. Emanzipatorisches Wissen ist allerdings wesentlich mehr als Problemlösung, weil es eine tiefreichende Sensibilisierung für oft verborgene Ungerechtigkeiten und problematische soziale Praktiken erfordert, die Ungerechtigkeiten auslösen. Während sich der Problemlösungsprozess in der Regel auf einen bestimmten Fall konzentriert, erfordert emanzipatorisches Verständnis, das Gesamtbild in den Blick zu nehmen, sowie eine Veränderung der gesellschaftliche Prozesse, Muster und Strukturen, die soziale Ungleichheiten und Ungerechtigkeiten verursachen.

Bevor die Frauenbewegung in westlichen Gesellschaften einen sozialen Wandel herbeiführte, lösten manche Frauen, die „Männerarbeit“ verrichten wollten – etwa Medizin studieren oder schwere Maschinen führen – das Problem, indem sie sich wie Männer kleideten und verhielten. Gut möglich, dass sich diese Frauen der Ungerechtigkeit der in ihrer Kultur geltenden Vorschriften und Grundsätze durchaus bewusst waren. Doch obwohl sie vermutlich merkten, wie unfair die Bedingungen sind, verfolgten sie keinen kritischen oder emanzipatorischen Ansatz zur Veränderung der gesellschaftlichen Regeln und politischen Linie: Sie lösten das Problem, indem sie sich einer zutiefst unfairen Praktik einfach anpassten. Dieses Beispiel zeigt, dass Anpassung anstatt Veränderung eine eigenständige, individuelle und temporäre Lösung sein kann, aber keine langfristig wirksame Lösung ist. Wer angesichts von Problemen, die eine langfristige Lösung erfordern, die zum emanzipatorischen Wissen gehörenden kritischen Fragen stellt, ergreift eine der Möglichkeiten, die korrigierenden Veränderungsprozesse emanzipatorischen Wissens anzustoßen.

3.1.2 Emanzipatorisches Wissen und kritisches Denken

Emanzipatorisches Wissen unterscheidet sich von kritischem Denken, insofern als es nicht lediglich versucht, das persönliche Denk- und Urteilsvermögen und die eigenen Problemlösungsfertigkeiten zu verbessern. Auch hier gilt, dass das Hauptaugenmerk den tieferliegenden Themen und Problemen und der Neudefinition dieser Themen und Probleme gelten muss, um aufzudecken, welche Verbindungen zwischen komplexen sozialen und politischen Zusammenhängen die Ungerechtigkeiten auslösen. Dazu ein Beispiel: Kritisches Denken bezüglich der nach Geschlecht getrennten Stellenangebote würde sich darauf konzentrieren, Beweise für den Ausschluss von Frauen und den Ausschluss von Männern aus bestimmten Berufen zu sammeln und die Begründungen dafür zu untersuchen. Dann würde untersucht, ob die jeweilige Erklärung für diese Praktik stichhaltig und logisch ist, anschließend würden Schlüsse über diese Praktik gezogen. Kritisches Denken könnte die Ungerechtigkeiten und Ungleichheiten aufzeigen und Versuche auslösen, geschlechtsspezifische Einstellungsverfahren abzuschaffen. Kritisches Denken allein würde das Netzwerk sozialer Gepflogenheiten, das geschlechtsspezifische Einstellungsverfahren unterstützt, jedoch nicht ausreichend gründlich untersuchen oder den Ist-Zustand nicht so radikal hinterfragen, dass die Notwendigkeit einer langfristigen Veränderung deutlich würde.

3.1.3 Emanzipatorisches Wissen und reflektierendes Handeln

Emanzipatorisches Wissen und wissen ist mit reflektierendem Handeln verwandt, indem emanzipatorisches Verständnis mit kontinuierlichen Interaktionen zwischen Aktion und Reflexion einhergeht. Diesen Prozess nennt man *praxis:* die in die Pflegepraxis/den Pflegealltag integrierte Ausdrucksform emanzipatorischen Wissens, worauf an späterer Stelle dieses Kapitels näher eingegangen wird. *Reflektierendes Handeln* ist ein wichtiger persönlicher Prozess, der hilft, das eigene Handeln und die Gründe für Handlungen zu verstehen, die geeignet sind, die eigene Praxis zu verbessern. Anders als reflektiertes Handeln erfordert *praxis,* über das persönliche Reflektieren hinauszugehen und gezielt aufzudecken, was an einer Situation ungerecht und unfair ist, sich vorzustellen, was anders sein könnte, alternative Erklärungen zu formulieren und dann Veränderungsmöglichkeiten aufzuzeigen, die aus einer breiten Palette an Perspektiven schöpfen, nicht nur aus der eigenen (Schön 1983).

WARUM IST DAS WICHTIG?

Oft nimmt man individuelle Situationen in den Fokus und verliert dabei das große Ganze aus dem Blick. Die grundlegenden gesellschaftlichen Strukturen, die Individuen einschränken, sind ungleich verteilt, sodass manche in der Lage sind, ihre Einschränkungen zu überwinden, andere nicht. Ein Beispiel: Denken Sie an die Tatsache, dass trotz der vielen Veränderungen, die Frauen Chancen im Erwerbsleben eröffnet haben, nicht alle ihre beruflichen Wünsche erfüllt werden können. Zudem empfinden manche Frauen in der Rolle als Mutter und Hausfrau große Zufriedenheit und ihr persönliches Glück. Vom Standpunkt des reflektierenden Handelns ausgehend ist ihnen vielleicht klar, dass ihr Lebensentwurf dem hegemonialen Weiblichkeitsideal entspricht, das in mancherlei Hinsicht restriktiv sein kann; da sie ihre persönliche Situation jedoch als erfüllend und bereichernd empfinden und finanzieren können, wollen sie keine Veränderung. Für viele Frauen ist diese Lebensform aber aus finanziellen Gründen keine Option und manche würden, anstelle oder neben ihren traditionellen häuslichen Rollen, lieber andere Wege gehen.

Der emanzipatorische Wissensprozess von *praxis* würde jedoch verlangen, über die persönliche Situation hinauszuschauen, sich über die breiteren soziokulturellen Implikationen dieser Rollenzuweisungen Gedanken zu machen und neben den persönlichen auch die politischen Implikationen der Situation zu bedenken. Das erfordert ein bestimmtes Bewusstsein, das nicht leicht auszubilden ist und überdies ein Verständnis für Umstände, die sich von den eigenen unterscheiden, beinhaltet. Außerdem müssen die politischen, sozialen und ökonomischen Dimensionen einer Situation bedacht werden. Dabei wird nicht negiert, dass das Dasein als Familienhausfrau für manche Frauen befriedigend und bereichernd ist, doch dann wird der Fokus auf übergeordnete Themen gelenkt und gefragt, welche Folgen es für Frauen und die Gesellschaft insgesamt hat, wenn Haus- und Familienarbeit primär Frauen zugewiesen wird, und dann überlegt, inwiefern und weshalb andere in ähnlichen Situationen ihre Optionen anders wahrnehmen.

Zusammenfassend ist zu sagen, dass emanzipatorisches Wissen und wissen, um hegemoniale Gesellschaftsstrukturen aufzulösen, nicht nur aus kritischem Nachdenken über Ungerechtigkeiten besteht, aus der Lösung individueller oder bestimmter Probleme oder dem Nachdenken über unfaire soziale Bedingungen. Die emanzipatorische Frage lautet vielmehr: „Weshalb haben wir überhaupt dieses Problem?" Wer sich der Situation aus emanzipatorischer Perspektive nähert, wird z. B. fragen: „Wie können wir die Berufschancen von Frauen verbessern?" und „Weshalb wird Frauen der Zugang zu manchen Berufen überhaupt verwehrt?" Als Pflegefachperson werden Sie fragen: „Wie können wir das HIV/AIDS anhaftende Stigma überwinden?" und dann „Weshalb ist diese Erkrankung überhaupt stigmatisiert?" Sie werden fragen: „Wie können wir Toleranz für Transgender-Personen fördern?" und weiter „Weshalb hält die Intoleranz an?" Sie werden sich fragen: „Wie können wir die unfaire Praktik obligatorischer Überstunden im Pflegebereich beenden?" und dann überlegen „Wie ist diese Situation entstanden und wer profitiert davon?" Wir wiederholen: Nachdem diese Fragen gestellt wurden, erfordert emanzipatorisches Wissen vom Individuum, aktiv zu werden und auf die Beseitigung dieser Situationen hinzuarbeiten.

3.2 Die Renaissance emanzipatorischen Pflegewissens

Die Liste professioneller Pflegepersonen, die in der Vergangenheit für eine Veränderung der verheerenden sozialen Bedingungen und für bessere Gesundheit gekämpft haben, ist lang. Als man in den 1950er Jahren den Fokus verstärkt auf (natur-)wissenschaftliche Untersuchungsmethoden richtete, nahm die Wertschätzung anderer Wissensformen und Forschungsmethoden allerdings vorübergehend ab. Während der 1960er und 1970er Jahre wurden dann auch andere Formen der Gelehrsamkeit und Wissenschaftlichkeit verstärkt anerkannt, worauf nach und nach kritische Perspektiven entstanden. Viele dieser frühen kritischen Forschungen beruhten auf den Werken prominenter kritischer, liberaler und poststrukturalistischer Denkender.

3.2.1 *Critical theory*

In der Disziplin Pflege bedeutet *critical theory* eine auf emanzipatorischem Wissen beruhende Sichtweise. Der Begriff kann verwirren, weil er nicht die in der Pflegetheorie übliche Konnotation hat. Das Wort *critical* hat im allgemeinen Sprachgebrauch mehrere Bedeutungen, die im Kontext der *critical theory* jedoch irrelevant sind. In diesem Kontext impliziert *critical* eine Analyse, die sich von der Oberfläche entfernt und den üblichen Annahmen auf den Grund geht. *Critical theory* ist in der Regel ein breiter Begriff, mit dem sowohl der Prozess als auch das Produkt eines Werkes beschrieben wird, das historisch verortet ist, einen soziopolitischen Standpunkt einnimmt und soziale Ungleichheiten und Ungerechtigkeiten hinterfragt. *Critical* ist eine solche Theorie insofern, als sie die Wurzeln und Konsequenzen gesellschaftlicher Ungleichheiten und Ungerechtigkeiten analysiert, die eine Gruppe zum Nachteil einer anderen privilegiert (Carnegie und Kiger 2009).

Als Methode geht die *critical theory* auf die klassischen soziologischen Traditionen von Karl Marx, Max Weber und Emile Durkheim zurück (Morrow 1994). Diese frühen philosophischen Schulen rückten kapitalistische Länder, wie die USA, in ein ungünstiges Licht und wurden in den USA verdächtigt, der kommunistischen Ideologie nahezustehen. Die im 20. Jahrhundert vorherrschende extrem antikommunistische Stimmung in den USA machte es den dortigen Wissenschaftlerinnen und Wissenschaftlern schwer, sich am Diskurs über die aufkommende Kritische Theorie und Philosophie zu beteiligen. Wissenschaftler, die in Ländern mit einem starken Wohlfahrtssystem und ausgeprägten sozialen Werten arbeiteten, waren in der Regel offener und akzeptierten die Kritische Theorie eher. Als sich die politischen Strukturen weltweit langsam veränderten und der 40 Jahre andauernde Kalte Krieg, der Ende der 1940er Jahre begonnen hatte, abflaute, stieß eine *critical theory* schließlich auch in den USA auf offenere Ohren. Dieser Verlauf bestätigt den gewaltigen Einfluss des Kontexts auf das menschliche Denken, denn die Angst vor dem Kommunismus hatte Barrieren aufgerichtet, verhinderte das Verständnis von *critical theory* und unterdrückte die Bereitschaft, sich kritischen theoretischen Ansätzen zu öffnen und deren Möglichkeiten zu erkennen.

Die Kritische Theorie, als spezifischer Ansatz des Studiums der Gesellschaft, begann 1932 mit den Arbeiten Gelehrter, die vor Hitlers Gewaltherrschaft aus Deutschland geflohen waren. Diese Personen gehörten zur sogenannten „Frankfurter Schule". Im Rahmen der Frankfurter Schule bezog sich der Begriff *Kritische Theorie* (mit großem K geschrieben) auf eine Form der Soziologie, die Gesellschaft als historische Entwicklung verstand und eine bewusste Auseinandersetzung mit gesellschaftlichen Problemen und mit den Prozessen gesellschaftlicher Transformation propagierte. Meistens (aber nicht immer) bezieht sich der Begriff *Kritische Theorie* auf die Arbeiten der Frankfurter Schule (Morrow 1994). Wir schreiben das Wort *critical* in unseren Ausführungen stets mit kleinem Anfangsbuchstaben, um zu vermitteln, dass unsere Perspektive eine Vielzahl von Philosophien, Methoden und Ansätzen umfasst, die sich allesamt hauptsächlich mit gesellschaftlichen Problemen beschäftigen.

In den 1960er Jahren war es vor allem Jürgen Habermas, der neue Konzeptionen einer Kritischen Theorie mit weitreichenden interdisziplinären Verbindungen zwischen Gesellschaftswissenschaften und der Philosophie entwickelte (Morrow 1994). Habermas (1973, 1979) postulierte drei fundamentale erkenntnisleitende menschliche Interessen, die jeweils eine eigene Methode verlangen:

1. *Technisches Erkenntnisinteresse* ist die Fähigkeit des Menschen, Dinge und Verfahren zu schaffen, um die physische Welt zu verstehen; dafür werden empirische Methoden benötigt.
2. *Praktisches Erkenntnisinteresse* ist die Fähigkeit des Menschen, zu kommunizieren und sich in einer sozialen Gemeinschaft zurechtzufinden; dafür werden interpretierende und philosophische Methoden benötigt.
3. *Emanzipatorisches Erkenntnisinteresse* ist die Fähigkeit des Menschen, Veränderungsbedarf zu erkennen und aktiv zu werden, um etwas zu verändern; dafür werden kritische und reflektierende Methoden benötigt.

Jedes Erkenntnisinteresse ist überlebenswichtig. Kritische Pflegewissenschaftler:innen haben sich zwar an mehreren „*critical*" Gelehrten und Philosoph:innen orientiert, der Einfluss Habermas' ist jedoch signifikant.

3.2.2 Befreiungstheorie

Paulo Freire war ein bedeutender Pädagoge und Befreiungstheoretiker, der auch die Arbeiten von Pflegewissenschaftler:innen stark beeinflusst hat. Er war Lehrer und vertrat in seiner Heimat Brasilien kritische Bildungsansätze. In philosophischer Hinsicht gründete sein Werk auf den Gedanken von Karl Marx, Friedrich Engels, Georg Hegel, Gyorgy Lukacs, Herbert Marcuse und Erich Fromm (Freire 1970). Freires Werk geht auf ein Alphabetisierungsprojekt für die brasilianische Landbevölkerung zurück. Seine Ideen bezogen sich nicht nur auf spezifische didaktische Ansätze, sie konnten auch auf jedes beliebige Graswurzelprojekt, d. h. jede basisdemokratische Befreiungsbewegung übertragen werden. Die traditionelle Bildungsarbeit beruht auf der Annahme, dass es primär darum geht, das vorhandene Wissen und die vorhandenen kulturellen Werte weiterzureichen. Freire stellte diese Annahme in Frage und formalisierte dabei die *Befreiungstheorie,* für die Bildung ein Mittel ist, das vorhandene Wissen und die vorhandenen kulturellen Werte zu hinterfragen (Freire 1970, Hooks 1993, Weiler 1991). Wegen der großen Bedeutung seiner Philosophie und Freires praktischer handlungsorientierter Perspektive, entfalteten seine Ideen weit über den Bildungsbereich hinaus große Wirkung.

3.2.3 Poststrukturalismus

Auch Michel Foucaults poststrukturalistische Philosophie hat die Pflegewissenschaft erheblich beeinflusst, da sie die in verbale und symbolische soziale Diskurse eingebetteten und von diesen Diskursen gestützten Machtungleichgewichte aufgedeckt hat. *Soziale Diskurse* sind ein gesamtes System von Darstellungsweisen der Wahrnehmungen, die soziale Realität schaffen – Schreiben, Bilder, Werbeanzeigen, künstlerische Darstellungen, alltägliche verbale und nonverbale Äußerungen. Dem kritischen Poststrukturalismus zufolge gibt es keine Realität im objektiven Sinn. Vielmehr wird, was uns real erscheint, von dominanten sozialen Diskursen für uns konstruiert. Verbale und symbolische Diskurse sind mächtig, weil sie zusammenwirken, und das, was zu wissen sozial akzeptabel ist, einerseits zulassen andererseits begrenzen (Aston 2008; Bradbury-Jones, Sambrook und Irvine 2008).

Bitte überlegen Sie ...

Schönheitsdiskurse suggerieren jungen weißen Frauen, ein makelloses Gesicht sei schöner als ein normales Gesicht mit kleinen Mängeln. Diskurse verstärken auch die Vorstellung, eine bestimmte Art von Schönheit – nämlich die durch Schminken und Retuschieren hergestellte – sei erreichbar und das Normale. Weil diese Botschaften allgegenwärtig sind, verstehen junge Frauen unter „Schönheit" womöglich nur das, was diese Diskurssysteme konstruieren und vorschreiben. Solche Diskurse sind mächtig, weil sie den einen den Zugriff auf gesellschaftliche Ressourcen verwehren, anderen dagegen Chancen eröffnen. Junge Frauen, die dem gängigen Schönheitsideal nicht entsprechen können oder wollen, entwickeln womöglich ein geringes Selbstwertgefühl und laufen Gefahr, dass ihnen soziale Ressourcen vorenthalten werden, etwa die Anerkennung ihrer Peergroup und soziale Interaktionen, an denen den meisten jungen Leuten so sehr gelegen ist.

Gleiches gilt auch für junge weiße Männer, denen populäre Diskurse das Erscheinungsbild eines typischen Filmstars vorschreiben (gut aussehend, ausgeprägte Muskulatur, modisch gekleidet), um nur ja nicht wie ein Streber oder Computerfreak zu wirken (schmächtig, mit Brille, informell, nachlässig oder unpassend gekleidet). Das ist der Weg, auf dem Diskurse „Realitäten" konstruieren, die Machtungleichgewichte verursachen (in unserem Beispiel zwischen jungen Frauen und jungen Männern, die „schön" oder „gut aussehend" sind, und denen, die es nicht sind). Wenn nun alternative Diskurse andere Auffassungen von Schönheit propagieren und die dominanten Diskurse zu unterminieren beginnen, verlieren sie langsam an Macht und die Kontrolle darüber, wofür junge Leute ihr Geld ausgeben und womit sie ihre Zeit verbringen (Phillips 2006).

Als Poststrukturalist betrachtete Foucault Sprache und Diskurse, einschließlich Theorien, als notwendige Zeichensysteme der Sozialordnung, weil sie sinnstiftend sein oder die Welt erklären können. Wie jedoch die Beispiele der Schönheitsdiskurse illustrieren, begrenzen diese Sprachsysteme und Diskurse auch das, was verstanden, gewusst oder wahrgenommen wird und zwar mit anhaltend negativen Konsequenzen. Foucault zufolge können wir nur Dinge wissen, die eine Bedeutung haben. Es sind Diskurssysteme, die Bedeutungen produzieren oder konstruieren (Hall 2001). Der kritische Poststrukturalismus analysiert, wie Diskurse dazu beitragen, Ungleichgewichte herzustellen, die ganze Personenklassen benachteiligen, und will Veränderungsmöglichkeiten aufzeigen (Doering 1992; Foucault 1980, 1984).

❚❚ Zur Diskussion

Bitte lesen Sie das *Nursing Manifesto* unter http://nursemanifest.com/manifesto.htm. Diskutieren Sie nun mit Kolleginnen und Kollegen, inwiefern in diesem Dokument *critical theory*, Befreiungstheorie und Poststrukturalismus sichtbar werden. ❚❚

3.3 Pflegeliteratur und emanzipatorisches Wissen

In der zweiten Hälfte des 20. Jahrhunderts entwickelten zunehmend mehr Pflegewissenschaftlerinnen und -aktivistinnen eindeutig mit emanzipatorischen Wissensmustern verbundene Pflegetheorien. In den 1960er Jahren erklärte Lydia Hall, es gebe keinen „Mangel an Pflegefachpersonen", vielmehr einen „Mangel an Pflege" und gründete das *Loeb Center for Nursing and Rehabilitation* am Montefiore Hospital in der Bronx, New York. Ihre Ideen und deren Umsetzung sind bemerkenswerte Beispiele emanzipatorischen Pflegewissens. Weil sie der Auffassung war, Pflege sei die beste Therapie für Menschen, die sich von einer chronischen Krankheit erholen, machte sie das Loeb Center zu einem Ort, an dem Pflege (und nicht Medizin) praktiziert wird und Pflegefachpersonen gegenüber der Ärzteschaft weisungsbefugt sind (Hall 1966). Die Idee zur Gründung des Loeb Center kam Hall, als sie feststellte, dass Pflegefachpersonen weiterhin medizinische Aufgaben erledigten und zum „verlängerten Arm des Arztes" wurden, anstatt, nachdem die Medizin ihre kurative Rolle ausgeübt hatte, die leibliche Versorgung zu übernehmen und sich in ganzheitlichem Sinne um die Genesenden zu kümmern. Halls Pflegemodell war revolutionär, weil es Pflege von Medizin differenzierte und professionell Pflegenden gestattete, in einem Umfeld zu arbeiten, in dem sie keine kurativen Aufgaben übernehmen mussten, was andernorts, wegen der medizintechnischen Fortschritte in den 1960er Jahren, von ihnen erwartet wurde.

Auch feministische Perspektiven trugen dazu bei, dass in der frühen Pflegeliteratur über emanzipatorisches Wissen geschrieben wurde. Wenngleich Krankenpflegerinnen feministisches Gedankengut in der Regel ungern übernahmen und sich an der US-amerikanischen Frauenbewegung der 1960er und 1970er Jahre nur zögerlich beteiligten, gab es doch einige, die ihre Stimme erhoben und Gedanken publizierten, die am Status quo rüttelten. Eine der ersten Veröffentlichungen mit erkennbar emanzipatorischem Standpunkt war der 1973 im *American Journal of Nursing* erschienene Artikel von Wilma Scott Heide (1973), in dem sie auf die wichtige Rolle feministischer Überlegungen für die Pflege hinwies. JoAnn Ashley (1976) stützte ihre Argumentation auf historische Belege und behauptete in *Hospitals, Paternalism, and the Role of the Nurse,* das derzeitige Anlern- und Ausbildungssystem versetze Pflegefachpersonen und die Pflegetätigkeit in einen Kontext, der nicht nur die Arbeitskraft von Frauen in Krankenhäusern ausbeute, vielmehr auch die Grundwerte von Pflege, was Gesundheit und Gesundheitsversorgung angehe, unterminiere. Sie brachte in ihrer feministischen Analyse die misogyne (frauenverachtende) Gesellschaft in enge Verbindung mit einer Gesundheitspolitik und mit Praktiken, die die Rolle professionell Pflegender bei der Erbringung von Gesundheitsdienstleistungen stark einschränken (Kagan 2006).

Eine weitere wichtige Publikation, die bezeugt, dass sich auch in der Pflege emanzipatorische Perspektiven entwickelten, ist der 1983 erschienene Artikel *Oppressed Group Behavior: Implications for Nursing* von Susan Jo Roberts. Die Autorin bezog sich auf das Werk von Freire und auf Literatur über kolonialisierte Menschen in Afrika und Lateinamerika, über Afro-Amerikaner, Juden und Frauen und lieferte Argumente, dass auch Pflegefachpersonen als unterdrückte Gruppe betrachtet werden können. Sie betonte, dieser Erkenntnis könnten Taten folgen, die einen grundlegenden Wandel der Pflege und Gesundheitsversorgung auslösen und schloss mit folgenden Worten:

„Pflegefachpersonen sind Unterdrückte mit den gleichen Merkmalen [anderer unterdrückter] Gruppen. Es steht zu hoffen, dass sie aufgrund dieser Erkenntnis aus den Erfahrungen anderer lernen, sich zu befreien, und dann einen autonomen Berufsstand entwickeln, der

einen wesentlichen Beitrag zur Verbesserung der Gesundheitsversorgung zu leisten vermag." (englisches Originalzitat S. 30).

Cassandra: Radical Feminist Nurses Network wurde am 30. Juni 1982 bei einer Tagung der *American Nurses Association* in Washington D. C. gegründet, am gleichen Tag, als die Ratifizierungsfrist für das *Equal Rights Amendment,* das Frauen gleiche Rechte einräumen sollte, auslief. Die Initiatorinnen von *Cassandra* waren verblüfft, dass sich bei diesem Treffen niemand der politischen Bedeutung dieses Datums bewusst war und all die großen Protestveranstaltungen im gesamten District Columbia gegen das Scheitern dieses Gesetzes nicht zur Kenntnis genommen wurden (Chinn 2009).

Die Frauen von *Cassandra* teilten ihre Zeit zwischen den verschiedenen Aktivitäten der Tagung und den Veranstaltungen, die in der ganzen Stadt stattfanden, um ihr Versprechen zu erneuern, weiter für die volle Gleichberechtigung von Frauen in der US-amerikanischen Gesellschaft zu kämpfen. *Cassandra* wurde gegründet, um den Führungskräften an der Spitze des Pflegeberufs kritische und feministische Erkenntnisse nahezubringen und auf der Basis kritischer feministischer Erkenntnisse die Pflege zu verändern. Die Gruppe nannte sich nach Nightingales Essay *Cassandra,* in dem sie die am Kapitelanfang zitierte Frage stellt. Der Newsletter des Netzwerks erschien bis 1989 und war, trotz seiner geringen Verbreitung, für viele in der direkten Pflege Tätige und Pflegewissenschaftlerinnen, die nach und nach eine emanzipatorische Perspektive entwickelten, eine Quelle der Bestätigung (Chinn 2009).

Ende der 1980er und Anfang der 1990er Jahre schlug sich die starke Präsenz von Werken, die emanzipatorische Sichtweisen vertraten, einschließlich kritischer, feministischer und poststrukturalistischer Theorien, dann auch in der Pflegeliteratur nieder (Bunting und Campbell 1990; Campbell und Bunting 1991; Doering, 1992; Muller und Dzurec 1993). Diese frühen Schriften sind nach wie vor wichtige Grundlagen emanzipatorischen Wissens in der Pflege. Die Autorinnen verwiesen auf die Herkunft ihrer besonderen kritischen Perspektiven, unterzogen die Pflege und das Pflegewissen einer entsprechenden Kritik und machten überdies Vorschläge für eine andere Pflegepraxis und eine andere Pflegeausbildung, für eine andere Gesundheitsversorgung und eine Gesellschaft, die in der Lage ist, sich der anhaltenden und scheinbar unlösbaren Probleme im Pflegebereich anzunehmen.

Mitte der 1990er Jahre waren emanzipatorische Perspektiven in der Pflegeliteratur zunehmend öfter anzutreffen. Obschon an den Rändern der dominierenden wissenschaftlichen Diskurse angesiedelt, gewannen diese Perspektiven doch Schritt für Schritt an Tiefe und Qualität, weshalb sie schließlich auch stärker beachtet wurden. In diesen Publikationen werden die Natur der aus emanzipatorischer Sicht identifizierten Probleme beschrieben und Aktionen dargestellt, die geeignet sind, die gewünschten Veränderungen herbeizuführen. Zwischen 1990 und 1992 schloss sich eine Gruppe kanadischer Pflegefachpersonen zu den *Nurses for Social Responsibility (NSR)* zusammen und publizierte die Zeitschrift *Towards Justice in Health.* Falk-Rafael und Bradley (2014) haben eine kritische Textanalyse des Werks dieser Gruppe vorgelegt, deren Schriften und Aktionen alternative und mutige Stimmen waren, die die politische Seite von Gesundheit und Gesundheitspflege offenlegten und aufzeigten, wie der politische Kontext der frühen 1990er die pflegerische Versorgung beeinflusst hat.

Diese wissenschaftlichen Schriften fordern die geltenden Hegemonien heraus und identifizieren zentrale Probleme, die typischerweise als „naturgegeben" hingenommen werden. Die Autor:innen beschreiben, wie die Probleme, mit denen sie sich beschäftigen, entstanden sind, wem der Status quo nützt, wem er schadet und wie gesellschaftliche Praktiken zusammenwirken, um ihn zu erhalten. Sie beschäftigen sich aber auch mit dem gewünschten Wandel und den Aktionen, die nötig sind, um den Status quo zu verändern (Falk-Rafael 2006; MacDonnell 2009; Messias, McDowell und Estrada 2009; Racine 2009).

Heute gibt es in der Pflege eine starke Tradition von *critical analysis* sowie eine auf emanzipatorischem Wissen basierende Konzeptualisierung emanzipatorischer Pflegepraxis (Bickford 2914; Butterfield 2917; Chinn und Falk-Rafael 2015; Kagan et al. 2014; Perry 2015; Ray und Turkel 2014; Scheer et al. 2016; Thompson 2014; Wählin 2017; Walter 2016). Auch sind in der Pflegebildung nachweislich Initiativen entstanden, die sich mit sozialer Gerechtigkeit und emanzipatorischem Wissen beschäftigen (Snyder 2014; Vickers 2008; Watson und Hills 2011).

3.4 Die Dimensionen emanzipatorischen Wissens

Die Dimensionen emanzipatorischen Wissens und wissen sind: kritische Fragen, die kreativen Prozesse des *critiquing,* entwickeln bildlicher Vorstellungen, formale Ausdrucksformen, Bestätigungs-/Legitimationsprozesse und die in die Pflegepraxis integrierte Ausdrucksform emanzipatorischen Wissens, nämlich die *praxis.*

3.5 Kritische Fragen: Wer profitiert? Was stimmt nicht an diesem Bild?

Die bei der Entwicklung emanzipatorischen Wissens stattfindenden Prozesse entspringen den in ➤ Abb. 3.1 dargestellten kritischen emanzipatorischen Fragen. Sie können in verschiedenen Kontexten und Situationen gestellt werden, auch im Care-Kontext. Die Fragen im Modell sind lediglich Vorschläge, weil auch jede andere Frage, die darauf abzielt, soziale Ungerechtigkeiten aufzudecken, eine kritische ist. Kritische Fragen können beispielsweise den Barrieren gelten, die Freiheit behindern, können ergründen, weshalb eine bestimmte Information unterlassen oder verschleiert wird oder manche Menschen Freiheiten genießen, die anderen vorenthalten sind.

WARUM IST DAS WICHTIG?

Wenn sich Pflegefachpersonen fragen, weshalb ihnen etwas unfair erscheint, tun sie dies aufgrund der Überzeugung, dass allen Menschen Freiheit zusteht und alle Gelegenheit haben sollen, ihr volles Potenzial zu entwickeln. Fragen dieser Art beruhen auf der Annahme, dass die Entwicklung und der Einsatz des eigenen Potenzials nicht allein Sache des Willens oder der Wünsche eines Individuums ist, vielmehr Kultur und Gesellschaft Bedingungen und Strukturen herstellen, die bestimmen, wer sich entfalten kann und wer nicht.

Wer kritische Fragen stellt, die mit emanzipatorischem Wissen zu tun haben, geht grundsätzlich davon aus, dass Menschen nicht absolut frei aus einer unbegrenzten Zahl verschiedener Optionen wählen können und dass sich die Dinge ändern müssen, damit neue Optionen allen Menschen zugänglich werden. Die Annahme der radikalen Freiheit des Menschen schiebt die volle Verantwortung für die umfassende Entwicklung des eigenen Potenzials dem Individuum zu. Wer kritisch hinterfragt, nimmt an, dass Freiheiten situationsbedingt sind, was bedeutet, dass die Chancen für Freiheit und Entwicklung des persönlichen Potenzials von der Situation einer Person determiniert sind. Anders gesagt: Aus kritischer Perspektive betrachtet, ist die Situation eines Menschen das Konstrukt sozialer Praktiken, die dafür sorgen, dass manche benachteiligt, andere bevorzugt werden. Aus emanzipatorischer Perspektive können sämtliche Bedingungen, die Menschen an der Entwicklung ihres vollen Potenzials hindern, sichtbar gemacht werden; können Vorstellungen Realität werden und besitzen alle Menschen die angeborene Fähigkeit, Veränderungen herbeizuführen, die das menschlichen Leben verbessern. Kritische Fragen wie: „Was stimmt hier nicht?" erfordern einen Blick, der über das Offensichtliche und die eigenen Erfahrungen hinausgeht. Dabei stellt sich heraus, dass Dinge, die Menschen für wahr halten, möglicherweise problematisch sind.

Die Erkenntnis, dass es Ungerechtigkeiten und Ungleichheiten gibt, kann schwere persönliche und berufliche Konflikte auslösen. Die meisten Menschen sind dahingehend sozialisiert, einen unfairen Status quo einfach zu akzeptieren (Hegemonie) und die Augen zu verschließen vor der unbequemen Tatsache, dass manche Menschen privilegiert und andere benachteiligt sind. Um sich dieser Erkenntnis stellen und entsprechend handeln zu können, braucht es Mut und Ausdauer sowie die Unterstützung dauerhaft engagierter Kolleginnen und Verbündeter (Falk-Rafael und Bradley 2014; Georges 2013; Giddings 2005a, 2005b). Wer aktiv wird, stört den Status quo, was nicht nur recht unangenehm sein kann, sondern oft auch scharfe und schnelle Reaktionen auslöst, die den Erhalt der herrschenden Hegemonien sicherstellen sollen. Nichtsdestotrotz ist das kritische Hinterfragen des gegenwärtigen Zustands ein erstes und entscheidendes Merkmal emanzipatorischen Wissens, das *praxis* den Weg bereitet.

Fragen zur Reflexion

Bitte denken Sie an eine Pflegesituation, die Sie beobachtet und als unfair oder kritikwürdig empfunden haben. Fragen Sie sich nun: „Wer profitiert von dieser Situation? Wem nützt sie?" Verändert sich Ihre Vorstellung davon, wie die Situation verändert werden kann, wenn Sie über die Antwort auf diese Frage nachdenken?

3.6 Kreative Prozesse: *critiquing* und bildliche Vorstellungen entwickeln

Die kreativen Prozesse emanzipatorischen Wissens sind *critiquing* und das Entwickeln bildlicher Vorstellungen. Auch hier gilt, dass diese Dimensionen emanzipatorischen Wissens die Einsicht erfordern, dass etwas unfair oder ungerecht ist. Beide kreativen Vorgänge verlaufen meist zirkulär: Wenn Sie merken, dass etwas nicht stimmt und verändert werden muss, bringt diese Wahrnehmung Dinge in Ihr Bewusstsein, die falsch sind (*critiquing*), und dann eine Vorstellung davon, wie die Dinge sein sollten (entwickeln bildlicher Vorstellungen).

Critiquing bedeutet, den Status quo, also den gegenwärtigen Zustand, unter mehreren Gesichtspunkten zu analysieren. Eine bestimmte Situation lässt sich beispielsweise im Hinblick auf die Ethnie, sexuelle Orientierung und Klassenzugehörigkeit, das Geschlecht oder irgend einen anderen Faktor hin untersuchen, der Menschen an ihrer Entfaltung hindert oder Ungleichheiten herstellt. Je umfassender die Kritik, desto wahrscheinlicher die Wirksamkeit der gewählten Aktionen.

Das Entwickeln bildlicher Vorstellungen ist der kreative Prozess, der schließlich aufzeigt, wie eine bessere, fairere und gerechtere Welt aussehen könnte. Wie beim *critiquing* gewinnt der Vorgang des Entwickelns bildlicher Vorstellungen enorm, wenn ungerechte Verhältnisse aus unterschiedlichen Blickwinkeln betrachtet werden. Wir verwenden die Begrifflichkeit *Entwickeln bildlicher Vorstellungen* und meinen damit, dass man sich ein Bild macht und neue Möglichkeiten sieht, nicht nur träumt oder kritik- und wahllos irgendwelche Szenarien entwirft. Diese Dimensionen emanzipatorischen Wissens entstehen durch Dialoge und Informationsaustausch, denen formale Ausdrucksformen emanzipatorischen Wissens und *praxis* folgen.

Critiquing und das Entwickeln bildlicher Vorstellungen im Kontext emanzipatorischen Wissens ist stets *aktivistischer* Natur und bezieht sich auf die Situation derer, die unter einer bestimmten Ungerechtigkeit leiden. Keine außenstehende Person kann Menschen, die Befreiung suchen oder brauchen, emanzipatorische Prozesse verordnen. *Emanzipation* oder Befreiung aus einer Situation, die das eigene Menschsein beschneidet, hängt von den Einsichten, Auffassungen und Interpretationen derer ab, die am stärksten davon betroffen, die benachteiligt und unterdrückt sind. Die ersten Schritte hin zu einer Veränderung der Situation müssen diejenigen tun, die von der Situation benachteiligt werden. Andere Menschen, die spüren, dass die Situation ungerecht ist, können Betroffene, die zusammenkommen, um ihre Geschichten zu erzählen, im Prozess des *critiquing* und dem Entwickeln bildlicher Vorstellungen, unterstützen und ermuntern, können jedoch weder den Handlungsverlauf bestimmen noch tun, was getan werden muss; sie können lediglich hilfreich zur Seite stehen. Manchmal werden die am meisten von einer ungerechten Situation Betroffenen als „Unterdrückte" bezeichnet, wir sprechen einfach von „Befreiung suchenden Menschen". Wer sich Befreiung suchenden Menschen anschließt, um Erkenntnisse und Wissen zu entwickeln und letztlich deren Veränderungsbemühungen zu unterstützen, ist ihr Verbündeter.

Aktivistische Projekte bringen die am stärksten von Ungerechtigkeiten Betroffenen und ihre Verbündeten zusammen, damit sie die Problematik diskutieren, identifizieren und definieren können, Wege hin zu einem nachhaltigen Wandel mittels bildlicher Vorstellung entwickeln und überlegen können, wie sie den so in der bildlichen Vorstellung entwickelten Wandel herbeiführen wollen. Weil bestimmte Lebensbedingungen oft als naturgegeben hingenommen (Hegemonie) oder als Einzelfälle betrachtet werden, findet der Vorgang des *critiquing* und Entwickeln bildlicher Vorstellungen in Gruppensettings statt. In der Gruppe berichten alle von der eigenen Lebenswirklichkeit und erkennen schließlich, dass sie nicht alleine sind und ihre Situation ihr Menschsein beschneidet.

Wie bereits erwähnt, sind Befreiung suchende Menschen die Expert:innen für die Ungerechtigkeit, unter der sie leiden; sie wissen am besten, wie es ihnen dabei ergeht. Verbündete können den Prozess mit ihren Fertigkeiten und Erkenntnissen bereichern, werden die Sichtweisen der Befreiung suchenden Menschen jedoch stets respektieren. Verbündete können sich als mächtige Agenten des Wandels erweisen, indem sie die Situation der Benachteiligten bezeugen. Vielleicht passen nicht alle, die am Veränderungsprozess mitwirken, vollständig ins Bild von „Befreiung suchenden Menschen" oder von „Verbündeten". Verbündete haben nicht selten irgendeine Beziehung zu den Erfahrungen der Befreiung suchenden Menschen, während diese oft Erkenntnisse, Auffassungen und Ideen einbringen, die sie Erlebnissen außerhalb der Unterdrückungssituation verdanken.

Die kreativen Prozesse des *Critiquing* und Entwickeln bildlicher Vorstellungen können in verschiedenen realen oder virtuellen Gruppensettings stattfinden. Am *Nurse Manifest-Project* haben sich sowohl reale wie virtuelle Gruppen beteiligt. Professionell Pflegende berichteten einander per E-Mail von ihren Erfahrungen, um „Bewusstsein zu schaffen, Aktionen anzuregen und eine Diskussion über Themen anzustoßen, die für die Pflege und Gesundheitsversorgung weltweit von entscheidender Bedeutung sind" (Jarrin 2006; „NurseManifest Project", 2002), haben sich aber auch persönlich in Gesprächsgruppen getroffen (Jacobs et al. 2005). Bei diesem Projekt waren die Befreiung suchenden Menschen professionell Pflegende, die in der direkten Pflege und im Angestelltenverhältnis arbeiteten. Manche von ihnen hatten früher einmal unterrichtet, sind dann aber in die praktische Pflege zurückgekehrt. Hier waren die Pflegelehrenden die Verbündeten, also Personen, die seit einigen Jahren nicht mehr direkt mit pflegebedürftigen Menschen zu tun gehabt hatten, die Situation jedoch sehr gut kannten und zusammen mit in der Praxis tätigen Pflegefachpersonen den Alltag und die Arbeitsbedingungen in der Pflege untersuchten.

Der Gruppenprozess braucht, um wirksam zu sein, einen sicheren Kontext, damit sich die Leute trauen, offen über die ungerechten Verhältnisse zu diskutieren oder zu berichten, wie sie unter den Lebensbedingungen leiden, und zu überlegen, was ihr Leben verbessern würde. Alle Teilnehmenden sind gleichermaßen an einer Veränderung des problematischen Status quo interessiert und wollen im Dialog ein Bewusstsein für Bedingungen erzeugen, die den Status quo erhalten. Im Laufe dieser Aussprachen und Bewusstwerdung kritisiert die Gruppe gemeinsam das, was sie am vollen Menschsein hindert und identifiziert die für eine gedeihlichere Zukunft erforderlichen Veränderungen.

Der für emanzipatorisches Wissen und Verstehen unerlässliche Gruppenprozess beruht auf dem Ansatz von Freire (1970), die hier beschriebenen Einzelheiten wurden von Chinn (2016; 2013) entwickelt. Diese Ansätze werden Aktionsgruppen als Möglichkeiten vorgeschlagen, auf wirksame Art in die kreativen Prozesse des *critiquing* und Entwickeln bildlicher Vorstellungen überzugehen. Zur Gruppe der Befreiung suchenden Menschen können Verbündete gehören oder auch nicht. Wenn sich eine Gruppe zusammenfindet, weil alle Beteiligten den Eindruck haben, dass etwas schiefläuft, wissen sie meist nur vage, was da nicht stimmt. Vielleicht haben sich die Leute fälschlicherweise selbst für das Problem verantwortlich gemacht, vielleicht haben sie das Problem einem Umstand zugeschrieben, der, nach einigem kritischen Nachdenken, doch nicht entscheidend dazu beigetragen hat. Anfangs sind sich die Einzelnen womöglich gar nicht bewusst, dass andere gleiche Erfahrungen machen. Im Laufe der Zeit lernen alle, einander respektvoll zuzuhören, Fragen zu stellen und mögliche Gründe für ihre Lage zu finden. Diese Diskussion schafft ein „Hintergrundbewusstsein" für die Komplexitäten der Situation und für die Unterschiede und Gemeinsamkeiten der Sichtweisen der einzelnen Gruppenmitglieder. Oft entstehen dabei die kreativsten (und manchmal ausgefallensten) Ideen für mögliche Veränderungen.

Der Prozess beginnt mit der Untersuchung von und der Diskussion über *Kodifizierungen* (d. h. über Bilder, Geschichten und Darstellungen), die repräsentieren, was den Menschen widerfährt. Kodifizierungen helfen, das Problematische an einer Situation sichtbar und bewusst zu machen, falls es sich nicht auf den ersten Blick erschlossen hat. Diese Wahrnehmung führt dann dazu, dass sich die Gruppe überlegt, welche Umstände die aktuelle Situation herstellen und erhalten. Durch eine Diskussion, in der jede Stimme gehört wird, gelingt es den Beteiligten, auf neue Art zu klären und zu identifizieren, was an ihrer Situation nicht stimmt (Problematisierung) und schließlich bildliche Vorstellungen davon zu entwickeln, was anders sein könnte. Die Gruppenmitglieder werden auch Vorstellungen davon entwickeln, wie sich Alternativen realisieren lassen und über die Vorzüge und Grenzen jeder einzelnen auf Veränderung zielenden Aktion diskutieren.

Die ausgewählten Aktionen gelten als „unerprobte Möglichkeiten". Jede Aktion wird auf ihr Veränderungspotenzial hin „erprobt", indem ihre Vorzüge und Grenzen ermittelt werden. Das Muster, das sich dabei herausbildet, wird von keinem der Gruppenmitglieder koordiniert, in irgendeiner Form kontrolliert oder gelenkt. Es handelt sich vielmehr um einen Prozess, der spontan aus der Gruppe heraus entsteht und dem emanzipatorischen Erkenntnisinteresse des Menschen entspringt (Habermas 1979; Hagedorn 1995). Sollte Führung nötig sein, wird sie von Personen ausgeübt, die fähig und willens sind, diese konkrete Aufgabe anzuleiten, und nicht von Personen, deren sozial vorgeschriebene Rollen sie zum Nachteil anderer privilegieren.

In der Regel trifft sich die Gruppe mehrmals über einige Wochen oder Monate hinweg. Weil es in diesen Gruppen um Befreiung aus unterdrückenden Gesellschaftsstrukturen geht und nicht um die Erfahrung einer Einzelperson, können sich alle, die Erfahrungen mit der unterdrückenden Gesellschaftsstruktur gemacht haben, am Vorgang des *critiquing* und das Entwickeln bildlicher Vorstellungen beteiligen. Die Gruppe muss nicht bei jedem Treffen vollzählig sein, und Neulinge sind stets willkommen. Die Kontinuität wird gewahrt, indem am Ende eines jeden Treffens die Kritiken an den unterdrückenden Gesellschaftsstrukturen und die Imaginationen dazu zusammengefasst werden und die Zusammenfassung dann am Anfang des nächsten Gruppentreffens vorgetragen wird. Im Falle virtueller Gruppen werden die Ergebnisse des *critiquing* und Entwickeln bildlicher Vorstellungen elektronisch gespeichert, damit allen Teilnehmenden alle Beiträge zur Verfügung stehen. Die Mitglieder einer realen Gruppe können sich Notizen machen und ein persönliches Tagebuch führen, um Gedanken und Erkenntnisse festzuhalten, die im Laufe der Diskussionen entstehen und in der Zeit bis zum nächsten Treffen Anhaltspunkte für weitere Überlegungen zu haben. *Critiquing* und das Entwickeln bildlicher Vorstellungen ist ein zirkulärer Vorgang, kein linearer, was bedeutet, dass, egal wer anwesend ist, immer ein Prozess der Reflexion, der Neubewertung von Ideen und des erneuten Reflektierens abläuft. Das ist erwünscht, da bei jeder weiteren „Runde" des Diskussions- und Analyseprozesses neue kritische Gedanken und Vorstellungen entwickelt werden.

Nach einiger Zeit werden sich die Teilnehmenden mit den wichtigsten, das Kernproblem kennzeichnenden Themen beschäftigen und auch die Verbindungen der Themen untereinander explorieren. Dann werden sie die Themen in ihre historischen, kulturellen, politischen und sozio-ökonomischen Zusammenhänge stellen und davon ausgehend auch ergründen, welche Umstände den Status quo stabilisieren: die Existenz von Personen oder Umständen, denen der gegenwärtige Zustand direkt oder indirekt nützt, und von Personen oder Umständen, die der Status quo benachteiligt oder negiert.

Aus diesen Explorationen heraus wird schließlich *praxis* entstehen – die integrierte Ausdrucksform emanzipatorischen Wissens. Am Anfang stehen oft Veränderungen, die Befreiung suchende Menschen in ihrem Privatleben vornehmen, dann folgen Gemeinschaftsaktionen, an denen die Leute als Gruppe oder Einzelperson teilnehmen. Freire verwendet für den gesamten Bewusstseinsbildungsprozess das portugiesische Wort *conscientização* und meint damit „den Lernvorgang, der nötig ist, um soziale, politische und ökonomische Widersprüche wahrzunehmen und Maßnahmen gegen das unterdrückerische Element der Lebensrealität zu ergreifen" (1970, englisches Originalzitat S. 19). Aktivistische Projekte können formale Ausdrucksformen von Wissen generieren oder auch nicht, weil sie primär der Aktion verpflichtet sind und emanzipatorische Erkenntnisse direkt in Taten ummünzen, in Aktionen zur Beseitigung der Barrieren, die der menschlichen Freiheit im Weg stehen. Dennoch können, wie an späterer Stelle beschrieben, aus dem Prozess des Entwickelns bildlicher Vorstellungen und *critiquing* heraus formale Ausdrucksformen emanzipatorischen Wissens formuliert werden.

3.6.1 Kreative Prozesse und Grundmuster des Pflegewissens

Den Aktivistinnen und ihren Verbündeten mögen die Grundmuster des Wissens nicht bekannt sein, dennoch überschneiden sich die kreativen Prozesse des Entwickelns bildlicher Vorstellungen und *critiquing* oft mit Prozessen, die innerhalb der empirischen, ethischen, persönlichen und ästhetischen Wissensmuster stattfinden. Dazu ein Beispiel: Empirische Methoden helfen, das Ausmaß eines Problems oder die Natur einer den Status quo aufrechterhaltenden Struktur zu dokumentieren, was ein gründlicheres Problemverständnis fördert. In dem Fall liefern empiriebasierte Informationen nützliche Daten und nützliches Material zur Vertiefung des *critiquing* und bildliche Vorstellungen von Veränderungsmöglichkeiten zu entwickeln.

Eine Gruppe junger Aktivistinnen beispielsweise wollte anhand einer kritischen Studie erforschen, wie Mädchen ihre Menarche erleben, mit dem Ziel, dieses Ereignis zu einer natürlicheren Sache zu machen. Also führten sie an den Schulen eines bestimmten Distrikts eine Umfrage durch, um zu ermitteln, wie Mädchen über die Menarche aufgeklärt werden. Die Forscherinnen studierten auch die Geschäftsberichte von Firmen für Hygieneprodukte, weil sie wissen wollten, welche Gewinne Hersteller erzielen, die auch das an den Schulen eingesetzte Aufklärungsmaterial liefern. Die Informationen bestätigten den Verdacht der Gruppe: Das Aufklärungsmaterial über die Menarche war nicht auf die echten Bedürfnisse der Mädchen zugeschnitten, diente vielmehr den Interessen mächtiger Konzerne. Kontext dieser Studie war ein Highschool-Setting, wo sich die heranwachsenden Mädchen trafen, um ihre Erlebnisse mit der Menarche zu erforschen und über deren von übergeordneten soziopolitischen Gegebenheiten konstruierte Bedeutung zu sprechen. Die Studie wurde von einer akademischen Verbündeten begleitet, die die Aktivitäten der Jugendlichen anleitete und unterstützte und deren Erkenntnisse und Wissen später publizierte, wodurch das Wissen in den Bereich formaler Ausdrucksform gerückt sowie einem größeren Fachpublikum zugänglich wurde (Hagedorn 1995).

3.7 Kreative Prozesse integrieren und Grundmuster des Wissens

Die mit ethischem Wissen verbundenen kreativen Prozesse – bewerten und klären/ethisches Abwägen – können zum besseren Verständnis der Ungerechtigkeiten eingesetzt werden (➤ Kap. 4). Das *Nurse Manifest* war primär das Ergebnis einer ausführlichen Klärung der Werte, des Dialogs und der genauen Begründbarkeit (Cowling, Chinn und Hagedorn 2009; Kagan et al. 2009). Als sich die Gruppe kritisch mit der Frage beschäftigte, weshalb Pflegefachpersonen so oft *moral distress* erleiden, konzentrierten sich die Diskussionen auf die Kritik der bestehenden Verhältnisse, worauf sich die Gruppe zunehmend des tiefen Konflikts zwischen den Werten, denen sich Pflegefachpersonen so stark verpflichtet fühlen, und den Werten der Systeme und Organisationen, in denen sie als Angestellte arbeiten, bewusst wurde. Dieser grundsätzliche Wertekonflikt wurde als das eigentliche, für den Pflegenotstand verantwortliche Problem erkannt. Das Manifesto-Projekt veranlasste die Autorinnen dazu, bildliche Vorstellungen davon zu entwickeln, wie es gelingen könnte, den Werten der Pflege mehr Geltung zu verschaffen, und zu überlegen, wie sie im Pflegealltag realisiert – oder manifestiert – werden könnten. Das Projekt begann mit einer fokussierten Kritik der ethischen Dimensionen pflegerischer Grundwerte und der praktischen Umsetzung dieser Werte. Bald schlossen sich weitere Pflegefachpersonen dem Projekt an, was zu einer noch umfassenderen Kritik der Erfahrungen aktiver Pflegefachpersonen im Kontext eines akuten Personalmangels führte und die Imaginationen einer besseren Zukunft um neue Bilder bereicherte.

Das Sich-Einlassen und Zentrieren als Prozesse persongebundenen Wissens sind für *critiquing* und das Entwickeln bildlicher Vorstellungen als Bestandteile emanzipatorischen Wissens unabdingbar (➤ Kap. 5). Diese kreativen Prozesse bringen die Erfahrungen derer zum Tragen, die am stärksten von den Ungerechtigkeiten betroffen sind, und liefern zudem das für Problemkritik und die Imagination von Alternativen benötigte Material. Ein Beispiel: Für eine kritische feministische Studie zur Arbeitssituation von Pflegefachpersonen wurden die Teilnehmenden gebeten, zum ersten Gruppentreffen ein Objekt oder Symbol (d. h. eine Art Chiffrierung) mitzubringen, das ihre persönlichen Erfahrungen als praktizierende Pflegefachpersonen repräsentiert. Sie erklärten der Gruppe die persönlichen Bedeutungen dieser symbolischen Objekte und sprachen über die Gemeinsamkeiten ihrer jeweiligen Erfahrungsberichte. Eine Teilnehmerin hatte ein Küchensieb mitgebracht, das ihr Gefühl des Kontrollverlusts repräsentierte, welches sie bei ihrer Pflegetätigkeit empfand, ein Gefühl, das auch die anderen kannten. Während sie über ihre Gefühle des Kontrollverlusts redeten, erkannten sie, dass es sich dabei nicht um persönliches Versagen handelte, vielmehr um die Folge einer signifikanten Ungerechtigkeit, die mit den systembedingten strukturellen Problemen institutionalisierter Pflege und den Bedingungen, unter denen gepflegt wird, zu tun hat. Ihre Aussprache und Kritik ergaben schließlich eine Vorstellung davon, wie sie durch die Entwicklung größerer persönlicher Authentizität und durch Gemeinschaftsaktionen die Umstände der Pflegetätigkeit verändern könnten (Jacobs et al. 2005). Das am *Nurse Manifest-Project* beteiligte Forschungsteam entwickelte aus den realen Geschichten der Pflegefachpersonen über ihre Arbeit fiktionalisierte Geschichten. Diese fiktionalisierten Geschichten sind ein Beispiel für formale Ausdrucksformen persongebundenen Wissens.

Die ästhetischen Methoden der Entwicklung von Visionen und der Erprobung helfen, das Ausmaß menschlichen Leidens, das ein ungerechter Status quo verursacht, zu erfassen und daraufhin Alternativen vorzustellen (➤ Kap. 6). Die Gegenstände, die von den an der Studie beteiligten Pflegefachpersonen als Chiffrierungen mitgebracht wurden, können als Kunstform gelten, die ihren Gefühlen Ausdruck verlieh und die Ausgangsbasis für die kreativen Prozesse emanzipatorischen Wissens waren. Schlichte Objekte (z. B. ein Küchensieb) sind wichtig, weil sie chiffrieren und somit komplexe menschliche Lebenserfahrungen symbolisieren (Jacobs et al. 2005). Chiffrierungen dieser Art lösen einen intensiven Dialog aus, der hilft, die ganze Tragweite des Problems zu erfassen. Crowling hat im Zuge des *Nurse Manifest-Project* Kunstwerke geschaffen, die formale Ausdrucksformen ästhetischen Wissens sind und synthetisieren, was professionell Pflegende aus aller Welt so eindrucksvoll über ihre Arbeit erzählt haben („NurseManifest 2002 Research Study Report" 2002). Solche künstlerischen Leistungen können weiterführende Kritik auslösen und das Vorstellen von Lösungen für die dargestellten Gerechtigkeitsprobleme erleichtern.

Bitte überlegen Sie ...

Beispiel: Cathy ist kürzlich in eine kleine Ortschaft im Südwesten der USA umgezogen und lebt jetzt 70 Meilen von einer Metropolregion entfernt, in der es mehrere Universitäten gibt. Sie war jahrelang als Pflegeexpertin für Familien (family nurse practitioner) tätig und arbeitet jetzt in Vollzeit an einer Pflegefakultät als Praxisanleitung und klinische Supervisorin für Pflegestudierende. Ihr neuer Wohnort gilt zwar als sichere, gut für junge Familien geeignete Kommune, viele sind jedoch wegen einer aufgelassenen, nur drei Meilen vom Stadtzentrum entfernten Giftmülldeponie sehr besorgt. Als Triathletin und Überlebende eines Schilddrüsenkarzinoms interessiert sich Cathy auch für onkologische Pflege und Sport als Präventionsmaßnahme. Nach ihrem Umzug stellte sie fest, dass es am Ort keinerlei Gesundheitseinrichtungen gibt und Leute, die eine Routineuntersuchung oder akut medizinische Hilfe brauchen, erst meilenweit fahren müssen. Sie trommelte mehrere Pflegefachpersonen und Sozialarbeitende zusammen, sprach mit ihnen über ihre Idee, in der Gemeinde eine Gesundheitsambulanz einzurichten, und bezog auch Universitätslehrkräfte in die Diskussion ein. Sie zerbrach sich zwar den Kopf über die Finanzierbarkeit einer solchen Einrichtung, wurde jedoch von den Fachleuten, mit denen sie zusammenarbeitete, in ihrem Vorhaben unterstützt. Cathy und ihr Team beschlossen, die typischen Dienstleistungen einer Expertin für Familienpflege anzubieten. Schon bald behandelte sie Menschen mit Pflegebedarf. Zu ihrer Klientel zählten weiße Personen und Familien ebenso wie Menschen indianischer und hispanischer Herkunft, die aus den verschiedensten Gründen in die Ambulanz kamen. Cathy hatte es oft mit Erwachsenen zu tun, die an Diabetes litten oder herzkrank waren, sowie mit Kindern mit Ohrentzündungen oder kleineren Verletzungen. Sie untersuchte die Leute und klärte sie über Prävention auf, begegnete aber auch einer Reihe von Personen mit verdächtigen Hautläsionen, und/oder einer vergrößerten Schilddrüse.

Welche Kenntnisse aus dem Bereich emanzipatorischen Wissens werden benötigt, um ein praktikables Dienstleistungsangebot und klinische Exzellenz zu initiieren und zu erhalten? Welche Kenntnisse aus den vier Grundformen des Wissens werden benötigt, um das Dienstleistungsangebot praktikabel und exzellent zu halten?

3.8 Formale Ausdrucksformen vom emanzipatorischen „wissen": Aktionspläne, Manifeste, *critical analysis* und Zukunftsvisionen

Praxis ist anfangs oft das unmittelbare Ergebnis von *critiquing* und dem Entwickeln bildlicher Vorstellungen und vom emanzipatorischen Erkenntnisinteresse der jeweiligen Aktivist:innengruppe abhängig. Dennoch gilt, dass in vielen Fällen formale Ausdrucksformen erforderlich sind, um das emanzipatorische Interesse im Fokus zu halten oder anderen die Natur der ungerechten Verhältnisse sowie die Notwendigkeit deren Veränderung nahebringen zu können. Diese formalen Ausdrucksformen vom emanzipatorischen „wissen" (d. h. emanzipatorisches Wissen) können verschiedene Formen annehmen. ➤ Abb. 3.1

zeigt vier davon: (1) *Manifeste,* d. h. handlungsorientierte und leidenschaftliche Schilderungen dessen, was problematisch ist, der Aktionen, die notwendig sind, um Veränderungen zu bewirken, und Beschreibungen des vergegenwärtigten Idealzustands; (2) *critical analysis,* die den Ist-Zustand untersuchen, prüfen, wie es dazu gekommen ist und wer benachteiligt wird; (3) *Visionen,* d. h. detaillierte Beschreibungen dessen, wie die Zukunft aussehen soll; (4) *Aktionspläne,* die ebenfalls die gewünschte Zukunft beschreiben, aber auch benennen, was zu tun ist, um sie zu erreichen. Wir haben zwar nur vier formale Ausdrucksformen emanzipatorischen Wissens identifiziert, aber auch andere Formen sind möglich. Jede überzeugende formale Expression, die mit dem erklärten Ziel entwickelt wurde, irgendwie zur Befreiung unterdrückter Gruppen beizutragen, kann eine formale Ausdrucksform vom emanzipatorischen „wissen" sein.

Wie bereits gesagt, gehen diese formalen Ausdrucksformen oft direkt aus einem emanzipatorischen Projekt hervor. Die Aktivist:innengruppen werden, je nach Art ihres emanzipatorischen Projekts, verschiedene Möglichkeiten formaler Ausdrucksformen finden, etwa Aktionspläne, Manifeste oder Zukunftsvisionen. Daneben können auch Wissenschaftler:innen, die direkte oder indirekte Erfahrungen mit einer Unterdrückungssituation gemacht haben, formale Expressionen entwickeln, die ihre dabei gewonnenen theoretischen und empirischen Erkenntnisse zusammenfassen. Sie lassen sich dann wiederum nutzen, um Studierenden, Mentees und Peers die Ursachen und das Ausmaß sozialer Ungerechtigkeiten bewusst zu machen und abhelfende Maßnahmen aufzuzeigen. Es gibt zwar unterschiedliche Auffassungen darüber, wer formale Ausdrucksformen generieren kann und sollte, wir selbst betrachten alle Quellen mit dem Ziel, ungerechte Verhältnisse zu korrigieren, als wertevolle Beiträge zur Befreiung.

Im Grunde beruhen alle formalen Ausdrucksformen vom emanzipatorischen wissen, *critical analysis* eingeschlossen, im erweiterten Sinn auf der kritischen Sozialtheorie. Kritische Sozialtheorien beschäftigen sich hauptsächlich mit dem Aufdecken von Prozessen, die soziale Ungerechtigkeiten verursachen, sowie mit den Veränderungen, die nötig sind, um Gerechtigkeit herzustellen und Unterdrückte zu befreien. Aus dem breiten Spektrum kritischer Sozialtheorien haben die meisten Pflegewissenschaftlerinnen den kritischen Feminismus und den kritischen Poststrukturalismus gewählt und die Probleme sozialer Ungerechtigkeiten durch diese Brille betrachtet (Grace und Perry 2013; Pitre et al. 2013).

Der *kritische Feminismus* konzentriert sich auf die gesellschaftlichen und politischen Strukturen, die ungerechte Verhältnisse aufrechterhalten, sowie auf die Frage, wie diese Strukturen mit dem Genderaspekt interagieren und Menschen an der vollen Entfaltung ihres Potenzials hindern (Alex, Whitty-Rogers und Panagopoulos 2013; Almutairi und Rodney 2013; Pauly, MacKinnon und Varcoe 2009). Diese Methode zur Entwicklung einer kritischen Analyse bedient sich der Perspektive kritischer Sozialtheorien sowie eines oder mehrerer der verschiedenen feministischen Ansätze. Ein kritischer feministischer Ansatz beispielsweise, auf ein ökonomisches Problem angewandt, schöpft möglicherweise aus den Erkenntnissen einer sozialistischen feministischen Denkrichtung, die die Wurzeln des ungerechten Geschlechterverhältnisses in den ökonomischen Gesellschaftsstrukturen verortet.

Das von Giddings (2005b) vorgelegte Modell sozialen Bewusstseins ist ein Beispiel für eine kritische feministische Analyse, die aus dem Forschungsprojekt einer Gruppe von Aktivistinnen hervorging (Giddings 2005b). Giddings interviewte Pflegefachpersonen in den Vereinigten Staaten und Neuseeland, die sich mit der dominanten eurozentrischen Kultur identifizierten und zugleich Erfahrungen mit dem Leben als lesbische Frauen oder mit dem Leben als Angehörige einer ethnischen Minderheit hatten (d.h. Afro-Amerikanerinnen in den USA und Maori-Frauen in Neuseeland). Die zur Teilnahme an der Studie ausgewählten Pflegefachpersonen standen im Ruf, sich besonders engagiert für benachteiligte Menschen einzusetzen. Ziel der Studie war es, herauszufinden, wie sie auf die Notlage benachteiligter Menschen aufmerksam wurden, wie sie dazu kamen, sich öffentlich für diese Gruppe einzusetzen, und welche Erfahrungen sie im Pflegebereich mit ihren Aktivitäten gemacht hatten. Von den Lebensgeschichten dieser Pflegefachpersonen ausgehend entwickelte Giddings ein Modell sozialen Bewusstseins, das Erklärungen für die Herausforderungen und Hindernisse bot, denen professionell Pflegende begegnen, wenn sie auf Ungerechtigkeiten im Bereich der Gesundheitsversorgung hinweisen und ihnen entgegenwirken.

Wie der kritische Feminismus, bietet auch der *kritische Poststrukturalismus* einen wichtigen Ansatz für die kritischen Arbeiten von Pflegeforscherinnen (Bradbury-Jones et al. 2008). Der kritische Poststrukturalismus beschäftigt sich vor allem mit der Frage der Rollen von Sprache und Diskursen bei der Herstellung repressiver Verhältnisse. Die poststrukturalistische Theorie erforscht, wie Sprache und Diskurse bestimmen oder konstruieren, was als Normalität oder natürliches Verhalten gilt. Zu den Diskursen zählen Dinge wie die darstellenden Künste, Bilder aus der Werbung, Lied- und Schlagertexte, die Ergebnisse von Interviews und schriftliche oder mündliche Berichte über gesellschaftliche Prozesse (Georges und Benedict 2008; Montgomery, McCauley und Bailey 2009; Pauly et al. 2009). Wenn es keine Worte für oder Diskurse über alternative Lebens- und Handlungsformen gibt, sind diese Alternativen schlicht nicht vorhanden. Wenn das Nicht-Gesagte, das nicht Nicht-Repräsentierte analysiert und erklärt wird, wie Repräsentationen zusammenwirken und konvergieren, um das, was als Wahrheit konstruiert wurde, zu erhalten, können auch Ideen zur Veränderung des Status quo entstehen.

Das englische Wort *man* beispielsweise, generisch verwendet, das Frauen und andere Genderkonfigurationen einschließt, trug zur Unterdrückung von Frauen bei, was aber einfach nicht erkannt oder wahrgenommen, oft sogar als Möglichkeit geleugnet wurde. In Kulturen, die keine Worte für das Leben von Lesben, Schwulen, Bisexuellen oder Transgender haben, wird deren Lebenswirklichkeit schlicht nicht wahrgenommen, ja nicht einmal für möglich gehalten. Wenn der englische Begriff *nurse* [im deutschen Pflegefachperson; Anm. EL, MB] im Sinn von „*female nurse*" (Pflegefachfrau) benutzt wird, schließt er die Möglichkeit aus, dass auch Männer eine „*nurse*" sein können. Um sich dieser Tatsache bewusst zu werden, muss zur genaueren Bestimmung das Wort „*male*" hinzugefügt werden.

Auch der kritische Postkolonialismus und die kritische Ethnografie sind Formen kritischer Forschung, mit deren Hilfe formale Ausdrucksformen emanzipatorischen Wissens erzeugt werden. Mit einem *kritischen postkolonialistischen* Ansatz werden in der Regel ungerechte Strukturen untersucht, die entstanden sind, weil eine bestimmte Kultur die Vorherrschaft gewonnen und eine andere Kultur zum eigenen Vorteil unterdrückt hat. Die *kritische Ethnografie* erforscht mithilfe eines anthropologischen Ansatzes, welche Strukturen und Praktiken soziale Ungleichheiten innerhalb einer Kultur stabilisieren.

Critical analysis, poststrukturalistische und feministische Formen eingeschlossen, kann man verschiedene Datenquellen oder Materialien nutzen, die Unterdrückungssituationen spiegeln, und dann mit anderen Datenquellen kombinieren, um ein wirklich umfassendes Bild der Situation zu erhalten (Georges und Benedict 2008; Montgomery et al. 2009; Pauly et al. 2009). Oft beginnt die forschende Person mit der Analyse einer bestimmten Datenquelle und zieht dann andere Quellen hinzu, weil sie eine möglichst vollständige

Analyse vorlegen möchte. Kritische Ansätze erfordern die Überschreitung fachlicher und akademischer Grenzlinien, die wissen und Wissen zu Unrecht fragmentiert haben und immer noch fragmentieren und nicht im besten Interesse der Gesellschaft liegen. Diese Fragmentierung verfestigt auch das tradierte Bild vom „akademischen Elfenbeinturm", d. h. von abgehobenen wissenschaftlichen Denkweisen und Verfahren, die mit der Lebenswelt der gesellschaftlichen Mehrheit wenig zu tun haben. Ohne zu verkennen, dass manche Disziplinen wertvolle Beiträge zum Wohl der Gesellschaft und der Menschheit geleistet haben, bleibt doch die Erkenntnis, dass die Trennung der akademischen Fachbereiche das kreative Schaffen und formale Ausdrucksformen emanzipatorischen Wissens, die in *praxis* münden, eher einengt, weshalb es für viele der anhaltendsten und drängendsten sozialen Probleme der Welt kaum Lösungen gibt.

Ungeachtet der jeweils angewandten Methode, weist *critical analysis* typischerweise folgende Merkmale auf (Fontana 2004; Freire 1970; Morrow 1994):

- Sie vertraut den Befreiung suchenden Menschen und steht loyal zu ihnen, ohne sich das Recht herauszunehmen, für sie zu sprechen.
- Sie deckt die in Gesellschaftsstrukturen eingebetteten und verborgenen ideologischen Prämissen (Hegemonie) auf.
- Sie untersucht, was ungeprüft als Wissen oder Wahrheit gilt, um falsche Annahmen aufzuzeigen.
- Sie verweist auf sprachliche Gepflogenheiten und konventionelle Symbole, die die wahren Verhältnisse verschleiern.
- Sie fordert die aktuellen institutionalisierten Machtverhältnisse heraus.
- Sie plant Aktionen und Verfahren zur Veränderung des Status quo, um gerechte soziale Verhältnisse herzustellen.
- Sie fördert eine selbstreflektierende Haltung zur fortlaufenden Überprüfung der eigenen Anschauungen.
- Sie erwartet von allen Beteiligten offenzulegen, welche persönlichen Perspektiven und Intentionen sie in die Arbeit einbringen.

All diese Eigenschaften zusammengenommen zeigen, dass *critical analysis* von einer explizit politischen und wertegebundene Grundhaltung ausgeht und zugleich höchsten akademischen Standards entspricht. Von kritischer Warte aus betrachtet sind alle akademischen, zur Wissensentwicklung eingesetzten Verfahren inhärent mit Werten befrachtet, mag die traditionelle (Natur)Wissenschaft auch das Gegenteil behaupten. *Critical analysis* fordert alle Beteiligten auf, sich ihre persönlichen Perspektiven bewusst zu machen, die anderen darüber zu informieren und offenzulegen, was sie mit ihrer Arbeit beabsichtigen. Werden diese Aspekte klar benannt, treten auch die grundlegenden Wertvorstellungen der Arbeit zutage, die dann hinterfragt und der Diskussion und Debatte zugänglich gemacht werden können. Allen kritischen Analysen gemeinsam ist jedoch die Absicht, die explizit ethische Verpflichtung, sich für umfassende Gesundheit und das Wohl aller Menschen einzusetzen, zu stärken und zu ermuntern, dieser Verpflichtung gemäß zu handeln (Fontana 2004; Freire 1970).

3.9 Fazit

Emanzipatorisches Wissen und wissen unterstützt die nie abgeschlossene Suche nach einer besseren Pflegequalität, fördert die Fähigkeit, komplexe Situationen zu erkennen, die über Gesundheit und Wohlbefinden entscheiden, und stärkt den Willen, sich für die Veränderung grundlegender Faktoren einzusetzen, die Gesundheit und Wohlbefinden verhindern.

LITERATUR

Alex, M., Whitty-Rogers, J., & Panagopoulos, W. (2013). The language of violence in mental health: shifting the paradigm to the language of peace. ANS. Advances in Nursing Science, 36, 229–242.

Almutairi, A. F., & Rodney, P. (2013). Critical cultural competence for culturally diverse workforces: toward equitable and peaceful health care. ANS. Advances in Nursing Science, 36, 200–212.

Ashley, J. (1976). Hospitals, paternalism, and the role of the nurse. New York: Teachers College Press.

Aston, M. (2008). Public health nurses as social mediators navigating discourses with new mothers. Nursing Inquiry, 15, 280–288.

Bickford, D. (2014). Postcolonial theory, nursing knowledge, and the development of emancipatory knowing. ANS. Advances in Nursing Science, 37(3), 213–223. https://doi.org/10.1097/ANS.0000000000000033.

Bradbury-Jones, C., Sambrook, S., & Irvine, F. (2008). Power and empowerment in nursing: a fourth theoretical approach. Journal of Advanced Nursing, 62, 258–266.

Bunting, S., & Campbell, J. C. (1990). Feminism and nursing: historical perspectives. ANS. Advances in Nursing Science, 12, 11–24.

Butterfield, P. G. (2017). Thinking upstream: a 25-year retrospective and conceptual model aimed at reducing health inequities. ANS. Advances in Nursing Science, 40(1), 2–11. https://doi.org/10.1097/ANS.0000000000000161.

Campbell, J. C., & Bunting, S. (1991). Voices and paradigms: perspectives on critical and feminist theory in nursing. ANS. Advances in Nursing Science, 13, 1–15.

Carnegie, E., & Kiger, A. (2009). Being and doing politics: an outdated model or 21st century reality? Journal of Advanced Nursing, 65, 1976–1984.

Chinn, P. L. (2009, October 24). Cassandra: Radical Feminist Nurses Network: 1982–1987. http://www.peggychinn.com/cassandra.html.

Chinn, P. L. (2013a). Peace & power: new directions for building community (8th ed.). Burlington, MA: Jones and Bartlett Learning.

Chinn, P. L. (2013b, 2016). Peace & power. http://peaceandpowerblog.wordpress.com.

Chinn, P. L., & Falk-Rafael, A. (2015). Peace and power: a theory of emancipatory group process. Journal of Nursing Scholarship: An Official Publication of Sigma Theta Tau International Honor Society of Nursing/Sigma Theta Tau, 47(1), 62–69. https://doi.org/10.1111/jnu.12101.

Cowling, W. R., Chinn, P. L., & Hagedorn, S. (2009, April 30). A nursing manifesto: a call to conscience and action. http://www.nursemanifest.com/manifesto_num.htm.

Dock, L. L. (1902). Sanitary inspection: a new field for nurses. The American Journal of Nursing, 3, 529–532.

Doering, L. (1992). Power and knowledge in nursing: a feminist poststructuralist view. ANS. Advances in Nursing Science, 14, 24–33.

Falk-Rafael, A. (2006). Globalization and global health: toward nursing praxis in the global community. ANS. Advances in Nursing Science, 29(1), 2–14. https://www.ncbi.nlm.nih.gov/pubmed/16495684.

Falk-Rafael, A., & Bradley, P. A. (2014). "Towards justice in health": an exemplar of speaking truth to power. ANS. Advances in Nursing Science, 37(3), 224–234. https://doi.org/10.1097/ANS.0000000000000034.

Fontana, J. S. (2004). A methodology for critical science in nursing. ANS. Advances in Nursing Science, 27, 93–101.

Foucault, M. (1980). Power/knowledge: selected interviews and other writing 1972–1977. New York, NY: Pantheon Books.

Foucault, M. (1984). The Foucault reader. New York, NY: Pantheon Books.

Freire, P. (1970). Pedagogy of the oppressed. New York, NY: Seabury Press.

Georges, J. M. (2013). An emancipatory theory of compassion for nursing. ANS. Advances in Nursing Science, 36, 2–9.
Georges, J. M., & Benedict, S. (2008). Nursing gaze of the eastern front in World War II: a feminist narrative analysis. ANS. Advances in Nursing Science, 22, 139–152.
Giddings, L. S. (2005a). A theoretical model of social consciousness. ANS. Advances in Nursing Science, 28, 224–239.
Giddings, L. S. (2005b). Health disparities, social injustice, and the culture of nursing. Nursing Research, 54, 304–312.
Grace, P. J., & Perry, D. J. (2013). Philosophic inquiry and the goals of nursing: a critical approach for disciplinary knowledge development and action. ANS. Advances in Nursing Science, 36, 64–79.
Habermas, J. (1973). Theory and practice. Boston, MA: Beacon Press.
Habermas, J. (1979). Communication and the evolution of society. Boston, MA: Beacon Press.
Hagedorn, S. (1995). The politics of caring: the role of activism in primary care. ANS. Advances in Nursing Science, 17, 1–11.
Hall, L. E. (1966). Another view of nursing care and quality. In K. M. Straub, & K. S. Parker (Eds.), Continuity in patient care: the role of nursing. (pp. 47–60). Washington, DC: Catholic University Press.
Hall, S. (2001). Foucault: power, knowledge and discourse. In M. Wetherell, S. Taylor, & S. J. Yates (Eds.), Discourse theory and practice. (pp. 72–81). Thousand Oaks, CA: Sage Publications.
Heide, W. S. (1973). Nursing and women's liberation. The American Journal of Nursing, 73, 824–827.
Hooks, B. (1993). Bell hooks speaking about Paulo Freire – the man, his work. In P. McLaren, & P. Leonard (Eds.), Paulo Freire: a critical encounter. (pp. 146–154). London: Routledge.
Jacobs, B. B., Fontana, J. S., Kehoe, M. H., Matarese, C., & Chinn, P. L. (2005). An emancipatory study of contemporary nursing practice. Nursing Outlook, 53, 6–14.
Jarrin, O. F. (2006). Results from the Nurse Manifest 2003 study: nurses' perspectives on nursing. ANS. Advances in Nursing Science, 29, E74–E85.
Kagan, P. N. (2006). JoAnn Ashley 30 years later: legacy for practice. Nursing Science Quarterly, 19, 317–327.
Kagan, P. N., Smith, M. C., & Chinn, P. L. (2014). Introduction. In P. N. Kagan, M. C. Smith, & P. L. Chinn (Eds.), Philosophies and practices of emancipatory nursing: social justice as praxis. New York, NY: Routledge Taylor & Francis Group.
Kagan, P. N., Smith, M. C., Cowling, W. R., & Chinn, P. L. (2009). A nursing manifesto: an emancipatory call for knowledge development, conscience, and praxis. Nursing Philosophy: An International Journal for Healthcare Professionals, 11, 67–84.
MacDonnell, J. A. (2009). Fostering nurses' political knowledges and practices: education and political activation in relation to lesbian health. ANS. Advances in Nursing Science, 32, 158–172.
Messias, D. K. H., McDowell, L., & Estrada, R. D. (2009). Language interpreting as social justice work: perspectives of formal and informal healthcare interpreters. ANS. Advances in Nursing Science, 32, 128–143.
Montgomery, P., McCauley, K., & Bailey, P. H. (2009). Homelessness, a state of mind?: a discourse analysis. Issues in Mental Health Nursing, 30, 624–630.
Morrow, R. A. (1994). Critical theory and methodology. (vol. 3). Thousand Oaks, CA: Sage Publications.
Muller, M. E., & Dzurec, L. C. (1993). The power of the name. ANS. Advances in Nursing Science, 15, 15–22.
Nightingale, F. (1852/1979). Cassandra: an angry outcry against the plight of Victorian women. New York, NY: The Feminist Press.
NurseManifest 2002 Research Study Report. (2002). http://www.nursemanifest.com/research_reports/2002_study/2002_study.htm.
NurseManifest Project. (2002). http://www.nursemanifest.com/.
Pauly, B., MacKinnon, K., & Varcoe, C. (2009). Revisiting "who gets care?" Access to healthcare as an arena for nursing action. ANS. Advances in Nursing Science, 32, 118–127.
Perry, D. J. (2015). Transcendent pluralism: A middle-range theory of nonviolent social transformation through human and ecological dignity. ANS. Advances in Nursing Science, 38(4), 317–329. https://doi.org/10.1097/ANS.0000000000000086.
Phillips, D. A. (2006). Masculinity, male development, gender, and identity: modern and postmodern meanings. Issues in Mental Health Nursing, 27, 403–423.

Pitre, N. Y., Kushner, K. E., Raine, K. D., & Hegadoren, K. M. (2013). Critical feminist narrative inquiry: advancing knowledge through double-hermeneutic narrative analysis. ANS. Advances in Nursing Science, 36, 118–132.

Racine, L. (2009). Applying Antonio Gramsci's philosophy to postcolonial feminist social and political activism in nursing. Nursing Philosophy: An International Journal for Healthcare Professionals, 10, 180–190.

Ray, M. A., & Turkel, M. C. (2014). Caring as emancipatory nursing praxis: the theory of relational caring complexity. ANS. Advances in Nursing Science, 37(2), 132–146. https://doi.org/10.1097/ANS.0000000000000024.

Roberts, S. J. (1983). Oppressed group behavior: Implications for nursing. ANS. Advances in Nursing Science, 5, 21–30.

Scheer, V. L., Stevens, P. E., & Mkandawire-Valhmu, L. (2016). Raising questions about capitalist globalization and universalizing views on women. ANS. Advances in Nursing Science, 39(2), 96–107. https://doi.org/10.1097/ans.0000000000000120.

Schön, D. (1983). The reflective practitioner: how professionals think in action. New York, NY: Basic Books.

Snyder, M. (2014). Emancipatory knowing: empowering nursing students toward reflection and action. The Journal of Nursing Education, 53(2), 65–69. https://doi.org/10.3928/01484834-20140107-01.

Thompson, J. L. (2014). Discourses of social justice: examining the ethics of democratic professionalism in nursing. ANS. Advances in Nursing Science, 37(3), E17–E34. https://doi.org/10.1097/ANS.0000000000000045.

Vickers, D. A. (April, 2008). Social justice: a concept for undergraduate nursing curricula?. http://www.resourcenter.net/images/snrs/files/sojnr_articles2/vol08num01art06.html.

Wåhlin, I. (2017). Empowerment in critical care – a concept analysis. Scandinavian Journal of Caring Sciences, 31(1), 164–174. https://doi.org/10.1111/scs.12331.

Walter, R. R. (2016). Emancipatory nursing praxis: a theory of social justice in nursing. ANS. Advances in Nursing Science, 1. https://doi.org/10.1097/ANS.0000000000000157.

Watson, J., & Hills, M. H. (2011). Creating a caring science curriculum: an emancipatory pedagogy for nursing. New York, NY: Springer Publishing Company.

Weiler, K. (1991). Freire and a feminist pedagogy of difference. Harvard Educational Review, 61, 449–474.

White, J. (1995). Patterns of knowing: review, critique, and update. ANS. Advances in Nursing Science, 17, 73–86.

White, J. (2014). Through a socio-political lens: the relationship of practice, education, research and policy to social justice. In P. N. Kagan, P. L. Chinn, & M. C. Smith (Eds.), Philosophies and practices of emancipatory nursing: Social justice as praxis (p. tbd). New York, NY: Routledge. 298–308.

KAPITEL

4 Ethisches Pflegewissen entwickeln

Bestimmte ethische Grundprinzipien sind universal und unveränderbar, die Auslegung und Anwendung von Wahrheit jedoch verändern sich, und verschiedene Menschen gelangen mit sehr verschiedenen Methoden zur Wahrheit … Erwachsene, die sich blindlings von der Herdenmeinung dominieren lassen, sind möglicherweise moralisch zurückgeblieben. Wir handeln nicht moralisch, wenn unser Handeln nicht auf Überzeugungen und Motiven beruht, die uns das eigene Gewissen eingibt.

Isabel Stewart (1921, S. 906, 909)

Das einleitende Zitat legt den Gedanken nahe, dass gewisse ethische und moralische Richtlinien zwar universal erscheinen, in klinischen Settings allerdings nicht immer klar ist, wie sie anzuwenden sind. Mehr noch: Steward geht offenbar davon aus, dass moralische Wahrheit nicht existiert, zumindest in manchen Situationen nicht, und für eine ethische und moralische Wahrheitsfindung nicht nur unser Gewissen und unsere Überzeugungen gefordert sind, vielmehr auch die Kenntnis moralischer und ethischer Richtlinien. Stewart zufolge sind moralische und ethische Wahrheiten nicht unbedingt das, was alle anderen dafür halten.

Ethische Angelegenheiten können kompliziert sein; oft ist unklar, was zu tun ist, vielleicht stehen die für eine gute Entscheidung benötigten Informationen nicht zur Verfügung. Ein Beispiel: Denken Sie an die ethische Anweisung „nicht schaden", ein recht verständliches ethisches Prinzip. Oberflächlich betrachtet scheint dieser Grundsatz unbestreitbar wahr zu sein, doch wie wird er in einem klinischen Setting angewandt?

Bitte überlegen Sie …

Jill und Armando erwarten ihr erstes Kind. Beide wissen, dass sie vermutlich Träger des Mukoviszidose-Gens sind; über die Möglichkeit, einen Gentest durchführen zu lassen, sind sie aber offensichtlich nicht informiert. Als Pflegefachperson wissen Sie, dass der Gentest in dieser Situation bestätigen oder ausschließen würde, dass die Eltern das Mukosviszidose-Gen tragen und, wenn sich der Verdacht bestätigt, der Fötus untersucht werden kann, um festzustellen, ob er die Genmutation geerbt hat. Sie wissen ferner, dass, falls der Fötus beide Gene geerbt hat, das Kind höchstwahrscheinlich an Mukoviszidose erkranken wird, wobei die Schwere des Leidens nicht vorhersagbar ist. Sie überlegen nun, was Sie Jill und Armando über einen möglichen Gentest sagen sollen. Sie prüfen die Situation und stellen fest, dass beide Elternteile streng katholisch sind und die Schwangerschaft vermutlich nie und nimmer abbrechen würden. Dazu kommt, dass Sie auch um die mit pränataler Diagnostik verbundenen Risiken für den Fötus wissen. Sie sind auch nicht in der Lage, über die voraussichtliche Lebensqualität des Kindes, falls es die Krankheit entwickelt, Auskunft zu geben, weil das Leiden mehr oder weniger stark ausgeprägt sein kann. Nun fragen Sie sich, ob Sie dem Paar einen Gentest empfehlen und an welchen ethischen Prinzipien Sie sich orientieren sollen.

Wenn Sie die für die Beratung von Jill und Armando zuständige Pflegefachperson sind und sich am obigen Zitat orientieren, werden Sie das ethische Dilemma nach und nach auflösen, indem Sie das Nicht-Schaden-Prinzip bedenken, aber auch eigene Überlegungen anstellen. Ihre Entscheidung wird von einer Vielzahl kontextueller Faktoren abhängig sein, Sie werden an die rechtlichen Vorgaben und die Richtlinien für die Weitergabe von Informationen denken, an die voraussichtliche Reaktion der Eltern, wenn ihnen der Gentest dringend empfohlen wird, aber auch überlegen, was in dieser Situation *caring* bedeutet. Schließlich werden Sie eine Entscheidung treffen und dafür Wissen aus sämtlichen Wissensmustern integrieren. Wie immer die Entscheidung ausfällt, sie wird die unter den gegebenen Umständen bestmögliche sein. Was die „richtige" Entscheidung ist, wird vielleicht nie völlig klar. Halten wir fest, dass in dieser sowie in zahllosen anderen Situationen der Grundsatz der Schadensvermeidung zu einer komplexen und unsicheren Handlungsanweisung wird.

In diesem Kapitel liegt der Fokus auf der Entwicklung ethischen Wissens. ➤ Abb. 4.1 zeigt den Quadranten unseres Modells, der dieses Muster der Pflegewissensentwicklung darstellt. Pflegefachpersonen bringen, in welchem Setting auch immer, stets ihre eigene Moralentwicklung und ihre eigenen Moralauffassungen mit, aber auch das auf dem formalen Bildungsweg erworbene Wissen über ethisches und moralisches Handeln. Das ist der Hintergrund, vor dem Pflegefachpersonen tätig sind, ihre praktische Arbeit reflektieren und kritische Fragen stellen, wie: „Ist das richtig?" und „Ist das verantwortbar?" Diese Fragen setzen kreative Prozesse in Gang, nämlich die Klärung von Werten/ethisches Abwägen und das Ausloten von Alternativen. Bei der Beantwortung der Fragen wird Wissen entwickelt, das man anderen mitteilen und praktisch anwenden kann, etwa ethische Prinzipien und Kodizes. Indem die gesamte Fachwelt in einen Dialog eintritt und

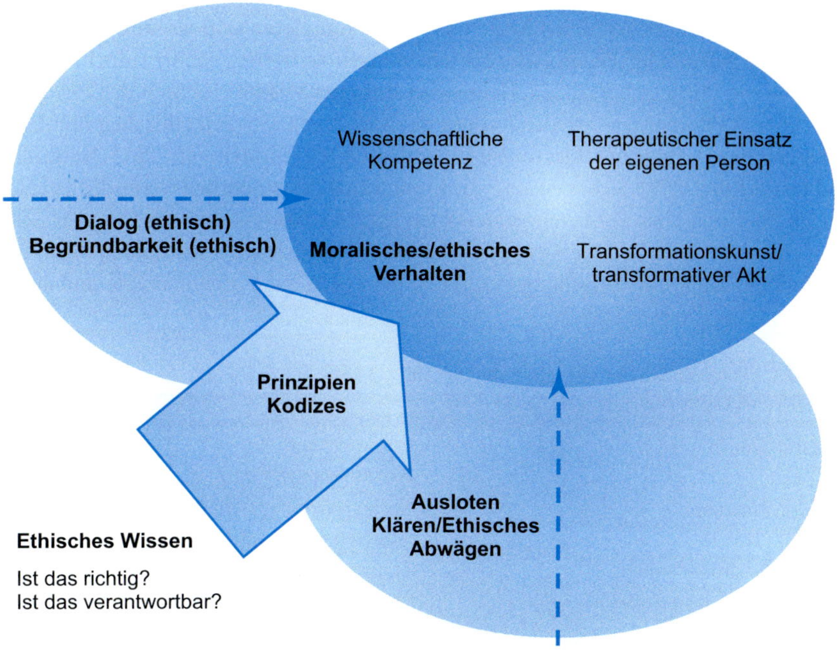

Abb. 4.1 Ethisches Wissen und wissen

gemeinsam Rechtfertigungen erarbeitet, wird ethisches Wissen legitimiert und verständlich, was es für die praktische Arbeit bedeutet.

Unserem Modell zufolge ist zu erwarten, dass Pflegefachpersonen, die mit ethischem Wissen arbeiten, das die Bestätigungs-/Legitimationsprozesse von Dialog und Begründbarkeit erfolgreich durchlaufen hat, zunehmend *ethisches und moralisches Verhalten* an den Tag legen; ihr pflegerisches Handeln ist die in die Pflegepraxis integrierte Ausdrucksform ethischen Wissens. Im Pflegealltag werden neue Fragestellungen auftauchen, die erneut die kreativen Prozesse der Werteklärung und des Ausloten von Alternativen auslösen.

➤ Tab. 4.1 enthält die im vorliegenden Kapitel behandelten Prozesse – kritische Fragen, kreative Prozesse und formale Ausdrucksformen von Wissen.

4.1 Ethisches Wissen, Moral und Pflege

Dass die Pflegeprofession ethisches Wissen als Richtschnur für den Pflegealltag benötigt, dürfte allen klar sein. Die Pflegeperson mag eine erfahrene Pflegefachperson sein oder am Anfang des Studiums stehen, auf einer technisch hochgerüsteten Intensivpflegestation arbeiten oder in einer abgelegenen ländlichen Gegend Grundschulkinder gesundheitlich betreuen – stets sind die Pflege-Outcomes von ihrem ethischen Wissen und moralischen Verhalten abhängig. Levine (1989) zufolge sind alle Pflegehandlungen moralische Statements. Wir würden hinzufügen: Sie sind auch ethische Statements. Doch woraus besteht ethisches Verhalten? Wie wird moralisches Verhalten ermittelt? Das sind schwierige Fragen, und selbst wenn man keine Mühe scheut und ethische Fragestellungen umfassend und angemessen berücksichtigt – eine Garantie für eine richtige Entscheidung gibt es letztlich nicht.

Ob ethische Angelegenheiten heute tatsächlich komplexer sind als früher, sei dahingestellt, die Notwendigkeit, ethische Entscheidungen zu treffen, gehört jedoch *von jeher* zur Rolle von Pflegefachpersonen. Heute wird ethisches Wissen erneut in den Blickpunkt gerückt, und Pflegeorganisationen fordern mit Nachdruck, sich mit ethischen Problemen zu beschäftigen („Code of Ethics for Nurses and Interpretive Statements“ 2015; Numminen und Leino-Kilpi 2009). Sicher ist, dass die Komplexität des modernen Gesundheitswesens Fragen über ethisches Verhalten aufgeworfen hat. Das Interesse an einer angemessenen Versorgung marginalisierter Gruppen, die gesetzlich geregelte Auskunftspflicht über Gesundheitsdaten und Forschungsverfahren, der Fokus auf Patientenrechte und auf die

Tab. 4.1 Dimensionen der ethischen Wissensentwicklung

Dimension	Ethisches Wissensmuster
Kritische Fragen	Ist das richtig? Ist das verantwortbar?
Kreative Prozesse	Klären [Werte]/ethisches Abwägen Ausloten
Formale Ausdrucksformen	Prinzipien und Kodizes
Bestätigungs-/Legitimationsprozesse	Dialog Begründbarkeit
In die Pflegepraxis integrierte Ausdrucksform	Moralisches und ethisches Verhalten

Rechte des Individuums im Gesundheitssystem sowie der technische Fortschritt, das alles sind Faktoren, die ethische Entscheidungen komplex gemacht und damit zur Konfusion über moralisch richtiges Handeln beigetragen haben.

Die Begriffe *Ethik* und *Moral* werden häufig miteinander vertauscht und in der Pflegeliteratur manchmal synonym verwendet. Wir meinen, dass Ethik und Moral eng miteinander verwoben sind und verwenden in diesem Kapitel und an anderen Stellen unseres Werks beide Begriffe. Die Unterscheidung zwischen Ethik und Moral spiegelt die Spannung zwischen Epistemologie und Ontologie und die Schwierigkeit, das, was wir wissen, zu trennen von dem, was wir sind. Generell geht es, wenn von Ethik gesprochen wird, um Fragen der Epistemologie oder um Wissen, während bei moralischen Fragen die Ontologie, oder das Sein, im Fokus steht. Ethik ist eine wissensstrukturierende wissenschaftliche Disziplin, ein Forschungszweig, der zu klären versucht, was richtig und was falsch ist. Daher ist Ethik eher „Kopfarbeit", die Dinge hervorbringt wie ethische Prinzipien, Theorien, Regeln, Kodizes und Gesetze sowie Auflistungen von Pflichten oder Aufgaben und Beschreibungen moralischer und ethischer Verhaltensweisen.

4.1.1 Ethik

Man kann Ethik in zwei Teilgebiete gliedern, nämlich in eine deskriptive und eine präskriptive Ethik. Die *deskriptive Ethik* ist ein empirisches Unterfangen zur Systematisierung dessen, was Menschen unter ethischem Verhalten verstehen und wie sie sich diesem Verständnis gemäß verhalten. Die *präskriptive* oder normative Ethik beschäftigt sich mit der Frage nach dem „Sollen". Mithilfe kognitiver Entscheidungsfindungsprozesse, die emotionale und andere nicht-rationale Verhaltensursachen einbeziehen, werden die Vorschriften für ethisches Verhalten in Worte gefasst und als Theorien, Kodizes, Pflichten, Grundsätze etc. verbreitet. Wir beschäftigen uns in diesem Text vor allem mit präskriptiver Ethik, wobei auch der Wert deskriptiver Ethik nicht verkannt wird, die zur Untersuchung der Natur ethischen Pflegewissens herangezogen wird. Denken Sie zum besseren Verständnis des Unterschieds an die Tatsache, dass es viele verschiedene Meinungen über Schwangerschaftsabbrüche gibt; die deskriptive Ethik liefert Informationen über diese Meinungen und die Begründungen der Leute. Diese Information kann helfen, sich der präskriptiven Herausforderung zu stellen und zu sagen, was unter allen Umständen getan werden sollte, wobei die Information allein nicht genügt, um diese Aussagen entwickeln zu können.

Zur Diskussion

Bitte diskutieren Sie über folgende Frage: Ist es erlaubt, sich Seminararbeiten aus dem Internet zu besorgen? Vermutlich hat jede Person in der Gruppe eine Meinung dazu. Stellen Sie sich nun vor, den Auftrag zu haben, herauszufinden, ob Ihre Organisation eine entsprechende Regelung braucht oder nicht. Stellen Sie sich weiter vor, eine Erhebung durchzuführen und Ihren Mitstudierenden folgende Fragen zu stellen: (1) „Ist es falsch, sich Seminararbeiten über Pflegetheoretikerinnen und ihr Werk aus dem Internet zu besorgen, um die Anforderungen des Kurses zu erfüllen?" und (2) „Hast du das schon einmal gemacht?" Wenn Sie nun die Antworten sortieren und darüber berichten, bewegen Sie sich im Bereich deskriptiver Ethik – die Daten dokumentieren die ethische Haltung der Menschen in Ihrer Organisation und sind Entscheidungshilfen, wenn es um die Frage geht, ob das Thema eine Regelung braucht oder nicht.

Nun muss über diese Frage diskutiert und überlegt werden, wie eine solche Regelung aussehen könnte. Sie werden fragen, warum und wieso es nicht erlaubt sein soll, sich eine Seminararbeit zu besorgen, um den Anforderungen des Kurses gewachsen zu sein, und sich an die Regel erinnern, die Täuschungen verbietet. In dem Fall könnte dieses Verfahren als Betrug aufgefasst werden, da die Fakultät erwartet, dass Sie Ihre Arbeiten selbst verfassen. Das Verfahren ließe sich auch als Selbsttäuschung auffassen, weil Sie das gründliche Studium des Werks einer Theoretikerin abkürzen, indem Sie einfach eine Arbeit darüber lesen, anstatt selbst eine zu verfassen. Jetzt betreten Sie den Bereich der präskriptiven Ethik. Diskutieren Sie nun darüber, mit welchem Zusatz der Verhaltenskodex für Studierende ergänzt werden könnte. ▮▮

4.1.2 Moral

Moral dagegen äußert sich im Verhalten und gründet auf Werten. Wenn Ethik Kopfarbeit ist, dann ließe sich Moral als „Herzarbeit" auffassen, die sich im Tun äußert. Moral prägt unser Alltagsverhalten, das zeigt, was wir aus tiefster Überzeugung für das Gute halten. Wer sich konstant den eigenen Wertvorstellungen gemäß verhält, beweist moralische Integrität. Wenn nun äußere Faktoren moralisches Verhalten in erheblichem und belastendem Ausmaß verhindern, entsteht *moral distress*. Peter und Liaschenko (2013) zufolge kommt es dazu, wenn die moralische Identität und das verantwortungsvolle Handeln von Pflegefachpersonen behindert werden. Dazu ein Beispiel: Sie fühlen sich vermutlich an die Präambel des Ethikkodex' für Pflegende der *American Nurses Association* („Code of Ethics for Nurses with Interpretive Statements", 2015) gebunden, die besagt, dass Sie jeden Menschen mitfühlend versorgen, respektvoll behandeln und seine Würde jederzeit wahren sollen. Da Sie daran gehindert werden, sich dem Kodex entsprechend zu verhalten, weil Sie zu viele Menschen mit Pflegebedarf betreuen müssen und deshalb unter Zeitdruck stehen, erleben Sie *moral distress*.

Moralisches Verhalten ist weitgehend situativ und von früheren Erfahrungen bestimmt. Wir können unser Verhalten zwar mit dem Hinweis auf einen Ethikkodex oder ethische Prinzipien rechtfertigen, Moral äußert sich aber in den meisten Fällen auf einer weniger abwägenden, unbewussteren Ebene. Unser Alltagsverhalten drückt aus, was wir für das Richtige, das Gute und das Anständige halten, und diese Überzeugungen werden geprägt durch eine Vielzahl von Faktoren, vor allem durch die Familie, den Freundeskreis, die Religion, das Geschlecht und die Entwicklungsstufe. So kommt es, dass das, was als moralisches Verhalten gilt, variiert, und dass, was in einer Kultur wichtig ist (z. B. aus Respekt vor den Mitmenschen pünktlich zu sein), in einer anderen unwichtig sein kann. Die religiöse Überzeugung einer Bevölkerungsgruppe kann es ihr ermöglichen, einen Krieg zu rechtfertigen, während eine andere Gruppe aufgrund ihrer Religion den Pazifismus rechtfertigt.

▮▮ Fragen zur Reflexion

Bitte erinnern Sie sich an eine Pflegesituation, in der Entscheidungen über „richtiges" und „falsches" Vorgehen getroffen werden mussten. Wie beurteilen Sie selbst den Vorfall oder das, was getan wurde? Welche Erfahrungen haben Ihre Ansichten über „richtiges" und „falsches" Verhalten in solchen Situationen geprägt? ▮▮

4.1.3 Moral und Ethik – eine Wechselbeziehung

Moral und Ethik sind eng miteinander verbunden, da ethisches Wissen eine Grundlage oder eine Schema zur Beurteilung und Evaluation moralischer Standards und moralischen Verhaltens sein kann. Auf der anderen Seite kann moralisches oder unmoralisches Verhalten ein Schema zur Beurteilung ethischen Wissens sein. Der Ethikkodex für Pflegende („Code of Ethics for Nurses with Interpretive Statements", 2015) enthält spezifische Richtlinien für Pflegefachpersonen. Auch Chartas der Rechte hilfe- und pflegebedürftiger oder kranker Menschen spiegeln ethisches Wissen und leiten Entscheidungen, die in spezifischen Situationen mit spezifischen Populationen anstehen. Beispiele hierfür:

Die ***Patient's Bill of Rights in Medicare and Medicaid,*** („*The Patients Bill of Rights in Medicare and Medicaid*", 1999) [Charta der Patientenrechte für den Bereich der staatlichen Gesundheitsversorgung der USA, A. d. Ü] nennt acht Rechte, die hier in Kurzfassung aufgezählt werden:

- Das Recht auf Information
- Das Recht auf Wahlfreiheit [eines Leistungserbringers; Anm. EL, MB]
- Das Recht auf Zugang zu Notfallversorgung
- Das Recht auf gleichberechtigte Mitwirkung an Gesundheitsentscheidungen
- Das Recht auf diskriminierungsfreie Pflege
- Das Recht auf Schutz der Privatsphäre
- Das Recht auf schnelle Behebung beklagter Missstände
- Das Recht auf neue selbstverantwortete Beiträge zur Gesunderhaltung

Die U.S ***Affordable Care Act Patient's Bill of Rights*** („ACA, New Patients Bill of Rights", 2010; „Patient's Bill of Rights Under the Affordable Care Act: An Overview of the Rules on Consumer Protect*ions*", 2010), deckt auch Verbraucherrechte ab und hat (neben anderen) folgende Rechte hinzugefügt:

- Absicherung/Versicherungsschutz auch von Menschen mit Vorerkrankungen
- Absicherung/Versicherungsschutz erwachsener Kinder bis zum Alter von 26 Jahren

Die ***Bill of Rights for LGBTQ People and their families*** („LGBT Healthcare Bill of Rights", 2016), die enthalten:

- Das Recht auf Besuch durch jede durch den:ie Patient:in bestimmte Person
- Anerkennung der Geschlechtsidentität
- Das Recht, die Person, welche Entscheidungen für einen treffen darf, selbst bestimmen zu dürfen

Die ***Children's Bill of Rights*** (Mathur 2015) enthalten:

- Das Recht auf angemessene medizinische Behandlung, auch auf therapeutische Maßnahmen bei Verhaltensstörungen
- Das Recht auf Mitsprache in Angelegenheiten, die das Kind betreffen

Ungeachtet dieser Richtlinien bleibt oft unklar, wie man sich verhalten soll. Moralisches Verhalten ist etwas Flüchtiges, es geschieht im Augenblick, ohne viel zu überlegen, und hängt von der Beurteilung der Situation und der Umstände ab. Auch gesetzliche Vorgaben können moralische Notlagen und ethische Konflikte verursachen. Man kann sich zwar auf ethisches Wissen berufen, um moralisches Tun zu hinterfragen und zu rechtfertigen, Gesetze werden dadurch aber nicht außer Kraft gesetzt. Ein Beispiel: Angenommen Sie fühlen sich moralisch verpflichtet, eine Minderjährige über Methoden der Empfängnisverhütung aufzuklären, obwohl die gesetzlichen Bestimmungen des Bundestaats solche Informationen verbieten, dann wird Sie vor Gericht die Berufung auf ethisches Wissen (z. B. einen Rechtekodex) nicht von Ihrer juristischen Verantwortung entbinden. In solchen Fällen haben Sie die Wahl: Sie können das Gesetz übertreten und bewusst einen Akt des zivilen Ungehorsams begehen, um ein politisches Zeichen zu setzen, oder innerhalb der Berufsorganisationen und in den politischen Kreisen in Ihrem Umfeld für eine Änderung repressiver Gesetze eintreten.

Wichtig ist, zu verstehen, dass Sie sich als Pflegefachperson zwar moralisch gemäß festen ethischen Regeln verhalten und dennoch plötzlich vor Gericht stehen können, weil Ihr Handeln illegal war. Historisch gesehen wurden ethische und moralische Traditionen verändert, weil Menschen bereit waren, ihr Leben, ihre persönliche Freiheit und ihre Sicherheit aufs Spiel zu setzen, um anderen die umfassende Wahrnehmung ihrer Menschenrechte zu ermöglichen. Wer solche Risiken eingeht, um eines politischen Statements willen und um Druck auf eine Gemeinschaft auszuüben, damit sie ethische und moralische Alternativen prüft, braucht Mut und eine starke moralische Überzeugung. Es gibt aber auch Fälle, in denen althergebrachte ethische Prinzipien schließlich Gesetzeskraft erlangen. Ein Beispiel ist der *Health Insurance Portability and Accountability Act* (HIPPA), der den Schutz persönlicher Gesundheitsdaten gesetzlich regelt („Health Information Privacy", 1996). Mit der Verabschiedung dieses Gesetzes wurde eine Handlungsweise, die bislang einfach „richtig" war, gesetzlich vorgeschrieben.

Im Idealfall muss moralisches Verhalten in der Pflege, worin immer es besteht (mag es auch schwer definierbar sein), stets stattfinden, verstanden werden und auf ethischem Wissen beruhen, das diese Moral unterstützt und rechtfertigt, aber auch herausfordert. Die Pflege verfügt, wie andere Berufsgruppen auch, über ein einzigartiges Wertesystem, über eine bestimmte Kultur und Praktiken, die den ethischen Entscheidungsfindungsprozess beeinflussen. Ziel aller Pflegefachpersonen soll moralische und ethische Kohärenz sein, die von der Gesetzgebung und anderen gesellschaftlichen Kontexten gestützt wird und Ausdrucksformen höchster moralischer und ethischer Pflegeideale nicht untersagen, vielmehr ermöglichen und fördern.

Das folgende Beispiel verdeutlicht, wie sich anhand ethischer Richtlinien (ethischem Wissen) beurteilen lässt, ob ein Verhalten ethisch ist oder nicht. Das in der Charta der Patientenrechte enthaltende Recht auf Schutz der Privatsphäre bedeutet auch, dass Menschen mit Pflegebedarf ein Recht auf Vertraulichkeit und Diskretion haben. Angenommen Sie arbeiten in einer Langzeitpflegeeinrichtung und haben eines Tages zufällig mitbekommen, wie sich eine wohlmeinende Sozialarbeiterin auf dem Flur mit einem Pflegehelfer unterhält. Die Sozialarbeiterin klärte den Pflegehelfer über die Demenz eines Bewohners auf, während andere Leute auf dem Flur unterwegs waren. Weil der Bewohner in diesem Gespräch namentlich genannt wurde, verstößt ihr Verhalten eindeutig gegen das von der o. g. Charta der Patientenrechte garantierte Recht auf Schutz der Privatsphäre. Da das Recht auf Diskretion und Vertraulichkeit (die ethische Richtlinie) verletzt wurde, könnte das Verhalten der beiden als unmoralisch bezeichnet werden. Manche Denkrichtungen in der Ethik betonen, dass es bei ethischen Entscheidungsfindungsprozessen auf die Intention der Beteiligten ankommt. In dieser Situation handelte die Sozialarbeiterin in guter Absicht: Sie wollte dem Pflegehelfer die Betreuung des Bewohners erleichtern. Wäre es für die Beurteilung des Verhaltens der Sozialarbeiterin als unmoralisch von Belang, wenn die beiden das Recht auf Schutz der Privatsphäre zwar gekannt, sich aber einfach darüber hinweggesetzt hätten? Wie immer so ein Vorfall auch beurteilt wird, ob als schweres oder leichteres moralisches Fehlverhalten, Indiskretion ist stets ein Verstoß gegen eine berechtigte ethische Verhaltensregel. In solchen Fällen sind verschiedene Reaktionen möglich: Man könnte die Charta der Patientenrechte an einer gut sichtbaren Stelle des Hauses öffentlich machen, was eine Erinnerungshilfe wäre, oder die Sozialarbeiterin und den Pflegehelfer direkt ansprechen und auf ihr unangemessenes Verhalten in Bezug auf den Schutz der Privatsphäre hinweisen.

Beim nächsten Beispiel dagegen wird ein bestimmtes Verhalten zum Anlass, nach der Angemessenheit ethischen Wissens zu fragen. Die Charta der Patientenrechte enthält auch eine ethische Richtlinie, die besagt, dass Kranke mehr Verantwortung für ihre Gesunderhaltung übernehmen sollen. Bei Ihrer Arbeit in der gleichen Langzeitpflegeeinrichtung stellen Sie fest, dass eine neu eingestellte Pflegehelferin diesen Grundsatz beherzigt hat und einen Bewohner mit kognitiven Einschränkungen auffordert, sich stärker an seiner Versorgung zu beteiligen. Sie wissen aber, dass die Pflegehelferin angesichts der kognitiven Verfassung des Bewohners Unmögliches verlangt und folglich seiner Gesundheit schadet. Die Pflegehelferin möchte sich im Sinne der Charta moralisch verhalten, verstößt damit allerdings ungewollt gegen einen anderen in der Pflege geltenden ethischen Grundsatz, nämlich gegen das Nicht-Schaden-Prinzip. Am Beispiel des Verhaltens der Pflegehelferin wird klar, dass die ethische Richtlinie verändert oder präzisiert werden muss, damit sie auch für den Umgang mit kognitiv beeinträchtigten Menschen gilt.

Bitte überlegen Sie ...

Manchmal werden ethische und moralische Fragen von Fachkräften verschiedener Disziplinen unterschiedlich beantwortet. Angenommen Sie fühlen sich berechtigt, einen Patienten, der Sie darum bittet, über alternative Heilmethoden zu informieren, wohl wissend, dass die zuständige Ärztin dergleichen Auskünfte verweigert. Als die Ärztin bemerkt, dass Sie den Patienten über alternative Heilmethoden informiert haben, und Sie deshalb um ein Gespräch bittet, stellt sich heraus, dass beide Seiten der Meinung sind, moralisch richtig zu handeln. Sie glauben, dass der Patient das Recht hat, informiert zu werden, und rechtfertigen damit Ihr Verhalten. Die Ärztin dagegen nennt Argumente, die auf ihre Absicht schließen lassen, nicht zu schaden. Sie sagt, dass sie den Patienten früher schon einmal über diese Dinge informiert hat, er sich aber nicht den Informationen entsprechend verhalten und extreme Angst vor Behandlungsentscheidungen entwickelt hat. Kurzum: Für Sie war die Weitergabe von Informationen aufgrund des Patientenrechts auf Aufklärung (Autonomie) das „Gute", während auch die Ärztin, indem sie dem Patienten zu seinem eigenen Schutz Informationen vorenthielt (Nicht-Schaden-Prinzip), weil sie seine Schwierigkeiten kannte, das „Gute" getan hat. In dieser Situation werden Sie durch die Unterhaltung mit der Ärztin Erkenntnisse gewinnen und Gesichtspunkte kennenlernen, die Ihnen helfen, künftig das Richtige zu tun.

Manchmal sind kollidierende moralische Positionen von Medizin und Pflege je für sich plausibel, und beide Seiten fest von der Richtigkeit ihrer moralischen Position überzeugt. Wenn es in einer bestimmten Situation Meinungsverschiedenheiten über die beste Vorgehensweise gibt, sind sie oft darauf zurückzuführen, dass die Beteiligten unterschiedliche ethische Denkrichtungen bevorzugen. Dazu ein Beispiel: Wenn Sie Gutes tun und sichergehen wollen, dass Ihr Handeln dem Wohl der Kranken oder der Klientel dient, kommen Sie möglicherweise in Konflikt mit dem ebenso plausiblen Prinzip, dass die Autonomie des Individuums zu respektieren ist, oder in Konflikt mit dem Recht der Kranken oder der Klientel auf Selbstbestimmung. Beide Positionen lassen sich moralisch rechtfertigen, können aber verschiedene Outcomes haben. Mehr noch: Das Ergebnis des Handelns nach dem einen oder anderen ethischen Prinzip ist nicht vorhersagbar. Medizinische und pflegerische Fachpersonen werden aufgrund ihrer Ausbildung und ihrer Rollen in der Gesundheitsversorgung in bestimmten Pflegesituationen vermutlich unterschiedliche und widersprüchliche ethische Positionen vertreten.

Weil es in solchen Situationen vielleicht keine klaren Antworten auf die Frage nach der richtigen Vorgehensweise gibt, ist es wichtig, die politischen Prozesse zu erkennen, die hier ablaufen. Sind beide Seiten primär am Wohl des kranken Menschen interessiert, sollte ein Dialog möglich sein, in dem jede denkbare Entscheidung auf ihre Richtigkeit und Verantwortlichkeit hin überprüft wird. Im Verlauf dieses Gesprächs gelangen beide Fachpersonen (sowie die betroffene Person, wenn möglich) zu einem tieferen Verständnis des Wesens der anstehenden Entscheidung und ihrer möglichen Folgen. Sollten die Fachkräfte ihren Schutzbefohlenen gegenüber jedoch eine bestimmende und paternalistische Haltung einnehmen, sind vermutlich andere Strategien gefragt. In dem Fall sollten sie sich das Machtungleichgewicht vor Augen führen, sich fragen, wodurch es aufrechterhalten wird und dann nach Wegen emanzipatorischen Wissens suchen, die paternalistische kontrollierende Verhaltensmuster grundlegend untergraben oder vermeiden.

4.2 Ethische Perspektiven – eine Übersicht

Ethik ist eine philosophische Disziplin, aus der verschiedene theoretische Schulen hervorgegangen sind, wobei alle das Ziel haben, die Fundamente ethischen Handelns darzulegen. Diese Ansätze waren auch für die Pflege wichtig bei ihrem Versuch, Pflegepraxis aus ethischer Sicht zu betrachten. Die vier in der Pflegeliteratur häufig genannten ethischen Perspektiven werden nun kurz vorgestellt: (1) Teleologie, (2) Deontologie, (3) Relativismus und (4) Tugendethik.

4.2.1 Teleologie und Deontologie

Teleologie und Deontologie sind zwei bekannte Begriffe zur Charakterisierung ethischer Systeme. Die Mehrzahl der ethischen Kodizes und Prinzipien sowie ethischer Beweisführungen und Entscheidungsfindungsprozesse lässt sich einer dieser beiden weit gefassten Kategorien zuordnen. *Teleologie* ist die Auffassung, dass das Richtige das Gute produziert. Aus teleologischer Sicht sind die Ergebnisse, die ein Verhalten produziert hat, das Maß zur Bestimmung des Guten einer Handlung. Die richtige Handlungsweise bewirkt demnach „das größtmögliche Glück für die größtmögliche Menge an (betroffenen) Menschen". Auf die Spitze getrieben lassen sich teleologische Systeme zur Begründung von Verhalten nutzen, das einer gesellschaftlichen Gruppe schadet, wenn der angerichtete Schaden dem Rest der Gesellschaft nützt. Mithilfe der Teleologie könnte man es rechtfertigen, einen Reichen seiner Güter zu berauben, um sie an Arme zu verteilen, und so möglichst vielen möglichst viel Gutes zu tun.

Deontologie ist die Auffassung, dass das Gute nicht zwingend ein gutes Ergebnis produziert; anders gesagt, deontologische Systeme trennen das Richtige vom Guten. Aus deontologischer Sicht können ethisch richtige Handlungen unerwünschte Folgen haben, weshalb man sagt: „Der Zweck heiligt nicht jedes Mittel." Wenn ethische Entscheidungsfindungsprozesse im Rahmen deontologischer Vorgaben stattfinden, bestimmen Wissensformen wie externe Regeln und Kodizes, was richtig ist, ungeachtet ihrer Ergebnisse (Pflichtenethik). Auf die Spitze getrieben kann teleologisches Denken eine Person veranlassen – weil Regeln oder Gebote verlangen, stets bei der Wahrheit zu bleiben – das moralisch Richtige zu tun und die Wahrheit sagen, damit allerdings einen Klienten und seine Angehörigen in große emotionale Bedrängnis bringen (d. h. ein schlechtes Ergebnis erzielen).

Deontologische Denkrichtungen übertragen die Verantwortung für ethische Entscheidungen den Regeln und denen, die sie verfassen. Teleologische dagegen legen die Verantwortung für Entscheidungen in die Hände derjenigen, die logisch beurteilen, worin der größte Nutzen besteht. In beiden Denksystemen, aus deontologischer und teleologischer Perspektive, steht das Individuum als Entscheidungsträger und autonom handelndes Wesen im Fokus.

4.2.2 Relativismus

Relativismus existiert in vielen Variationen; im Prinzip wird dabei behauptet, dass das, was moralisch und ethisch korrekt ist, je nach Kultur und Gesellschaft variiert. Ethische Argumentationssysteme, würden Relativisten argumentieren, können keine absoluten und allgemeingültigen Regeln liefern, die bestimmen, was moralisch richtiges Handeln ist. Relativismus rechtfertigt ethisches Verhalten und moralische Standpunkte durch einen von vielen Standpunkten oder Standards. Was als moralisches Verhalten und ethisches Wissen gilt, ist relativ und richtet sich nach dem jeweiligen zur Begründung herangezogenen Bezugsrahmen, wobei kein Standard oder Standpunkt einem anderen überlegen ist.

Im Relativismus ist ein Moralstandard so gut wie der andere und sind alle ethischen Regeln gleich richtig, sofern sie sich mithilfe eines akzeptablen Bezugsrahmens rechtfertigen lassen (Blackburn 2005). Aus relativistischer Sicht ist eine deontologisch begründete Ethik genau so wertvoll wie eine teleologisch begründete Ethik. Für Relativisten sind ethische Systeme und Moralvorstellungen vom historischen Zeitpunkt abhängig, von der Kultur und Sprache, in die das Begründungssystem eingebettet ist, sowie von der jeweiligen, an der Entscheidungsfindung beteiligten Gruppe und den beteiligten Individuen (Bandman und Bandman 2001; Mappes und DeGrazia 2006).

Relativismus kann eine recht bequeme Haltung sein, weil er der Person im Fall eines moralischen und ethischen Dilemmas erlaubt, sich weitgehend aus der Verantwortung für ihr Verhalten zu stehlen. Auf die Spitze getrieben kann relativistisches Denken die Integration irgend einer Vorstellung von moralischem und ethischem Handeln in ein Modell der Wissensentwicklung gänzlich verhindern; moralisches und ethisches Verhalten wären kein Thema, weil in jeder denkbaren ethischen Situation stets relativ, weshalb es für Pflegefachpersonen keine verallgemeinerbaren Verhaltensstandards geben könnte. Relativistisches Denken schließt denn auch die Weiterentwicklung ethischen Wissens aus, weil im Relativismus kein Standpunkt zur Beurteilung von Verhalten besser ist als der andere.

Dennoch sind einige Dimensionen des Relativismus hilfreich und vermutlich nötig. Pflegefachpersonen sind, wenn sie eine ethische Entscheidung treffen müssen, oft mit überaus komplexen klinischen Situationen konfrontiert, in denen sie das beste Verfahren nicht mit großer Sicherheit erkennen können. Wenngleich moralische/ethische Entscheidungsfindungsprozesse mit Unsicherheiten einhergehen, die sich nicht durch *a priori*-Wissen über das, was moralisch und ethisch richtiges Handeln ist, beseitigen lassen, sind wir der Meinung, dass wir durchaus eine gemeinsame Vorstellung von moralischem/ethischem Verhalten für den Pflegebereich entwickeln können.

4.2.3 Tugendethik

Die Tugendethik bringt, wenn es um moralische/ethische Entscheidungen geht, den Charakter einer Person ins Spiel und misst ihm große Bedeutung bei. Tugend oder der individuelle Charakter sind im Referenzrahmen, den Deontologie und Teleologie anbieten, nebensächlich. Könnte ethisches Verhalten auf die Anwendung von Regeln oder Normen für das Gute reduziert werden, wäre der Charakter irrelevant. Unser Charakter bestimmt jedoch, wie wir eine Situation empfinden oder einordnen, und deshalb ist ein Fokus auf die Tugenden der Pflegeperson entscheidend wichtig. Die Tugendethik bietet auch eine Struktur für moralisches/ethisches Betragen, die den Relativismus ausgleichen kann, weil sie davon ausgeht, dass sich eine tugendhafte Person auch moralisch/ethisch verhalten wird. Die Tugendethik gestattet in moralisch/ethisch kritischen Situationen Flexibilität, deontologische und teleologische Systeme nicht.

Dennoch kann die Tugendethik für einen Beruf, der dem traditionell weiblichen Rollenbild entspricht, ein besonders gefährliches Denksystem sein. Eine gewisse Förderung tugendhaften Verhaltens mag für ethisches Wissen und Verständnis durchaus wichtig sein. Historisch gesehen bedeutete Tugendhaftigkeit für Frauen allerdings, sich einer „weiblichen Ethik" gemäß zu verhalten, d. h. unterwürfig, gehorsam und aufopfernd zu sein. Wir müssen fragen, wer definiert, was tugendsam ist, und wer profitiert, wenn das Wort *tugendsam* auf diese Art definiert wird.

Unser System der Pflegewissensentwicklung enthält Aspekte teleologischer und deontologischer Perspektiven. Es enthält auch Dimensionen des Relativismus und der Tugendethik. Die einzelnen Wissensformen weisen zwar Prinzipien und Kodizes auf, die jedoch nicht als unfehlbar betrachtet und nicht um jeden Preis eingehalten werden müssen. Werteklärung/Ethisches Abwägen und das Ausloten von Alternativen sind kreative Prozesse und wichtige Überlegungen für die Modifizierung von Prinzipien und Kodizes, die den situativen Kontext und den für die Entscheidungsfindung herangezogenen Bezugsrahmen erhellen. Dialog und Begründbarkeit sind Legitimationsprozesse, die Prinzipien und Kodizes abmildern und für verschiedene Kontexte sensibilisieren können. Dazu kommt, dass die Pflegefachperson, wenn sie handelt, moralisches Verhalten und ethisches Wissen in andere Wissensmuster integriert und auch ihr persongebundenes Wissen einbringt, um die bestmögliche Entscheidung treffen zu können. Diese wiederum kann eingehender untersucht werden, indem man hinterfragt, ob die Handlung richtig und verantwortbar ist (anstatt dies einfach anzunehmen).

Unser Modell der Wissensmuster beschäftigt sich im Rahmen des persongebundenen Wissensmusters auch eingehend mit Tugenden und räumt jeder einzelnen Pflegefachperson das Recht ein, zu prüfen, was tugendsam ist. Emanzipatorisches Wissen widmet sich auch der Frage, wie und weshalb in der Pflege bestimmte Tugenden (z. B. *caring*, trotz Personalknappheit für die Kranken da sein) möglicherweise zum Erhalt des problematischen Status quo beitragen (d. h. zur Gewinnmaximierung der Krankenhausträger durch unzureichende Personalausstattung, zum Schaden fürsorglicher Pflegefachpersonen). Die im Quadranten für ethisches Wissen genannten Prozesse sollen sicherstellen, dass jede einzelne in der Praxis handelnde Pflegefachperson über die Frage, was im Pflegekontext tugendsam ist, reflektiert, diskutiert und debattiert. Wenn moralisches/ethisches Betragen im Pflegealltag in andere Wissensmuster integriert und dann mit den kritischen Fragen untersucht wird („Ist das richtig?“ und „Ist das verantwortbar?“), dann, so unsere Überzeugung, wird unsere Disziplin wachsen und schließlich Aktionen und Reflexionen hervorbringen, die mit *praxis* vereinbar sind.

4.3 Ethik und Moral aus Sicht der Pflege

In der ersten Hälfte des 19. Jahrhunderts standen die Tugenden einer pflichtbewussten Krankenpflegerin häufig im Fokus der Literatur über ethische Fragen (➤ Kap. 2). Reverby (1987) hat schon recht früh betont, dass Pflegefachpersonen zwar verpflichtet sind, fürsorglich zu pflegen, während ihnen die Mittel zur Gestaltung eines Umfelds, in dem *caring* geschätzt und möglich ist, vorenthalten werden. In jüngerer Zeit beschäftigt sich die Pflegeliteratur immer öfter mit dem Konzept von *caring* als zentral wichtigem Thema für die Entwicklung empirischer und ethischer Theorien. Viele der Publikationen zu *ethics of care* stellen die relativen Vorzüge einer *caring*-Ethik im Vergleich mit einer Gerechtigkeitsethik in den Mittelpunkt, sowie was beide ethische Ansätze für das moralische Verhalten bedeuten (Barnes und Brannelly 2008; Bell und Hulbert 2008; Carper 1979; Cook und Peden 2016; Jacobs 2013; Sander-Staudt 2011; van Hooft 2011; Vanlaere und Gastmans 2011).

Dass heute in der Pflege *caring*, also eine Haltung fürsorglicher Zuwendung, eine so große Rolle spielt, ist weitgehend auf Carol Gilligan (1982) und ihre Kritik an Kohlbergs Theorie der Moralentwicklung zurückzuführen. Kohlberg hat in seinem Werk die Entwicklung des Moralbewusstseins in aufeinander folgende Stufen eingeteilt und für seine Studie ausschließlich männliche Personen untersucht, weshalb Gilligan die Validität dieser Studie als normative Vorlage für die Beurteilung der Moralentwicklung von Frauen angezweifelt hat. Gilligan fand heraus, dass Frauen dahin tendieren, sich an Beziehungsaspekten, die Bedürfnisse und Gefühle der an einer Problemsituation beteiligten Personen fokussieren, zu orientieren. Im Gegensatz dazu war die Autonomie bei Entscheidungsfindungen ein zentrales Merkmal der Kohlberg-Theorie.

Kohlberg stützt mit seiner Theorie eine Moral, die es Beteiligten erlaubt, sich von der Situation zu distanzieren und ihr Handeln an Regeln oder Normen für das Gute auszurichten. Dieser Distanzierung und Objektivität betonende Ansatz ist mit traditionell medizinischen Ethikansätzen in Verbindung gebracht und als für die Pflege unangemessen kritisiert worden. Fry (1989) beispielsweise hat darauf hingewiesen, dass der praktische Pflegekontext eine moralische Sicht der Person erfordert und keine Theorie moralischen Handelns und kein System moralischer Begründbarkeit benötigt. Für Fry sollte *caring* als moralischer Wert im Mittelpunkt jeder Ethiktheorie stehen. Andere haben festgestellt, dass Autonomie und Gerechtigkeit Themen sind, die in biomedizinischen Ethiken eine zentrale Rolle spielen und traditionell eher männliche Merkmale waren. Das impliziert nicht nur eine distanzierte oder autonome Einstellung zu ethischen Konflikten, sondern auch, dass diese Ethiken für den Pflegebereich, in dem frauentypische Merkmale überwiegen, ungeeignet sind (Condon 1992).

Geschichtlich betrachtet, haben Feministinnen Pflegefachpersonen davor gewarnt, moralischen Entscheidungsfindungen von Frauen mit *Care*-Perspektiven gleichzusetzen, weil repressive Wertvorstellungen dadurch möglicherweise verfestigt werden (Hoagland 1990; Houston 1990; Liaschenko 1993; Noddings 2003; Tong 2009). Eine zentrale Kritik an *Care*-Ethiken für Frauen ist, dass sie eine Art Sklavenmoral verkörpern (Sander-Staudt 2011).

Inzwischen wird über die Gefahren einer *Care*-Theorie für Pflegefachpersonen zwar nicht mehr so viel geschrieben, wir halten die frühen Warnungen von feministischer Seite jedoch weiter für relevant. Feministische Autorinnen haben dokumentiert, wie die politische Realität des *Caring*-Ansatzes aussieht und raten dringend zur Vorsicht, damit wir uns keine feminine – anstelle einer feministischen – Ethik aneignen (Liaschenko 1993; Tong 2009). Obwohl es manchmal schwierig ist, eine feminine von einer feministischen Ethik zu unterscheiden, erklären Autorinnen wie Liaschenko, eine *feminine Ethik* reflektiere die unkritische Akzeptanz und oft unbewusste Übernahme traditionell weiblicher, mit *caring* verbundener Werte. Wer sich eine feminine Ethik zu eigen macht, bezeichnet es als ethisch, die mit *caring* assoziierten Tugenden zu leben, nämlich Altruismus, Akzeptanz, bedingungslose Liebe und andere stereotyp weibliche Charakterzüge.

Diese Art fürsorglicher Zuwendung mag zwar als völlig richtige Handlungsweise und durchaus beispielhaft erscheinen, dennoch können solche femininen, mit *caring* assoziierten Tugenden verhindern, dass professionell Pflegende erkennen, inwiefern diese Zuschreibungen dem Geschäft mit der Gesundheit nützen und der Entlohnung, den Arbeitsbedingungen und der gesellschaftlichen Wertschätzung von Pflegefachpersonen schaden. Während eine feminine Ethik mit unkritischer Akzeptanz stereotyp weiblichen Caring-Verhaltens einhergeht und es zum Maßstab moralischen Verhaltens erklärt, fördert eine *feministische Ethik* die kritische Betrachtung des soziopolitischen Kontexts, in dem *caring* als feminin gilt, sowie die Erkenntnis, dass diese Zuschreibung problematisch ist, weil sie einer Veränderung der Situation professionell Pflegender in der Gesundheitsversorgung im Weg steht. Kurz: Eine feminine *Care*-Ethik betont den hohen Stellenwert von *caring* als eine Tugend, die vor allem Frauen gut zu Gesicht steht.

Eine feministische Ethik dagegen würde erkennen, dass Moralvorstellungen und gesellschaftliche Lebensverhältnisse verknüpft sind und die Machtlosigkeit der Pflege unsere Moralvorstellungen prägt, indem sie bestimmt, wessen ethische Vision maßgeblich ist (Tong 2009). Feministische Ethik würde *critical analysis* verlangen, was Pflegefachpersonen hilft eine Umgebung und Kontexte herzustellen, die es ihnen gestatten, tatsächlich fürsorglich und einfühlsam zu pflegen. Der Appell feministischer Autorinnen wie Liaschenko (1993), eine feministische einer femininen Ethik vorzuziehen, ist auch eine Warnung vor der blinden Übernahme femininer *Care*-Tugenden, die *caring* unmöglich machen können, indem sie zum Erhalt von Bedingungen beitragen, die fürsorgliche Pflegefachpersonen ausbeuten. Eine *Care*-Ethik, die nicht danach fragt, wer wen versorgt und ob die *Care*-Beziehungen gerecht sind, ist nicht befreiend (Sander-Staudt 2011).

Wir glauben, dass sich Pflegefachpersonen mit beidem beschäftigen müssen, mit *caring* und mit Gerechtigkeit, damit die Pflege ihren Auftrag erfüllen kann. Walker (1993) erklärt, dass die moralische Expertise von Pflegefachpersonen keine Sache der Befolgung von Vorschriften und Gesetzen ist, ihre Aufgabe vielmehr darin besteht, im Versorgungssetting einen Raum für moralische Überlegungen herzustellen und die Gespräche zu moderieren. Um dies tun zu können, müssen die Schwachstellen einer *Care*-Ethik und die Schwachstellen einer Gerechtigkeits-Ethik erkannt und berücksichtigt werden. Wie Cooper (1991) sehr richtig sagt, müssen wir bei der Entwicklung ethischer Systeme die moralischen Ansprüche von *caring* ernst nehmen. Wer sich dieser Aufgabe stellt, wird radikale Antworten geben müssen, braucht moralischen Mut und politische Klugheit. Ethische Entscheidungen sollen nicht ausschließlich von Regeln und Prinzipien geleitet werden, vielmehr auch von einer sorgfältigen Analyse der Gefühle, Intuitionen und Erfahrungen (Noddings 1999; van Hooft 2011).

4.4 Ethisches Pflegewissen entwickeln – die Dimensionen

Unsere Sicht von ethischem Wissen stimmt mit Carpers ursprünglicher Konzeptualisierung des ethischen Wissensmusters überein, die sowohl moralische wie ethische Dimensionen enthielt und deren Überschneidungen mit rechtlichen Vorschriften und Pflichten berücksichtigte. Wir empfehlen allerdings keine bestimmte ethische oder moralische Sichtweise, fordern Pflegefachpersonen vielmehr auf, stets wachsam zu sein und auf den soziopolitischen Kontext ihrer Tätigkeit zu achten. Gemäß Carper (1978): *„Die ethische Komponente von Pflege stellt Pflichten in den Mittelpunkt, das, was getan werden soll. Moralische Kompetenz ist mehr als die Kenntnis der Normen oder Ethik-Kodizes unserer Disziplin. Sie schließt freiwillige Handlungen ein, die klar als richtig oder falsch beurteilt werden können.“* (englisches Originalzitat S. 20)

Zur Diskussion

Pflegefachpersonen müssen sich mit vielen zentral wichtigen Fragen auseinandersetzen. Bitte diskutieren Sie mit Ihren Peers folgende Punkte:

- Mit welchem Ziel sollen ethisches Wissen entwickelt werden?
- Welches angewandte Pflegehandeln verdient die Bezeichnung *ethisch* oder *moralisch?*
- Welche Wertvorstellungen unterstützen Pflegeethik und Pflegemoral?
- Welchen klinischen Zielen sollen uns Ethiktheorien, ethische Überlegungen und Prinzipien näherbringen?
- Welche Perspektive der Moralentwicklung sollen wir übernehmen und fördern?
- Im teleologischen Kontext gefragt: Wie können wir wissen, was „das größte Glück“ ist?
- Im deontologischen Kontext gefragt: Wie können wir gute Regeln von schlechten unterscheiden?
- Im tugendethischen Kontext gefragt: Welche Tugenden sollen wir kultivieren?

Fragen wie diese beziehen sich auf den Endwert, aus dem sich keine anderen Werte ableiten lassen, und zentrieren unsere Wissensentwicklungsbemühungen und professionellen Aktivitäten. Wir werden sie hier nicht beantworten, allerdings Richtlinien liefern, die helfen, in Ihrer persönlichen Situation eigene Antworten zu finden. Weil unser Modell der Wissensentwicklung Aspekte jeder dieser Positionen kombiniert, sind die Fragen entscheidend wichtig und müssen sorgfältig erwogen werden.

Wir werden in den folgenden Abschnitten die Dimensionen ethischen Wissens und die Dimensionen der Wissensentwicklung in unserem Modell darstellen und einige Fragen beantworten, allerdings auch neue aufwerfen. Wir messen den Wert ethischen Pflegewissens am Ausmaß des Beitrags ethischer Kodizes und Prinzipien zu unserer kollektiven

Fähigkeit, zu reflektieren, und in völliger Übereinstimmung mit unserem ethischen Wissen, moralisch zu handeln. Das impliziert, dass Pflegefachpersonen bei ihrer Tätigkeit mehr reflektierte Achtsamkeit oder Bewusstheit entwickeln müssen. Das impliziert, dass wir aktiv werden und unser Handeln an der bewussten Wahrnehmung der Bedürfnisse und Wünsche des Menschen mit Pflegebedarf und der Pflegefachperson ausrichten müssen, anders gesagt, einen Schritt in Richtung Gesundheit zu tun. Das impliziert, dass Schritte unternommen werden, die *moral distress* entgegenwirken, mit dem Pflegefachpersonen konfrontiert sind, wenn sie ethischen und moralischen Dilemmata begegnen und nach Lösungen suchen.

Beim ethischen Wissensmuster liegt der Fokus auf moralischen Entscheidungen, die im Pflegealltag anstehen. Ethisches Wissen ist ein weites Feld und mehr als manche denken (z. B. geht es nicht immer um schwerwiegende, dramatische Entscheidungen am Lebensende oder um strittige politische und gesellschaftliche Themen). Richtig ist, dass wertvolle ethische Erkenntnisse in alltäglichen Ereignissen und in der Arbeit von Pflegefachpersonen angewandt und entwickelt werden (Liaschenko, Oguz und Brunnquell 2006). Thompson (2007) zufolge können die wenigsten Pflegefachpersonen mit Bioethik etwas anfangen; die Sprache bioethischer Konzepte lenkt ihre Aufmerksamkeit von den politischen Bedingungen ihrer *Care*-Tätigkeit und den Herausforderungen ihres Pflegealltags ab. Ethisches Pflegewissen äußert sich in der Entscheidung der Pflegefachperson, einen Kommentar zu ignorieren oder auf einen Kommentar einzugehen, in der Überlegung, was sie in einer beiläufigen Unterhaltung sagen soll und was nicht, oder in der Entscheidung, eine Information für sich zu behalten oder weiterzugeben. Am Konferenztisch einer Ethik-Kommission getroffene ethische Entscheidungen sind zwar wichtig, allerdings nicht unser Hauptfokus und auch nicht die Hauptdomäne von Pflegemoral und Pflegeethik. Ethische Kompetenz entsteht vielmehr aus dem, was Pflegefachpersonen tun, es geht um die Anwendung moralischen und ethischen Wissens in Alltagssituationen, das sich im ethischen/moralischen Verhalten professionell Pflegender in typischen klinischen Settings äußert. Pflegemoral ist in weiten Teilen eine Alltagsontologie.

4.5 Kritische Fragen: Ist das richtig? Ist das verantwortbar?

In unserem Modell der Wissensentwicklung wird ethisches Wissen durch folgende kritische Fragen an Ethikwissen und Moralverhalten generiert: „Ist das richtig?" und „Ist das verantwortbar?" Solche Fragen schwingen im Hintergrund Ihrer Pflegetätigkeit mit, ob Sie es nun wahrhaben oder nicht. Ohne kritische Fragen dieser Art könnten Sie sich im Alltag nicht moralisch/ethisch verhalten.

Wir gehen davon aus, dass Pflegefachpersonen einige Grundwerte in ihre Arbeit einbringen, an denen sie ihre ethischen Entscheidungen und ihr Moralverhalten orientieren. Im Alltagsleben wird ihr moralisches/ethisches Selbst ständig herausgefordert.

WARUM IST DAS WICHTIG?

In der Pflege gehören ethische und moralische Herausforderungen zum Alltag. Sie sind keine Herausforderungen, die „so auf der Kippe stehen", wie die in vielen ethischen Diskussionen gerne behandelten Themen. Dass sie „alltäglich" sind, bedeutet allerdings nicht, dass sie unwichtig wären – es sind Dinge, die erhebliche Auswirkungen auf das Leben derer haben, die wir betreuen. Bitte beschäftigen Sie sich mit folgenden Situationen und den damit verbundenen Fragen:

- Soll ich einer älteren Frau erzählen, dass ihre wohlmeinenden Angehörigen nicht möchten, dass sie nach dem Krankenhausaufenthalt wieder in ihre Wohnung zurückkehrt, weil sie um ihre Sicherheit fürchten, und deshalb die Wohnung ausräumen?
- Soll ich einem jungen Paar meine Ansichten über verantwortungsvolle Familienplanung mitteilen, wenn das Paar feststellt, dass beide an Diabetes leiden? Würde ich damit mehr schaden als nützen? Was wäre gewonnen? Wer würde gewinnen?

Wenn Sie einen Augenblick nachdenken, kommen Ihnen vermutlich viele Alltagssituationen in den Sinn, die Ihnen solche Entscheidungen abverlangt haben. Wahrscheinlich stellen Sie überdies fest, dass Sie relativ schnell entschieden haben, ohne einen bewussten Gedanken an ethische Prinzipien oder einen Ethikkodex, und dass Sie sich gefragt haben, was richtig und verantwortbar ist. Wenn Sie in der aktuellen Pflegesituation diese Fragen zu beantworten versuchen, handeln Sie Ihrem ethischen Wissen entsprechend und berücksichtigen auch andere Wissensmuster. Sie werden zudem über die Prinzipien, Kodizes und andere Formen ethischen Wissens nachdenken, an denen Sie in anderen Fällen Ihr Handeln orientiert haben, und dann besser verstehen, was getan wurde und in der Situation hätte getan werden sollen.

4.6 Kreative Prozesse: Werte klären/ethisches Abwägen und Alternativen ausloten

Wenn wir oder andere überlegen, wie richtig und verantwortbar unsere Entscheidungen im jeweiligen Kontext sind, werden unterschiedliche Perspektiven ethischer Entscheidungsfindung sichtbar. Werteklärung/ethisches Abwägen und das Ausloten von Alternativen sind kreative Prozesse, die erste Antworten liefern. Während Sie also überlegen, ob Ihr moralisches/ethisches Verhalten (das sich am ethischen Wissen der Disziplin orientiert) richtig und verantwortbar ist, wägen Sie ethisch die Werte ab, die im Verlauf der Situation ins Spiel kommen, insbesondere diejenigen, die ein Dilemma verursachen. Im Laufe dieses Prozesses werden Sie unwillkürlich die einzelnen Werte prüfen sowie bedenken und ausloten, welche Handlungsweisen und Optionen sich daraus ergeben, was wiederum das ethische Abwägen selbst voranbringt. Mehr noch: Sie und andere können noch einmal auf ethische Wissensformen zurückkommen und diese überprüfen, damit sie zu besseren Richtlinien für moralisches/ethisches Handeln und Verhalten werden.

4.6.1 Werteklärung/ethisches Abwägen

Im Zuge der Werteklärung/des ethischen Abwägens werden die persönlichen handlungsleitenden Werte ins Bewusstsein gerufen und gezielt hinterfragt. Das verleiht den Klärungsprozessen das Potenzial, eine Entscheidung und das entsprechende Verhalten moralisch/ethisch korrekter oder „richtiger" zu machen. Oft bleibt verborgen, welche spezifischen Werte die ethischen/moralischen Entscheidungen und Handlungen einer Pflegefachperson herbeiführen (und die anschließenden Ausdrucksformen ethischen Wissens). Wertvorstellungen können als Hintergrundinformationen oder Annahmen betrachtet werden, die moralische und ethische Fragen und Handlungen auslösen. Wertvorstellungen schärfen den Blick für bestimmte Aspekte eines moralischen Problems, während sie zugleich andere Aspekte vernachlässigen oder verwischen. Wertvorstellungen variieren von Mensch zu Mensch, sie spiegeln die ganze Vielfalt der Erfahrungen, die wir mit Angehörigen, Freunden, sozialen Einrichtungen, Geschlechtergrenzen und mit dem Alter machen. Das Hinterfragen und die Klärung von Werten mithilfe formaler Techniken erfolgt mit dem Gedanken im Hintergrund, dass Werte womöglich nicht immer „gut" sind. Es erfolgt ferner in der Annahme, dass ein Widerspruch besteht zwischen den Werten, die wir für wichtig halten und unser Handeln beeinflussen sollten, und denen, die tatsächlich beeinflussen, was wir tun und sagen.

Es gibt verschiedene Techniken der Werteklärung/des Abwägens (Bandman und Bandman 2001; Catalano 2008; Simon, Howe und Kirschenbaum 1995). Grundsätzlich kommen bei allen Verfahren logisches Denken und emotionale Achtsamkeit zum Einsatz, um unsere handlungsleitenden Werte verstehen und untersuchen zu können. Man kann mit realen oder fiktiven Dilemmata arbeiten, mit einer Person allein oder in Gruppen arbeiten, Selbstanalysen oder Interviews durchführen oder andere Methoden einsetzen, die es Individuen ermöglichen, ihre Werte zu untersuchen und zu bekräftigen. Werteklärung/ethisches Abwägen ist oft eine emotional aufgeladene Aktivität, weil sie an tief verinnerlichte persönliche Überzeugungen rührt. Individuen oder Gruppen, die sich auf diese Prozesse einlassen, brauchen ein Umfeld, das ihnen die Wahl ihrer Werte freistellt und die geklärten Werte bestätigt. Welche Techniken auch eingesetzt werden, Werteklärung/ethisches Abwägen ist stets ein individueller Vorgang mit dem Ziel, tief verankerte Wertvorstellungen, die oft für selbstverständlich gehalten werden, ans Licht zu bringen. Werteklärung/ethisches Abwägen ist wichtig, weil es affektives Denken und eine verhaltensmotivierte Wahl betont und zu hinterfragen gestattet, wie verantwortbar die eigenen ethischen/moralischen Entscheidungen sind.

Die meisten Ansätze zur Werteklärung orientieren sich an einigen Grundregeln. Erstens soll ein moralisches/ethisches Dilemma ausgewählt oder ausgedacht werden, zu dem Sie und Ihre Kolleginnen und Kollegen einen emotionalen Bezug haben, ein Dilemma, das in Ihrem Arbeitsumfeld nicht völlig undenkbar ist. Obwohl geläufige Beispiele (z. B. „Wer soll aus dem sinkenden Rettungsboot geworfen werden?") manchmal ausreichen, ist es sicher fruchtbarer, sich mit realen oder potenziellen Pflegesituationen zu beschäftigen. Zweitens soll man sich auf die Klärung/das Abwägen individueller Werte konzentrieren, die im Laufe des Klärungsprozesses zum Vorschein kommen, egal mit welchem Ansatz gearbeitet wird. Allerdings besteht oft die Tendenz, schwierige Themen auszuklammern. Lebhafte allgemeine Diskussionen über das richtige Vorgehen und Verhalten sind jedoch kein Ersatz für einen kritischen Blick auf die eigenen Wertvorstellungen. Die dritte Empfehlung lautet, persönliche Werte, die im Zuge der Klärung/des Abwägens sichtbar werden, schriftlich zu erläutern oder aufzulisten. *Journaling* hilft, die eigenen Werte explizit zu machen und abzuwägen; es ist zudem eine Möglichkeit, zu untersuchen, wie und weshalb sich Wertvorstellungen verändern. Weil es schwierig ist, Pflegefachpersonen ein öffentliches Forum zu bieten, in dem sie ihre Werte offen ausloten können, ist *Journaling* ein besonders wertvolles Instrument, vor allem wenn moralische/ethische Dilemmata im Fokus der Überlegungen stehen, die in Pflegesituationen tatsächlich vorgekommen sind oder wahrscheinlich vorkommen werden.

4.6.2 Alternativen ausloten

Das Ausloten von Alternativen ist ein wichtiger Vorgang, um beurteilen zu können, ob eine Entscheidung moralisch/ethisch korrekt ist. Anders als eine Werteklärung (der Versuch, die eigenen Wertvorstellungen emotional zu erfassen, zu klären, abzuwägen, zu bestätigen und vielleicht zu verändern) sollen mit dem Ausloten von Alternativen die einer bestimmten Situation inhärenten Werte und die verschiedenen daraus abgeleiteten Handlungen erhellt und objektiver analysiert werden. Dabei werden Sie überlegen, welche Handlungsverläufe auf Ihre Wertvorstellungen zurückgeführt werden könnten und welche Verläufe Ihre Wertvorstellungen erschüttern könnten. Während Sie ausloten, was in einer Situation in moralischer und ethischer Hinsicht geschieht oder geschehen könnte, kommen Ihnen alternative Handlungsweisen in den Sinn, ja sogar Alternativen zu den eigenen Wertvorstellungen. Zudem wird bald schon klar, welche Vorzüge und Tücken die einzelnen Ansätze moralischer und ethischer Entscheidungsfindungsprozesse haben. Dabei bemühen Sie sich, Ihre persönlichen Werte möglichst außer Acht zu lassen und Wertesysteme – die eigenen und die anderer Personen – aus verschiedenen Perspektiven zu betrachten. Beim Ausloten von Alternativen geht es darum, einen problematischen Sachverhalt zu klären und verschiedene Sichtweisen möglichst sachlich und logisch zu prüfen, aber auch darum, verschiedene Lösungsmöglichkeiten für ein Dilemma in Erwägung zu ziehen.

Wie bei der Werteklärung/dem ethischen Abwägen auch, werden zum Ausloten von Alternativen Situation ausgewählt, die im Pflegealltag tatsächlich vorkommen. Dann wird ausgelotet, welche Werte in dem Fall relevant sind und welche Handlungen sich daraus ableiten. Wenn sachliche Gründe für einen bestimmten Standpunkt vorliegen, wird die Evidenz auf Fehlerfreiheit hin überprüft. Eine logisch herbeigeführte ethische Entscheidung wird auf irgendeine Weise getestet (z. B. indem man prüft, ob sie mit einem ethischen Grundsatz oder Verhaltenskodex übereinstimmt). Beim Ausloten von Alternativen zählen jedoch nicht nur faktische Belege, vielmehr auch die Neigungen und Überzeugungen aller an der Situation beteiligten Personen. Wenn es beispielsweise um die Betreuung eines Menschen am Lebensende geht, wird jede Pflegefachperson persönliche Überzeugungen und Neigungen haben, was die bestmögliche Versorgung betrifft. Wir alle haben eigene Überzeugungen und Wertvorstellungen über Tod und Leben, die sich auf unseren Umgang mit der Situation auswirken. Der tatsächliche körperliche Zustand des sterbenden Menschen, physiologische Hinweise auf den nahen Tod und das beobachtbare Verhalten sind Faktoren, die sich auf die Situation auswirken. Doch selbst bei gleicher Faktenlage sind Handlungsalternativen möglich. Wenn Sie alle Handlungsalternativen ausloten, die sich aus den unterschiedlichen Wertvorstellungen der Beteiligten ergeben, und sich mit den von widersprüchlichen ethischen Werten ausgelösten Dilemmata beschäftigen, werden Sie die Situation bald besser verstehen und schließlich mit größerer Klarheit wissen, was zu tun richtig, gut, gerecht und verantwortbar ist.

4.6.3 Werteklärung/ethisches Abwägen und das Ausloten von Alternativen mithilfe eines ethischen Entscheidungsbaums

Einige Quellen raten, eine ethische Frage mithilfe eines Entscheidungsbaums zu klären, d.h. mit einer visuellen Darstellung sämtlicher Optionen und Konsequenzen (Burkhardt und Nathaniel 2007; Ellis und Hartley 2004; Frame und Williams 2005). Einzelne

Elemente der Entscheidungsbäume können sich zwar leicht unterscheiden, in der Regel werden sie aber als Flowcharts oder Fragenreihen dargestellt, die mit der Identifikation des ethischen Problems oder Themas beginnen. Ist das Problem identifiziert, wird man linear von einem Schritt zum nächsten geleitet, bis schließlich, nachdem alle Schritte absolviert sind, eine ethisch korrekte Entscheidung empfohlen wird.

Ethische Entscheidungsbäume verlangen die Sammlung von Daten über die Situation anhand des ethischen Bezugsrahmens. Erst nachdem die Optionen betrachtet, situationsspezifische Faktoren identifiziert und verschiedene Handlungsalternativen evaluiert worden sind, wird eine Entscheidung vorgeschlagen. Manche Entscheidungsbäume geben, zumindest teilweise, einen bestimmten ethischen Bezugsrahmen vor, andere erwarten, dass die Nutzerinnen und Nutzer den zur Situation passenden Bezugsrahmen kreieren oder wählen.

Besonders hilfreich sind ethische Entscheidungsbäume, wenn die Entscheidung nicht drängt und genügend Zeit zur Verfügung steht, um gründlich überlegen und die für die einzelnen Elemente erforderlichen Details klären zu können. Ethische Entscheidungsfindungsbäume spiegeln das, was Liaschenko und Peter (2004) als *fachspezifische* Ethik identifiziert haben, was bedeutet, dass die professionellen Aktivitäten von Pflegefachpersonen, die auf eine bestimmte Weise verstanden werden, von Natur aus moralisch sind. Sie fügen hinzu, dass Ansätze, die beschränken und bestimmen, was zum moralischen oder ethischen Problem erklärt wird, und beschränken und bestimmen, wie solche Probleme gelöst werden – was Entscheidungsbäume oft tun – der Komplexität der modernen Gesundheitsversorgung nicht vollständig gerecht werden.

Als Lernwerkzeug können Entscheidungsbäume dennoch nützlich sein. Wie im Fall des Pflegeprozesses auch, bietet ein ethischer Entscheidungsbaum ein System, das, einmal erlernt, Pflegefachpersonen hilft, die Details eines ethischen Konflikts schneller zu erfassen und eine angemessene Entscheidung zu treffen. Entscheidungsbäume tragen auch dazu bei, die an ethischen Entscheidungen beteiligten Faktoren und Prozesse weniger nebulös zu machen und Studierenden zu zeigen, was ethisch vertretbar ist und was nicht.

Die Beschäftigung mit einem Entscheidungsbaum kann zur Werteklärung/zum ethischen Abwägen und zum Ausloten von Alternativen beitragen. Fallstudien zu ethischen Problemen lassen sich in Form von Entscheidungsbäumen darstellen, anstatt sie direkt zu diskutieren. Entscheidungsbäume können von jeder teilnehmenden Person ausgefüllt und dann mithilfe von Fragen zur Werteklärung/zum Abwägen untersucht werden. Im Zuge dieser Aufgabe wird man innerhalb der verschiedenen vom Entscheidungsbaum vorgegebenen Elemente auf wichtige Einzelheiten stoßen (z. B. die Konsequenzen einer Handlungsweise) und diese Elemente nicht länger als offensichtlich und selbstverständlich betrachten. Wenn man die Details einer ethischen Konfliktsituation in den Entscheidungsbaum einträgt, ist zu überlegen, welche Einzelheiten bedacht werden müssen, bevor eine Entscheidung getroffen wird, und welche übergangen werden dürfen.

In der Regel werden im Verlauf dieses Prozesses die individuellen Werte klarer. Wenn die Gruppenmitglieder Vorschläge machen und sagen, was ihnen relevant erscheint und deshalb notiert werden soll, wird es vermutlich Diskussionen über die Stichhaltigkeit der verschiedenen Ansichten geben. Gut möglich, dass einigen das Fehlen bestimmter Details auffällt, die ihrer Meinung nach zu berücksichtigen gewesen wären. Für andere sind diese Details vielleicht überhaupt nicht relevant, während eine dritte Gruppe Gründe für das Weglassen und Gründe für deren Berücksichtigung anführt. Diskussionen und Meinungsverschiedenheiten führen jedem Gruppenmitglied die im Hintergrund wirksamen Wertvorstellungen deutlicher vor Augen. Wenn dann jede Person für sich oder die Gruppe gemeinsam anhand eines ausgefüllten Entscheidungsbaums über den Umfang und die Bedingungen ihrer Übereinstimmung reflektiert, werden Werte geklärt und Alternativen ausgelotet.

Eine weitere nützliche Klärungstechnik/Abwägungstechnik besteht darin, Details der einzelnen in den Entscheidungsbaum eingetragenen Elemente zu verändern und dann festzustellen, wie sich die Entscheidungsfindungsprozesse und Outcomes verändern. Mit dem gleichen Verfahren kann der ausgefüllte Entscheidungsbaum auch für das Ausloten von Alternativen genutzt werden. Bestimmte vorgegebene Elemente des Entscheidungsbaums sowie Details im ausgefüllten Blatt können auf Voreingenommenheit und Kontextbedingungen hin untersucht werden, die bestimmte Entscheidungen von vornherein ausgeschlossen haben. Indem die Gruppenmitglieder die Details innerhalb der verschiedenen Elemente sowie die Elemente selbst zur Kenntnis nehmen, kommen die grundlegenden Wertvorstellungen und deren Funktionsweisen ans Licht.

Werteklärung/ethisches Abwägen und das Ausloten von Alternativen, beide sind wichtig, um das Wesen richtiger und verantwortbarer moralischer/ethischer Entscheidungen und das dabei generierte Wissensmuster verstehen zu können. Wenn jemand die persönlich bevorzugten, allerdings problematischen Werte (aus der Werteklärung) anderen möglichen Werten (aus dem Ausloten von Alternativen) gegenüberstellt, vertieft sich das Verständnis für das im Pflegealltag Mögliche und Nötige. Werden problematische Wertvorstellungen von einer Person hinterfragt, die in bestimmten Situationen auch alternative Positionen für denkbar hält, können sich die eigenen Wertvorstellungen ändern.

Die kreativen Vorgänge des Klärens/Abwägens und Auslotens weisen (ob erkannt oder nicht) Bezüge zu Gerechtigkeits- und Care-Perspektiven auf, an denen ethische Entscheidungsfindungsprozesse beteiligt sind, sowie Bezüge zu ethischen Prinzipien und Kodizes deontologischer und teleologischer Perspektiven. Unserem Modell zufolge finden Auslotungs- und Klärungs-/Abwägungsprozesse immer dann statt, wenn gefragt wird, was richtiges und verantwortbares Verhalten ist. Aus diesen kreativen Prozessen entstehen formale Ausdrucksformen ethischen Wissens, die dann weiterentwickelt werden. Es entsteht, indem moralisches/ethisches Verhalten gefördert wird, die in die Pflegepraxis integrierte Ausdrucksform ethischen Pflegewissens.

Bitte überlegen Sie ...

Penny Thompson ist eine geriatrische Pflegefachperson und arbeitet in einem kleinen städtischen Krankenhaus im Hinterland von Wisconsin, das für mehrere Gemeinden am Lake Michigan zuständig ist. Eines Nachmittags – sie ist gerade mit Routinearbeiten beschäftigt – wird sie angepiepst und gebeten, sofort in die Notaufnahme zu kommen, weil „Charlie und Agnes wieder da sind". Charlie und Agnes Miller sind beide Mitte 80 und leben seit über 40 Jahren in dieser Gegend. Ihre Kinder haben geheiratet und sind weggezogen, ihrem Haus am See fühlen sie sich aber sehr verbunden; dort möchten sie ihren Lebensabend verbringen. In letzter Zeit hat sich Charlie seltsam verhalten und sich, wie Agnes sagt, „oft in Schwierigkeiten gebracht". Mehrere Vorfälle haben Charlie und Agnes in die Notaufnahme geführt, und das ist ihre vierte Aufnahme innerhalb eines knappen Monats. Diesmal hat Agnes einen Krankenwagen gerufen: Charlie konnte nicht mehr vom Duschhocker aufstehen, er wirkte verwirrt und drohte vom Hocker zu stürzen. Bis vor Kurzem war Charlie meist alleine zurechtgekommen. Seit etwa einem Jahr hatte er zunehmend Probleme mit dem Gleichgewicht und beim Gehen, hatte auch angefangen, zu fluchen und lautstark Geschichten aus seiner Zeit als Bahnmitarbeiter zu erzählen. Das war ungewöhnlich, weil Charlie früher nie geflucht hatte. Was Agnes jedoch am meisten zu schaffen machte, war sein unverantwortlicher Fahrstil. In den vergangenen sechs Monaten hatte er ihren Pickup mehrmals in Gartenzäune gesteuert und in den Straßengraben gesetzt, einmal sogar die Garage des Nachbarn erheblich beschädigt. An einem Wintertag, als er den Wagen in einen Straßengraben gefahren hatte, wurde der unterkühlte und verwirrte Charlie von einem Passanten aufgelesen und, weil er sich nicht mehr an seine Adresse erinnern konnte, zur nächsten Polizeistation gebracht. Nachbarn, die um ihre Sicherheit und ihr Eigentum fürchteten, hatten die Polizei gerufen, wenn sie Charlie am Steuer sahen; oft wurde er dann von Polizeibeamten nach Hause begleitet. Charlie war eigentlich sein Leben lang gesund gewesen, litt allerdings an Bluthochdruck und trug nach einer Darmkrebsoperation vor fünf Jahren ein Colostoma. Agnes hatte mehrmals versucht, Charlie für eine gründliche ärztliche Untersuchung zu gewinnen, doch das spezielle Gesundheitszentrum war mehrere Fahrstunden weit entfernt. Charlie weigerte sich und erklärte: „Mir fehlt doch nichts!" Agnes fühlte sich machtlos, wollte die Kinder aber nicht mit ihren Problemen behelligen, die, wie sie sagt, „ihr eigenes Leben leben". Die Situation überfordert Agnes und ist unhaltbar.

Welches ethische Wissen wird hier gebraucht? Welches Wissen aus anderen Wissensmustern ist für das Management dieser Situation erforderlich?

4

4.7 Formale Ausdrucksformen ethischen Wissens: Prinzipien und Kodizes

Als formale Ausdrucksformen ethischen Wissens haben wir die in der Pflege üblichen Prinzipien und Kodizes identifiziert (Numminen und Leino-Kilpi 2009; Salmela, Koskinen und Eriksson 2017; Schmidt, MacWilliams und Neal-Boylan 2017). Es gibt allerdings auch andere Formen. Ethisches Wissen kann ein Regelwerk, eine Arbeitsplatzbeschreibung, können Rechte oder Pflichten, Theorien oder Gesetzmäßigkeiten sein. Auch das Nightingale-Versprechen (das übrigens nicht von Florence Nightingale formuliert wurde) und der Hippokratische Eid sind Formen ethischen Wissens. Möchte eine einzelne Pflegefachperson oder eine Gruppe von Pflegefachpersonen dem Fachgebiet eine ethische Position nahebringen, kann sie dies in Form eines Artikels, einer Fallanalyse, ja sogar in Gedichtform tun (Bliss et al. 2017; Jacobs 2013; Kangasniemi, Pakkanen und Korhonen 2015; Norlyk et al. 2017; Salmela et al. 2017; Sanner-Stiehr und Ward-Smith 2017; Schmidt et al. 2017; van der Zande, Baart und Vosman 2014).

Wir beschäftigen uns überwiegend mit Prinzipien und Kodizes als generische Formen ethischen Wissens, da sie naheliegende und übliche Formen ethischen Wissens im Pflegebereich sind. Die *American Nurses Association* hat beispielsweise einen Ethikkodex für professionell Pflegende entwickelt („Code of Ethics for Nurses with Interpretive Statements" 2015). Außerdem lernen Pflegefachpersonen, sich bei ihrer Tätigkeit im Rahmen der üblichen ethischen Wissensformen zu bewegen, sich z. B. an die Prinzipien von Autonomie und Fürsorgepflicht zu halten. Wir vermeiden es, ethische Wissensformen mit

Theorien zu assoziieren, damit die Unterschiede zwischen ethischen und empirischen Theorien keine Verwirrung stiften. Ungeachtet ihrer Form, so unsere Ansicht, lässt sich ethisches Wissen möglicherweise auf Prinzipien und Kodizes reduzieren, die ja Kurzfassungen ethischen Wissens sind.

4.8 Fazit

Dieses Kapitel war der Entwicklung ethischen Pflegewissens gewidmet. Es wurden die in der Pflege üblichen ethischen Perspektiven dargestellt und die Natur des ethischen Wissens in der Pflege exploriert. Kritische Fragen und die kreativen Prozesse der Wertklärung/des ethischen Abwägens und des Auslotens von Alternativen münden in formale Ausdrucksformen ethischen Wissens.

LITERATUR

ACA New Patients Bill of Rights. (2010, June 22). https://www.cms.gov/CCIIO/Resources/Fact-Sheets-and-FAQs/aca-new-patients-bill-of-rights.html.

Bandman, E. L., & Bandman, B. (2001). Nursing ethics through the life span (4th ed.). Upper Saddle River, NJ: Prentice Hall.

Barnes, M., & Brannelly, T. (2008). Achieving care and social justice for people with dementia. Nursing Ethics, 15, 384–395.

Bell, S. E., & Hulbert, J. R. (2008). Translating social justice into clinical nurse specialist practice. Clinical Nurse Specialist: The Journal for Advanced Nursing Practice, 22, 293–301.

Blackburn, S. (2005). Truth: a guide. New York, NY: Oxford University Press.

Bliss, S., Baltzly, D., Bull, R., Dalton, L., & Jones, J. (2017). A role for virtue in unifying the "knowledge" and "caring" discourses in nursing theory. Nursing Inquiry. https://doi.org/10.1111/nin.12191.

Burkhardt, M. A., & Nathaniel, A. K. (2007). Ethics and issues in contemporary nursing (3rd ed.). New York, NY: Delmar Publishers.

Carper, B. A. (1978). Fundamental patterns of knowing in nursing. ANS. Advances in Nursing Science, 1, 13–23.

Carper, B. A. (1979). The ethics of caring. ANS. Advances in Nursing Science, 1, 11–19.

Catalano, J. T. (2008). Nursing now: today's issues, tomorrow's trends (5th ed.). Philadelphia, PA: F. A. Davis.

Code of Ethics for Nurses with Interpretive Statements. (2015). http://www.nursingworld.org/MainMenuCategories/EthicsStandards/CodeofEthicsforNurses/Code-of-Ethics-For-Nurses.html.

Condon, E. H. (1992). Nursing and the caring metaphor: gender and political influences on an ethics of care. Nursing Outlook, 40, 14–19.

Cook, L. B., & Peden, A. (2016). Finding a focus for nursing: the caring concept. ANS. Advances in Nursing Science. https://doi.org/10.1097/ANS.0000000000000137.

Cooper, M. C. (1991). Principle-oriented ethics and the ethic of care: a creative tension. ANS. Advances in Nursing Science, 14, 22–31.

Ellis, J. R., & Hartley, C. L. (2004). Nursing in today's world: trends, issues and management (8th ed.). Philadelphia, PA: Lippincott, Williams & Wilkins.

Frame, M. W., & Williams, C. B. (2005). A model of ethical decision-making from a multicultural perspective. Counseling and Values, 49, 165–179.

Fry, S. T. (1989). Toward a theory of nursing ethics. ANS. Advances in Nursing Science, 11, 9–22.

Gilligan, C. (1982). In a different voice: psychological theory and women's development. Boston, MA: Harvard University Press.

Health Information Privacy. (1996). http://www.hhs.gov/ocr/privacy/.

Hoagland, S. L. (1990). Some concerns about Nel Noddings' caring. Hypatia, 5, 109–114.

Houston, B. (1990). Caring and exploitation. Hypatia, 5, 115–119.

Jacobs, B. B. (2013). An innovative professional practice model: Adaptation of Carper's patterns of knowing, patterns of research, and Aristotle's intellectual virtues. ANS. Advances in Nursing Science, 36(4), 271–288. https://doi.org/10.1097/ANS.0000000000000002.
Kangasniemi, M., Pakkanen, P., & Korhonen, A. (2015). Professional ethics in nursing: an integrative review. Journal of Advanced Nursing, 71(8), 1744–1757. https://doi.org/10.1111/jan.12619.
Kohlberg, L. (1976). Moral stages and moralization: the cognitive-developmental approach. In T. Lickona (Ed.), Moral development and behavior: theory, research, and social issues. New York, NY: Holt, Rinhart & Winston.
Levine, M. E. (1989). The ethics of nursing rhetoric. Image - The Journal of Nursing Scholarship, 21, 4–6.
LGBT Healthcare Bill of Rights. (2016). http://healthcarebillofrights.org/Read-The-Bill
Liaschenko, J. (1993). Feminist ethics and cultural ethos: revisiting a nursing debate. ANS. Advances in Nursing Science, 15, 71–81.
Liaschenko, J., & Peter, E. (2004). Nursing ethics and conceptualizations of nursing: profession, practice, work. Journal of Advanced Nursing, 46, 488–495.
Liaschenko, J., Oguz, N. Y., & Brunnquell, D. (2006). Critique of the "tragic case" method in ethics education. Journal of Medical Ethics, 32, 672–677.
Mappes, R. A., & DeGrazia, D. (2006). Biomedical ethics (5th ed.). New York, NY: McGraw-Hill.
Mathur, R. (2015, October). Children's bill of rights. https://campaignforchildren.org/wp-content/uploads/sites/2/2015/10/Childrens-Bill-of-Rights.pdf.
Noddings, N. (1999). Care, justice, and equity. In M. S. Katz, N. Noddings, & K. A. Strike (Eds.), Justice and caring: the search for common ground in education. (pp. 7–20). New York, NY: Teachers College Press.
Noddings, N. (2003). Caring: a feminine approach to ethics & moral education (2nd ed.). Berkeley, CA: University of California Press.
Norlyk, A., Haahr, A., Dreyer, P., & Martinsen, B. (2017). Lost in transformation? Reviving ethics of care in hospital cultures of evidence-based healthcare. Nursing Inquiry. https://doi.org/10.1111/nin.12187.
Numminen, O., & Leino-Kilpi, H. (2009). Nurses' codes of ethics in practice and education: a review of the literature. Scandinavian Journal of Caring Sciences, 23, 380–394.
Patient's Bill of Rights Under the Affordable Care Act: An Overview of the Rules on Consumer Protections. (2010).
Peter, E., & Liaschenko, J. (2013). Moral distress reexamined: a feminist interpretation of nurses' identities, relationships, and responsibilities. Journal of Bioethical Inquiry, 10(3), 337–345. https://doi.org/10.1007/s11673-013-9456-5.
Reverby, S. M. (1987). Ordered to care: the dilemma of American nursing. Cambridge, MA: Cambridge University Press, 1850–1945.
Salmela, S., Koskinen, C., & Eriksson, K. (2017). Nurse leaders as managers of ethically sustainable caring cultures. Journal of Advanced Nursing, 73(4), 871–882. https://doi.org/10.1111/jan.13184.
Sander-Staudt, M. (2011). Care ethics. http://www.iep.utm.edu/care-eth/.
Sanner-Stiehr, E., & Ward-Smith, P. (2017). Lateral violence in nursing: implications and strategies for nurse educators. Journal of Professional Nursing: Official Journal of the American Association of Colleges of Nursing, 33(2), 113–118. https://doi.org/10.1016/j.profnurs.2016.08.007.
Schmidt, B. J., MacWilliams, B. R., & Neal-Boylan, L. (2017). Becoming inclusive: a code of conduct for inclusion and diversity. Journal of Professional Nursing: Official Journal of the American Association of Colleges of Nursing, 33(2), 102–107. https://doi.org/10.1016/j.profnurs.2016.08.014.
Simon, S., Howe, L., & Kirschenbaum, H. (1995). Values clarification: a handbook of practical strategies for teachers and students (Revised). New York, NY: Hart Publishing Co.
Stewart, I. M. (1921). Some fundamental principles in the teaching of ethics. The American Journal of Nursing, 21, 906–913.
The Patients' Bill of Rights in Medicare and Medicaid. (1999).
Thompson, J. L. (2007). Poststructuralist feminist analysis in nursing. In C. Roy, & D. A. Jones (Eds.), Nursing knowledge development and clinical practice. (pp. 129–143). New York, NY: Springer Publishing.
Tong, R. (2008). Feminist thought: a more comprehensive introduction (3rd ed.). Boulder, CO: Westview Press.

van der Zande, M., Baart, A., & Vosman, F. (2014). Ethical sensitivity in practice: Finding tacit moral knowing. Journal of Advanced Nursing, 70(1), 68–76. https://doi.org/10.1111/jan.12154.

van Hooft, S. (2011). Caring, objectivity and justice: an integrative view. Nursing Ethics, 18(2), 149–160. https://doi.org/10.1177/0969733010388927.

Vanlaere, L., & Gastmans, C. (2011). A personalist approach to care ethics. Nursing Ethics, 18(2), 161–173. https://doi.org/10.1177/0969733010388924.

Walker, M. U. (1993). Keeping moral space open. The Hastings Center Report, 23, 33–40.

KAPITEL

5 Persongebundenes Pflegewissen entwickeln

Das Selbst ist ein dynamisches Konzept, das sich, wenn wir unsere Beziehungen zu anderen ausdehnen und erweitern, ständig vertieft. Das Selbst entsteht im Bezug auf andere.

Beverly Hill und Janet Allan (1994, S. 112)

Das Eingangszitat besagt, dass wir durch unsere Beziehungen zu anderen erfahren, wer wir sind, und sich das, was wir sind, mit der Zeit verändert. In diesem Kontext sind nicht nur enge oder intime Beziehungen gemeint, etwa die zu einem Partner oder einer Partnerin. Gemeint sind vielmehr alle Kontakte zu und Interaktionen mit Menschen, denen wir im Alltag begegnen. Die Beziehungen können mehr oder weniger eng, zufällig oder gar so subtil sein, dass sie gar nicht bemerkt werden. Im Kontext persongebundenen Wissens, dem Thema dieses Kapitels, können Sie auch eine Beziehung zum eigenen Selbst haben, die spiegelt, wer Sie wirklich sind, verglichen mit dem Selbst, das Sie nach außen zeigen oder andere sehen sollen.

Bitte überlegen Sie ...

Alia ist eine junge Frau, die man zum Jetset zählen könnte. Sie ist schwerreich und musste, um ihren Lebensstandard halten zu können, nie arbeiten oder eine Ausbildung machen. Alia liegt im Krankenhaus, weil sie sich bei einer Alkoholfahrt mit ihrem Sportwagen, als das Auto über eine Klippe stürzte, zahlreiche Verletzungen zugezogen hat.

Christie ist für Alias pflegerische Versorgung zuständig. Sie würde sich als hart arbeitende Frau mit ausgeprägtem Verantwortungsgefühl charakterisieren. Das weiß Christie vor allem deshalb, weil ihre Eltern und Lehrkräfte ihr und ihrem Bruder gegenüber stets betont haben, wie wichtig es sei, „etwas aus sich zu machen". Die Eltern haben den Kindern beigebracht, hart zu arbeiten, sich eine gute Bildung anzueignen und einen Beitrag zum Wohl der Gesellschaft zu leisten. Das tat Christie, obwohl es nicht einfach war. Ihre Eltern haben ihr auch vermittelt, dass Reiche, die keiner produktiven Tätigkeit nachgehen, charakterlos, wenn nicht gar verachtenswert sind. Infolgedessen ist Christie als Pflegefachperson zutiefst davon überzeugt, dass sich der Wert eines Menschen daran misst, ob er Verantwortung übernimmt und ein gesellschaftlich produktives Leben führt. Zugleich lernte sie im Pflegestudium, dass ausnahmslos jeder Mensch Respekt verdient, als Individuum betrachtet und gepflegt werden muss und von Natur aus wertvoll ist. Weil Christie ist, wie sie aufgrund ihres persönlichen Selbst nun einmal ist, wäre sie sehr bekümmert, wenn sie feststellen müsste, dass sie Alia pflegerisch irgendwie vernachlässigte.

Christies Persönlichkeit –das Innerste ihres Selbst– wird ihr pflegerisches Handeln unweigerlich beeinflussen. Ohne sich dessen in vollem Umfang bewusst zu sein, könnte sie aufgrund ihrer Herkunft, ihrer Erfahrungen und Wertvorstellungen reichen und privilegierten Menschen gegenüber Ressentiments hegen und Klischeevorstellungen haben. Sie könnte eine Spur bestrafend sein, Alia z. B. ein Schmerzmittel ein klein wenig länger vorenthalten, als sie es sonst täte, oder passenderweise vergessen, die Küche über einen speziellen Menüwunsch zu informieren, und sich bei Alia damit entschuldigen, dass sie sich plötzlich um einen anderen Patienten kümmern musste. Vielleicht gibt sie sich keine Mühe, Alia als Mensch kennenzulernen, und betrachtet die Situation als eine von vielen, die sie eben hinnehmen und durchstehen muss. In diesem Beispiel würde sich eine Fokussierung auf das persongebundene Wissen positiv auf das Selbst von Christie und auf ihr Pflegehandeln auswirken.,

Persongebundenes Wissen ist die Grundlage für die Ausdrucksform des authentischen Selbst. Persongebundenes Wissen ist zudem zentral wichtig für eine heilende Beziehung und eine Grundvoraussetzung für wahres Menschsein (Green 2009; Zolnierek 2014). Kommen wir auf das Fallbeispiel zurück: Angenommen Christie konnte Alia – ihrer Vorbehalte gegen Reiche zum Trotz – tolerieren und angemessen pflegen. Toleranz allein erzeugt keine Entwicklung von persongebundenem Wissen. Wenn Christie jedoch über ihre wahren Gefühle Alia gegenüber nachdenkt, könnte sie den Grund für ihre Empfindungen identifizieren und die Auswirkungen auf ihr Pflegehandeln erkennen. Wenn sie über ihre Herkunft nachdenkt und überlegt, wie dies beeinflusst, wer sie ist, kann sie eine bewusste Wahl über die Person, die sie als Pflegefachperson sein will, treffen. Dieser Prozess hilft Christie, echter und authentischer zu werden. Ihre Handlungen werden dann immer stärker in Einklang stehen mit ihrem Wunsch, Alia so mitfühlend und fürsorglich betreuen zu können, wie jeden anderen erkrankten Menschen auch.

In diesem Kapitel beschäftigen wir uns mit verschiedenen Bedeutungen persongebundenen Wissens und überprüfen einige Ideen, die mit persongebundenem Wissen und der Entwicklung persongebundenen Wissens zu tun haben oder diese Dinge beeinflussen. In gewissem Sinn ist jedes Wissen persongebunden – weil wir nur unsere eigenen Auffassungen, gedanklichen Vorstellungen, Wahrnehmungen, Erfahrungen, Erinnerungen und Gedanken kennen können (Bonis 2009). Dennoch verwenden wir im Rahmen dieses Texts und für das Konstrukt der Wissensmuster in der Pflege den Begriff *persongebundenes Wissen* und verstehen darunter einen Prozess der Selbsterkenntnis, der bewusst und gezielt stattfindet, um herauszufinden, wer wir sind und was unsere Handlungen und Beziehungen bedeuten. Persongebundenes Wissen ist geprägt von unseren Beziehungen zu den Mitmenschen und prägt auch unsere Beziehungen, wenn wir andere pflegerisch versorgen. So gesehen ist persongebundenes Wissen ein bewusster Vorgang, der das eigene Ganzsein und das Ganzsein unserer Mitmenschen fördert.

➤ Abb. 5.1 stellt das persongebundene Wissensmuster innerhalb unseres Modells der Pflegewissensentwicklung dar. Pflegefachpersonen, bringen in den Pflegealltag ihr Selbst ein. Wenn sie pflegen und ihre Pflegepraxis reflektieren entwickeln sie Wissen, indem sie die kritischen Fragen stellen: „Weiß ich, was ich tue?“ und „Tue ich, was ich weiß?“ Diese Fragen lösen die kreativen Prozesse des Sich-Einlassens und Zentrierens aus, die wiederum die Entwicklung formaler Ausdrucksformen persongebundenen Wissens befördern. Wie ➤ Abb. 5.1 zeigt, ist der therapeutische Einsatz der eigenen Person die in die Pflegepraxis integrierte Ausdrucksform persongebundenen Wissens.

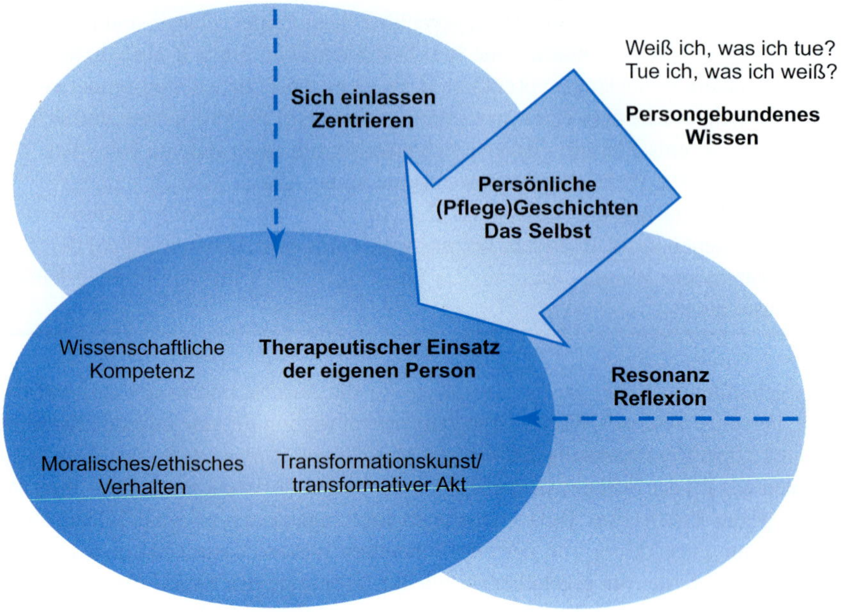

Abb. 5.1 Persongebundenes Wissen und wissen

In ➤ Tab. 5.1 sind die persongebundenes Wissen erzeugenden Prozesse aufgelistet sowie die im vorliegenden Kapitel explorierten Dimensionen – die Prozesse des Sich-Einlassens und Zentrierens und die formalen Ausdrucksformen persongebundenen Wissens – das Selbst und die persönlichen (Pflege-)Geschichten, in denen das Selbst in schriftlicher Form zum Ausdruck kommt. Das Kapitel beginnt mit einer Exploration des Konzepts und der Bedeutung persongebundenen Pflegewissens, worauf die kritischen Fragen, kreativen Prozesse und formalen Ausdrucksformen persongebundenen Wissens näher beleuchtet werden.

Persongebundenes Wissen verlangt, mit dem in Einklang zu sein, was Sie sind, und zu begreifen, dass Ihr Personsein Ihr Verhalten, Ihre Standpunkte und Wertvorstellungen sowohl positiv wie negativ beeinflusst. Persongebundenes Wissen ist sehr viel mehr als die Kenntnis der wichtigsten persönlichen Daten und Merkmale – Körpergewicht, Geburtsdatum, bestimmte Charakterzüge, Neigungen, Vorlieben, Vorbehalte etc. Das Selbst zu

Tab. 5.1 Dimensionen des persongebundenen Wissens

Dimension	Persongebundene Wissensmuster
Kritische Fragen	Weiß ich, was ich tue? Tue ich, was ich weiß?
Kreative Prozesse	Sich einlassen Zentrieren
Formale Ausdrucksformen	Persönliche (Pflege-)Geschichten Das Selbst
Bestätigungs-/Legitimationsprozesse	Resonanz Reflexion
In die Pflegepraxis integrierte Ausdrucksform	Therapeutischer Einsatz der eigenen Person

kennen – persongebundenes Wissen – heißt, in jeder Situation die inneren Erfahrungen wahrzunehmen, die eigenen Interaktionsformen zu erkennen und zu verstehen. Wer über persongebundenes Wissen verfügt, lebt sein Leben aufmerksam und reflektiert, bis das eigene Handeln schließlich mit den eigenen tiefsten Intentionen übereinstimmt. Persongebundenes Wissen ist, kurz gesagt, der dynamische Vorgang, ein ganzheitliches und authentisches Selbst zu werden und das Gegenüber in seiner Ganzheit zu erkennen und zu schätzen. Am Ende werden Sie wissen, was Sie tun, und tun, was Sie wissen.

Fragen zur Reflexion

- Was ist für Sie der Unterschied zwischen „sich selber kennen" und „das Selbst kennen"?
- Hat das, was Sie über Ihr Selbst wissen, Ihr Pflegehandeln verbessert oder beeinträchtigt? Inwiefern?
- Haben Sie je eine Person gepflegt, zu der Sie einfach keine Beziehung herstellen konnten oder die etwas repräsentierte, was Sie einfach nicht akzeptieren können? Wie hat sich das auf die Betreuung ausgewirkt?
- Hat Ihr Selbst irgendeinen Aspekt, den Sie gerne ändern möchten, um eine bessere Pflegefachperson zu sein?
- Wie schwer oder leicht würde Ihnen die Veränderung eines bestimmten Aspekts Ihres Selbst fallen? Was müssten Sie dafür tun?

5.1 Persongebundenes Wissen in der Pflege

Persongebundenes Wissen als Wissen des Selbst ist vielleicht das am schwersten verständliche Muster, weil das Wesen des Selbst und das Wissen über das Selbst schwer fassbare Konzepte sind. In der Idealvorstellung ist persongebundenes Wissen der Weg zu einem ganzheitlicheren und authentischeren Selbst. Um zu wissen, wer Sie sind, müssen Sie die Resonanz der Mitmenschen auf Ihre Person als Hinweise auf Ihr wahres Selbst akzeptieren, internalisieren und reflektieren. Wenn Sie Ihr Selbst dann besser verstehen, erkennen Sie Ihr Persönlichkeitsideal sowie Ihre Wachstums- und Entwicklungsmöglichkeiten, die Sie dem Ideal näherbringen.

Persongebundenes Wissen drückt sich als das Selbst aus: die Person, die Sie sind. Mit anderen Worten: Ihre Mitmenschen kennen Sie, weil Sie sind, wie Sie sind. Anfangs werden Sie erkannt, weil Sie ein bestimmtes Erscheinungsbild haben; Ihr Gesicht und andere Merkmale Ihres körperlichen Selbst sind erkennbar. Dann werden die Leute Ihren Namen erfahren. Schließlich werden Sie als Person gekannt; die Leute erkennen nicht nur Ihre äußere Erscheinung wieder, sondern die Eigenschaften Ihres Selbst, die Ihr Handeln und Alltagsverhalten prägen. Vielleicht werden Sie als sehr humorvolle Person wahrgenommen, als jemand, der gern Bohnen isst, aber keine Karotten, als begeisterte Tänzerin oder als Mensch mit Höhenangst. All diese Dinge und viele mehr bilden das „Du", das andere schließlich kennenlernen, die Sie als Person kenntlich und unverwechselbar machen. Andere erleben und kennen Sie als einzigartig kraft Ihrer zutiefst persönlichen Qualitäten, die sich durch Ihr Dasein in der Welt im kulturellen Kontext vermitteln.

Sie kennen Ihr Selbst, die Person die Sie sind, zum Teil aus den Wahrnehmungen anderer. Gut möglich beispielsweise, dass Sie Ihren Sinn für Humor selbst gar nicht würdigen, bis ihn andere bemerken und das entsprechende Feedback geben. Sie merken vielleicht nicht, wie sehr anderen Ihre speziellen Ernährungsgewohnheiten auffallen, bis Sie schließlich an deren Resonanz erkennen, dass Sie, was das Essen angeht, gewisse Eigenheiten haben, die Sie nun gerne ablegen möchten. Auf einer tieferen Ebene werden Sie sich vielleicht als etwas egoistisch oder unsensibel empfinden. Sie werden nicht nur über die Resonanz anderer nachdenken, vielmehr auch darüber, wie es sich anfühlt, Sie selbst zu sein, und daraufhin wohlüberlegte Entscheidungen treffen, um sich Ihrem persönlichen Ideal des Menschseins anzunähern. Dieser Prozess ist gemeint, wenn wir von *persongebundenem Wissen* sprechen. Es handelt sich um einen kontinuierlichen Wachstumsprozess, der Veränderungen und Entwicklungen hin zu Ganzheit, Authentizität und Echtheit auslöst und die Kongruenz von Körper, Geist und Seele anbahnt.

Eine der formalen Ausdrucksformen persongebundenen Wissens ist das Selbst. Das Selbst vermittelt direkt und ohne Worte, wer man ist. Persönliche oder autobiografische (Pflege-)Geschichten sind ebenfalls Ausdrucksformen persongebundenen Wissens, wenngleich weniger direkt als das eigentliche Selbst (d.h. Ihr Dasein als Person in der Welt). Persönliche (Pflege-)Geschichten können die Fülle der Persönlichkeit nur begrenzt vermitteln, sind jedoch Kommunikationsinstrumente, die einen großen Personenkreis erreichen und Wege aufzeigen, ein Selbst zu entwickeln.

Resonanz und *Reflexion* sind Bestätigungs-/Legitimationsprozesse im Muster persongebundenen Wissens. Wir brauchen Resonanz und Reflexion um zu erkennen, wer wir als Individuen sind und brauchen sie als Basis für kontinuierliches inneres Wachstum. Unserem Modell zufolge werden Pflegefachpersonen, die ihr persongebundenes Wissen einsetzen, das sie mithilfe der Bestätigungs-/Legitimationsprozesse von Resonanz und Reflexion vermehrt haben, den therapeutischen Einsatz der eigenen Person zunehmend besser beherrschen.

5.2 Persongebundenes Wissen – Konzept und Bedeutungen

Carpers frühe Beschreibung persongebundenen Wissens verweist direkt auf transzendierende zwischenmenschliche Begegnungen als zentrale, definierende Qualitäten persongebundenen Wissens:

Man kennt das Selbst nicht, man bemüht sich einfach nur, es zu kennen. Dieses Verstehen ist ein Prozess, bei dem wir einem anderen Menschen symbolisch Aug' in Aug' gegenüber stehen und ihm als Person begegnen. Diese „Ich-Du"-Begegnung ist unmittelbar und unabhängig von konzeptionellen Kategorien oder Einzelheiten, die aus komplexen organischen Ganzheiten abstrahiert worden sind. Die Beziehung ist eine reziproke, ein Seins-Zustand, den man nicht beschreiben, nicht einmal verspüren kann – er kann sich nur verwirklichen (Carper 1978, englisches Originalzitat S. 18).

Für Carper ist persongebundenes Wissen an eine „Ich-Du"-Begegnung gebunden, die das Selbst im Augenblick und auf transzendente Weise verwirklicht. Wenn Sie je ein Erlebnis hatten – vermutlich war es eindrucksvoll und unvergesslich – bei dem Sie etwas über ein Gegenüber oder Ihr Selbst „einfach gewusst" oder „erfasst" haben, ohne zu überlegen oder über die Person nachzudenken, ist Ihnen vermutlich etwas widerfahren, was

Carper als persongebundenes Wissen konzeptualisiert hat. Persongebundenes Wissen stellt sich im spannenden Moment der Begegnung von Mensch zu Mensch ein und ist ebenso transzendent wie direkt. Für Carper äußert sich persongebundenes Wissen in der Ganzheit und Integrität einer jeden Begegnung, indem es das Selbst der Person sofort erkennt und affirmiert.

Bitte überlegen Sie ...

Beispiele sind schwierig, weil persongebundenes Wissen, wie von Carper konzeptualisiert, nur verwirklicht wird und sich weder erklären noch nacherzählen lässt. Die folgende Beschreibung einer Begegnung lässt sich dennoch als Beispiel heranziehen: Rebecca pflegte vor Jahren einen jungen Mann, der wegen einer Schusswunde im Bauch im Sterben lag,; er hatte ein Bagatelldelikt begangen und war dabei angeschossen worden. Eines Tages bat sie der Mann an sein Bett. Als sie nähertrat, streckte er Rebecca die Arme entgegen, zog sie nah an sein Gesicht und flüsterte: „Sie sind die beste Pflegerin, die ich je gehabt habe." In dem Moment wurde der junge Mann wirklich erkannt, nicht als Kleinkrimineller oder Sterbender, sondern einfach als eine Person. Es war ein unmittelbares und unerwartetes Wissen, ein Moment des Erkennens des eigenen Selbst und des anderen – einfach so. Heute, 40 Jahre später, erinnert sich Rebecca noch immer sehr lebhaft und genau an diesen Augenblick. Wir glauben, dass Carper, wenn sie von persongebundenem Wissen spricht, dieses plötzliche Erkennen in der „Ich-Du"-Begegnung meint.

5.3 Persongebundenes Wissen als spirituelles Wissen

Persongebundenes Wissen wird oft mit *Geist* oder *Seele* (*spirit*) in Verbindung gebracht und manchmal als *spirituelles Wissen oder spirituelles Verständnis* bezeichnet worden (Bishop und Scudder 1990; Pesut 2008; Pesut et al. 2008; Register und Herman 2010). *Spirit* ist aus dem lateinischen Wort für „Atem" und „atmen" abgeleitet – der Grundbedingung des Lebens und Seins (Huebner 1985).

Der Begriff *spirituell* wird häufig mit Religion assoziiert, eine Tradition, die Hall (1997) mit der Tatsache erklärt, dass sich im westlichen Kulturkreis der Ausdruck von dem, was gewusst und bekannt ist, entweder auf (Natur-)Wissenschaft oder Religion beschränkt. Das erklärt, weshalb andere Konzeptualisierungen des Spirituellen nie so deutlich sichtbar wurden, wie diejenigen, die Spiritualität mit Religion verbinden. Viele Menschen verknüpfen ihre Spiritualität tatsächlich mit religiösen Überzeugungen, dennoch ist das Spirituelle nicht zwingend an Religiosität gebunden (Campesino und Schwartz 2006; McSherry und Cash 2004; Pesut 2016; Pesut et al. 2008; Tinley und Kinney 2007). Richtig ist vielmehr, dass das Spirituelle eine komplexe Kombination aus Werten, Haltungen und Hoffnungen ist, die den Bereich des Erfahrbaren transzendiert und die Leitlinie des Lebens eines Menschen ist. Spiritualität wird insbesondere mit Lebensereignissen assoziiert, die unsere Gewissheiten erschüttern, mit Grenzerfahrungen und den „existenziellen Fragen" von Leben und Tod, Gut und Böse, mit Hoffnungen und Träumen, mit Verzweiflung und Leiden. Persongebundenes Wissen, als spirituelles Wissen aufgefasst, bietet uns Menschen die Möglichkeit, schwierige Lebenslagen zu begreifen und zu bewältigen. Diese Form der Spiritualität hilft, sich mit den unabänderlichen Tatsachen des

Lebens auseinanderzusetzen, die uns verletzbar machen und nicht zu verhindern sind. Wenn wir solchen Vulnerabilitäten ausgesetzt sind, vermag Spiritualität unsere persönliche Handlungsmacht zu verstärken (Hart 1997).

Hall (1997) hat eine Konzeptualisierung des menschlichen Geistes und von Spiritualität vorgelegt, die besagt, dass wir uns auf unser Innerstes besinnen und lernen müssen, das, was wir dort vorfinden, zu akzeptieren, zu lieben und zu schätzen, und dass wir lernen sollen, auf selbstsichere Art authentisch zu sein. Vielleicht ist das, was wir in unserem Innern vorfinden, nicht das, was wir uns wünschen, doch dann können wir es ändern oder schließlich akzeptieren, lieben und damit leben. Diese Spiritualität ist keine ums eigene Ich kreisende Exploration, auch kein linearer Prozess. Sie ist vielmehr ein Vorgang, der sich im Kontext unserer Alltagserfahrungen und unserer Beziehungen zu den Mitmenschen entfaltet.

Fragen zur Reflexion

- Würden Sie die Erfahrung von Rebecca, der gesagt wurde, sie sei die beste Pflegerin, als spirituelle Erfahrung bezeichnen?
- Haben Sie im Laufe Ihrer Pflegetätigkeit einmal etwas erlebt, was Sie als spirituelle Erfahrung beschreiben würden?
- Welche Eigenschaften weisen spirituelle Erfahrungen auf? Was macht sie spirituell?

5.4 Persongebundenes Wissen im Kontext des „Self-in-relation"-Konzeptes

Hall und Allan (1994) haben das entscheidende Bindeglied zwischen persongebundenem Wissen und Beziehungen zu anderen mit ihrem Konzept „*Self-in-relation*" erklärt. Persongebundenes Wissen und ganzheitliches Pflegehandeln werden dadurch ermöglicht; es ist das Herzstück von *caring* und Heilung. Beide Autorinnen orientieren sich an der Traditionellen Chinesischen Medizin und deren Philosophie: Aus ihrer Sicht bilden Körper, Geist, Seele und Umwelt eine Einheit. Das leibliche (*embodied*) Selbst ist ein offenes System, das einer sozialen Welt angehört. *Caring*-Beziehungen, die professionell Pflegende eingehen, können vier Dynamiken aufweisen, welche das genannte Konzept stärken, nämlich:

Caring by giving verlangt, präsent zu sein und sich auf die Beziehung zum Gegenüber einzulassen. Das wechselseitige Geben und Nehmen sowie die Affirmation von Wert und Sinn beider Leben, entwickeln das Selbst der Beteiligten.

Empowerment (Ermächtigung) entwickelt das Gefühl, für die eigene Gesundheit verantwortlich zu sein, und bezieht den Kontext mit ein, der Gesundheit für alle ermöglicht. Empowerment in einer Beziehung stärkt die Fähigkeit, die eigene Gesundheit zu beeinflussen und zu verbessern. Wenn sich das Selbst ganz auf die Beziehung zum Gegenüber einlässt, werden beide Seiten ermächtigt und entsteht bedingungslose Liebe. Beide erfreuen sich am harmonischen Austausch, der stattfindet, wenn das, was jede Seite zur Interaktion beiträgt, im vollen Umfang anerkannt und wertgeschätzt wird.

Das Wissen um den Wert des Lebens entwickelt sich, wenn beide Beteiligten nach dem Sinn des Lebens suchen. In einer heilenden Beziehung kommen Fragen über Leben und Tod zur Sprache, und diese Offenheit erlaubt es, zu explorieren, was zu diesem Zeitpunkt und an diesem Ort möglich ist. Wenn sich beide Seiten öffnen und gemeinsam ernsthaft auf die Suche machen, wird sich ihr Selbst weiterentwickeln.

Gemeinschaftsgefühl ist das wichtigste, allerdings am schwersten fassbare Konzept. Im Grunde bedeutet diese Dynamik, dass sich die Selbstbeziehung am besten innerhalb einer unterstützenden und fürsorglichen Gemeinschaft entwickelt.

5.5 Persongebundenes Wissen als Entdeckung des Selbst und der anderen Person

Moch (1990) hat persongebundenes Wissen als Entdeckung des Selbst der anderen Person definiert, was durch Reflexion, die Synthese von Wahrnehmungen und durch deren Verknüpfung mit vorhandenem Wissen erreicht wird. Sie hat drei sich überschneidende Komponenten persongebundenen Wissens identifiziert: (1) Erfahrungswissen, (2) interpersonelles Wissen und (3) intuitives Wissen.

Erfahrungswissen ist das Verstehen und Wissen, das bei Alltagsereignissen erworben und durch Betrachtung des Erlebten, das Studium des Erlebnisprozesses und die Verknüpfung des Erlebten mit dem bisherigen Verständnis vertieft wird. Das Erlebte betrachten heißt, wahrzunehmen, was man fühlt und spürt, und das eigene Selbst und das Selbst anderer zu beobachten. Moch zufolge tragen sowohl kognitive wie spirituelle Prozesse zum Erfassen von Sinn und Bedeutung eines Erlebnisses bei. *Interpersonelles Wissen* ist das zunehmende Gewahrsein und wachsende Bewusstsein als Ergebnis der Interaktionen oder des Zusammenseins mit anderen Menschen. Es entsteht, wenn man sich ganz dem Augenblick hingibt, sich einem anderen Menschen öffnet und einander Gefühle anvertraut. *Intuitives Wissen* ist das unmittelbare Erfassen einer Situation oder Sache; man weiß etwas, ohne eine vernünftige Begründung geben zu können.

Moch schreibt persongebundenem Wissen folgende Eigenschaften zu:

- Persongebundenes Wissen kann nur ganzheitlich betrachtet werden; es gibt kein von der wissenden Person getrenntes Wissen.
- Persongebundenes Wissen entsteht bei Begegnungen. Ideal ist eine von gegenseitigem Respekt getragene Begegnung, die alle Beteiligten bejaht.
- Persongebundenes Wissen braucht Begeisterung, Einsatz und Integrität. Begeisterung erkennt eine Sache oder Person als wertvoll an, Einsatz bedeutet, intensiv nach einer persönlichen Bedeutung zu suchen, Integrität verbindet Denken und Handeln zu einem authentischen Ganzen.
- Persongebundenes Wissen ist das plötzliche „Aha-Erlebnis", das bewusst oder unbewusst die eigene Perspektive verändert.

5.6 Persongebundenes Wissen als Nicht-Wissen

Munhall (1993) ist wie Carper der Meinung, dass wir andere Menschen nur kennen und verstehen lernen, wenn wir unsere persönlichen Annahmen und Verallgemeinerungen ausblenden. Sie betont die Natur einer wirklich authentischen Begegnung, indem sie „Nicht-Wissen" als weiteres Wissensmuster konzeptualisiert, um auf die Offenheit für das Gegenüber hinzuweisen, die bei solchen Begegnungen unverzichtbar ist. Nicht-Wissen fördert eine Haltung, die offen ist für die individuellen Erfahrungen und Wahrnehmungen

5

der anderen Person und nicht durch den Filter der Denkstrukturen der Pflegefachperson gehen sollen. Nicht-Wissen bedeutet, alle Vermutungen über die andere Person auszublenden, aber auch die eigenen Denkstrukturen, mit denen wir uns die Welt erklären, beiseite zu lassen. Das erfordert eine „De-Zentrierung“ von der eigenen Perspektive und ein Zubewegen auf die Perspektive des Gegenübers. Möglich wird dies, wenn die Pflegefachperson bewusst eine Haltung völliger Offenheit und Empfänglichkeit für die einzigartige Subjektivität des anderen einnimmt, wenn sie offen bleibt für sein tiefes Wissen, für andere Bedeutungen und Interpretationen und für unterschiedliche Wahrnehmungen der Welt. Nicht-Wissen entspricht dem phänomenologischen Prozess des „Einklammerns“, bezieht sich jedoch speziell auf eine Offenheit, die über den Intellekt hinausgeht; es geht um körperlich-geistig-seelische Offenheit, die schließlich die grundsätzliche Bereitschaft erzeugt, aufeinander zuzugehen und einander wahrhaft zu erkennen.

Zur Diskussion

Bitte fragen Sie eine gute Freundin oder einen Kollegen, dem Sie vertrauen, wie Sie als Pflegefachperson auf andere wirken. Versichern Sie ihr oder ihm, dass Sie nicht auf Komplimente aus sind oder gelobt werden wollen, vielmehr an einer ehrlichen Antwort interessiert sind und tatsächlich wissen wollen, welchen Eindruck Sie in Ihrem Alltag erwecken. Denken Sie nun über die Wahrnehmungen und Antworten der befragten Person nach. Gibt es Aspekte ihrer Wahrnehmungen, von denen Sie meinen, dass sie Ihrem Wesen nicht ganz entsprechen? Hat Ihr Gegenüber Charaktereigenschaften genannt, die Sie gerne verändern würden?

5.7 Zusammenfassung: Gemeinsamkeiten der Konzeptualisierungen persongebundenen Wissens

Obschon sich die einzelnen Konzeptualisierungen persongebundenen Wissens in einigen Punkten unterscheiden, haben sie entscheidende Gedankengänge gemeinsam. Die nun aufgezählten Gemeinsamkeiten bilden die Basis unserer konzeptuellen Ansätze zur Entwicklung persongebundenen Wissens:

- Persongebundenes Wissen erwächst aus Begegnungen und Interaktionen mit anderen Menschen und aus der gründlichen Reflexion dieser Erlebnisse.
- Persongebundenes Wissen ist mehr als kognitives Argumentieren und logisches Schlussfolgern; es entsteht durch Reflexion, die bewirkt, dass Sinn und Ziel des eigenen Lebens ins Bewusstsein kommen.
- Persongebundenes Wissen bewirkt, dass unser Handeln und unsere Wertvorstellungen übereinstimmen.
- Persongebundenes Wissen bewirkt, dass sich die Fülle des Lebens und der gelebten Erfahrungen zu einem umfassenden Ganzen fügen.

5.8 Die Dimensionen persongebundenen Wissens

Persongebundenes Wissen ist grundlegend für die Pflege, weil Pflegehandeln ohne interpersonelle Beziehungen nicht denkbar ist. Sinnvolle, befriedigende zwischenmenschliche Beziehungen finden nicht in einem Vakuum statt und sind kein Zufall. Wer einem anderen Menschen ganz präsent begegnen will, braucht ein gut entwickeltes persongebundenes Wissen. Persongebundenes Wissen kann gefördert und gestärkt werden und ist zentraler Bestandteil einer kompetenten qualitativ hochwertigen Pflege (Pai 2015).

Die Bezeichnung „persongebundenes Wissen" ist leicht irreführend, weil damit auch ein allein absolvierter und individueller Prozess gemeint sein kann, bei dem es lediglich um die spezifischen Wahrnehmungen des Individuums geht. Wie unsere Darstellung der Konzeptualisierungen persongebundenen Wissens jedoch zeigt, ist Bezogenheit die entscheidende Voraussetzung für die Entwicklung persongebundenen Wissens. Persongebundenes Wissen entsteht nicht ohne ernsthafte Selbstreflexion, die manchmal alleine stattfindet und einem tiefen inneren Bedürfnis des Individuums entspringt; anders gesagt, es geht dabei um eine Form der Beziehung des Selbst zum Selbst. Persongebundenes Wissen braucht aber auch die Öffnung zur Welt, das Erleben der Welt und sinnvolle Interaktionen mit anderen Menschen. Die heutigen Auffassungen von Selbstverwirklichung und Individuation verstärken das Bild eines Individuums, das allein und oft genüsslich auf Entdeckungsreise geht. Mehr noch: Moderne Kulturen, die der Empirie höchste Priorität einräumen, verstärken die verengte und falsche Auffassung, der Mensch sei im Kern ein rationales Ego auf der Suche nach individueller Autonomie, individuellen Rechten und Freiheiten (Hart 1997). Dieser dominanten kulturellen Kontexte ungeachtet, ist das Streben nach persongebundenem Wissen keine Sache eines rationalen autonomen Egos. Im Gegenteil: Das, was wir unter persongebundenem Wissen verstehen, ist eng an zwischenmenschliche Beziehungen und Begegnungen geknüpft. Im nächsten Abschnitt beschäftigen wir uns mit den epistemologischen Aspekten der Frage, wie wir das Selbst erkennen und in seiner ganzen Fülle leben können, und wie das authentische Sein des Gegenübers gestärkt wird.

5

5.9 Kritische Fragen: Weiß ich, was ich tue? Tue ich, was ich weiß?

Unser Modell der Pflegewissensentwicklung verlangt für das Muster persongebundenen Wissens zwei kritische Fragen: „Weiß ich, was ich tue?" und „Tue ich, was ich weiß?" Wie die Fragen anderer Wissensmuster auch, können sie unabhängig vom Kontext der Pflegehandlung und der aktuellen Pflegesituation gestellt werden. Beide Fragen ermitteln die Merkmale des Selbst und das Ausmaß des therapeutischen Einsatzes der eigenen Person in *Care*-Situationen und initiieren den kontinuierlichen Prozess der Entwicklung persongebundenen Wissens.

Fragen zur Reflexion

Stellen Sie sich vor, eine Person zu pflegen, die Sie in einem ungünstigen Licht sehen. Wir nehmen als Beispiele einen betagten Menschen mit Demenz, eine krankhaft übergewichtige Frau mit Diabetes und einen homosexuellen Mann mit AIDS. Die pflegerische

Versorgung von Menschen mit solchen häufig stigmatisierenden Merkmalen wird oft von Stereotypisierungen und Vorurteilen über ihr Wesen und ihre Lebensführung beeinflusst und beeinträchtigt. Gut möglich, dass Sie nicht gerne mit einigen Ihrer innersten Gedanken und Empfindungen konfrontiert werden, und doch ist die ehrliche Konfrontation mit dem inneren Selbst ein notwendiger Schritt, um das eigene Selbst zu kennen. ❚❚

Jede Pflegefachperson bringt ein Verständnis ihres Selbst in ihre Tätigkeit ein, was auch bestimmt, wie sie die eigene Person therapeutisch einsetzt. Kritische Fragen wie: „Tue ich, was ich weiß?“ erinnern an die Grundsätze guter Pflege, denen Sie sich verpflichtet fühlen, und fordern auf, zu reflektieren, inwieweit Sie in dieser Situation Ihren Grundsätzen gemäß handeln. Die kritischen Frage: „Weiß ich, was ich tue?“ löst Reflexionen über das eigene Pflegehandeln aus und vielleicht die Erkenntnis, dass Sie unzureichend pflegen, weil bestimmte Personengruppen oft mit einem Stigma belegt sind und stereotypisiert werden.

Beide Fragen verweisen auf wichtige Aspekte der Erfahrungen und Prozesse, die mit der Entwicklung persongebundenen Pflegewissens einhergehen. Wer sich ernsthaft mit diesen Fragen beschäftigen und sie ehrlich beantwortet, wird feststellen, dass das Selbst in manchen Bereichen noch authentischer werden könnte. Sie werden schließlich den Punkt erreichen, an dem Sie tun, was Sie wissen, und wissen, was Sie tun.

Bitte überlegen Sie ...

Sie leiten Pflegestudierende an und begleiten Sally bei ihrem Praktikum. Sally soll den 54-jährigen John betreuen, der wegen eines Gendefekts körperlich stark entstellt ist. Er gibt sich zwar große Mühe und kann sich mit dem Rollator fortbewegen, aber seine Beine sind so verdreht, dass das Gehen sehr beschwerlich ist. Er hat einen vergrößerten Brustkorb und eine starke Skoliose. Aufgrund seiner genetischen Ausstattung weist er im Kopf- und Brustbereich deutliche Fehlbildungen auf. Als Sie die Station besuchen, um zu sehen, wie die Studierenden zurechtkommen, treffen Sie Sally auf dem Flur an, wie sie Johns elektronische Pflegeakte studiert. Sally hat Johns Zimmer noch nicht betreten und Sie sind etwas überrascht, als sie sagt: „Ich weiß einfach nicht, was ich tun soll.“

Ist Sallys persongebundenes Wissen unzulänglich, oder tut sie, was sie weiß?

- Was müsste sich für Sally ändern, damit sie John wirklich gut versorgen kann?
- Könnte Angst, sich einer Person zu nähern, die so anders ist, darauf verweisen, dass am persongebundenen Wissen gearbeitet werden sollte?
- Könnte Sallys persongebundenes Wissen zunehmen, wenn sie John als Mensch kennenlernt? Was könnte sie dabei lernen?

5.10 Kreative Prozesse: sich einlassen und zentrieren

Wenn Sie selbst oder andere diese kritischen Fragen stellen, wird zunehmend klarer, inwieweit Ihr „wissendes Selbst“ mit Ihrem „handelnden Selbst“ übereinstimmt, und können kreative Prozesse initiiert werden, die Ihr persongebundenes Wissen bestätigen und weiterentwickeln. Die an der Entwicklung persongebundenen Wissens beteiligten kreativen Prozesse folgen zwar lebenslang spezifischen und individuellen Mustern, es gibt jedoch Möglichkeiten des Wissenserwerbs, die sich beschreiben und umsetzen lassen.

Wer innerlich wachsen und ein authentischeres Selbst entwickeln möchte, muss überlegt vorgehen und fest entschlossen sein. ➤ Abb. 5.2 veranschaulicht die kreativen Prozesse des Sich-Einlassens und Zentrierens. Diese Vorgänge werden das Individuum im Laufe der Zeit in ihrem innersten Selbst verankern (in der Abbildung vom Herz repräsentiert), damit das Selbst, so wie es eben ist, erkannt, geschätzt, bejaht und geliebt wird. Es gibt spezielle Methoden, die das Sich-Einlassen und Zentrieren fördern, z. B. Journaling und Meditation sowie Übungen für Körper, Geist und Seele, wie Yoga, Tai Chi, das Begehen eines Labyrinths, Trommeln und Singen. Meditationsübungen dieser Art verbinden Körper, Geist und Seele zu einer Einheit, schaffen einen Raum und eine Zeit innerer Ruhe und inneren Friedens und ermöglichen auf einer tiefen, das Bewusstsein transzendierenden Ebene Einsichten in persönliche Intentionen und Bedeutungen. Solche Übungen helfen, die tieferen Bedeutungen bewusster Wahrnehmungen zu erfassen, und bringen unser Handeln mit unseren inneren Intentionen in Einklang.

Von Zeit zu Zeit fließen Einsichten aus persönlichen Sich-Einlassens- und Zentrierungsprozessen in gemeinsame Übungen und in Begegnungen mit anderen Menschen ein, was den Austausch von Resonanzen und die Integration neuer Wahrnehmungen und Reflexionen ermöglicht. Wenn Sie sich dann wieder in Ihren persönlichen Raum des Einlassens und der Zentrierung zurückziehen, werden die Resonanzen der anderen Ihre Erfahrung des Selbst vertiefen und bereichern. In der Abbildung repräsentieren die inneren gestrichelten Schleifen die Reflexion, wie sie sich durch das Sich-Einlassen und das Zentrieren bewegt – zum Herzzentrum hin und zurück zu den interaktiven Resonanzen anderer – um die Kreisbewegungen des Sich-Einlassens- und Zentrierungsaspekts darzustellen. Das Sich-Einlassen und Zentrieren vermittelt die innere Stärke und den Charakter, die notwendig sind, um in eine authentische Begegnung eintreten zu können, in der sich unser innerstes Selbst, das Herzstück, öffnet, um mit und für die andere Person vollkommen präsent zu sein. Das äußere gestrichelte Oval zeigt, wie persönliche,

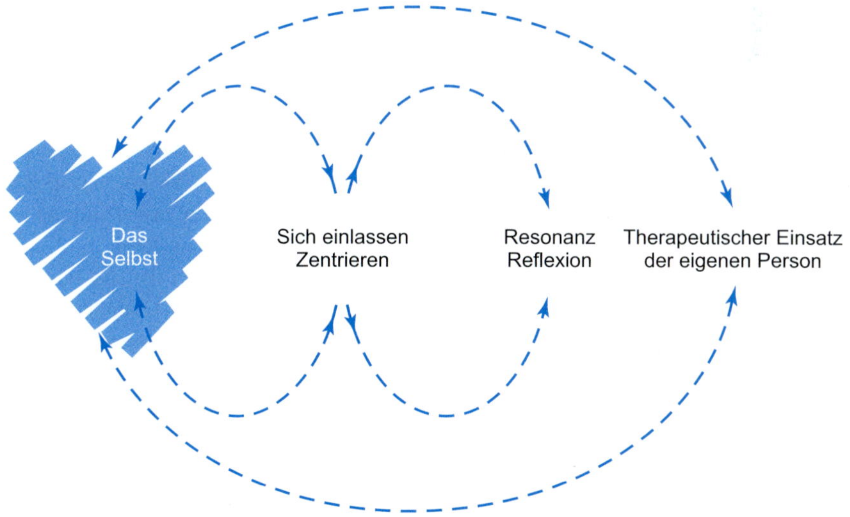

Abb. 5.2 Kreative Prozesse des Sich-Einlassens und Zentrierens

mit anderen geteilte Sich-Einlassen- und Zentrierungsprozesse die Entwicklung eines authentischeren Selbst befördern, was wiederum authentischere Begegnungen ermöglicht und den therapeutischen Einsatz der eigenen Person unterstützt.

Das Sich-Einlassen und Zentrieren zur Vermehrung persongebundenen Wissens unterscheidet sich von einer Therapie oder Beratung. Eine Therapie kann eine Person zwar beim Streben nach persongebundenem Wissen unterstützen, verfolgt jedoch ein anderes Ziel, nämlich die Rückkehr des Selbst aus einer belastenden oder gestörten Situation in eine weniger belastete, um den Widrigkeiten des Lebens besser gewachsen zu sein. Die therapeutische Beziehung ist in der Regel hierarchisch: Eine Person gibt therapeutische Anleitung, die andere erhält sie. Viele Sich-Einlassens- und Zentrierungspraktiken (z. B. Meditation, Journaling, das Begehen eines Labyrinths, Tai Chi) lassen sich auch für therapeutische Zwecke einsetzen. Das Sich-Einlassen und Zentrieren sind entscheidend wichtige Prozesse, die ein umfassendes Kennen des Selbst ermöglichen und das innere Wissen und die innere Weisheit ständig vertiefen, ungeachtet therapeutischer Bedürfnisse oder Heilungswünsche.

Für manche Menschen ist das Sich-Einlassen und Zentrieren eng mit dem Begriff Beten oder mit Gebetserfahrungen verbunden. Beten ist aber meist ein Akt der Zwiesprache mit einer höheren Macht, einem göttlichen Wesen oder dem Universum, während wir beim meditativen Sich-Einlassen und Zentrieren auf das eigene Herz, das eigene Selbst und unsere eigene inneren Weisheit hören (Hall 2004). Menschen, die sich mit Spiritualität beschäftigen und das Göttliche oder die allgemeine Wesenheit im eigenen Selbst verorten oder als Teil des Selbst begreifen, sind unserem Konzept des Sich-Einlassens und Zentrierens sehr nahe.

Die kreativen Prozesse persongebundenen Wissens können in den Alltag integriert werden und wissen um das Selbst als ganzheitliches authentisches Wesen fokussieren. Sie tragen zur Selbstheilung bei und bündeln die Energie des Selbst ohne Störungsquellen von außen. Das Sich-Einlassen und Zentrieren kann durch andere Menschen unterstützt werden, und der Anschluss an eine Gruppe, in der bestimmte Selbstheilungsübungen durchgeführt werden, vermag den Prozess zu intensivieren. Dennoch gilt, dass das Sich-Einlassen und Zentrieren ein tiefer eigener Wunsch sein muss und volle Aufmerksamkeit erfordert. Wer sich auf diese Weise um Selbsterkenntnis bemüht, wird zu einem achtsamen Körper, Geist und Seele umfassenden Wesenskern vordringen und schließlich das, was er dort vorfindet, erkennen und lieben.

Das Sich-Einlassen und Zentrieren geschieht im Wechsel und kann auf verschiedenen Wegen und in vielen verschiedenen Kontexten stattfinden. Es sind Prozesse, bei denen das gelebte Leben und der Sinn dieser Lebensereignisse im Fokus stehen. Sie können spontan ablaufen oder bewusst als individuelle, für sich allein absolvierte, die Selbstfindung und Selbsterkenntnis unterstützende Übungen geplant werden (Beckerman 1994).

Im folgenden Abschnitt stellen wir zwei spezifische Möglichkeiten vor, die das Sich-Einlassen und Zentrieren erleichtern: Journaling und Meditation. Diese Übungen fördern issen um das Selbst und bereiten das Selbst auf authentische Begegnungen vor. Wir stellen hier zwar Journaling und Meditation in den Mittelpunkt, es gibt aber noch zahlreiche weitere Methoden und Möglichkeiten, die kreativen Prozesse des Sich-Einlassens und der Zentrierung anzustoßen.

5.11 Sich-Einlassen und Zentrieren mit Journaling und Meditation

Journaling ist eine Übung, die das Sich-Einlassen und Zentrieren und damit wissen um das Selbst fördert. Journaling ist eine intime Begegnung mit dem inneren Selbst. Man kann dabei ganz bei sich sein, ohne das Urteil anderer fürchten zu müssen. Es erlaubt, sich Dinge einzugestehen, die sonst verborgen bleiben. Journaling stellt quasi eine Plattform für Selbsterkenntnis, inneres Wachstum und Wandel zur Verfügung (Banks-Wallace 2008).

Meditation geht oft mit Journaling Hand in Hand. Meditation soll den Geist klären und einer tiefen inneren Achtsamkeit Raum geben. Beide Übungen, Journaling und Meditation, wirken besser, wenn sie konsequent und regelmäßig stattfinden, wenn man sich ausreichend Zeit dafür lässt und dabei alleine ist, weg von anderen Menschen und Dingen. Es gibt die verschiedensten Gründe für Journaling. Im Kontext persongebundenen Wissens bleiben Ihre Aufzeichnungen geheim, sofern Sie sie nicht freiwillig anderen zugänglich machen. Damit diese Übung tatsächlich der Erkundung und besseren Kenntnis des Selbst dient, sollten Sie in der Absicht schreiben, das Geschriebene für sich zu behalten, weil Sie sich dann sicherer fühlen und ausdrücken zu können, was immer an Gefühlen und Vorstellungen aus den Tiefen Ihres Selbst emporsteigt. Beim Journaling können Sie Ängste, Befürchtungen, Wut und Fantasien zulassen; niemand wird sie zensieren, nicht einmal Sie selbst. Keiner wirft einen kritischen Blick in Ihr Innerstes, selbst der eigene innere Kritiker hält sich zurück, während Sie versuchen, Ihr innerstes Selbst zu erkennen und zu verstehen.

Wir verwenden das Wort *Journal* für Aufzeichnungen, die im Prozess des Sich-Einlassens und Zentrierens entstehen und dabei nicht für andere gedacht sind. Falls Sie tatsächlich Teile davon anderen zugänglich machen möchten, allerdings ungern in ihrer ursprünglichen Fassung, können Sie dem Journal bestimmte Abschnitte entnehmen und diese überarbeiten, um sie anderen zeigen zu können und deren Resonanz zu erhalten. Umgekehrt werden Sie vielleicht einmal aufgefordert, Aufzeichnungen zu machen, die einer anderen Person oder einer Gruppe zugänglich gemacht werden müssen und als eine Art „Journal" benannt werden. Wenn Sie etwas schreiben, was andere lesen sollen oder zur Veröffentlichung bestimmt ist, sollten Sie erstmal nur für sich schreiben, wie oben geschildert, damit Sie tiefste Einsichten gewinnen und Ihr innerstes Wissen ins Fließen kommt. Anschließend können Sie aus Ihrem privaten Journal ein Dokument machen, das öffentlich gemacht werden kann und nur Dinge enthält, die auch andere erfahren dürfen (Nelson 1994).

Wenn Sie sich Zeit zum Journaling nehmen wollen, beginnen Sie am besten mit einer Meditation: Setzen Sie sich ruhig hin, achten Sie auf den Atem und atmen Sie ein paarmal tief ein und aus. Spüren Sie Ihrem Selbst nach, wie es sich im Innern zentriert. Dabei können Sie einen Ton, ein Mantra oder eine Bestätigung wiederholen, um fokussierter zu sein und sich Ihrer inneren Mitte, Ihren wahren Absichten, Hoffnungen und Wünschen anzunähern. Die Bestätigungen sollen Ich-Aussagen sein und im Präsens stehen. Sie sollen zu Ihren Sprechgewohnheiten passen, positiv und so formuliert sein, als sei das Gewünschte bereits eingetreten. Sie könnten beispielsweise mehrmals einen Satz wie: „Ich bin ein liebevoller und akzeptierender Mensch." oder „Ich bin mit dem Gang meines Lebens einverstanden." wiederholen (Chinn 2013).

Sobald Sie sich bereit fühlen, wenden Sie sich dem Journal zu, um Ihre inneren Wahrnehmungen zu Papier zu bringen. Sie können über Fakten und Ereignisse berichten, sollten aber darüber hinausgehen und Ihre Empfindungen und inneren Vorgänge explorieren. Wenn in den Reflexionen andere Menschen auftauchen, können Sie sich wieder der eigenen Mitte zuwenden und erschließen, wie Sie sich in dieser Situation und in dieser Beziehung fühlen. Soll das Journaling Ihr persongebundenes Wissen bereichern, kommt es sehr darauf an, die innersten Gedanken hochkommen zu lassen, auch wenn es noch so schwerfällt. Nur wenn wir unseren Wesenskern anerkennen, können wir unser vollständiges, authentisches Selbst erkennen.

Am Journaling sind Bewusstsein und Unterbewusstsein beteiligt, es ist das Einlassen auf eine Begegnung mit dem inneren Selbst. Diese innere Begegnung schärft Ihre Wahrnehmungen von Ereignissen, Menschen und Situationen und führt Sie an einen Ort der Ganzheit und Harmonie, zur Akzeptanz der eigenen Person in Ihrer Lebenswelt (Beckerman 1994).

Um beim Journaling Ihre Empfindungen und Wahrnehmungen ungehindert ausdrücken zu können, sollten Sie alle für schriftliche Äußerungen geltenden Vorgaben ignorieren. Sie können kritzeln oder malen und innere Bilder auch auf nonverbale Weise zu Papier bringen. Lassen Sie Überraschungen zu, ohne die Dinge zu zensieren oder zu beurteilen. Imaginieren Sie Ihre Hoffnungen, Träume und tiefsten Sehnsüchte. Wenn Sie merken, dass Sie anfangen, zu analysieren und zu beurteilen, was dabei zum Vorschein kommt, sollten Sie sich wieder der nonverbalen Meditation zuwenden, sich auf den Atem konzentrieren, die Aufmerksamkeit auf Offenheit lenken und auf das Gefühl bedingungsloser Liebe und Wertschätzung des eigenen Selbst. Sie werden durch das Journaling Erkenntnisse gewinnen, die Ihre Fähigkeit verbessert, Probleme zu analysieren und logisch zu durchdringen; lassen Sie sich also während des Schreibens nicht von Gedanken an rationale Problemlösungen ablenken. Journaling ist eine gute Möglichkeit, Selbstwertgefühl und Eigenliebe zu stärken, was Ihnen die zur Bewältigung der Alltagsprobleme nötige Klarheit und Stärke verleiht. Meditieren und Journaling sollten Sie stets mit dem Gefühl, sich selbst uneingeschränkt zu lieben (Nelson 1994).

Sie können mit einer bestimmten Absicht ans Werk gehen oder einfach mit dem Wunsch, die Wahrnehmungen Ihres inneren Selbst an die Oberfläche kommen zu lassen. Wenn Sie noch ungeübt sind oder eine Situation erlebt haben oder in einer Situation stecken, die Ihr Bewusstsein völlig ausfüllt, hilft ein bestimmtes Ziel, das Journaling und Meditieren zu fokussieren. Auch dabei gilt, dass die Übung nicht auf die Lösung von Problemen abzielt, vielmehr auf die Exploration eines bestimmten Aspekts des inneren Selbst. Auch Bilder können die Fokussierung beim Journaling fördern und Sie dem inneren Selbst näherbringen. Beckerman (1994) hat Kunstwerke zu Hilfe genommen, die fürsorgliche Zuwendung darstellen, und niedergeschrieben, wie sie diese *Caring*-Szenen empfindet. Man kann auch die eigenen Hoffnungen und Träume, Erinnerungen oder Erlebnisse zum Ziel der Übung erklären. Sie könnten beispielsweise ein Gebet verfassen, das Ihre tiefsten Sehnsüchte und Träume zum Ausdruck zu bringt. Vielleicht möchten Sie über die verschiedenen „Selbst" schreiben, die Sie im Laufe des Lebens gewesen sind, etwa über Ihr kindliches Selbst, Ihr ängstliches Selbst und Ihr selbstsicheres Selbst. In der Regel ist der anfängliche Fokus nur ein Türöffner und der Beginn einer Reise tiefer Reflexion, die schließlich zu persönlicher Veränderung und innerem Wachstum führt.

Sich-Einlassen und Zentrieren sind schöpferische Vorgänge, die uns helfen, das authentische Selbst zu erkennen, um schließlich zu verstehen und zu lieben, was und wie wir sind. Wissen um das Selbst und Eigenliebe sind es, die uns dann aktivieren und innerem Wachstum und Wandel den Weg bereiten, damit unser Selbst und das Selbst anderer Heilung und Ganzheit erfährt und wir ein Selbst entwickeln, das im Kontext von Pflege therapeutisch ist.

Fragen zur Reflexion

Bitte denken Sie nun wieder an Sally, die John versorgen soll (➤ Kap. 5.9).

- Worüber würde Sally in ihrem Journal wohl schreiben?
- Könnte die meditative Erkundung der Gefühle, die sie John gegenüber empfindet, ihr persongebundenes Wissen bereichern und ihre Angst lindern?
- Welche Dinge könnte Sallys Journal enthüllen, die ihre Angst erklären?
- Gab es mal einen Menschen mit Pflegebedarf, vor dem Sie sich gefürchtet haben? Oder eine Familie/Angehörige? Wie sind Sie mit dieser Situation umgegangen? Was haben Sie dabei über Ihr Selbst gelernt? Wäre meditatives Journaling hilfreich?
- Haben Sie schon einmal nach Beendigung einer pflegerischen Versorgungssituation das Gefühl gehabt, sich nicht richtig verhalten zu haben? Waren Sie dann traurig und haben Sie Ihr Verhalten bereut? Was würden Sie in Ihrem Journal darüber schreiben?

5.12 Formale Ausdrucksformen persongebundenen Wissens: persönliche (Pflege-)Geschichten und das Selbst

Persönliche (Pflege-)Geschichten und das Selbst sind formale Ausdrucksformen persongebundenen Wissens, die aus den kreativen Prozessen des Sich-Einlassens und Zentrierens hervorgehen. Das Selbst ist, wie Carper (1978) erklärt hat, der aktive, im Alltag gelebte Ausdruck persongebundenen Wissens.

Persönliche (Pflege-)Geschichten liefern schriftliche Expressionen persongebundenen Wissens (Banks 2014). Formal entwickelte, von der Pflegefachperson in Ich-Form verfasste Geschichten vermitteln persongebundenes Wissen so, dass es innerhalb der Disziplin verbreitet werden kann. Persönliche (Pflege-)Geschichten können eine praktische Pflegesituation nacherzählen, die anderen etwas davon vermittelt, was es bedeutet, die eigene Person therapeutisch einzusetzen.

Wenn Sie persönliche (Pflege-)Geschichten mithilfe Ihrer Journale entwickeln, können Sie andere an Ihren dabei gewonnenen Erkenntnissen teilhaben lassen und zugleich sicherstellen, dass das Journal geschützt und ein privates Dokument bleibt. Vielleicht haben Sie geschildert, welche Gefühle und Empfindungen mit einer bestimmten Situation verbunden waren, ohne den ganzen Hergang zu beschreiben. Überlegen Sie nun, was Sie anderen davon mitteilen möchten und lassen Sie allzu persönliche Passagen aus; die Aufzeichnungen sollen Ihnen das Erlebte einfach noch einmal vor Augen führen, um daraus eine Geschichte zum Weitererzählen entwickeln zu können. Ihr Journal wird Sie zu intensiverem Nachdenken über die Bedeutung der Situation führen, die Sie in Form von Redewendungen, Metaphern, Analogien oder Symbolen in Ihre Erzählung einfließen lassen können. Gut möglich aber auch, dass Sie im Journal auf Passagen stoßen, die Sie anderen zugänglich machen oder in eine schriftlich oder mündlich erzählte Geschichte integrieren möchten (Nelson 1994).

Persönliche (Pflege-)Geschichten erlauben einen kurzen, nicht an Zeit und Ort des Erlebten gebundenen Einblick in Ihr Wesen. Geschichten und Anekdoten können die ganze Fülle

Ihres Selbst zwar nur begrenzt wiedergeben, sind jedoch eine Möglichkeit, einem großen Publikum etwas über die eigene Person mitzuteilen. Persönliche (Pflege-)Geschichten vermitteln die Essenz eines Erlebnisses, die von Theorien und klinischen Krankengeschichten nicht kommuniziert wird. Persönliche (Pflege-)Geschichten erzählen ist kein trivialer Zeitvertreib und keine amüsante Unterhaltung, persönliche (Pflege-)Geschichten sind vielmehr entscheidend wichtig in einer Disziplin, die von sinnstiftenden zwischenmenschlichen Beziehungen abhängig ist. Sie sind darüber hinaus wichtig, weil sie allen in dieser Disziplin tätigen Personen begreiflich machen, was es bedeutet, das Selbst zu kennen und zu entwickeln. Die schriftliche Ausdrucksform persongebundenen Wissens bietet die Chance, sich mit den Resonanzen anderer auseinanderzusetzen und noch gründlicher zu reflektieren.

Persönliche (Pflege-)Geschichten sind ganz persönliche Schilderungen eigener Erfahrungen und unterscheiden sich damit von anderen Erzählarten. Sie enthüllen die aus Ihrem inneren Selbst kommenden Gedanken, Gefühle, Erkenntnisse und Werte. In der Geschichte können auch andere Figuren und Akteure vorkommen, Ihre eigenen Gedanken, Worte und Gefühle stehen jedoch immer im Mittelpunkt. Wenn Sie beispielsweise die Begegnung mit einem sterbenden Menschen nacherzählen, gewährt die Geschichte einen Einblick in Ihr Erleben, nicht in das des Sterbenden. Ihre Geschichte enthält vielleicht einen Dialog mit der Person, die Sie gepflegt haben, oder eine Bemerkung über Dinge, die Ihnen an dieser Person aufgefallen sind, inhaltlich geht es dennoch überwiegend darum, was Sie bei der Betreuung dieses Patienten empfunden und erlebt haben.

Wenn formal entwickelte persönliche (Pflege-)Geschichten verfasst und innerhalb der Disziplin verbreitet werden, bieten die in den Geschichten enthaltenen Erkenntnisse und Einsichten anderen Professionsangehörigen Gelegenheit, zu reflektieren, zu reagieren und sich zu fragen, wie es um ihr Potenzial bestellt ist, anderen das Wesen des therapeutischen Einsatzes der eigenen Person zu vermitteln. Persönliche (Pflege-)Geschichten, die anderen zugänglich gemacht werden, können das persongebundene Wissen bereichern und vertiefen und Menschen inspirieren, ihr Selbst zu verändern. Geschriebene Geschichten sind zwar nicht so gut geeignet, den Wesenskern einer Person zu vermitteln, andererseits sehr gut geeignet, innere Prozesse und Bedeutungen zu vermitteln, die oft gar nicht als Teil der zwischenmenschlichen Begegnung wahrgenommen werden. Persönliche (Pflege-)Geschichten ermöglichen stellvertretende Erfahrungen, die die eigenen, allein durch Resonanzen auf das Selbst und Selbstreflexion gemachten Erfahrungen bereichern.

Zusätzlich zu persönlichen (Pflege-)Geschichten als eine Ausdrucksform persongebundenen Wissens wird es auch durch das Selbst geoffenbart. Anders ausgedrückt: Wer und was Ihre Person und Ihr Sein in der Welt ausmacht, sind permanente und lebendige Ausdrucksformen Ihres persongebundenen Wissens.

Fragen zur Reflexion

Haben Sie mal eine Geschichte über Pflege gehört, die Ihnen unvergesslich ist? Weshalb ist gerade diese Geschichte für Sie so eindrücklich und was sagt sie aus über das Wesen der Pflege? Welche Einblicke in das Wesen der Pflege gewährt die Geschichte?

Kennen Sie eine Pflegefachperson, die Sie für wirklich authentisch halten? Können Sie eine persönliche Geschichte über diese Person erzählen, die Ihren Mitstudierenden das Wesen des Selbst verständlich macht?

5.13 Fazit

In diesem Kapitel wurden die verschiedenen Konzeptualisierungen persongebundenen Wissens in der Pflegeliteratur exploriert. Aus unserer Sicht ist persongebundenes Wissen die Kenntnis des Selbst, die mithilfe der kritischen Fragen: „Tue ich, was ich weiß?“ und „Weiß ich, was ich tue?“ untersucht werden kann. Journaling und Meditation erleichtern die kreativen Prozesse des Sich-Einlassens und Zentrierens, die die kontinuierliche Entwicklung persongebundenen Wissens erst ermöglichen. Zu den formalen Ausdrucksformen gehören das leibliche (*embodied*) Selbst oder der Mensch als Person, sowie persönliche (Pflege-)Geschichten, die das persongebundenes Wissen widerspiegeln.

LITERATUR

Banks, J. (2014). And that's going to help black women how? Storytelling and striving to stay true to the task of liberation in the academy. In P. Kagan, M. Smith, & P. Chinn (Eds.), Philosophies and practices of emancipatory nursing: Social justice as praxis. (pp. 188–204). New York, NY: Routledge Taylor & Francis Group.

Banks-Wallace, J. (2008). Eureka! I finally get IT: Journaling as a tool for promoting praxis in research. The ABNF Journal: Official Journal of the Association of Black Nursing Faculty in Higher Education, Inc, 19, 24–27.

Barnum, B. S. (2010). Spirituality in nursing: The challenges of complexity (3rd ed.). New York: Springer Publishing Company.

Beckerman, A. (1994). A personal journal of caring through esthetic knowing. ANS. Advances in Nursing Science, 17, 71–79.

Bishop, A., & Scudder, J. (1990). The practice, moral and personal sense of nursing. New York, NY: National League for Nursing.

Bonis, S. A. (2009). Knowing in nursing: A concept analysis. Journal of Advanced Nursing, 65, 1328–1341.

Campesino, M., & Schwartz, G. E. (2006). Spirituality among Latinas/os: Implications of culture in conceptualization and measurement. ANS. Advances in Nursing Science, 29, 69–81.

Carper, B. A. (1978). Fundamental patterns of knowing in nursing. ANS. Advances in Nursing Science, 1, 13–23.

Chinn, P. L. (2013). Peace & power: New directions for building community (8th ed.). Burlington, MA: Jones and Bartlett Learning.

Green, C. (2009). A comprehensive theory of the human person from philosophy and nursing. Nursing Philosophy: An International Journal for Healthcare Professionals, 10, 263–274.

Hall, B. A. (1997). Spirituality in terminal illness: An alternative view of theory. Journal of Holistic Nursing: Official Journal of the American Holistic Nurses' Association, 15, 82–96.

Hall, B. A. (2008). Surviving and thriving after a life-threatening diagnosis (2nd ed.). Bloomington, IN: AuthorHouse.

Hall, B. A., & Allan, J. D. (1994). Self in relation: A prolegomenon for holistic nursing. Nursing Outlook, 42, 110–166.

Hart, H. (1997). Conceptual understanding and knowing other-wise: Reflections on rationality and spirituality in philosophy. In J. H. Olthuis (Ed.), Knowing other-wise. (pp. 19–53). New York, NY: Fordham University Press.

Huebner, D. E. (1985). Spirituality and knowing. In E. Eisner (Ed.), Learning and teaching the ways of knowing. (pp. 159–173). Chicago, IL: University of Chicago Press.

McSherry, W., & Cash, K. (2004). The language of spirituality: An emerging taxonomy. International Journal of Nursing Studies, 41, 151–161.

Moch, S. D. (1990). Personal knowing: Evolving research and practice. Scholarly Inquiry for Nursing Practice, 4, 155–165.

Munhall, P. L. (1993). "Unknowing": Toward another pattern of knowing in nursing. Nursing Outlook, 41, 125–128.

Nelson, G. L. (2010). Writing and being: Taking back our lives through the power of language. Novato, CA: New World Library, Kindle Edition.

Pai, H.-C. (2015). The effect of a self-reflection and insight program on the nursing competence of nursing students: A longitudinal study. Journal of Professional Nursing: Official Journal of the American Association of Colleges of Nursing, 31(5), 424–431. https://doi.org/10.1016/j.profnurs.2015.03.003.

Pesut, B. (2008). A conversation on diverse perspectives of spirituality in nursing literature. Nursing Philosophy: An International Journal for Healthcare Professionals, 9, 98–109.

Pesut, B. (2016). There be dragons: Effects of unexplored religion on nurses' competence in spiritual care. Nursing Inquiry, 23(3), 191–199. https://doi.org/10.1111/nin.12135.

Pesut, B., Fowler, M., Taylor, E. J., Reimer-Kirkham, S., & Sawatzky, R. (2008). Conceptualising spirituality and religion for healthcare. Journal of Clinical Nursing, 17, 2803–2810.

Register, M. E., & Herman, J. (2010). Quality of life revisited: The concept of connectedness in older adults. ANS. Advances in Nursing Science, 33, 53–63. https://doi.org/10.1097/ANS.0b013e3181c9e1aa.

Tinley, S. T., & Kinney, A. Y. (2007). Three philosophical approaches to the study of spirituality. ANS. Advances in Nursing Science, 30, 71–80.

Zolnierek, C. D. (2014). An integrative review of knowing the patient. Journal of Nursing Scholarship: An Official Publication of Sigma Theta Tau International Honor Society of Nursing/Sigma Theta Tau, 46(1), 3–10. https://doi.org/10.1111/jnu.12049.

KAPITEL

6 Ästhetisches Pflegewissen entwickeln

Das wichtigste Rüstzeug [für die Pflege] ist die gelebte Gewissheit, dass Menschen verschieden und Unterschiede ihre größte Gemeinsamkeit sind. Die stillschweigenden Lektionen der Anatomie, des Obduktionsaals und des Labors haben ein verfängliches biologisches Bild des Körpers als einem berechenbaren Gebilde erzeugt – kein Wunder, dass normal und gleich oft verwechselt werden!

Katherine Brownell Oettinger (1939, S. 1224–1225)

Krankenpflege ist eine Kunst und fordert – wenn sie zur Kunst werden soll – eine ebenso große Hingabe, eine ebenso ernste Vorbereitung wie das Werk eines Malers oder Bildhauers, denn was bedeutet der Umgang mit einer toten Leinwand oder kaltem Marmor im Vergleich zu dem mit einem lebendigen Körper, dem Tempel für den Geist Gottes? Sie ist eine große Kunst, ich würde fast sagen, die größte aller Künste.

Florence Nightingale

Das erste Zitat von Oettinger aus dem vergangenen Jahrhundert ist nach wie vor gültig. Oettinger bekräftigte die Grundprämisse ästhetischen Wissens: dass Situationen und Menschen zwar in allgemeinen und berechenbaren Aspekten gleich, zugleich aber einzigartig und verschieden sind. Ästhetisches Wissen beschäftigt sich mit der Frage, wie man diese individuellen Unterschiede erkennen und, um ein positives Ergebnis zu erzielen, den Unterschieden entsprechend handeln kann. Oettinger ordnet diejenigen Aspekte des Menschseins, die uns gleich machen, dem empirischen Wissen zu, und verweist darauf, dass „gleich“ nicht unbedingt „normal“ bedeuten muss. Sie impliziert, dass Menschen generell zwar manche Dinge gemeinsam haben (z. B. bestimmte anatomische und physiologische Merkmale), ihre größte Gemeinsamkeit jedoch in ihrer Einzigartigkeit besteht.

Das bekannte Zitat von Nightingale unterstreicht die zentrale Rolle der Kunst in der Pflege. In diesem Kapitel geht es um die Kunst/den Akt des Pflegens als größte aller Künste, d. h. um die formalisierte Ausdrucksform des ästhetischen Wissensmusters. Während sich empirisches Wissen mit gemeinsamen und berechenbaren Dingen beschäftigt, ist, um mit den einzigartigen Umständen einer Situation zurechtzukommen, mit Umständen, die sich laufend verändern, die größte aller Künste gefordert: unsere Pflegendenkunst.

Bitte überlegen Sie ...

Sie arbeiten in einer Poliklinik und sind mit einer Kollegin im Dienst, die eine Zulassung als Nurse Practitioner hat, als eine spärlich bekleidete Dreizehnjährige – nennen wir sie Niki – zur Aufnahme kommt und nach den üblichen Vorbereitungen zusammen mit ihrer Mutter in den Untersuchungsraum geführt wird. Sie und die Nurse Practitioner lesen in Nikis Aufnahmefragebogen, dass sie über häufigen Harndrang und Brennen beim Wasserlassen klagt und bei der Urinanalyse die typischen Anzeichen eines Harnweginfekts festgestellt wurden. Ein Schwangerschaftstest verrät, dass sie schwanger ist, obwohl das in ihrem Aufnahmebogen nicht vermerkt ist. Nun besprechen Sie mit der Kollegin das weitere Vorgehen bezüglich der vermuteten Diagnose und der Schwangerschaft.

In dieser Situation werden Sie auf die *empirischen Daten* achten, d. h. auf die Ergebnisse der Urinanalyse und des Schwangerschaftstests, auf die angegebenen Symptome sowie die indizierten Behandlungen. Sie werden auch überlegen, ob es *ethisch* vertretbar ist, die noch sehr junge Niki in Anwesenheit ihrer Mutter über sexuelle Aktivitäten oder über einen möglichen sexuellen Missbrauch zu befragen. Sie sind sich zudem Ihres *persongebundenen Wissens* bewusst, kennen Ihre leichten Vorbehalte gegenüber Eltern, die ihrer dreizehnjährigen Tochter erlauben, sich so aufreizend zu kleiden, rufen sich daher zur Ordnung und bemühen sich, die Situation zu verstehen. Sie empfinden aber auch großes Mitgefühl mit diesem Kind, das sich wohl in einer äußerst prekären Situation befindet. Ihr *emanzipatorisches Wissen* sagt Ihnen, dass dieser Bekleidungsstil junger Frauen gesellschaftlich akzeptiert und gefördert wird, ungeachtet der kulturell konstruierten aufreizenden Bedeutung.

Bevor Sie in den Untersuchungsraum gehen, sprechen Sie mit der Kollegin kurz über das geplante Vorgehen. Ein Teil des Plans besteht darin, beim Umgang mit Niki und ihrer Mutter rücksichtsvoll zu sein und Niki in ihrer Not mitfühlend zu begleiten. Sie werden ein Assessment durchführen, um zu erfahren, ob es noch weitere Probleme oder Themen gibt, die beachtet werden müssen, und wollen sich eingehend nach der häuslichen und schulischen Situation erkundigen. Nachdem Sie sich ein klareres Bild verschafft haben, werden Sie Niki und ihrer Mutter einen Pflegeplan vorschlagen und am Schluss beide über Schwangerenvorsorge und die Vermeidung von Harnweginfekten aufklären. Sie haben auch über die *Dimension des ästhetischen Wissens* dieser Begegnung nachgedacht und planen, um das bestmögliche Ergebnis zu erzielen, erst Nikis Vertrauen zu gewinnen und danach ihr Sexualverhalten oder den Missbrauchsverdacht anzusprechen, während die Mutter in einen anderen Raum gebeten wird, wo sie mit Ihrer Kollegin sprechen soll. Sie wissen weder, ob die Mutter von der Schwangerschaft ihrer Tochter Kenntnis hat, noch wie Sie die Mutter am besten darüber informieren sollen; was Sie allerdings sicher wissen, ist, dass die Schwangerschaft jetzt zur Sprache kommen muss. Diese Planung integriert – ob bewusst oder unbewusst – sämtliche Wissensmuster und enthält alles, was in dieser Situation in der Regel als vernünftig gilt.

Als Sie dann die Tür zum Untersuchungsraum öffnen, merken Sie gleich, dass etwas Schlimmes passiert ist und sich die Situation ganz anders darstellt als erwartet. Ihr Blick geht sofort zu Niki, die offensichtlich geweint hat. Die Sachen, die sie anhatte, sind derangiert, und sie kauert zusammengekrümmt auf der Untersuchungsliege, möglichst weit von ihrer Mutter entfernt. Die Mutter schaut äußerst wütend drein. Sie sind überrascht – Ihr Gesichtsausdruck und Ihr Zögern zeigen es – und bevor Sie etwas sagen können, erklärt Nikis Mutter wütend: „Diese kleine Schlampe hat mir eben gesagt, dass sie schwanger ist."

Ihr Plan geht nicht auf, Sie müssen rasch und kreativ auf die Situation reagieren. Vielleicht befassen Sie sich zuerst mit der Wut der Mutter, doch dann berücksichtigen Sie sofort weitere Elemente der Situation: Nikis Aussehen, der Zustand ihrer Bekleidung, der auf eine kleine körperliche Auseinandersetzung schließen lässt, Nikis Ablehnung signalisierende Körpersprache. Das alles und zahlreiche weitere Details erfassen Sie mit einem Blick. Ihr Assessment verläuft weder linear noch bewusst, und schnell sagen oder tun Sie etwas, was die Mutter beschwichtigt. Je nachdem, wie Mutter und Tochter nun reagieren, unternehmen Sie weitere Schritte, zu denen auch Verbalisierungen und Gesten gehören. Sie setzen diesen „kunstvollen Tanz" fort und passen dabei Ihre eigenen mäßigenden Resonanzen immer wieder denen Nikis und ihrer Mutter an. Schließlich beruhigt sich die Situation.

Es ist unmöglich, das Wie, Was und Weshalb Ihrer Handlungen in einer bestimmten Situation exakt zu rekonstruieren, weil sie im Augenblick stattfinden, unter Beteiligung der Elemente, die zwar vorhanden sind, aber nicht bewusst und wohlüberlegt wahrgenommen werden. Ihr ästhetisches Wissen löst fürsorgliche Handlungen aus, die die Situation auf ein gewünschtes Ergebnis zubewegen – die gegebene Situation wird in eine andere mögliche Situation transformiert. Das ist das Wesen des ästhetischen Wissens; es ist kunstvoll, ausgewogen und in gewissem Sinne schön, nicht etwa plump oder unsicher. Sie üben eine Transformationskunst/einen transformativen Akt aus und machen aus einer unangenehmen oder unerwünschten Situation eine ruhige, der Heilung zuträgliche Situation. Wie die Geschichte von Niki und ihrer Mutter illustriert, passiert das Ganze recht schnell, weil Sie die Gesamtsituation erfassen und zugleich reagieren. Jede Situation ist völlig einzigartig, sie wird nie wieder genau so eintreten und kann nur in dem Augenblick verstanden und bewältigt werden. Mehr noch: Sie merken zwar, dass Sie kunstvoll handeln, können jedoch unmöglich vollständig erklären, was Sie getan haben. Sie können die Situation in Form einer Geschichte nacherzählen, schildern, was Sie dabei empfunden und gedacht haben und was geschehen ist, können aber niemals im Detail schildern, wie es kam, dass Sie wussten, was Sie in dem Moment gewusst haben – die Fülle des ästhetischen Wissens, das, was Ihre Handlungen im dem Augenblick ausgelöst hat, lässt sich nicht beschreiben.

Zur Diskussion

Bitte überlegen Sie zusammen mit Ihren Kolleginnen und Kollegen, was Ihnen in den Sinn kommt, wenn von „Pflegendenkunst" die Rede ist. Notieren Sie alle dazu geäußerten Gedanken und lesen Sie dann das Kapitel zu Ende. Nehmen Sie anschließend den Gesprächsfaden wieder auf und diskutieren Sie über Ihre ersten Gedanken zum Thema und wie sie Ihr Pflegehandeln beeinflussen.

In diesem Kapitel wird das ästhetische Wissensmuster im Detail erläutert. Ästhetisches Pflegewissen ist der Wissensaspekt, der die tiefen Bedeutungen einer Situation zu erfassen verlangt und daraufhin die kreativen Ressourcen der Pflegefachperson aktiviert, die die Erfahrung dann transformieren in etwas, was noch nicht real, aber als Möglichkeit vorstellbar ist. Es ist die Dimension des Wissens, die uns verstehen lässt, dass häufig vorkommende Lebensereignisse und Erfahrungen (z. B. Trauer, Freude, Angst, Befürchtungen, Liebe) auf einzigartige Weise geäußert und einzigartig erlebt werden. Im Alltag äußert sich ästhetisches Wissen als *Transformationskunst/transformative Akte.*

➤ Abb. 6.1 veranschaulicht die Dimensionen ästhetischen Wissens. In unserem Modell ergeben sich aus dem Muster ästhetischen Pflegewissens die Fragen: „Was bedeutet dies?" und „Wie und warum ist dies wesentlich/bedeutsam?" Sie setzen die kreativen Prozesse der Entwicklung von Visionen und der Erprobung in Gang und damit die künstlerische Ausdrucksform ästhetischen Wissens. Ästhetisches Wissen kann anderen bis zu einem gewissen Grad durch ihre formalen Ausdrucksformen, d. h. durch ästhetischen Kritizismus und Kunst-Werk(e) vermittelt werden. Auch Gedichte, Erzählungen und Fotografien sind künstlerische Ausdrucksformen ästhetischen Wissens. Formale Ausdrucksformen dieser Art sind für das gesamte Fachgebiet der Pflege eine Quelle der Wertschätzung und Inspiration, wodurch wiederum das ästhetische Wissen vermehrt wird. Im Pflegealltag drückt sich ästhetisches Wissen in Transformationskunst/transformativen Akten aus, indem die Pflegefachperson eine reale Erfahrung in eine neue Dimension rückt, die ohne ästhetisches Wissen nicht erreicht worden wäre. ➤ Tab. 6.1 fasst die Dimensionen der ästhetischen Wissensentwicklung zusammen. Wir beschäftigen uns in diesem Kapitel mit kritischen Fragen, kreativen Prozessen und formalen Ausdrucksformen (fett gedruckt in ➤ Tab. 6.1).

Wenn sich professionell Pflegende in eine Pflegesituation begeben und Menschen mit Pflegebedarf versorgen, haben sie aufgrund früherer Erfahrungen mit gleichartigen Situationen eine Vorstellung von möglicherweise vorhandenen Faktoren. Die kritischen

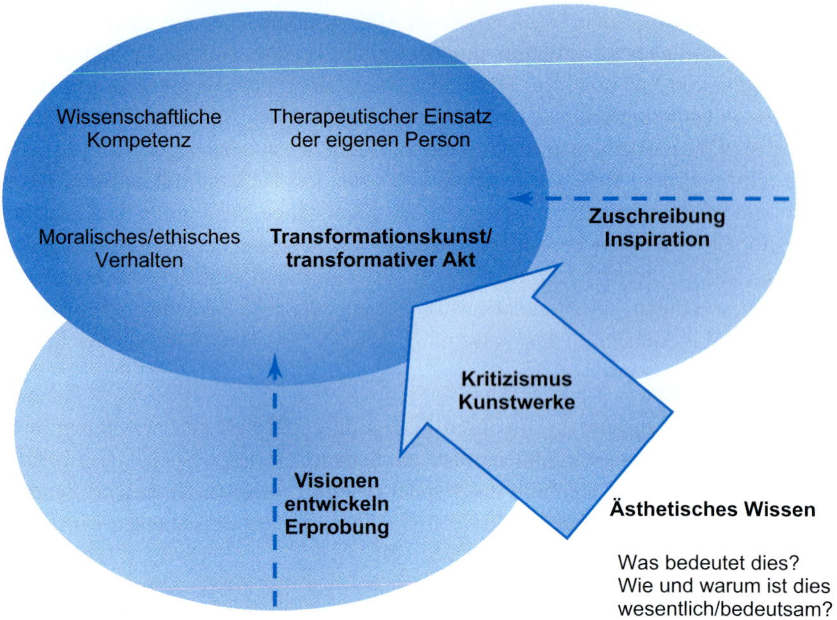

Abb. 6.1 Ästhetisches Wissen und wissen

Tab. 6.1 Dimensionen der Entwicklung des ästhetischen Wissens

Dimension	Ästhetische Wissensmuster
Kritische Fragen	Was bedeutet dies? Wie und warum ist dies wesentlich/bedeutsam?
Kreative Prozesse	Visionen entwickeln Erprobung
Formale Ausdrucksformen	Ästhetischer Kritizismus Kunst-Werke(e)
Bestätigungs-/Legitimationsprozesse	Zuschreibung Inspiration
In die Pflegepraxis integrierte Ausdrucksform	Transformationskunst/transformative Akte

Fragen für das ästhetische Wissen lauten: „Was bedeutet dies (diese Situation)?" und „Wie und warum ist dies wesentlich/bedeutsam?" Stellen Sie sich in dem Beispiel als die Nurse Practitioner vor, Sie sehen Niki, Sie haben einen Plan aufgrund ihrer früheren Erfahrungen mit ähnlichen Situationen aufgestellt. Doch dann, in dem Moment, als Sie den Raum betraten, haben Sie sich diese Fragen erneut gestellt und zwar alle gleichzeitig, wenn auch nicht bewusst oder zielgerichtet. Als Sie erfasst hatten, dass die Mutter wütend war, haben Sie gespürt (sich vorgestellt), was die Situation entschärfen könnte, und sich augenblicklich für eine bestimmte Reaktion entschieden. Sie hatten aufgrund Ihrer praktischen Erfahrungen in der Vergangenheit und durch bewusstes Einüben verschiedener Verhaltensweisen mehrere Reaktionsmöglichkeiten parat für überraschende Situationen, in denen Sie die Beteiligten beruhigen mussten. Weil Sie erfahren waren und wussten, wie man eine Situation erfolgreich entspannt, haben Sie geschickt und souverän agiert, sich dabei weiter die kritischen Fragen gestellt, ein gewünschtes Ergebnis entwickelt und zeitgleich eine von mehreren erprobten Reaktionsmöglichkeiten gewählt: Das ist das Wesen von Transformationskunst/eines transformativen Akts.

Um diese Situation zu reflektieren, könnten Sie sie aufzeichnen und schildern, was sich im Verlauf der Begegnung in Ihrem Innern abgespielt hat. Wenn Sie nun anfangen, zu explorieren und überlegen, was das alles bedeutet oder bedeuten könnte und wie Sie aufgrund Ihrer Ausbildung und Erfahrungen die Situation einschätzen, üben Sie ästhetischen Kritizismus aus. Eine schriftliche Nacherzählung wird die Situation in ihrer ganzen Vielfalt nie vollständig erfassen können, bestimmte Elemente lassen sich jedoch sehr wohl vermitteln. Sie könnten, um die Situation darzustellen, auch ein Gedicht verfassen oder ein Bild malen. Nachdem Sie so ein Werk geschaffen haben, könnten andere die formalen Ausdrucksformen Ihres ästhetischen Wissens studieren und kritisch nachfragen: „Was bedeutet dies?" und „Wie und warum ist dies wesentlich/bedeutsam?" Die anderen könnten sich fragen, ob Ihre Darstellungen helfen, die Bedeutung und Signifikanz der Situation zu erfassen, und ob deren Bedeutung und Signifikanz ihre eigene Tätigkeit inspiriert. Als Praxisanleiterin, Lehrkraft oder Mentor könnten Sie die Studierenden auffordern, Visionen zu entwickeln und zu erproben, was sie in einer ähnlichen oder der gleichen Lage tun würden, und ihnen so die Entwicklung ästhetischen Wissens erleichtern; das befähigt sie dann, selbst Transformationskunst/transformative Akte zu entwickeln.

Wir beginnen das vorliegende Kapitel mit einer Diskussion über die Bedeutung von Kunst und ästhetischem Wissen, als Hintergrund für unsere Konzeptualisierung des ästhetischen Wissens in der Pflege. Anschließend präsentieren wir eine Definition von Pflegendenkunst und erläutern unsere Definition im Lichte anderer in der Pflegeliteratur angebotenen Konzeptualisierungen.

6

6.1 Kunst und Ästhetik

Das Wort *Ästhetik* ist eine Ableitung aus dem lateinischen und griechischen Wort für „Wahrnehmung", „Empfindung". Es hat einen Bedeutungswandel erlebt und bezieht sich heute speziell auf das Studium *künstlerisch wertvoller Ausdrucksformen* und die Überlegungen dazu. Das Adjektiv *ästhetisch* identifiziert ein Objekt oder eine Erfahrung als *künstlerisch wertvoll.* Künstlerisch wertvoll ist, was durch formale und inhaltliche Kohärenz über die einzelnen Gestaltungselemente hinaus einen Gesamtsinn vermittelt und zudem eine Gefühlsreaktion auslöst. In den folgenden Abschnitten werden die Begriffe *ästhetisch* und *künstlerisch wertvoll* austauschbar verwendet.

Bitte überlegen Sie …

Denken Sie an das berühmte Bild der *Mona Lisa.* Ästhetik im Sinne der „Lehre vom Schönen" würde sich mit theoretischen und philosophischen Ansichten über den künstlerischen Wert des Gemäldes beschäftigen. Wenn eine Kunstkritikerin das Gemälde als künstlerisch wertvoll bezeichnet, will sie damit sagen, dass es ihrer Meinung nach Kohärenz besitzt und eine Bedeutung vermittelt, die von allen, die es kritisch betrachten, verstanden wird. Vielleicht wird dem Bild Kohärenz bescheinigt, weil Farbgebung und Proportionen die große Gestalt und das Gesicht der Mona Lisa perfekt zur Geltung bringen. Das Gemälde ist von einem geheimnisvollen Nimbus umgeben und weckt Interesse – es zieht den Betrachter in Bann, löst eine Resonanz aus und bleibt im Gedächtnis haften.

6.2 Was ist ästhetisch?

Nicht alles, was gemeinhin als schön oder hübsch bezeichnet wird, ist das, was wir unter ästhetisch verstehen. Die Standards für das, was als reizvoll und schön gilt, variieren in verschiedenen Disziplinen und innerhalb verschiedener Kontexte und Kulturen sehr stark. Weil jeder Mensch die Dinge auf individuelle Weise wahrnimmt und einen eigenen Geschmack hat, reagiert auch jeder anders auf ein Kunstobjekt oder eine Kunsterfahrung. Aus ästhetisch-philosophischer Sicht ist Schönheit jedoch keine Geschmackssache. Ästhetisch ist eine Form erst, wenn sie fasziniert und eine Reaktion auslöst, die die Aussage des Werks erhellt. Bei einer Darstellung, die im ästhetisch-philosophischen Sinn als schön gilt, kann es beispielsweise auch um Scham, Trauer oder Tod gehen. Als schön gilt die Ausdrucksform, wenn sie die ästhetischen Kriterien erfüllt und deshalb als künstlerisch valide erachtet wird.

Es gibt allgemeine Merkmale, an Hand derer sich entscheidet, was eine künstlerisch valide oder ästhetische Form ist und was nicht. Wahre Kunst fügt verschiedene Elemente zu einem Muster, das dann ein Ganzes bildet und eine über die Einzelelemente hinausgehende Bedeutung symbolisiert. Die Form löst eine Resonanz aus, eine Empfindung, eine Erkenntnis oder ein Gefühl der Verbundenheit mit der vom Kunstwerk dargestellten Erfahrung. Diese Reaktion ist oft sehr stark oder gar transformativ, was bedeutet, dass die Kunsterfahrung unvergesslich ist, einen tiefen Eindruck hinterlässt oder einen Einblick in die Conditio humana, in das typisch Menschliche, gewährt.

Welche Bedeutungen eine Kunstform vermittelt und welche Resonanz sie auslöst, wird von ihrem kulturgeschichtlichen Hintergrund bestimmt. Menschen aus einem anderen Kulturkreis können die kulturspezifischen Bedeutungen vielleicht nicht vollständig erfassen, das Werk aber dennoch als künstlerisch wertvoll erkennen. Sie werden die Ganzheitlichkeit wahrnehmen und erfassen, dass das Werk eine Bedeutung hat, wobei sie ihm vielleicht eine andere Bedeutung zuschreiben als aufgrund seiner kulturellen Herkunft ursprünglich gedacht. Das kulturelle Erbe der Pflege verweist auf das Primat interpersoneller Interaktionen, was erklärt, weshalb professionell Pflegende vor allem von Kunstwerken angesprochen werden, die ein Gefühl von Hingabe [i. S. der professionellen Empathie, Anm. MB, EL] und sinnerfüllter zwischenmenschlicher Beziehungen auslösen.

6.3 Was ist Kunst?

Kunst ist sowohl der Prozess, mit dem ein ästhetisches Objekt oder eine ästhetische Erfahrung geschaffen wird, als auch das geschaffene Produkt. Der Schaffensprozess und was dabei entsteht, muss, um als „Kunst" gelten zu dürfen, künstlerisch valide sein. Kunst beschränkt sich nicht auf die Schönen Künste oder auf das, was oft als Kunst bezeichnet wird. Kunst wohnt vielmehr allen menschlichen Aktivitäten inne, die geeignet sind, verschiedene Elemente zu einem Ganzen zusammenzufügen. Im Fall von Niki fand die die Transformationskunst/der transformative Akt in der Aktion statt; sie war kunstvoll deshalb, weil Handeln und Sein der Pflegefachperson in Einklang standen mit allen im Verlauf der Situation stattfindenden Entwicklungen. Die Pflegefachperson war ein integrierter Teil des Ganzen und schuf eine einzigartige Vielfalt an Möglichkeiten, was auf andere Art und Weise nicht möglich gewesen wäre.

Kunst ist nicht vom Geschmack oder den Neigungen einer Person abhängig. Was als Kunst definiert wird, ist weder eine Frage des Geschmacks noch der Vorlieben und losgelöst von Aussagen wie etwa: „Ich mag dieses Gemälde (oder was diese Pflegefachperson getan hat)." oder „Ich mag dieses Gemälde nicht (oder was diese Pflegefachperson getan hat)." Im herkömmlichen Sinn wird Kunst auch nicht als Kunst definiert, weil sie sich gewinnbringend verkaufen lässt. Dazu ein Beispiel: In einer lokalen „Kunstausstellung" kann ein Ausverkauf des Posters einer berühmten Rockband stattfinden, was nicht bedeutet, dass das Poster tatsächlich ein Kunstwerk ist. Ob und inwieweit etwas „Kunst" genannt werden darf, hängt vielmehr davon ab, inwieweit der Schaffensprozess befriedigend ist, das Produkt als Ganzes Kohärenz annimmt und eine Gefühlsreaktion auslöst.

Kunst als Prozess erfordert die Beherrschung der technischen und handwerklichen Aspekte der Arbeit mit den Materialien, aus denen das Werk hergestellt wird. Der künstlerische Schaffensprozess erfordert zudem die Fähigkeit, sich das Endprodukt vorab vorstellen und die Einzelelemente kreativ zu einem Ganzen zusammenfügen zu können. Dieser Vorgang lässt sich gut an einem Beispiel aus dem Bereich der Schönen Künste veranschaulichen: Der Musiker erwirbt die technischen und handwerklichen Fähigkeiten, um sein Instrument zu beherrschen, und lernt, die einzelnen Tonelemente in eine musikalische Darbietung zu integrieren, die beim Publikum eine Gefühlsreaktion auslöst. Kunst als Produkt löst eine Resonanz aus, die eine Erfahrung zu transformieren vermag. Diese Transformation findet statt, wenn eine Person – ob als Publikum oder mitwirkend – in Gefilde hineingezogen wird, die ihr sonst verschlossen blieben, z. B. in den Bereich des Chaos bei einer Aufführung des *Walkürenritts* von Richard Wagner.

Kurzum: Kunst ist der Vorgang des Zusammenfügens verschiedener Elemente zu einem Ganzen sowie das Produkt, das dabei entsteht und eine Gefühlsreaktion auslöst und der eigenen Erfahrung oder Wahrnehmung neue Räume eröffnet, die ohne das Kunsterlebnis verschlossen geblieben wären. Ästhetik beschäftigt sich mit der Natur und den Merkmalen von Kunst als Prozess und Produkt. Sie sucht zu bestimmen, inwieweit das, was als Kunst bezeichnet wird, tatsächlich eine künstlerisch valide Ausdrucksform ist.

6.4 Kunst und ästhetisches Wissen in der Pflege

Pflegende haben Kunst von jeher geschätzt und die Umgebung von jeher ästhetisch ansprechend gestaltet, um Heilung und Wohlbefinden zu fördern. Bekannte Beispiele sind der Einsatz von Musik, um eine entspannte Atmosphäre herzustellen, von visuellen Kunstwerken, die Gesundheits- oder Krankheitszustände abbilden, von Tanz oder freien Bewegungsformen als Koordinationsübungen oder zur körperlichen Kräftigung, sowie die Malerei als therapeutisches Ausdrucksmittel. Auch Lehre und Forschung haben Kunst-Werk(e) herangezogen, um die Bedeutungen von Gesundheits- und Krankheitserfahrungen zu illustrieren und zu interpretieren (Archibald et al. 2017; Bender und Elias 2016; Chinn und Watson 1994; Darbyshire 1994; Dean 2013; Honan et al. 2016; Lamb 2009; Liehr et al. 2013; Pellico und Chinn 2007). Wir begrüßen und unterstützen zwar den therapeutischen Einsatz dieser künstlerischen Ausdrucksformen, sie stehen bei der Entwicklung ästhetischen Pflegewissens jedoch nicht im Fokus und unterscheiden sich von dem, was wir als „Pflegendenkunst" bezeichnen. Bei der Entwicklung ästhetischen Wissens geht es vielmehr um die für das eigentliche pflegerische „Tun" unerlässlichen Wissensaspekte – sie sind gemeint, wenn wir von „Pflegendenkunst" sprechen.

Ästhetik wird typischerweise mit dem assoziiert, was allgemein als *Kunst* gilt. Das mag erklären, weshalb ästhetisches Wissen in der Pflege bislang keine große Rolle gespielt hat. Ästhetisches Wissen war dennoch immer ein wesentlicher Bestandteil praktischer Pflege. Alle Aspekte pflegerischen Handelns besitzen ästhetische Qualitäten, die als Kunst gelten können, angefangen von den Aufzeichnungen in Pflegeprotokollen bis zu theoretischen Formulierungen, von einer einmaligen kurzen Interaktion mit einem Individuum bis zu anhaltenden Interaktionen mit Gruppen und Communitys, vom zufälligen Zusammentreffen bis zum sorgfältig ausgearbeiteten Entwurf eines Pflegesystems. In all diesen Situationen bedienen sich Pflegefachpersonen auf kunstvolle Weise ihres emanzipatorischen, empirischen, ethischen, persongebundenen und ästhetischen Wissens. Die Dimension des ästhetischen Wissens ist es, die den Pflegeerfahrungen ästhetische Qualitäten verleiht und exzellente und kunstfertige Pflege von der unpersönlichen Erledigung technischer Aufgaben und routiniertem Arbeiten unterscheidet.

Dazu kommt, dass auch Dinge, die gewöhnlich nicht als „Kunst" bezeichnet werden, ästhetische Merkmale aufweisen. Eine empirische Theorie beispielsweise wird aus gedanklichen Konzepten abgeleitet, die zu einem Muster verbunden werden und dann eine Bedeutung erlangen, das die Konzepte alleine nicht vermitteln könnten. Die Anziehungskraft (d. h. eine subtile Gefühlsreaktion) einer Theorie ist oft ihrer *ästhetischen Gestalt* geschuldet. Ohne diese Qualität fehlt der Theorie ein gewisser Reiz, der sie für die wissenschaftliche Community attraktiv macht.

Fragen zur Reflexion

Bitte reflektieren Sie über Ihre eigenen Begegnungen mit „Kunst" – als Sie lernten, ein Instrument zu spielen, an einer Theateraufführung mitgewirkt haben, beim Tanzen und Singen. Was haben Ihnen diese Dinge bedeutet? Inwiefern haben diese Erfahrungen zu Ihrer Gesundheit und zu Ihrem psychischen oder geistigen Wohlbefinden beigetragen? Zu Ihren Pflegeerfahrungen?

6.5 Ästhetisches Wissen

Ästhetisches Wissen setzt die Kenntnis der Erfahrung voraus, auf die die Kunstform abzielt, sowie die Kenntnis der Kunstform selbst. Eine Dichterin beispielsweise muss aus eigener Lebenserfahrung kennen, was ihr Gedicht ausdrückt, aber auch die zu dieser

Kunstform gehörenden Techniken und Methoden beherrschen, um etwas zu schaffen, was Dichtung genannt werden darf. Ein Künstler muss das, was er in Form eines Gemäldes oder einer Skulptur visuell präsentieren will, selbst erlebt haben, braucht aber auch, damit ihm die gewünschten visuellen Darstellungen gelingen, Kenntnisse der handwerklichen Aspekte von Malerei oder Bildhauerei.

Im Bereich der Pflege erfordert ästhetisches Wissen folgende Kenntnisse:
- die Erfahrung des Pflegens (die Kunstform) und
- die Erfahrung von Gesundheit und Kranksein (das, was die Pflegendenkunst/die Pflegehandlung transformiert).

Beide Wissensaspekte wachsen Pflegefachpersonen im Laufe ihrer Ausbildung zu, entwickeln sich zusammen mit ihrer Berufserfahrung und indem sie aus den Erfahrungen anderer professionell Pflegender lernen. Pflegefachpersonen lernen beispielsweise etwas über das Sterben, indem sie Theorien über den Tod und das Sterben studieren, Geschichten über das Sterben lesen oder hören, Sterbende betreuen und sich in das Befinden Sterbender und ihrer Angehörigen einfühlen. Pflegefachpersonen lernen, Sterbende zu pflegen, indem sie im Studium in dieser speziellen Situation begleitet werden, die persönlichen (Pflege-)Geschichten von anderen Pflegefachpersonen hören, die Sterbende gepflegt haben und indem sie selbst in ihrem Handeln sterbende Menschen pflegen.

Man braucht Hintergrundwissen und muss selbst erfahren haben, was es bedeutet, zu pflegen und gesund und krank zu sein, was allerdings nicht genügt, um ästhetisch handeln zu können. Um der Erfahrung, für einen sterbenskranken Menschen zu sorgen, eine ästhetische Qualität zu verleihen, müssen wir auch die Fähigkeit bilden, kunstvoll zu pflegen – die Pflegendenkunst.

6.6 „Pflegendenkunst" – eine Begriffsdefinition

Wie bereits erwähnt, hatte der Begriff Pflegendenkunst verschiedene Bedeutungen, was sich seit der Zeit Florence Nightingales in der Pflegeliteratur niederschlägt. Obschon keine bestimmte Definition überwiegt, haben sämtliche Pflegewissenschaftlerinnen Pflege als Kunst erkannt und betont, wie entscheidend wichtig dieser Aspekt des Pflegens ist, in Bezug auf das, was Pflegefachpersonen sind und tun. Historisch betrachtet galt handwerkliches Geschick, das oft im *Skills-Lab* erworben wurde, als Pflegendenkunst, während der Begriff heute eher mit Kunst als ästhetischem Handeln in Verbindung gebracht wird.

Pflegendenkunst als ästhetisches Handeln kann ein ziemlich schwer verständliches Konzept sein. Eine Schwierigkeit besteht darin, dass sich die Kunst der Pflegefachperson in ihrem wissen [mit kleinem w; Anm. MB, EL] und Sein äußert. Kurz: Pflegendenkunst spiegelt nicht einfach das, was die Pflegeperson weiß und versteht (Epistemologie), sie bezieht auch ihr ganzes Sein und Tun (Ontologie) mit ein. Die „Pflegendenkunst" teilt sich ihrer Natur nach leiblich verankert (*embodied*) mit, was teilweise erklärt, weshalb sie schwer verständlich ist. Das Wort *embodied* bedeutet, dass Pflegendenkunst das Zusammenwirken von Körper, Leib, Geist und Seele erfordert, damit eine kreative und schließlich transformative Erfahrung entsteht. Während sich der Leib durch die Pflegesituation bewegt, versteht der Geist deren Bedeutung und spürt die Seele; alle drei wirken gleichzeitig kunstvoll zusammen und transformieren das Erlebte. So betrachtet ist

Pflegendenkunst eine Form der darstellenden Kunst, an der sich pflegende und gepflegte Personen beteiligen. Wie das künstlerische Niveau einer Theateraufführung oder eines Orchesterkonzerts, so kann auch die künstlerische Leistung einer Pflegefachperson recht unterschiedlich sein. Pflegerische Kunstfertigkeit kann, wie andere Kunstformen auch, gelehrt und gelernt werden. Selbst hochbegabte Künstlerinnen ihres Fachs brauchen Disziplin und Übung, um besser zu werden; künstlerisches Können ist nicht naturgegeben.

Angesichts der Schwierigkeiten bei der Definition von Pflegendenkunst schlagen wir eine Definition vor, die aus einer Umfrage zum ästhetischen Wissen hervorging. Für dieses Projekt wurden Gespräche mit beruflich tätigen Pflegefachpersonen geführt und ausnahmslos alle verstanden, was mit „Pflegendenkunst“ gemeint ist. Bei den Gesprächen und den Geschichten, die sie einander erzählten, ging es vor allem um ihre Erfahrungen mit Pflegendenkunst, um die unterschiedlichen Bedeutungen, die sie Fotografien, Übungen oder Rollenspielen bei unterschiedlichen Herangehensweisen an den Pflegealltag zuschrieben. Ergänzt wurden die Gespräche durch Selbstbeobachtung und stärker formalisierte ästhetischen Forschungstechniken, die durch die Projektleitung angewandt wurden. Chinn, Maeve und Bostick (1997) beobachteten professionell Pflegende bei der Arbeit, studierten Fotos von ihnen bei ihren Handlungen und verwendeten Journaling, um die tieferen symbolischen und persönlichen Bedeutungen der beobachteten Praktiken zu erfassen.

Die folgende Definition ging aus diesem Forschungsprojekt zum ästhetischen Wissen in der Pflege hervor und wird auch in diesem Text gebraucht:

6

Sie ist das synchrone Arrangement von Narrativen und Bewegung der Pflegefachperson in eine Form, die Erfahrungen transformiert und woraus etwas entsteht, was auf andere Weise nicht hätte entstehen können. Das Arrangement geschieht spontan, rasch und intuitiv. Die Fähigkeit zur Durchführung dieser transformativen Schritte beruht auf einem tiefen Verständnis von Pflege, sowie auf der Kenntnis relevanter Theorien und Fakten, auf handwerklichem Können, auf persongebundenem Wissen und ethischer Kompetenz; diese Fähigkeit wird durch Übung/Erprobung und durch die reflektierte Anwendung dieses Wissens und dieser Erkenntnisse erworben. (englisches Originalzitat S. 90)

Dieser Definition zufolge sind synchron verlaufende Narrative und Bewegung die Elemente, die ästhetisches Wissen bilden, und das ist es, was wir im vorliegenden Lehrbuch als *Transformationskunst/transformativen Akt* bezeichnen. Ein *Narrativ* besteht aus Worten, Gesten und Intonationen. Mit *Synchronizität* sind das Zusammenspiel und der Rhythmus der Erfahrung gemeint. Das impliziert auch die Synchronizität von Intention und Aktion. Synchronizität und Narrative müssen zusammenkommen, damit ein integriertes Ganzes entsteht. Im eingangs dargestellten Fall von Niki enthielte das Narrativ mehrere Elemente, nämlich das, was Sie gesagt haben, Ihren etwas überraschten Gesichtsausdruck, als Sie den Raum betraten, und Ihre mal lautere mal leisere Stimme beim Versuch, die Situation zu beruhigen. Synchronizität verweist auf Ihr leiblich eingebettetes Selbst in diese Situation, auf Ihre Bewegungen, wem Sie sich wann genähert haben, wie und wo Sie Niki oder ihre Mutter in beruhigender Absicht berührt und wie Sie Ihre Worte und Ihr Tun synchronisiert haben. Die Synchronizität von Narrativen und Bewegung als gestaltende Elemente pflegerischen, ästhetischen Wissen kann gelehrt und anderen vermittelt werden.

Johnson (1994) hat folgende fünf Konzeptualisierungen vorgelegt. Pflegendenkunst ist:
- die Fähigkeit, Sinn und Bedeutung einer Patientenbegegnung zu erfassen
- die Fähigkeit, eine sinnvolle Verbindung mit der gepflegten Person herzustellen
- die Fähigkeit, Pflegehandlungen kunstfertig auszuführen
- die Fähigkeit, den richtigen Ablauf von Pflegehandlungen rational zu planen
- die Fähigkeit, Pflegehandlungen moralisch einwandfrei durchzuführen

Alle fünf Punkte sind für unsere Konzeptualisierung von Pflegendenkunst relevant. In den folgenden Abschnitten werden diese Zusammenhänge erklärt.

6.6.1 Die Bedeutung einer Begegnung mit einem Menschen mit Pflegebedarf verstehen

Unserer Definition von Pflegendenkunst zufolge, muss die Pflegefachperson die Bedeutung einer Patientenbegegnung verstehen können, damit die konkrete Erfahrung in etwas Neues transformiert werden kann. Wenn wir das intuitive Arrangement von gleichzeitiger Bewegung und Narrativa betonen, meinen wir das intuitive Element, das sich in der Transformationskunst/dem transformativen Akt entfaltet, nicht jedoch intuitive Elemente, die auf ein spezifisches Ergebnis oder ein bestimmtes Problem hinweisen. Mit anderen Worten: Im Moment des Pflegens erfassen Sie vielleicht nicht sofort, was dieser Moment für eine Person oder eine Familie bedeutet und was zu tun ist. Intuitiv werden Sie aber alles spüren, was im Augenblick abläuft und eine Resonanz erfordert, und Sie werden spontan handeln und sich in dem Moment um die Person oder die Familie sorgen.

Der Kern, aus dem Ihre Pflegendenkunst hervorgeht, ist der intuitive Einsatz Ihrer kreativen Ressourcen. Sie sind offen dafür innerhalb einer Situation, die Sie nicht vorhergesehen und geplant haben, voranzugehen und haben nicht zwangsläufig danach gefragt, ob Ihre Wahrnehmung der Situation mit der Wahrnehmung der Person mit Pflegebedarf oder der Familie übereinstimmt. Ihre Schritte sind vielmehr das Ergebnis Ihres Gespürs für verschiedene Möglichkeiten, die aktuelle Situation zu beeinflussen. Ihre kreative Energie bringt die Begegnung voran und macht sie zu einem gerade noch unfertigen Kunstwerk.

Bitte überlegen Sie ...

Um besser zu verstehen, was mit „Bedeutung einer Situation verstehen" gemeint ist, sollten Sie bedenken, dass man nicht wirklich wissen kann, wie es ist, in einer bestimmten Situation zu sein, bevor man sich selbst in der Situation befindet. Wenn Sie als erfahrene Pflegefachperson in eine klinisch komplexe Pflegesituation eintreten, erfassen Sie sofort vollständig, was die Situation erfordert und reagieren ganzheitlich. Ihr Sein und Verhalten lösen beim Gegenüber dann eine Resonanz aus, die wiederum sofort vollständig erfasst und mit einer Reaktion beantwortet wird. All diese unmittelbaren und simultanen, eine Situation rasch transformierenden Resonanzmuster sind es, die *die Kunst/den Akt* ausmachen.

Wenn von *Kreativität* gesprochen wird, ist der intuitive Gestaltungsaspekt gemeint. Dank des unmittelbaren Wissens im Augenblick des Schaffens, ist die Künstlerin in der Lage, einzigartige Möglichkeiten auszudrücken, die stimmig sind, die Situation erklären und die richtige Beziehung herstellen. Daraus folgt, dass die intuitive Wahrnehmung der richtigen Beziehung innerhalb einer Begegnung während der pflegerischen Versorgung nur möglich ist, wenn man den Sinn und die Bedeutung der Situation in ihrer ganzen Tiefe erfasst.

Unsere Definition bezieht sich zwar eindeutig auf Begegnungen mit Menschen mit Pflegebedarf, gilt aber auch für Pflegehandlungen, die nicht mit direktem Personenkontakt verbunden sind. Die Fähigkeit, ein Pflegesystem zu konzipieren, beruht auf der Gabe, zu erfassen, was das System für die Menschen, für die es konzipiert wurde, bedeutet. Dabei sind die spontanen und intuitiven Aspekte der Planung Teil des Gestaltungsprozesses. Jemand, der Pflege designt, erahnt nicht intuitiv, was das Endergebnis sein könnte und will auch keines konzipieren. Vielmehr taucht diese Person ganz in den Schaffensprozess ein und bleibt dabei offen für die auf sie einströmenden Möglichkeiten, die sich auftun, wenn die Konzeption nach und nach Gestalt annimmt.

6.6.2 Ein wertvoller Beziehungsaufbau zu dem Menschen, der gepflegt wird

Die Voraussetzung für Pflegendenkunst, wie wir sie definieren, ist eine tiefe und sinnerfüllte Verbindung mit dem Gegenüber. Ein transformierender Schritt setzt die Präsenz der pflegenden Person voraus. Um transformativ und kunstvoll zu sein, muss die Kunst/der Akt auf einer tiefen Verbindung zwischen pflegender und gepflegter Person beruhen. Im Kontext einer solchen Verbindung entstehen Synchronizität und Rhythmizität zwischen den Beteiligten. Die „synchrone Anordnung von Narrativen und Bewegung" in einer Interaktion bedeutet, dass alle an einer Situation beteiligten Elemente zeitgleich und nahtlos ineinander übergehen, was eine tiefe Verbindung zwischen der Pflegefachperson und der von ihr betreuten und versorgten Person spiegelt.

6.6.3 Kunstfertiges Pflegehandeln

Das Beherrschen von Pflegefertigkeiten ist eine der frühesten Konzeptualisierungen der Pflegendenkunst und ein typisches Element, das professionell Pflegende, die Chinn zum ästhetischen Wissen in der Pflege befragt hat, häufig erwähnt haben. Sie verwiesen zuerst auf die Aufgaben und Maßnahmen, die mit pflegerischem „Tun" verbunden sind, und fügten dann hinzu, dass es auf das *Wie* ihres Tuns ankommt und dieses *Wie* ihre Kunst ausmacht. Unserer Definition zufolge besteht die Pflegendenkunst allerdings nicht aus Fertigkeiten allein. Kunstfertiges Pflegehandeln drückt sich vielmehr in der Bewegung und der Narration der Pflegefachperson aus, also in Dingen, die mit Pflegeaufgaben und -maßnahmen zu tun haben können oder nicht. Kunstfertiges Pflegehandeln entwickelt sich im Laufe der Zeit, durch praktische Arbeit (Erprobung), und ermöglicht schließlich das, was Heidegger (1962) „Zuhandenheit" wissen genannt hat. Kunstvolles Pflegen schließt die Beherrschung von Pflegetechniken – oft sogar zwingend – mit ein. Unsere Definition bezieht jedoch die Integration von Fähigkeiten mit einer relevanten Theorie, mit Fakten und persongebundenem Wissen genauso ein wie emanzipatorisches und ethisches Verstehen.

6.6.4 Einen geeigneten Ablauf von Pflegehandlungen rational planen

Den Forschungen über klinisches Urteilsvermögen und rationales Denken ist zu entnehmen, dass vernünftiges Handeln auch intuitive und ästhetische Komponenten braucht. In unserer Konzeptualisierung von Pflegendenkunst ist rationales Denken kein definierendes Element. Für uns bilden rationale Überlegungen – genau wie technische Fertigkeiten – und die mit klinischem Urteilsvermögen verbundenen Prozesse den für ästhetische Kompetenz notwendigen Hintergrund. Pflegendenkunst als synchrone Bewegung zur Transformation einer Erfahrung ist eine Kunstform; sie wird nicht rational gestaltet und hat kein vorab definiertes „Outcome“. Wie bei anderen künstlerischen Ausdrucksformen hat die Pflegefachperson eine Vision oder eine Vorstellung davon, was bessere Gesundheit oder gesteigertes Wohlbefinden für eine Person in einer bestimmten Situation bedeuten könnte. Das genaue Resultat einer bestimmten Situation wird im Augenblick der Transformationskunst/des transformativen Akts allerdings nicht geplant. Der Weg hin zu Gesundheit und Wohlbefinden wird vielmehr intuitiv und während des Tuns gestaltet. Insofern ist die Förderung von Gesundheit und Wohlbefinden ein *unvollendetes Werk.*

WARUM IST DAS WICHTIG?

Die Rolle von Rationalität im ästhetischen Wissen ist vergleichbar mit der von Rationalität im empirischen Wissen. Dazu ein Beispiel: Eine Komponistin muss sich, wenn sie eine Partitur schreibt, an die bekannten Rhythmustheorien halten und eine Vorstellung davon haben, wie das fertige Stück klingen soll. Während des Schaffensprozesses hat sie aber womöglich eine Inspiration, worauf sie Rhythmusvarianten integriert, die den Konventionen und dem Gewohnten widersprechen; die Gestalt des Musikstücks verändert und entfaltet sich während des Komponierens. Die Komponistin drückt dem Werk ihren persönlichen Stempel auf, der ihm den Kunstcharakter verleiht. Die letzte Version der Partitur spiegelt die Vision der Komponistin, entspricht jedoch nicht exakt ihrer ursprünglichen Vorstellung. Auch Sie als Pflegefachperson bedienen sich Ihres theoretischen Wissens über eine bestimmte Art von Krankheitserleben, wenn Sie einen rationalen Plan für richtiges und angemessenes Pflegehandeln erstellen. Sie planen zwar, bleiben dabei aber offen für spontane Ereignisse, die Anlass geben, den Plan zu verändern, während sich der Pflegeprozess synchron mit dem individuellen Krankheitserleben der gepflegten Person und der Familie entfaltet. Diese spontane Prozessentfaltung ist es, die, mit Ihren vorangegangenen rationalen Überlegungen kombiniert, die künstlerische Gestalt erzeugt. Die besondere Art und Weise, wie sich die Pflegefachperson durch die Situation bewegt, ist die künstlerische Handschrift, der Stempel, der dem Ereignis eine bestimmte und einzigartige Qualität verleiht.

6.6.5 Pflegehandlungen moralisch einwandfrei durchführen

Unsere Definition von Pflegendenkunst verweist auf ethische Kompetenz als Grundlage für ästhetisches Handeln. Transformationskunst/transformative Akte, ohne die es keine Pflegendenkunst gibt, besitzen von Natur aus eine signifikante ethische Dimension. Viele der Pflegefachpersonen, die sich an der für unsere Definition entscheidenden Umfrage zum ästhetischen Wissen beteiligt haben, erzählten Geschichten aus ihrem Arbeitsalltag, in denen es um ethische Konflikte ging, die dann Handlungen auslösten, die sie mit Pflegendenkunst assoziierten. Die Vorstellung von Transformationskunst/transformativen

Akten enthält eine wertende Komponente, die eine signifikante ethische Dimension impliziert.

Zum Wesen der Pflegendenkunst gehört, dass sie transformiert und Neues hervorbringt. Im Pflegekontext führt der Wandel definitionsgemäß zu einem höheren Grad von Gesundheit und Wohlbefinden. Eine Transformationskunst/ein transformativer Akt, die oder der das ethische Empfinden verletzt, kann nicht als künstlerisch valide bezeichnet werden. Transformationskunst/transformative Akte allein vermitteln jedoch keine ethische Kompetenz. Wahr ist vielmehr, dass signifikante ethische und moralische Dilemmata transformative Schritte auslösen und zur Entwicklung ethischen Feingefühls beitragen können.

6.7 Die Dimensionen ästhetischen Wissens

Wie ➤ Abb. 6.1 zeigt, gehören zu den Dimensionen ästhetischen Wissens die kritischen Fragen: „Was bedeutet dies?" und „Wie und warum ist dies wesentlich/bedeutsam?" Sie lösen kreative Prozesse aus, nämlich Entwicklung von Visionen und die Erprobung verschiedener Möglichkeiten. Von diesen kreativen Prozessen ausgehend lässt sich ästhetischer Kritizismus ableiten, als eine Form des Wissens um die künstlerische Komponente von Pflege, ein Wissen, das anderen vermittelt werden kann. Auch Kunstwerke entstehen als Darstellung dessen, was man weiß, und sind ebenfalls eine Form ästhetischen Wissens, das sich einem größeren Publikum innerhalb und außerhalb der Disziplin zugänglich machen lässt. Was den Pflegebereich angeht, so können verschiedene Kunstformen entwickelt werden, die den Sinn und Stellenwert der Pflege und die Bedeutung von Gesundheitserfahrungen klarmachen, etwa Dichtung, Fotografie und andere visuelle Ausdrucksformen, Erzählungen, Theater und Tanz. Die Bestätigungs-/Legitimationsprozesse der Zuschreibung und Inspiration untersuchen, inwieweit formale Ausdrucksformen ästhetischen Wissens tatsächlich ästhetischer Natur sind und deshalb geeignet, ästhetisches Pflegewissen zu bilden. Transformationskunst/transformative Akte sind in den Pflegealltag integrierte Ausdrucksformen ästhetischen Wissens. Kennzeichen dieser Kunst/dieser Akte sind synchrone Bewegungen und Narrative, die die aktuelle Gesundheits- und Krankseinserfahrung transformieren und ihr eine Dimension verleihen, die andernfalls nicht erreicht worden wäre.

6.7.1 Kritische Fragen: Was bedeutet dies? Wie und warum ist dies wesentlich/bedeutsam?

Die kritischen Fragen ästhetisches Wissens („Was bedeutet dies?" und „Wie und warum ist dies wesentlich/bedeutsam?") können an formale Ausdrucksformen des Wissens oder im praktischen Kontext gestellt werden, damit Transformationskunst/ein transformativer Akt entsteht. Wenn sich eine Pflegefachperson auf Transformationskunst/transformative Akte einlässt, kommen ihr augenblicklich mehrere Möglichkeiten in den Sinn, ohne bewusstes Nachdenken. Außerhalb des praktischen Kontexts lösen diese Fragen einen Prozess aus, in dem bewusst Visionen entwickelt und erprobt werden und genutzt werden können, um ästhetischen Wissens zu bilden.

6.7.2 Kreative Prozesse: Visionen entwickeln und erproben

Visionen zu entwickeln und zu erproben, sind zwei miteinander verwobene Prozesse, aus denen kreative Ergebnisse ästhetischen Wissens hervorgehen. Beide Prozesse wurden bislang weder direkt gelehrt, noch werden sie von Pflegefachpersonen zu ihren Tätigkeiten gezählt. Dennoch waren viele der Tätigkeiten, die Chinn, Maeve und Bostick (1997) untersucht und als Entwicklung von Visionen und Erprobung erkannt haben, Aktivitäten von Pflegefachpersonen. Oft fanden sie im Verborgenen statt, außerhalb des beruflichen Verantwortungsbereichs der professionell Pflegenden, und galten, obwohl sie zur Bewältigung schwieriger Situationen beitragen, als nebensächlich oder trivial. Pflegefachpersonen, die an der Studie teilgenommen haben, beschrieben Situationen, die ihre Pflegendenkunst verdeutlichten, und erzählten, dass sie nach dem Dienst in Telefongesprächen, während einer Mahlzeit oder an einem geschützten Ort in einer Freistunde anderen die Situationen geschildert haben. Sie erwähnten in ihren Geschichten stets auch die Resonanz der zuhörenden Person und inwiefern das Zwiegespräch ihre eigene Sicht auf solche Situationen geformt und verändert hat, und wie sie schließlich dazu kamen, der eigenen Intuition zu vertrauen. Wenn sie dann erkannten, dass diese und vergleichbare Aktivitäten notwendige und wichtige Aspekte der Pflegendenkunst sind und zur Entwicklung ästhetischen Wissens beitragen, wurde ihnen die Wichtigkeit dieser Aktivitäten sofort klar.

Visionen entwickeln bedeutet, für ein typisches Endergebnis bildliche Vorstellungen zu entwickeln oder eine bestimmte Resonanz zu erhoffen. Für einen Kabarettisten beispielsweise besteht das vergegenwärtigte Endergebnis natürlich im Lachen des Publikums; ein nicht ganz so offensichtliches, dennoch erhofftes Ziel ist, das Publikum möge die subtilen Bedeutungen seines Programms erfassen (d. h. die Pointen verstehen). Für eine Musikerin könnte das vergegenwärtigte Endergebnis eines bestimmten Musikstücks darin bestehen, Gefühle auszulösen, etwa Sehnsucht, Freude oder Erregung. Für einen Schriftsteller besteht das vergegenwärtigte Endergebnis darin, die Leserschaft in ein Gefilde außerhalb der eigenen Erfahrungen zu versetzen, nämlich in den Lebensbereich der im Roman beschriebenen Charaktere. Für eine Pflegefachperson sind die vergegenwärtigten Endergebnisse Zustände, die Gesundheit und Wohlbefinden bedeuten, etwa Gelassenheit, Entspannung, Tröstung und die Fähigkeit, sich in gesundheitlichen Situationen zurechtzufinden.

Erprobung bedeutet entweder das physische Abarbeiten oder das mentale Durchdenken der Fähigkeiten, die für die Aufführung oder Darstellung der Kunstform benötigt werden; letztendlich auch unter Einbezug eines Coach, einer Lehrperson oder von Kritik. Die Autorin legt ihren Gutachtern Auszüge ihrer Arbeit oder Schriftstücke vor, mit der Bitte um Kritik und Feedback. Der Kabarettist führt einen Ausschnitt seines Programms zuerst einem kleinen Publikum vor. Die Musikerin spielt anfangs für eine Lehrperson oder Mentorin.

Bitte überlegen Sie …

Eine hilfreiche Analogie zum Verständnis der Entwicklung von Visionen und der Erprobung ist das *Improvisieren*. In der Improvisationskunst ist die Darstellung (oder Vorführung) möglich, weil Darstellerin oder Interpret die verschiedenen zur Improvisation benötigten Bewegungen und Sequenzen beherrschen. Die Fertigkeiten werden durch beharrliches Üben erworben und können dann in einer bestimmten Situation aktiviert werden. Häufiges intensives Üben und die Entwicklung einer breiten Palette fein aufeinander abgestimmter Fertigkeiten bringen diese schließlich zur vollen Entfaltung. Im Laufe der Zeit muss die künstlerisch tätige Person vor dem Coach oder der Kritikerin auch visionär entwickelte improvisierte Szenarien erproben, um Anweisungen zur Perfektionierung ihrer Fähigkeiten zu erhalten, damit sie die angedachten Bedeutungen tatsächlich vermitteln.

Dazu ein Beispiel: In der Aufführung eines Impro-Theaters übt der Schauspieler (Pflegestudierende) bestimmte Bewegungsabläufe (Techniken), Körperstellungen und Gesichtsausdrücke (Körpersprache) und Stimmlagen (leises und beruhigendes oder lautes, drängendes Sprechen), die eine große Bandbreite an Emotionen vermitteln (von innerer Ruhe bis höchste Eile). Er übt auch ganze Sätze („Ganz ruhig, alles in Ordnung“ oder „Schnell, den Notfallwagen!“), die einem möglichen Ereignis (die Patientin wirkt ängstlich oder der Patient erleidet einen Herzstillstand) verbalen Ausdruck verleihen. Die Regisseurin (Kritikerin, Coach oder Lehrperson) gibt dem Schauspieler (der angehenden Pflegefachperson) Feedback und Anweisungen, die ihm ein neues Territorium erschließen. Die Regisseurin (die Lehrperson) weist den Schauspieler (die angehende Pflegefachperson) vielleicht auch an, die Bewegungssequenzen zu wiederholen und zu perfektionieren, um sie auf eine höhere Stufe der Vollendung zu heben. Schließlich wird der Schauspieler sein Metier so perfekt beherrschen, dass seine ganze Aufmerksamkeit dem Vorgang des Improvisierens gilt und nicht den für die Improvisation benötigten technischen Fertigkeiten.

In den folgenden Abschnitten beschreiben wir drei Praktiken, die das Entwickeln von Visionen und das Erproben von Narrativen und Bewegung, die zu den Grundlagen der Pflegendenkunst gehören, fördern: (1) Handlungsstränge von (Pflege-)Geschichten entwickeln und neuentwickeln, (2) synchrone eingeleibte Bewegungen kreieren und entwickeln, (3) Erproben und Expertisen-Kritik in Anspruch nehmen. Die hier dargestellten Praktiken sind weder linear noch aufeinander folgend, vielmehr miteinander verwoben und integrale Bestandteile ästhetischen Wissens. Sie werden nun einzeln dargestellt, um genauer beschreiben zu können, was sie sind und wodurch sie zum ästhetischen Wissen beitragen. Jede der drei Praktiken unterstützt die Entwicklung von Visionen und die Erprobung.

6.7.3 Handlungsstränge von (Pflege-)Geschichten entwickeln und neuentwickeln

Wenn Pflegefachpersonen einander Geschichten erzählen, begeben sie sich in den Bereich der Imagination und lassen die Zwänge des Arbeitsalltags hinter sich. Selbst wenn die Geschichte anfangs mit der Absicht erzählt wird, ein reales Ereignis wahrheitsgetreu wiederzugeben, weckt die erzählende Person dabei Emotionen, sie betont manche Punkte, übertreibt bestimmte Teile der Geschichte oder spielt andere herunter und beschließt, gewisse Dinge zu erwähnen oder wegzulassen. Oft fließen die Wünsche der erzählenden Person in die Geschichte ein und zwar auf eine Art, die sie selbst überrascht. Vielleicht schildert sie plötzlich eine Handlung, von der sie wünscht, sie hätte in dieser Situation stattgefunden, als habe sie tatsächlich stattgefunden, ohne zu berichten, was wirklich geschah. Die erzählende Person gestaltet damit verschiedene Bedeutungen und ermöglicht verschiedene Deutungsmöglichkeiten und Antworten auf die kritischen Fragen: „Was bedeutet dies?" und „Wie und warum ist dies wesentlich/bedeutsam?" Durch die Linse des empirischen Wissens betrachtet hätte diese Geschichte wenig oder keinerlei Wert. Wird die Geschichte jedoch durch die Linse des ästhetischen Wissens betrachtet, ist sie äußerst wertvoll, weil sie einen Rahmen bietet, der es erlaubt, Bedeutungsmöglichkeiten zu erschließen und Visionen und künftige Möglichkeiten zu entwickeln.

Um ästhetisches Wissen mithilfe der kreativen Prozesse „Entwicklung von Visionen" und „Erprobung" entwickeln zu können, empfehlen wir, in der Geschichte die gepflegte Person selbst sprechen zu lassen. Geschichten, die aus Sicht der Pflegefachperson erzählt werden, reflektieren in der Regel ihr persongebundenes Wissen und erläutern ihre persönlichen Bedeutungen. Geschichten, die aus Sicht der gepflegten Person erzählt werden, lösen Empathie aus und vertiefen das Verständnis für die Erfahrung, von der die Geschichte handelt. Vom Standpunkt des Gegenübers aus erzählte Geschichten erleichtern es, sich in deren Erfahrung einzufühlen, d. h. eingeleibtes Wissen zu entwickeln. Wir empfehlen Geschichten über Gesund- oder Krankseinserfahrungen, die verdeutlichen, wie dabei Pflegendenkunst eingesetzt wurde.

Die Geschichte kann von einem tatsächlichen Ereignis handeln, wobei sich ästhetisches Geschichtenerzählen nicht wie eine empirische Fallgeschichte oder ein anekdotischer Bericht eng an die Wahrheit halten muss. Im Gegenteil: Wer erzählt übertreibt, fiktionalisiert, betont und überformt das betreffende Ereignis absichtlich, um dem Publikum gewisse Bedeutungen, die mit der Geschichte vermittelt werden sollen, besonders eindringlich vor Augen zu führen. So kommt es, dass die Geschichte mehr der Phantasie als dem tatsächlichen Ereignis entspricht, wenngleich die Phantasie vom tatsächlichen Ereignis inspiriert ist. Eine gut entwickelte Geschichte wird menschliche Erfahrungen aufzeigen, die empirisch oft nicht wahrgenommen und rational nicht erfasst werden.

Der Erzähl- oder Handlungsstrang ist der *Plot* der Geschichte. Ein Plot verlangt, dass die Hauptfiguren in eine zunehmend spannendere Situation mit unsicherem Ausgang geraten und dass sich die Geschichte auf eines von mehreren möglichen Enden zubewegt. Der Erzähler kennt den Ausgang der Geschichte, die Zuhörerinnen und Zuhörer und Leserinnen und Leser lassen sich aber nur von der Geschichte fesseln, solange der Ausgang ungewiss ist. Sie ahnen einen bestimmten Verlauf oder mehrere verschiedene Entwicklungen und werden den einen Ausgang erhoffen, den anderen befürchten. In den besten Geschichten bleibt bis ganz zum Schluss offen, ob sie das allerschlimmste oder das allerbeste Ende nehmen; so wird die Spannung halten. Personen in Nebenrollen können auftreten und wieder verschwinden, die Hauptprotagonistinnen jedoch spielen die ganze Geschichte über die entscheidenden Rollen, um die von Unsicherheit erzeugte Spannung zu halten. Unsicherheit ist zum Teil deshalb so reizvoll, weil sie auch unsere eigene Lebensgeschichte prägt, die sich von Tag zu Tag, ja von Augenblick zu Augenblick verändern kann. Pflegefachpersonen treten in den realen Lebensgeschichten von Menschen auf und verschwinden wieder daraus, oft spielen sie darin tragende Rollen, die Menschen ihrer erhofften Zukunft einen Schritt näherbringen können und tatsächlich näherbringen.

Wenn Sie einen Handlungsstrang zum ersten Mal entwickeln, halten Sie sich in der Regel ziemlich eng an den tatsächlichen Ablauf des Geschehens, erlauben sich dabei aber doch ein paar Ausschmückungen. Dann entwickeln Sie die Situation noch einmal neu und erzählen die Geschichte so, wie Sie sich den Verlauf gewünscht hätten. Sie wiederholen die Geschichte und beschreiben, wie Sie in der Situation hätten handeln können (Bewegungen und Narrative), vielleicht beschreiben Sie auch, was Sie wünschen getan zu haben, und nicht das, was Sie tatsächlich getan haben. Sie bleiben zwar bei der ursprünglichen Situation, fahren aber mit der Entwicklung neuer Handlungsstränge fort und fügen verschiedene imaginierte Vorstellungen von Möglichkeiten ein; Dinge, die Sie hätten tun oder sagen können und von denen Sie denken, dass sie der Geschichte eine andere Wende gegeben hätten.

Bitte überlegen Sie ...

Kommen wir auf unser einführendes Beispiel zurück: Wenn Sie die Geschichte von Niki neu erzählen, könnten Sie einen anderen Verlauf Ihrer ersten Begegnung mit Niki und ihrer Mutter schildern, als der Schwangerschaftstest positiv ausfiel und Sie nicht wussten, ob Niki und ihre Mutter über die Schwangerschaft informiert waren. Sie könnten einen Handlungsstrang entwickeln, in dem Sie den beiden das Ergebnis des Schwangerschaftstests unverblümt mitteilen, sich dann ausmalen, wie Niki und ihre Mutter an diesem Punkt reagiert hätten und wie Sie mit einem solchen Szenarium umgegangen wären. Sie könnten eine Geschichte entwickeln, in der Niki nichts von ihrer Schwangerschaft weiß, eine, in der ihre Mutter überglücklich auf die Nachricht reagiert, eine, in der die Mutter große Angst bekommt, und eine, in der beide sofort offenbaren, dass es in der Familie Inzest gibt und Mutter und Tochter verzweifelt nach einem Ausweg suchen. Jedes dieser Szenarien ist eine mentale Erprobung kreativer Lösungsmöglichkeiten, die dann im realen Pflegealltag zum Einsatz kommen.

(Pflege-)Geschichten haben in mehrerlei Hinsicht mit ästhetischem Wissen zu tun. Am wichtigsten ist, dass, aus Sicht des ästhetischen Wissens betrachtet, jeder Handlungsstrang neue Wahrnehmungen der in der jeweiligen Situation möglichen Bedeutungen hervorbringt. Die Stränge im Fall von Niki beispielsweise bieten Gelegenheit, verschiedene Ansätze zu explorieren, sich vorzustellen, wie Niki und ihre Mutter sich dann wohl verhalten hätten und wie Sie oder die Leute, denen Sie die Geschichte erzählen, in jedem der möglichen Szenarien reagiert hätten. Die verschiedenen Handlungsstränge machen uns bewusst, dass eine Pflegesituation mehrere Bedeutungen haben kann. Wenn uns mehrere Bedeutungen bewusst werden, kommen uns mit jeder dieser Bedeutungen neue Möglichkeiten kreativen Engagements in den Sinn. Geschichten lösten tiefe Reflexionen über die Bedeutung einer Situation aus, über das, was sie für einen persönlich und für andere in der Geschichte bedeutet. Auf diese Weise bringt die Geschichte das in die Ereignisse eingebettete ästhetische Wissen ins Bewusstsein, was wiederum zum ästhetischen Pflegehandeln beiträgt.

Das Entwickeln und Neuentwickeln von Erzählsträngen ist zudem ein Weg, ein Narrativ zu testen, welches wiederum die für jede Pflegendenkunst unentbehrlichen Kenntnisse und Fertigkeiten verbessert. Die genauen Worte, die beim Erfinden immer neuer Handlungsverläufe benutzt werden, können der realen klinischen Situation angemessen sein oder nicht. Wichtig ist, dass der Prozess des Geschichtenerzählens selbst die Fähigkeit der Pflegefachperson verbessert, Narrative in ihrem Alltag wirksam einzusetzen.

Die beim Erzählen einer Geschichte benutzten *Narrative* setzen den Plot in einen Kontext; sie vermitteln das Gefühl, die Haltung und Stimmung der Geschichte und fassen die Handlungsstränge zu einer ganzheitlichen stellvertretenden Erfahrung zusammen, die in der Zeit und am Ort der Geschichte angesiedelt ist. Die Narrative – die beim Pflegehandeln eingesetzten Verbalisierungen, Gesten und Intonationen – dienen dem gleichen

Zweck. Narrative bringen die isolierten Erfahrungen der Person in einen größeren Erzählzusammenhang, tragen zur Schaffung einer Atmosphäre bei, in der sich die Erfahrung entfalten kann und integrieren die verschiedenen Erfahrungselemente zu einem Ganzen, das sich auf eine erdachte Zukunft zubewegt. Wenn Sie beispielsweise für die verschiedenen Handlungsverläufe der Begegnung mit Niki und ihrer Mutter bildliche Vorstellungen entwickeln, formulieren Sie beliebig viele Möglichkeiten des Umgangs mit einer aktuellen Situation, die Sie „ansparen“ und bei Bedarf aktivieren können. Sie werden zudem verschiedene „Schachzüge entwickeln“ (d. h. Worte und Aktionen), die bestimmen, wer Sie als Pflegefachperson in ähnlichen Situationen sind. Handlungsstränge gelten als fiktional, weil die Erstfassung der Geschichte zwar auf einem realen Ereignis beruht, die Geschichte dann aber während des Erzählens ausgeschmückt und verdichtet wird. Geschichten bieten demnach die Chance, mehrere Möglichkeiten zu erproben, auf die Sie vielleicht später einmal zugreifen müssen. Erzähl- und Handlungsstränge bleiben in Erinnerung – fast wie sich reale Erlebnisse und Erfahrungen ins Gedächtnis eingraben – und können bei Bedarf spontan abgerufen werden.

Zur Diskussion

Bitte üben Sie zusammen mit mehreren Peers die Entwicklung von Erzählsträngen. Vielleicht fangen Sie mit einem anekdotischen Bericht über eine reale Begebenheit an. Es kann dabei um eine Erfahrung gehen, die Sie selbst gemacht haben, oder um eine, die Sie beobachtet oder von der Sie gehört haben. Die erste Fassung wirkt möglicherweise etwas simpel und ungeeignet, die wahre Bedeutung der Erfahrung zu verdeutlichen. Gut möglich auch, dass sie distanziert klingt, weil wir aufgrund unserer kulturellen Prägung dazu neigen, den Ablauf von Ereignissen oder eine klinische Fallgeschichte anekdotisch zu schildern.

Damit die erste Version weniger steril und mehr wie eine Geschichte ausfällt, sollten Sie vorab überlegen, weshalb Sie das Ereignis so sehr beschäftigt, dann die wichtigsten Beteiligten identifizieren und bildliche Vorstellungen zu Standpunkten, Motiven und Intentionen jeder einzelnen Person entwickeln. Erläutern Sie den Kontext des Ereignisses sowie die Schlüsselelemente der Situation, die zur Entfaltung der Geschichte wichtig sind. Entwickeln Sie bildliche Vorstellungen zu verschiedenen Möglichkeiten, wie Ihre Erfahrung hätte enden können oder immer noch enden könnte. Das Angebot verschiedener Verläufe erhöht die Spannung der Erzählung, was in mancherlei Hinsicht signifikant sein und zu verschiedenen Ausgängen der Geschichte führen kann. Im nächsten Schritt werden die Hauptfiguren Ihrer geplanten Geschichte kurz vorgestellt. Sie können die Figuren zwar verändern und der sich beim Erzählen entfaltenden und verändernden (Pflege-)Geschichte anpassen, trotzdem bleiben sie die wichtigsten Figuren des Handlungsstrangs. Am besten fangen Sie an zu schreiben oder zu erzählen, als wären Sie selbst eine der Hauptpersonen. Denken Sie beim Schreiben an all die vorab ausgeführten Elemente, die den Reichtum der Geschichte ausmachen: ihren Kontext, die Motive, Intentionen und Standpunkte der handelnden Personen, die Schlüsselelemente der Situation usw. Wenn Sie nun mit Schreiben beginnen und über die Geschichte diskutieren, schälen sich nach und nach die einzelnen Elemente des Handlungsstrangs heraus. Entwickeln Sie bildliche Vorstellungen zu den verschiedenen Handlungsverläufen, die den Ausgang der Geschichte bestimmen, und machen Sie eine dieser entwickelten bildlichen Vorstellungen der Möglichkeiten zum Teil Ihrer Geschichte. Die erste Version der Geschichte wird zum Material, mit dem Sie nun arbeiten und den Handlungsstrang mit verschiedenen möglichen Enden entwickeln können. Dieser kreative Vorgang wird eine Fülle an Bedeutungen hervorbringen.

Das Entwickeln und Neuentwickeln von Handlungssträngen fördert das ästhetische Erzähltalent der Pflegefachperson, das sie einsetzt, wenn sie in den realen Lebensgeschichten der ihrer Pflege anvertrauten Menschen eine Rolle übernimmt. Die sich entfaltende Geschichte wird von neu hinzukommenden, zwischen Vergangenheit und Zukunft angesiedelten Möglichkeiten geformt und transformiert. Mattingly (1994) nennt diesen Vorgang *therapeutisches Emplotment*. Die sich klinisch entfaltende Geschichte wird gelebt. Die ästhetische Herausforderung besteht darin, aus isolierten Episoden einen Handlungsstrang zu strukturieren, der das Erlebte einem erhofften Ausgang näherbringt.

Im Fall von Niki haben Sie einen Schritt gemacht, der die Situation verwandelte, und damit eine explosive Situation recht schnell in ruhigere Bahnen gelenkt. Wahrscheinlich werden Sie Niki noch öfter begegnen und dabei immer wieder Transformationskunst/transformative Akte einsetzen. Niki wird während ihrer Schwangerschaft und danach öfter in die Klinik kommen, und Sie werden in Nikis realer Lebensgeschichte weiter eine prägende Rolle spielen. Wie bei der ersten Begegnung auch, werden Sie Pflege als Kunst/kunstvolles Pflegehandeln einsetzen und die sich entwickelnde reale Lebensgeschichte in die bestmögliche Zukunft begleiten.

In realen Geschichten wirken alle Akteure am Verlauf der Handlung mit, alle beteiligen sich an der Wahl des Ausgangs und an den Handlungen, die Veränderungen und Transformationen bewirken. Der Plot wird nicht konstruiert, er entfaltet sich. Das Ende, das sich die Beteiligten wünschen, verleiht dem Verlauf den nötigen Schwung. Die Fähigkeit, sich an diesem ästhetischen Prozess zu beteiligen, hat die Pflegefachperson durch wiederholtes Erproben und Neuentwickeln von Handlungssträngen erworben.

Das Kreieren von mündlichen oder schriftlichen Handlungssträngen, die die Situation in eine gewünschte Bahn lenken, vermittelt eine Vision des Möglichen und bietet Gelegenheit, verschiedene Pflegehandlungen zu erproben, die in eine neue Richtung führen. Im Verlauf der aktuellen Erfahrung wird das, was die Person oder ihre Angehörigen an Visionen entwickeln, geprägt von dem, was sie täglich erleben. Wenn eine Pflegefachperson beispielsweise eine Patientin dabei unterstützt, nach einer schweren Verletzung die ersten Schritte zu tun, beginnt für sie die Möglichkeit der Mobilität Gestalt anzunehmen und zusammen mit dieser Möglichkeit das Potenzial, in den Beruf zurückkehren oder sich wieder einer gewünschten Aktivität widmen zu können. Die entwickelten, bildlichen Vorstellungen der Szenarien der eigenen neuen Lebensgeschichte nehmen langsam Gestalt an und werden von den Interaktionen mit Pflegefachpersonen, mit Familienangehörigen und anderen an der Pflege beteiligten Personen geprägt.

Bitte überlegen Sie ...

Denken Sie an die Pflege einer Person, die eine lebensverändernde Erfahrung gemacht hat, etwa eine schwere Verletzung erlitten oder Krankheit entwickelt hat, die zu einer Behinderung führt. Sie treten an einem Zeitpunkt in die Lebensgeschichte dieser Person ein, an dem sich ihre erdachte Zukunft endgültig verändert. Der kranke Mensch und seine Angehörigen sind in dieser Phase beunruhigt und verunsichert, die neue visualisierte Zukunftsvision ist eine gefürchtete Zukunft, die bislang nie angedacht wurde. Als zuständige Pflegefachperson beginnen Sie mit kleinen alltäglichen Pflegehandlungen. Mit jeder pflegerischen Interaktion entwickeln Sie mit dem Patienten und der Familie gemeinsam einen neuen Plot, der nicht vollständig antizipiert werden kann. Aufgrund Ihrer Berufserfahrung und Ihres Hintergrunds als professionell Pflegende sind Sie im Stande, dem Patienten und seinen

Angehörigen beim Entwickeln einer Vorstellung von einer neuen Zukunft behilflich zu sein. Gut möglich, dass es nicht die letztlich erhoffte Zukunft sein wird, dennoch eine, die alle Beteiligten nach und nach akzeptieren können. Bei einigen Elementen der neuen Zukunft geht es um alltägliche Dinge, etwa zu lernen, mit nur einem Arm zurechtzukommen. Andere Elemente der neuen Zukunft sind komplizierter, etwa sich neue Möglichkeiten vorzustellen, sich den Lebensunterhalt zu sichern.

Kurz gesagt ist das Entwickeln von persönlichen (Pflege-)Geschichten aus zweierlei Gründen sinnvoll: Erstens fördern Ihre Geschichten ein Gefühl für die tiefe Bedeutung und Signifikanz menschlicher Erfahrungen und stellen eine Verbindung mit menschlichen Erfahrungen her, die nur ästhetische Ausdrucksformen herstellen können. Dieses Gefühl der Verbundenheit setzt ein, wenn Sie anfangen, die (Pflege-)Geschichte zu entwickeln. Die in Ihren Geschichten geschilderten Erfahrungen können dann für alle, die sie hören oder lesen, zu realen Erlebnissen werden. Zweitens können Ihre Geschichten Wege sein, neue Möglichkeiten zu erläutern und gewissermaßen zu erproben – mit neuen Bedeutungen und neuer Bedeutsamkeit für das Pflegehandeln. Wenn Sie Ihrer Geschichte Dynamik verleihen und eine alltägliche Pflegesituation erschließen, die sie erhofft aber nie wirklich erlebt haben, oder eine Pflegesituation schildern, zu der Sie bildliche Vorstellungen entwickelt haben, bieten Ihre (Pflege-)Geschichten Gelegenheit, Dinge zu erleben, denen Sie im Pflegealltag bislang noch nicht begegnet sind. Ihre Geschichten ermöglichen eine stellvertretende Erfahrung, die potenzielle Pflegesituationen, die Sie bislang noch nicht erlebt haben, realer erscheinen lassen.

6.7.4 Synchrone eingeleibte Bewegungen kreieren und entwickeln

Bewegung gehört zum Pflegehandeln, und doch ist der systematischen Entwicklung von Bewegungsfertigkeiten, über die reine Körpermechanik hinaus, bislang wenig Aufmerksamkeit geschenkt worden. Bewegung gilt in der Regel als selbstverständlich; wer den Pflegeberuf ergreift, hat bereits das ganze Leben über Erfahrungen mit räumlicher Bewegung gesammelt und kennt aufgrund seiner kulturellen Prägung die symbolischen Bedeutungen verschiedener Bewegungen, Gesten und Körperhaltungen. Mit Pflegendenkunst in Verbindung gebracht, bekommen Bewegungen einen anderen Grad von Bedeutung.

Als Bestandteil von Pflegendenkunst wird Bewegung zum Medium, das Bedeutung vermittelt und den visuellen Darstellungen bildender Künste entspricht. Wie ein Bild tausend Worte zu ersetzen vermag, drücken in der Pflege die Bewegungen der Pflegefachperson eine Vielfalt an Bedeutungen auf vielerlei Ebenen aus. Zur kommunikativen Kraft von Bewegung gehört, was im Alltag *Körpersprache* genannt wird, d. h. in der Kultur verwurzelte Bewegungen, die Botschaften vermitteln, ohne den Einsatz gesprochener Sprache. Bewegungen kommunizieren, wer Sie als Pflegefachperson sind und wie Sie sich selbst sehen, die Art Ihrer Absichten, Ihre Wahrhaftigkeit als Pflegefachperson und als Mensch, Ihre Fähigkeit, sich auf andere zu beziehen sowie den Grad Ihrer fachspezifischen und wissenschaftlichen Kompetenz.

Bewegungen, die Körperhaltung eingeschlossen, sind wichtig für die Synchronizität von Narrativen und Bewegung, ohne die es keine kunstvolle Pflege gibt. Mit Ihrer Art, sich in eine Situation hineinzubegeben und sich darin zu bewegen, bestimmen Sie Rhythmus, Stil, Dynamik und Tempo der Begegnung und bestimmen, ob Ihr Gebaren Engagement ermöglicht oder behindert. Bewegungen sind ein zentraler symbolischer Marker Ihrer Fähigkeit, kunstvoll zu pflegen. Dazu ein Beispiel: Wenn Ihre Art, einen Raum zu betreten, vermittelt, dass Sie in Eile oder ungeduldig sind, werden die Resonanzen der Leute auf Ihr Erscheinen spiegeln, welche Botschaft Ihre Bewegung vermittelt. Manche werden Ihre Ungeduld bemerken und bedauern, Sie mit ihren Wünschen behelligen zu müssen, andere werden sich ärgern, dass Sie sich offenbar gestört fühlen, wenn sie legitime und angemessene Bedürfnisse äußern. Wenn man verhindern möchte, dass andere die eigene Eile oder Ungeduld bemerken, besteht die Herausforderung darin, sich für solche Situationen Bewegungen anzugewöhnen, die eine andere Botschaft vermitteln.

Bewegungen ermöglichen sowohl körperliche als auch symbolische Berührungen. Ohne Bewegung kommt keine Berührung zustande, nicht einmal eine symbolische (im Sinne von „das Leben eines Menschen berühren"). Die Bedeutung von Berührungen, die in der Pflegepraxis eine entscheidende Rolle spielen, wird durch die Bewegung vermittelt, die den körperlichen Kontakt einleitet und beendet.

Bitte überlegen Sie ...

Denken Sie beispielsweise an eine Szene im Film *Silence like Glass:* Eva, der aufsteigende Stern am Ballethimmel, erkrankt an einem bösartigen Tumor und kann nicht mehr tanzen. Ihr Tanzpartner, mit dem sie gehofft hatte, eine Welttournee zu unternehmen, kommt sie besuchen. Als er sich zum Gehen wendet, berührt Eva liebevoll seine Hand – eine Geste, die auch ihr Bedauern und ihre Besorgnis ausdrückt. Mit einem Ruck entzieht er die Hand ihrer Berührung und neigt den Oberkörper leicht nach hinten, seine Miene signalisiert Abscheu. Wer nur den kurzen Augenblick der Berührung wahrnimmt, wie ihre Hand die seine umfasst, könnte den Schluss ziehen, dass es sich hier um eine Geste der Anteilnahme und Zuneigung handelt; die tiefere Bedeutung der Episode – und seine Bewegung, mit der er sich ihrer Berührung entzieht – ginge verloren.

Bewegungen ermöglichen es der Pflegefachperson, zu erkennen und zu definieren, unter welchen zeitlichen und räumlichen Bedingungen die Pflegebegegnung stattfindet. Wenn sie beispielsweise mit einem Menschen mit Pflegebedarf Kontakt aufnimmt, definieren ihre Körperbewegungen, ihre oft mit Berührung einhergehenden Gesten und ihre rasche visuelle Einschätzung der Situation den Raum, in dem sich die Pflegebegegnung abspielt. Die Pflegefachperson bewegt sich fast bis zum Ende der Begegnung primär innerhalb eines definierten Raums, bis schließlich eine Geste oder eine Bewegung, die oft von Worten begleitet ist, den Rückzug aus der Begegnung signalisiert.

Handlungen, die schützen, unterstützen, trösten und heilen, brauchen Bewegungen. Die Intentionen, die Sie in die Pflegebegegnung einbringen, sind den Bewegungen inhärent und definieren sie. Das heißt beispielsweise, dass Bewegungen, die schützen sollen, diese Intention verkörpern und in der jeweiligen Situation die Essenz des Schützens vermitteln. Wenn Sie sich bewusst auf die Bewegung konzentrieren, können Sie sie gezielt so gestalten, dass kleinste Veränderungen der Körperhaltung und der Bewegungsablauf die gewünschten Bedeutungen vermitteln. Die Intentionen, die Ihren Bewegungen Schwung und Bedeutung verleihen, bleiben den Mitmenschen nicht verborgen, da sie Ihren Bewegungsstil und die physische Form und Gestalt Ihrer Bewegungen prägen. Anders gesagt: Wenn Ihre Bewegungen hastig und eilig sind, suggerieren Form und Gestalt der Bewegungen die Absicht, zu tun, was getan werden muss, sich der Situation jedoch möglichst schnell wieder zu entziehen. In ➤ Tab. 6.2 sind Bewegungseigenschaften aufgelistet, die zur deren ästhetischer Qualität beitragen.

Bewegungen vermitteln die Ästhetik handwerklicher Fertigkeiten. Eine Bewegung, nur „um etwas zu erledigen", ist leer und mechanisch. Ästhetisch wird eine Tätigkeit durch die Intention der Pflegefachperson, die verschiedenen, an der Erfahrung beteiligten narrativen Elemente und Bewegungselemente zu einem fürsorglichen und heilenden Ganzen zusammenzufügen, in dem alle Elemente in der richtigen Relation zueinander stehen. Um das tun zu können, braucht es Übung (Erprobung) und gut entwickelte Fertigkeiten, fehlt dem Tun jedoch die fürsorgliche und heilende Intention, wird die technische Aufgabe rein mechanisch erledigt.

Tab. 6.2 Eigenschaften ästhetischer Bewegungen

Qualitätsmerkmal	Beschreibung
Koordinierte Balance	Abgestimmte Bewegungen von Körper und Leib in einem ruhigen ganzheitlichen Muster: • Atemmuster sind die Grundlage koordinierter Muskelbewegungen. Der Atem trägt zum Bewegungsrhythmus bei. • Die Balance einer Bewegungssequenz erfordert leibliches verankertes Wissen. Man kann die Bewegungssequenz zwar kognitiv wahrnehmen, je mehr sie jedoch eingeleibter Intelligenz entspringt, ohne vorherige kognitive Verarbeitung, desto präziser und ausgeglichener die Koordination.
Finesse	Gewandtheit und Flexibilität der Bewegungen: • hängt von der eingeleibten Vertrautheit mit der Arbeitsumgebung, den Arbeitsobjekten und Arbeitsabläufen ab • verlangt die Verbindung des Wissens um das Material, mit dem man arbeitet, mit dem Wissen über die Fähigkeiten des Körpers • entwickelt sich durch Übung und Erfahrung und kann durch Erprobung gefördert werden, wobei die Fähigkeit von Individuen, Finesse zu entwickeln, unterschiedlich ausgeprägt ist
Stil	Der einzigartige Charakter der Bewegungen eines jeden Individuums: • die besondere Art, sich zu bewegen, wenn man Intention und Aktion zusammenbringt • kann nicht gelehrt, aber gefördert werden • kann beschrieben, aber nicht kopiert werden, ist ein integraler Teil des einzigartigen Selbst
Timing	Der Rhythmus und das Tempo der Bewegung, die Einordnung verschiedener Bewegungen in die zeitliche Abfolge einer sich entwickelnden Erfahrung: • wird nicht kognitiv verarbeitet • ist ein Schlüsselmerkmal intuitiver Begabung; zeigt sich im Verlauf einer sich entfaltenden Erfahrung
Synchronizität	Die Fähigkeit, Umgebungselemente mit den Reaktionen anderer zusammenzubringen: • Bewegung und Narrative werden eingesetzt, um daraus ein integriertes Ganzes zu formen • ist von koordinierter Balance, Finesse, Stil und Timing abhängig

Die *Intention* erfüllt die Bewegungen mit Bedeutung und weist über die handwerklich geschickte Durchführung der Tätigkeit hinaus. Die Intention bewirkt die Feinabstimmung zwischen Stil, Finesse und Koordination, um sowohl künstlerische als auch wissenschaftliche Kompetenz zu vermitteln. Bestimmte Bewegungsaspekte wie koordinierte Balance, Finesse, Stil, Timing und Synchronizität können mit gezielten Übungen trainiert werden. Bewegungen werden am besten im Pflegekontext geübt, weil sie dann von der Situation geleitet sind.

Bewegungsübungen, insbesondere meditative Formen (z. B. Tai Chi, Yoga) sind ebenfalls geeignet, Koordination, Finesse und Stil als eingeleibte Bewegungsfertigkeiten zu entwickeln. Die Stellungen und Bewegungen solcher körperbetonten Meditationen stehen im Einklang mit guter körperlicher Beweglichkeit und der Entwicklung eines eingeleibten Gefühls für Balance, Rhythmus und Koordination.

Zusammengefasst lässt sich sagen, dass Bewegungen ein wichtiges Medium sind und die aus gelebter Erfahrung heraus entstehende Geschichte prägen. Sie sind Kommunikationswege, die den Übergang von einem Moment zum anderen erleichtern und inspirieren. Bewegung ist ein grundlegendes Element der Pflegendenkunst.

6.7.5 Erproben und Expertisen-Kritik in Anspruch nehmen

Die Entwicklung von Kompetenz in der Transformationskunst/transformativer Akte erfordert Erprobung und die Orientierung an der Kritik durch Expertinnen und Experten. Bei Erprobungen können bestimmte Aspekte der Narrative oder Bewegung, aber auch eine reale Lebenssituation mit all ihrer Komplexität im Fokus stehen. Reale Situationen lassen sich in einem geschützten Raum erproben, wo im Rollenspiel verschiedene Situationen durchgespielt werden, oder in einer relativ sicheren echten Pflegesituation. *Expertisen-Kritik* kann von einer erfahrenen, in der Pflegendenkunst bewanderten Pflegefachperson kommen, die zu visualisieren vermag, wie kunstvolle Pflege aussehen kann. Eine Expertisen-Kritik ist zudem bestrebt, anderen zu vermitteln, wie sie kunstvolle Fähigkeiten entwickeln können.

Nur wenn Sie eine kritikerfahrene Expertin bitten, Sie bei der Erprobung zu beobachten und anschließend zu kritisieren, werden Sie ästhetische Fähigkeiten entwickeln; das ist ein zentraler Aspekt. Als ausführende Person können Sie die eigenen künstlerischen Fähigkeiten nicht beurteilen. Der kritische Blick einer Beobachterin ist es, der die künstlerische Qualität wahrnehmen und beurteilen kann. Durch Interaktionen mit den Resonanzen der Kritikerin gewinnen Sie Einblick in die Integrität Ihrer Ausdrucksformen, werden Sie Ihr Wissen über Ihre Kunstform vertiefen und Möglichkeiten entdecken, Ihrer Pflegendenkunst neue Bereiche zu erschließen.

Sachkundige Kritiker:innen sind mit der Kunstform, die sie kritisieren, eng vertraut und in hoher Anerkennung verbunden. Sie verfügen über Spezialkenntnisse auf diesem Gebiet, und ihr Urteil gilt als fundiert. Sie wissen um das für künstlerische Ausdrucksformen erforderliche handwerkliche Können. Sie haben den Bereich, zu dem die Kunstform gehört, intensiv studiert, wissen, worauf sie abzielt, und kennen die Kunstform selbst sehr genau. Im Falle der Pflege haben sie die Handlungsfelder von Pflege studiert und wissen, dass Gesundheit und Heilung zu den Zielen der Pflegendenkunst gehören. Sie wissen zudem, womit die Gesundheits- und Heilungsdimensionen aktiviert werden.

Sachkundige Kritiker:innen kennen auch die Geschichte der jeweiligen Kunstform und deren Veränderungen im Laufe der Zeit. Sie sind mit ihrem aktuellen kulturellen Kontext vertraut und wissen um die Möglichkeiten neuer Strömungen innerhalb der Kunstform. Dank ihrer Expertise haben sie ein feines Auge, Ohr und Gefühl für die Kunst entwickelt. Ihre Intention ist es, Kunstschaffende wohlwollend zu begleiten, damit sie neue Ausdrucksdimensionen erlangen. Die Intention und ihre praktische Umsetzung sorgen für eine sichere Umgebung, in der sich das künstlerische Talent entfalten kann. Eine qualifizierte Lehrende ist eine qualifizierte sachkundige Kritikerin, eine qualifizierte sachkundige Kritikerin auch eine qualifizierte Lehrende.

Qualifiziert Kritisierende fördern die Kritikfähigkeit des angehenden Künstlers und unterstützt die zur Steigerung ästhetischen Könnens benötigte Reflexionsfähigkeit. Expertisen-Kritik in einem Erprobungskontext hat vor allem die Funktion, die Kunstform auf eine höhere Stufe zu heben. Durch die Kritik wird fundierte Information über die gut entwickelten Aspekte des Könnens sowie über Teile mit Entwicklungspotenzial zur Verfügung gestellt. Sie gibt spezifische Hinweise, um das Können zu perfektionieren. Im besten Fall arbeitet die kritisierende Fachkraft über einen längeren Zeitraum hinweg mit dem Künstler zusammen, um mit dessen spezifischen Fähigkeiten und persönlichem Stil vertraut zu werden. Im Laufe der Zeit bekommt der Kritiker ein Gefühl für die Entwicklung neuer Fertigkeiten und befördert durch seinen wohlwollenden Umgang mit der künstlerisch tätigen Person deren künstlerische Kompetenz.

Die Kritisierende enthält sich verallgemeinernder Werturteile wie „gut" oder „schlecht". Werturteile liefern keine hilfreichen Erkenntnisse über die künstlerische Leistung. Sie liefert jedoch glaubwürdige Hinweise auf die von der Arbeit ausgelöste Gefühlsreaktion und fundierte Informationen über Aspekte, die diese Resonanz ausgelöst haben. Auf eine überraschende Bewegung der Pflegefachperson hin, die eine sich entwickelnden Situation eindeutig in eine andere Richtung gelenkt hat, könnte der Kritiker beispielsweise sagen: „Als Sie das getan haben, war ich zuerst beunruhigt, weil es so überraschend kam und so gewagt und deplatziert wirkte. Als ich dann aber erlebte, was daraufhin geschah, war ich hocherfreut, weil Ihr Handeln tatsächlich einen Durchbruch bewirkt hat." In diesem Fall gründen die wertenden Resonanzen – Beunruhigung und Freude – auf der spezifischen Perspektive des Kritikers und sind explizit auf das Handeln der Pflegeperson bezogen.

Falls die Kritikerin etwas beobachtet, was verändert werden könnte oder verändert werden müsste, wird sie die Sache nicht wertend als „schlecht" bezeichnen, vielmehr einen spezifischen Hinweis auf den nächsten Schritt geben und die Komponente, wenn möglich, in den Kontext der persönlichen Geschichte der agierenden Person stellen. Auf eine ungeschickte Bewegung mit schlechtem Timing hin könnte die Kritikerin beispielsweise sagen: „Ich habe gemerkt, dass Sie heute bei dieser Bewegung zerstreut und angespannt gewesen sind. Beim nächsten Mal könnten Sie versuchen, innzuhalten und tief durchzuatmen, bevor Sie eine so herausfordernde Aufgabe angehen. Nehmen Sie sich kurz Zeit, um sich über Ihre Intentionen klar zu werden, während Sie das Material herrichten, und atmen Sie tief ein und aus!" Man könnte die Kritik auch anders formulieren und sagen: „Sie hätten diese Aufgabe etwas geschickter erledigen können. Es wäre hilfreich, den Bewegungsablauf in der nächsten Woche zu üben. Fangen Sie langsam an und atmen Sie ruhig ein und aus, damit Ihre Bewegungen rhythmisch und fließend werden."

Kennerschaft erfordert Kreativität, insofern der Kritiker sich während der Erprobung mit einer Offenheit für überraschende Erkenntnisse einbringt. Sie impliziert ferner eine fachliche Fokussierung, weil erwartet wird, dass Kritiker aus ihrer Erfahrung heraus argumentieren und innerhalb eines bestimmten Fachbereichs die künstlerische Validität beurteilen können. Folgende Merkmale sind zu beachten:

- *Stimmliche Intonation und Erzählweise.* Die kritisierende Person achtet auf das Narrativ ausgelöste Gefühl und auf spezifische Ausdruckselemente, die vermutlich mit der Resonanz zu tun haben.
- *Wesen der narrativen Interaktion.* Die kritisierende Person achtet auf Worte, Sätze und Erzählfluss und vermerkt, wie sich diese Elemente ins Ganze fügen.
- *Synchronizität der Bewegungen.* Die kritisierende Person beobachtet, wie die Bewegungen im Kontext situiert sind und gibt Hinweise zur Verbesserung bestimmter Dinge, die synchrone Bewegungen bislang verhindert haben.
- *Synchronizität von Bewegung und Narrativ.* Die kritisierende Person beobachtet, wie Bewegungen und Worte zusammenspielen, um im Rahmen der Interaktion ein Ganzes zu bilden. Sie achtet auf das synchrone Zusammenwirken von Bewegung und Narrativ, das eine künstlerische Ausdrucksform ermöglicht.
- *Gefühlte Intention und Emotion.* Die kritisierende Person erspürt die von der Pflegefachperson kommunizierte Intention, die deren tatsächlich gefühlter Intention entsprechen kann oder nicht. Wenn die gefühlte Intention (wie von der kritisierenden Person rezipiert) mit der von der Pflegefachperson empfundenen Intention nicht übereinstimmt, empfiehlt die kritisierende Person andere Bewegungen und ein anderes Narrativ, die ihre gefühlte Intention angemessen vermitteln.
- *Synchronizität der Interaktion.* Die kritisierende Person achtet auf die Resonanzen anderer an der Situation beteiligten Personen sowie auf den Rhythmus und Fluss der Interaktionen, und überlegt, wie diese der Pflegefachperson helfen können, ihre Kunst weiterzuentwickeln.

6.8 Formale Ausdrucksformen ästhetischen Wissens: Kritizismus und Kunst-Werk(e)

Aus den kreativen Prozessen der Entwicklung von Visionen und der Erprobung gehen formale Ausdrucksformen ästhetischen Wissens hervor. Dazu zählen Kunst-Werk(e) und ästhetischer Kritizismus. Ästhetisches Wissen ausdrückende Kunst-Werk(e) können einem breiteren Publikum innerhalb und außerhalb der Disziplin zugänglich gemacht werden. Kunstwerke, die entwickelt werden, um künstlerischen Eigenschaften im Pflegealltag aufzuzeigen und zu symbolisieren, sind nicht-schriftliche Formen ästhetischen Wissens. *Ästhetischer Kritizismus* ist eine schriftliche Schilderung der Pflegekunst. Da ästhetischer Kritizismus in schriftlicher Form erfolgt, kann er auch anderen zugänglich gemacht werden.

Kunstwerke können eine visuelle Form haben, wie etwa Gemälde, Zeichnungen oder Fotografien, oder eine literarische Form, wie Lyrik und Prosa, und eine eher physische Form, wie Tanz oder Musik; jede künstlerische Ausdrucksweise kann ein Kunstwerk sein. Kunstwerke verkörpern und repräsentieren die vom Künstler gefühlte Bedeutung des Pflegeereignisses und sind seine einzigartige Schöpfung. Wer sieht, hört oder liest, was ein Kunstwerk ausdrückt, hat ein ästhetisches Erlebnis und erfasst dessen Sinn oder Bedeutung. Die vom Beobachter oder der Leserin wahrgenommenen Bedeutungen mögen mit denen der kunstschaffenden Person übereinstimmen oder nicht, sie können dennoch gültig sein und eine vollständigere Interpretation des Kunstwerks erlauben.

Ästhetischer Kritizismus als formalisierte kritische Schilderung ästhetischen Wissens stellt die Transformationskunst/den transformativen Akt der Pflegehandlung oder ein konkretes, eine bestimmte Pflegeerfahrung charakterisierendes Kunstwerk in den Mittelpunkt. Ästhetischer Kritizismus hebt Aspekte des Künstlertums hervor oder bringt Aspekte ins Bewusstsein, die sich auf den ersten Blick meist nicht erschließen. Ästhetischer Kritizismus vermittelt Einblicke in die Kunstform, interpretiert das künstlerische Werk der Pflegefachperson und erhöht die Wertschätzung der Pflegendenkunst. Er ist das Ergebnis von Expertisen-Kritik, die sich der Kunst einer oder mehrerer Personen widmet und deren Kunst in den Fokus der Kritik rückt. Die kritisierende Person denkt über die Bedeutungen der Kunst nach, achtet aber auch auf ihre handwerkliche Angemessenheit. Sie exploriert systematisch den Stellenwert einer oder mehrerer Interpretationen der Kunst und verortet sie in ihren historischen und kulturellen Kontext. Ästhetischer Kritizismus enthält folgende wesentlichen Elemente:

- *Historische Integration.* Unter historischer Integration versteht man die Beschäftigung mit der Geschichte der Kunstform und dem künstlerischen Werdegang des Künstlers. Die kritisierende Person achtet auf Anzeichen von Wandel und Kontinuität in der Vergangenheit des kunstschaffenden Menschen und interpretiert deren Bedeutung. Der Faden der Geschichte des Künstlers steht in Beziehung zur Kunstform und die Kunstform wird in den Kontext dieses Fadens gestellt.
- *Vergleichende Beschreibung der Kunstform.* Die kritisierende Person untersucht die Form, die der Künstler für den künstlerischen Prozess auswählt, und vergleicht seine Arbeit mit bekannten Kunstformen. Indem sie Vergleiche zieht, konkretisiert sie die einzigartigen Aspekte des Werks und dessen Signifikanz für die Disziplin.
- *Erörterung plausibler Bedeutungsinterpretationen.* Die kritisierende Person erörtert eine Reihe plausibler Bedeutungen des Kunstwerks und exploriert, was die verschiedenen Bedeutungen zum ästhetischen Verständnis in der Disziplin beitragen. Sie entwickelt vielleicht eine bevorzugte Interpretation, bleibt dabei aber offen für andere plausible Interpretationen.
- *Betrachtung des Entwicklungspotenzials.* Die kritisierende Person exploriert, welche Richtung der Künstler einschlagen könnte und was sein Werk zur Weiterentwicklung der Disziplin beitragen könnte. Dieser Aspekt des Kritizismus öffnet Würdigung und Inspiration die Tür und zwar für die kunstschaffende Person selbst wie für andere Mitglieder der Disziplin.

6.9 Fazit

In diesem Kapitel haben wir Wesen und Bedeutung von Kunst und ästhetischem Wissen in der Pflege exploriert. Pflege als Kunst ist von jeher ein wichtiger Aspekt pflegerischen Handelns. Es wurden die verschiedenen Betrachtungsweisen von Pflegendenkunst dargestellt und die Dimensionen ästhetischen Wissens – kritische Fragen, kreative Prozesse und formale Ausdrucksformen – näher erläutert und veranschaulicht.

LITERATUR

Archibald, M. M. (2012). The holism of aesthetic knowing in nursing. Nursing Philosophy: An International Journal for Healthcare Professionals, 13, 179–188. https://doi.org/10.1111/j.1466-769X.2012.00542.x

Archibald, M. M., Caine, V., & Scott, S. D. (2017). Intersections of the arts and nursing knowledge. Nursing Inquiry, 24(2). https://doi.org/10.1111/nin.12153
Bender, M., & Elias, D. (2016). Reorienting esthetic knowing as an appropriate "object" of scientific inquiry to advance understanding of a critical pattern of nursing knowledge in practice. ANS. Advances in Nursing Science, 1. https://doi.org/10.1097/ANS.0000000000000160
Benner, P. A., Tanner, C. A., & Chesla, C. A. (1996). Expertise in nursing practice: caring, clinical judgment, and ethics. New York, NY: Springer Publishing Co.
Billay, D., Myrick, F., Luhanga, F., & Yonge, O. (2007). A pragmatic view of intuitive knowledge in nursing practice. Nursing Forum, 42, 147–155.
Chinn, P. L. (1994). Developing a method for aesthetic knowing in nursing. In P. L. Chinn, & J. Watson (Eds.), Art and aesthetics in nursing. (pp. 19–40). New York, NY: National League for Nursing Press.
Chinn, P. L. (2001). Toward a theory of nursing art. In N. L. Chaska (Ed.), The nursing profession: tomorrow and beyond. (pp. 287–297). Thousand Oaks, CA: Sage.
Chinn, P. L., Maeve, M. K., & Bostick, C. (1997). Aesthetic inquiry and the art of nursing. Scholarly Inquiry for Nursing Practice, 11, 83–96.
Chinn, P. L., & Watson, J. (1994). Art & aesthetics in nursing. New York, NY: National League for Nursing.
Darbyshire, P. (1994). Understanding the life of illness: learning through the art of Frida Kahlo. ANS. Advances in Nursing Science, 17, 51–59.
Dean, P. (2013). Nursing as art-in-action is practical as well as aesthetic. Journal of Art and Aesthetics in Nursing and Health Sciences, 1, 4–10.
Eisner, E. W. (1985). Aesthetic modes of knowing: learning and teaching the ways of knowing. Chicago, IL: University of Chicago Press.
Heidegger, M. (1962). Being and time. Edited by E. Robinson. New York, NY: Harper & Row.
Honan, L., Shealy, S., Fennie, K., Duffy, T. C., Friedlaender, L., & Del Vecchio, M. (2016). Looking is not seeing and listening is not hearing: a replication study with accelerated BSN students. Journal of Professional Nursing: Official Journal of the American Association of Colleges of Nursing, 32(5S), S30–S36. https://doi.org/10.1016/j.profnurs.2016.05.002
Johnson, J. L. (1994). A dialectical examination of nursing art. ANS. Advances in Nursing Science, 17, 1–14.
Johnson, J. L. (1996). Dialectical analysis concerning the rational aspect of the art of nursing. Image - The Journal of Nursing Scholarship, 28, 169–175.
Kagan, P. N. (2009). Historical voices of resistance: crossing boundaries to praxis through documentary filmmaking for the public. ANS. Advances in Nursing Science, 32, 19–32.
Kramper, M., & Thawley, S. (2009). Poetry and the art of nursing. ORL-Head and Neck Nursing: Official Journal of the Society of Otorhinolaryngology and Head-Neck Nurses, 27, 6–11.
Lamb, J. (2009). Creating change: using the arts to help stop the stigma of mental illness and foster social integration. Journal of Holistic Nursing: Official Journal of the American Holistic Nurses' Association, 27, 57–65.
LeVasseur, J. J. (1999). Toward an understanding of art in nursing. ANS. Advances in Nursing Science, 21, 48–63.
Liehr, P., Morris, K., Leavitt, M. A., & Takahashi, R. (2013). Translating research findings to promote peace: moving from "field to forum" with verbatim theatre. ANS. Advances in Nursing Science, 36, 160–170.
Maeve, M. K. (1994). Coming to moral consciousness through the art of nursing narratives. In P. L. Chinn, & J. Watson (Eds.), Art and aesthetics in nursing. (pp. 67–89). New York, NY: National League for Nursing.
Mattingly, C. (1994a). The concept of therapeutic emplotment. Social Science & Medicine, 38, 811–822.
Mattingly, C. (1994b). The narrative nature of clinical reasoning. In C. Mattingly, & M. H. Fleming (Eds.), Clinical reasoning: forms of inquiry in a therapeutic practice. Philadelphia: F. A. Davis.
Newman, M. A. (2002). The pattern that connects. ANS. Advances in Nursing Science, 24(3), 1–7. https://www.ncbi.nlm.nih.gov/pubmed/11890192
Oettinger, K. B. (1939). Toward inner freedom. The American Journal of Nursing, 39, 1224–1229.
Pellico, L. H., & Chinn, P. L. (2007). Narrative criticism: a systematic approach to the analysis of story. Journal of Holistic Nursing: Official Journal of the American Holistic Nurses' Association, 25, 58–65.

Sandelowski, M. (1995). On the aesthetics of qualitative research. Image - The Journal of Nursing Scholarship, 27, 205–209.
Sorrell, J. M. (1994). Remembrance of things past through writing: esthetic patterns of knowing in nursing. ANS. Advances in Nursing Science, 17, 60–70.
Vezeau, T. M. (1994). Narrative in nursing practice and education. In P. L. Chinn, & J. Watson (Eds.), Art and aesthetics in nursing. (pp. 163–188). New York, NY: National League for Nursing.
Wainwright, P. (2000). Towards an aesthetics of nursing. Journal of Advanced Nursing, 32, 750–756

KAPITEL

7 Empirisches Pflegewissen entwickeln

Anscheinend sind alle der Meinung, es bestünde dringender Bedarf an Wissen über die empirische Welt, an Wissen, das systematisch in allgemeingültigen Gesetzmäßigkeiten und Theorien organisiert ist, um Phänomene beschreiben, erklären und prognostizieren zu können, die speziell für das Fachgebiet Pflege von Belang sind.

Barbara A. Carper (1978, S. 14)

Das einleitende Zitat legt den Gedanken nahe, Pflege sei eine Disziplin, die systematisches Wissen über die empirische Welt verlange – Wissen, das Ereignisse und Phänomene beschreibt, erklärt und vorhersagt, denen Pflegefachpersonen täglich begegnen. Professionelle Pflege wird allerdings oft als *Humanwissenschaft* bezeichnet, was bedeutet, dass ihr Fachwissen Phänomene und Ereignisse betrifft, die sich klar unterscheiden von Phänomenen, mit denen sich die Naturwissenschaft beschäftigt. Empirisches Wissen über menschliche Reaktionen auf ein lebensveränderndes Ereignis (und die Entwicklung und Verbreitung dieses Wissens) ist aber etwas völlig anderes als Wissen über die Reaktionen von Feststoffen auf Hitze oder Belastung.

Bitte überlegen Sie ...

Connie, eine Pflegefachperson mit pädiatrischem Schwerpunkt, war gerade dabei, zuhause das Abendessen herzurichten, als drei Nachbarskinder in die Küche gerannt kamen und sie baten, schnell zu kommen: „Noah ist hingefallen und hat sich wehgetan!" Noah ist der zweijährige Sohn von Shalyn, einer fünfzehnjährigen Nachbarin. Er lebt bei seiner Mutter, ihren vier Geschwistern und deren Eltern in einer kürzlich umgebauten Wohnung. Als Connie ins nachbarliche Wohnzimmer kommt, ist Shalyn angesichts ihres reglos auf dem Boden liegenden Jungen in heller Aufregung. Connie blickt nach oben, bemerkt dort die Empore und schließt daraus, dass Noah offenbar die Treppe hinaufgestiegen ist, einen Hocker ans Geländer gerückt hat, übers Geländer geklettert und etwa vier Meter tief auf den Holzboden gestürzt ist. Als es passierte, waren nur Shalyn und ihr zehnjährigen Bruder zuhause, sonst niemand. Shalyn hatte den Sturz gehört, aber nicht gesehen, wie Noah auf dem Boden aufgeschlagen ist. Als sich Connie über Noah beugt, sieht sie, dass seine Augen offen sind. Er hat keine sichtbaren Verletzungen und reagiert mit Wimmern und leisem Weinen auf Connies Kontaktaufnahme. Shalyn ist überaus erleichtert, als Noah aufsteht und auf sie zu geht. Während sie Noah umarmt hält, kann Connie seine Bewegungen und Pupillen beobachten und den Kopf abtasten. Außer einer Beule an einer Kopfseite stellt sie trotz des schlimmen Sturzes nichts Auffälliges fest.

Connie weiß um die potenziellen Folgen eines solchen Unfalls und rät Shalyn, Noah in der nahegelegene Notfallambulanz untersuchen zu lassen. Shalyn ruft sofort ihre Mutter an, die bei der Arbeit ist, bittet sie, zu kommen und sie mit Noah ins

Krankenhaus zu fahren. Während Connie mit Shalyn auf ihre Mutter wartet, erfährt sie, dass sich Shalyn vor der Reaktion ihres Vaters fürchtet, der sie für den Sturz verantwortlich machen wird und sogar handgreiflich werden könnte. Im Krankenhaus stellt sich heraus, dass Noah eine Schädelfraktur erlitten hat und über die Nacht dableiben muss. Bei der Entlassung wird Shalyn empfohlen, ihren Sohn aufmerksam zu beobachten, und Noah erholt sich ohne weitere Komplikationen. Am Abend des Unfalls hat Connie Shalyns Vater angerufen und ihn dringend gebeten, die Empore gegen weitere Unfälle zu sichern. Sie wollte dabei auch erfahren, wie er mit der Situation umging. Außerdem sprach sie mit Shalyn über ihre Angst vor dem Vater.

Im obigen Fall konnte Connie dank ihres wissenschaftlich-empirischen Wissens über die Anzeichen und Symptome neurologischer Verletzungen Noahs Zustand unmittelbar nach dem Sturz beurteilen. Sie kannte die Auswirkungen eines Schädeltraumas auf die motorischen und sensorischen Funktionen und dass Kinder auf ein Trauma oft anders reagieren als Erwachsene. Ihr Rat, Noah zur weiteren Untersuchung ins Krankenhaus zu bringen, beruht auf dem wissenschaftlich-empirischen Wissen, dass die Symptome einer Kopfverletzung oft nicht sofort auftreten und das Kind deshalb in den ersten 24 bis 48 Stunden genau beobachtet werden muss. Da sie dank ihres empirischen Wissens auch über Formen häuslicher Gewalt Bescheid wusste, kontaktierte sie die Familie, um sich über diesen Punkt zu informieren. Connies Wissen über jeden Aspekt der Situation (Kopfverletzung und häusliche Gewalt) verdankt sie ihrer eigenen Erfahrung mit Kindern sowie dem Hintergrundwissen, das sie durch die Lektüre einschlägiger Artikel und Forschungsberichte sowie durch Erfahrungen im Unterrichtsraum vertiefen konnte.

In diesem Kapitel geht es um die Dimensionen empirischen Wissens und der Wissensentwicklung, d. h. um kritische Fragen, kreative Prozesse und Ausdrucksformen im Wissensmuster des empirischen Wissens. Das Wort *empirisch* hat eine Reihe miteinander verbundener Bedeutungsnuancen. In seiner traditionellen Bedeutung ist ein *Empiriker* jemand, der sein Wissen über die Welt aus Erfahrungen bezieht. Das als empirisch geltende Wissen beruht in dem Fall auf persönlichen Beobachtungen und Erfahrungen. Im Kontext des heutigen Gesundheitswesens versteht man unter einem *empirischen* Behandlungs- oder Versorgungsansatz ein Verfahren, das von Expertinnen und Experten beobachtet und erprobt wurde und sich als wirksam erwiesen hat. Um das Verfahren zu bestätigen, können wissenschaftliche Beweise vorhanden sein – oder auch nicht. Empirisches Wissen dieser Art kann verbreitet und kommuniziert werden. Es wird allerdings weder durch Forschung oder Ableitung aus einer Theorie erzeugt, noch geht es auf formale logische Denkprozesse zurück.

Aus einer eher wissenschaftlichen Perspektive betrachtet ist *empirisches* Wissen stets Wissen, das auf direkten oder indirekten sensorischen Wahrnehmungen beruht, auf Wahrnehmungen, die allen zugänglich sind. Um als wissenschaftlich zu gelten, muss das Wissen allerdings einen bestimmten Grad an Verifizierbarkeit oder Bestätigung/Legitimation aufweisen. Wir verwenden den Begriff „empirisch" für (natur)wissenschaftliches Wissen und Wissen, das direkt oder indirekt sensorisch wahrnehmbar ist. Im Fachgebiet Pflege wird wissenschaftlich-empirisches Wissen mit vielen verschiedenen Methoden generiert. Dazu gehören auch Dinge wie kontrollierte experimentelle Studien sowie naturalistische Designs oder analytische Ansätze. Diese Ansätze erfordern Interaktionen mit und Verständnis für die Natur der Wahrnehmung oder Erfahrung, wie sie erlebt oder – sprachlich oder schriftlich – repräsentiert wird. Diese Definition ist zwar recht weit gefasst, entscheidend ist jedoch, dass das, was als empirisches Wissen gilt, aus direkter oder indirekter sensorischer Wahrnehmung kommt und mithilfe direkter oder indirekter Wahrnehmungen legitimiert werden kann. Nicht jedes empirische Wissen ist wissenschaftliches Wissen. Um als wissenschaftlich zu gelten, muss empirisch generiertes Wissen mit allgemein üblichen professionellen Methoden verifiziert werden. Wenn wir über empirisches Wissen diskutieren und den Begriff verwenden, nehmen wir einen wissenschaftlich-empirischen Standpunkt ein und meinen nicht reines „Erfahrungswissen".

7.1 Die Dimensionen empirischer Wissensentwicklung

➤ Abb. 7.1 zeigt den empirischen Quadranten unseres Modells der Pflegewissensentwicklung. Mit den kritischen Fragen: „Was ist das?" und „Wie funktioniert das?" werden die kreativen Prozesse des Konzeptualisierens und der Strukturierung eingeleitet. Wie in den anderen Wissensmustern werden auch diese Fragen – nicht gezielt vielmehr eher intuitiv – im Moment des Pflegehandelns gestellt, da empirisches Wissen in die anderen Wissensmuster integriert ist. Die kreativen Prozesse des Konzeptualisierens und der Strukturierung ermöglichen Erkenntnisse und vorläufige „Antworten" auf die kritischen Fragen des empirischen Wissens. Sie generieren formale Ausdrucksformen oder konfigurieren empirisches Wissen neu. ➤ Tab. 7.1 fasst die Dimensionen empirischen Wissens zusammen. In diesem Kapitel werden folgende Dimensionen behandelt: kritische Fragen, kreative Prozesse und formale Ausdrucksformen.

7

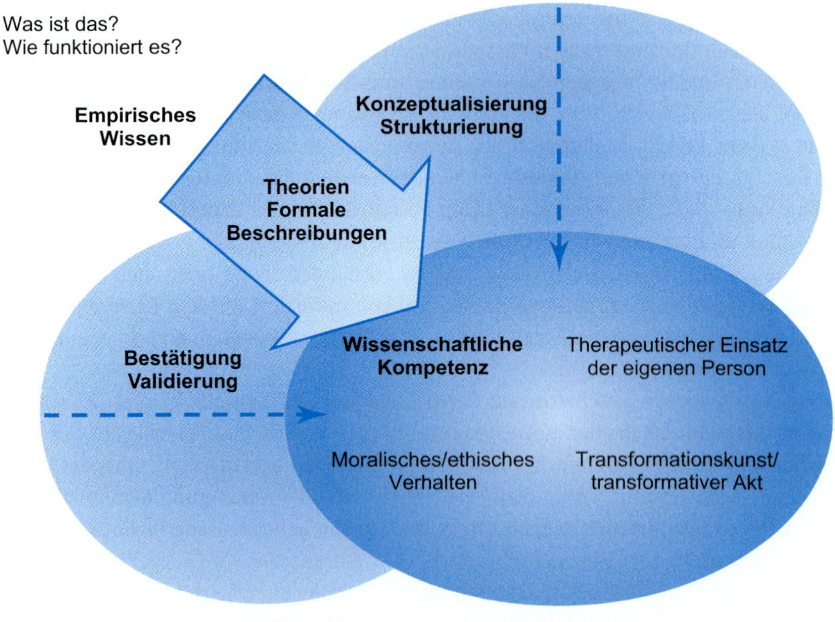

Abb. 7.1 Empirische Wissensentwicklung – die Dimensionen

Tab. 7.1 Dimensionen der empirischen Wissensentwicklung

Dimension	Empirisches Wissensmuster
Kritische Fragen	Was ist das? Wie funktioniert das?
Kreative Prozesse	Konzeptualisieren Strukturierung
Formale Ausdrucksformen	Tatsachen Modelle Formale Beschreibungen Theorien Thematische Beschreibungen Empirische Forschungsberichte
Bestätigungs-/Legitimationsprozesse	Bestätigung Validierung
In die Pflegepraxis integrierte Ausdrucksform	Wissenschaftliche Kompetenz

Unser Fokus liegt dabei primär auf einer empirischen Theorie, wobei viele der folgenden Erklärungen auch für andere Formen empirischen Wissens gelten. Andere Formen empirischen Wissens sind auf direkten oder indirekten sensorischen Wahrnehmungen beruhende Beschreibungen sowie empirische Forschungsberichte, die auf die kritischen Fragen und kreativen Prozesse des empirischen Wissens zurückgehen.

7.2 Kritische Fragen: Was ist das? Wie funktioniert das?

Die kritischen Fragen des empirischen Wissens unterstellen, dass ein gewisser Grad an Objektivität existiert und Objektivität durch Beobachtung und Schlussfolgerungen, die auf indirekten Beobachtungen beruhen, feststellbar ist. Anders gesagt: Die kritischen empirischen Fragen gelten Objekten, Erfahrungen und Wahrnehmungen, die irgendwie konkret greifbar sind. Um etwas als „real" oder konkret bezeichnen zu können, muss das Objekt, die Erfahrung oder Wahrnehmung für alle die gleiche Bedeutung haben. Das impliziert zudem, dass die Bedeutung mehr im Objekt, in der Erfahrung oder Wahrnehmung selbst liegt und nicht in der Person, die das Objekt sieht, die Erfahrung macht oder die Sache wahrnimmt.

Bitte überlegen Sie ...

Suzie: „Hey, Alison, dein türkisfarbener Schal gefällt mir wirklich gut!"
Alison: „Danke, Suzie; ich mag dieses Türkis sehr."
Suzie: „Ich auch! Die Farbe erinnert mich an die Karibik und an Mexiko."

- Ist das Wissen über die Farbe des Schals empirisch?
- Wenn ja, was macht das Wissen empirisch?
- Was bestimmt, weshalb der Schal türkisfarben genannt wird?
- Würden Sie sagen, das Wissen um die übereinstimmende Bezeichnung der Farbe ist sowohl wissenschaftlich als auch empirisch?

7

Im obigen Beispiel sind Alison und Suzie beide der Meinung, dass der Schal türkisfarben ist, was wohl auch andere sagen würden. Das deutet darauf hin, dass die Farbe Türkis eine objektive Eigenschaft des Schals ist. Hätte Suzie zu Alison gesagt, der Schal stehe ihr nicht, während Alison vom Gegenteil überzeugt ist, würden wir davon ausgehen, dass der Reiz des Schals nicht in ihm selbst liegt und keine inhärente Eigenschaft des Schals ist.

Zur Diskussion

Angenommen, Sie begegnen bei einer pädiatrischen Routineuntersuchung einem emotional verschlossenen Kind. Sie empfinden das Verhalten des Kindes in dieser Situation als ungewöhnlich und kontraproduktiv und fragen sich: „Was ist das?", „Was bedeutet das?" Es könnte mehrere Gründe geben. Bitte diskutieren Sie mit Ihren Peers über mögliche Erklärungsansätze, die auch folgende Stichworte einschließen:

- Emotionaler Selbstschutz?
- Arzneimittelwirkung?
- Schmerzen?

Sind Ihre Erklärungen passend? Was würden Sie benötigen, um zu einer passenden Erklärung zu kommen? Was verstehen Sie unter „emotionalem Rückzug"?

7.3 Kreative Prozesse: Konzeptualisieren und Strukturieren

Die von den kritischen Fragen ausgelösten kreativen Prozesse können diverse Formen annehmen und jeweils glaubwürdiges empirisches Wissen hervorbringen. Ungeachtet der Form geht es bei kreativen Prozessen stets um Konzeptualisierung und Strukturierung. Konzeptualisieren ist das Nachdenken und die systematische Betrachtung der Natur und Bedeutung von Ideen, die sprachliche oder symbolische Ausdrucksweise dieser Bedeutung und die Formulierung empirisch fassbarer Referenzen für diese Ideen. Denken Sie an die Vorstellung von „emotionalem Rückzug". Zur Konzeptualisierung dieser Idee mithilfe der für empirisches Wissen geeigneten Prozesse müssen Sie sorgfältig und stringent formulieren, was „emotionaler Rückzug" bedeutet, oder selbst eine Bedeutung kreieren.

Die Konzeptualisierung kann informell erfolgen, indem Sie intensiv über die Bedeutung nachdenken, die Sie einer Idee zuschreiben, oder formal durch vorgegebene Methoden der Konzeptklärung erfolgen, die für bestimmte Forschungsvorhaben oder Theoriekonstruktionen erforderlich sind. Auch manche Formen induktiver Forschungsfragen können Konzeptualisierungen hervorbringen oder zum besseren Verständnis beitragen. *Konzeptualisierung* ist mit den kreativen Prozessen der Bedeutungszuschreibung und Sinngebung sowie mit der Exploration einer breiten Palette möglicher konzeptioneller Bedeutungen verbunden, wobei eine für den eigenen Zweck relevante Bedeutung entwickelt oder konstruiert wird.

Mit Strukturierung ist die Organisation von Ideen in die verschiedenen Formen empirischen Wissens gemeint, wie es Theorien, Beschreibungen und schriftliche Analysen sind. Auch der *Strukturierungsprozess* kann verschiedene Formen annehmen, besteht jedoch grundsätzlich aus der Organisation von Konzepten in eine sprachliche oder visuelle Struktur, die sie möglichst vollständig repräsentiert. Zur Strukturierung sind Texte geeignet, die die Gedanken in eine logische oder kohärente Form bringen, etwa ein interpretierender Studienbericht. Man kann aber auch Hypothesen formulieren, die dann mithilfe eines quasi-experimentellen Forschungsansatzes getestet werden. Grundsätzlich verlangt Strukturierung eine Sprache, die die Gedanken und Ideen der Person, die das Wissen entwickelt, repräsentiert.

STELLEN SIE SICH VOR ...

Bitte stellen Sie sich folgende Situation vor: Sie haben beobachtet, dass sich viele Kinder während einer Chemotherapie emotional zurückziehen, und wollen herausfinden, ob ihnen ein Therapiehund helfen könnte. Nun könnten Sie arrangieren, dass betroffene Kinder von Therapiehunden besucht werden, die Eltern der Kinder fragen, wie ihr Kind auf den Therapiehund reagiert hat, und die Ergebnisse dann in ein Narrativ strukturieren. Sie könnten aber auch Hypothesen über die Natur und das Timing der Begegnungen mit Therapiehunden formulieren und ein Experiment entwickeln, um herauszufinden, ob ein bestimmtes Timing oder andere Variablen die Reaktionen der Kinder beeinflussen.

Wie bereits festgestellt, ist die Konzeptualisierung und Strukturierung im Kontext empirischer Wissensentwicklung ein anspruchsvolles Unterfangen, das größte Sorgfalt verlangt. Ist die Bedeutung Ihrer Ideen dem Kontext nicht angemessen, ist auch Ihr Forschungsansatz nicht angemessen und wird die Validität des Wissens fragwürdig und Legitimation unerreichbar sein. Im nächsten Abschnitt geht es um Konzepte und Techniken zur Konzeptualisierung im Kontext der Wissensentwicklung. Obschon die Schaffung einer konzeptionellen Bedeutung der Ausgangspunkt ist, darf nicht vergessen werden, dass Strukturierung zur Klärung der konzeptionellen Bedeutung beitragen kann und beide Vorgänge tendenziell vermischt sind.

7.3.1 Konzepte und konzeptionelle Bedeutungen

Unserer Definition zufolge ist mit dem Begriff *Konzept* die komplexe gedankliche Vorstellung von Erfahrung gemeint. Unter *Erfahrung* verstehen wir Wahrnehmungen der Welt, zu denen Objekte, Mitmenschen, visuelle Eindrücke, Farben, Bewegungen, Geräusche, Verhaltensweisen und Interaktionen zählen; anders gesagt, die Gesamtheit dessen, was wahrgenommen wird. Eine Erfahrung gilt als empirisch, wenn sie symbolisch mit anderen geteilt und von anderen mit sensorischer Evidenz verifiziert werden kann.

➤ Abb. 7.2 zeigt das Zusammenspiel der drei Erfahrungsquellen und wie sie die konzeptionelle Bedeutungen bilden: (1) der Begriff oder ein anderes Symbol, (2) die Sache selbst (Objekt, Eigenschaft oder Ereignis), (3) die mit dem Wort und mit der Wahrnehmung der Sache assoziierten Gefühle, Werte und Haltungen. Verändert sich eines dieser Elemente im Laufe der Zeit, verändert sich das ganze Konzept.

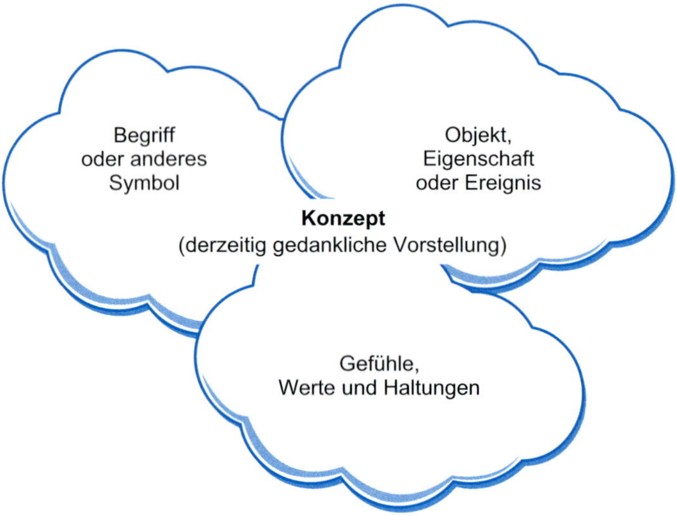

Abb. 7.2 Eine Konzeptbedeutung erstellen – die Erfahrungsquellen

Bitte überlegen Sie …

Denken Sie an das Konzept *Maus.* Bis in die 1980er Jahre war dieses Wortsymbol fast ausschließlich mit dem kleinen Nagetier verbunden, das in Kellern sein Unwesen treibt und in Filmen spitze Schreckensschreie auslöst. Innerhalb sehr kurzer Zeit symbolisierte das Wort nicht mehr nur das kleine Nagetier, sondern auch ein völlig anderes Objekt: ein Gerät zur Steuerung des Cursors am Computer. Anfangs war das Gerät nicht unbedingt nötig, es galt als optional und wurde hauptsächlich für Computerspiele gebraucht. Sehr schnell jedoch änderten sich die Dinge: Es wurde unentbehrlich (was eine Haltung oder ein Gefühl ist) und zu einem Objekt, das mit Sicherheit kein Schreien und Kreischen auslöst. Für dieses kleine Ding hätte auch irgendein anderes Wort gesucht werden können, die Wahl fiel jedoch auf das Wort *Maus,* weil die ersten Modelle am hinteren Ende mit einer Schnur versehen waren, die an den Schwanz des bekannten Nagetiers erinnerte. In jüngerer Zeit hat sich das Konzept einer Maus als Gerät zur Cursorsteuerung verändert: Früher war das Gerät unentbehrlich, heute nicht mehr, weil inzwischen Navigationspads angeboten werden.

Man kann dasselbe Wort auch für mehr als ein Konzept oder gedankliche Vorstellung verwenden. Das Wort *Becher* (*cup*) beispielsweise lässt sich zur Bezeichnung mehrerer verschiedener Objekte oder Ideen benutzen. Jede Verwendung ist mit anderen Wahrnehmungen und Vorstellungen verbunden. Ist das Objekt eine originelle Teetasse, entsteht eine gedankliche Vorstellung, die sich von der eines Bechers, in den beim Putten der Golfball (*putting cup*) fällt, deutlich unterscheidet.

Wer eine konzeptionelle Bedeutung schafft, untersucht sämtliche Bedeutungen des Wortsymbols, fragt nach den Gemeinsamkeiten und Unterscheidungsmerkmalen der diversen Verwendungsmöglichkeiten und entscheidet dann, welche Elemente der Wortbedeutung für den eigenen Zweck taugen.

Alle Konzepte lassen sich auf einem Kontinuum zwischen *empirisch* (d.h. eher direkt erfahren) und *abstrakt* (d.h. eher mental konstruiert) anordnen (Jacox 1974; Kaplan

1964). In gewissem Sinn sind alle Konzepte beides: empirisch und abstrakt. Empirisch, weil sie aus sinnlich wahrgenommenen Begegnungen mit der realen Welt heraus entstehen, abstrakt, weil sie mentale Bilder dieser Begegnung sind.

Manche Konzepte entstehen aus sehr direkten Erfahrungen, die andere unschwer verifizieren können, andere werden aus allgemein bekannten Erfahrungen nur indirekt abgeleitet. ➤ Abb. 7.3 zeigt dieses Kontinuum. Verhältnismäßig empirische Konzepte sind Gedanken und Ideen, die auf die direkte Beobachtung von Objekten, Eigenschaften oder Ereignissen zurückgehen. Werden die Konzepte abstrakter, erfolgt die Ableitung indirekt. Die abstraktesten Konzepte sind mentale Konstrukte mit einem komplexen Netzwerk von Subkonzepten.

Die konkretesten empirischen Konzepte können direkt gemessen werden. Beispiele für hochgradig empirische Konzepte sind solche, bei denen es um Objekte geht, etwa um einen Becher, oder um Eigenschaften, etwa die Temperatur, weil die vom Objekt oder der Eigenschaft repräsentierte Idee (d. h. der empirische Indikator) direkt sinnlich wahrgenommen und von anderen bestätigt werden kann. Eigenschaften wie Körpergröße und -gewicht lassen sich mit standardisierten Messgeräten messen.

Je abstrakter die Konzepte, desto weniger konkret und direkt messbar werden ihre beobachtbaren Qualitäten. Das Assessment eines abstrakten Konzepts erfordert immer indirektere Hilfsmittel. Obgleich sich ein indirektes Assessment oder eine Beobachtung von einer direkten Messung unterscheiden, gelten sie als plausible Konzeptindikatoren. Der Hämoglobinspiegel eines Individuums repräsentiert ein Konzept, das sich nicht direkt beobachten, aber mithilfe von Laborgeräten indirekt messen lässt, also mit einer weniger direkten Form der Messung.

Kardiovaskuläres Leistungsvermögen beispielsweise ist ein Konzept, das etwa auf der Mitte des Kontinuums zwischen empirisch und abstrakt liegt. Die in diesem Bereich liegenden Konzepte werden zunehmend komplexer, weshalb mehrere empirische Indikatoren ermittelt werden müssen. Weil es kein reales Objekt gibt, das „kardiovaskuläres Leistungsvermögen" genannt werden könnte, brauchen wir, um zu wissen, was das ist, eine Definition. Auch wenn die Definitionen von Konzepten, die weniger empiriebasiert

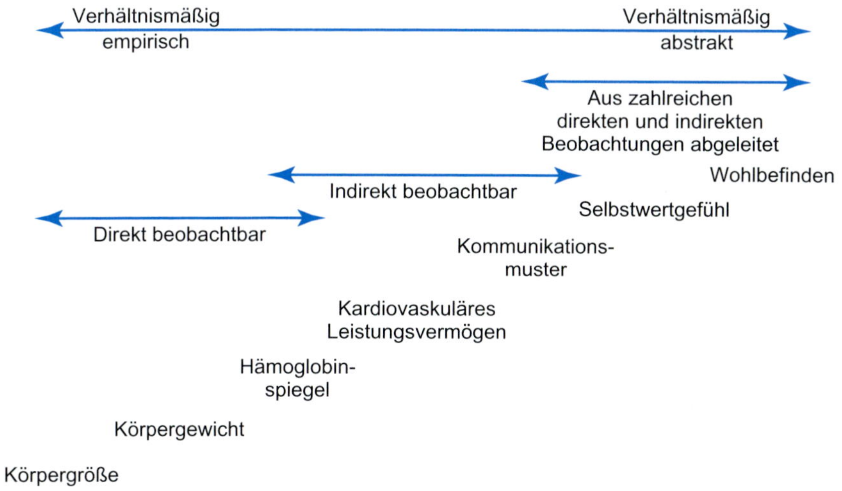

Abb. 7.3 Das empirisch-abstrakte Kontinuum

sind, sorgfältig formuliert werden, bleiben sie beliebig, weil viele verschiedene Definitionen gewählt werden könnten. Je abstrakter das Konzept, desto abhängiger wird es von der theoretischen Bedeutung des Konzepts und vom Zweck seiner Definition.

Selbstwertgefühl ist ein Beispiel für ein hoch abstraktes Konzept, für das es keine Maßeinheit gibt. Die zum Assessment von Selbstwertgefühl entwickelten Instrumente oder Methoden orientieren sich an theoretischen Definitionen, die für einen bestimmten Zweck entwickelt wurden und viele Verhaltensweisen und Persönlichkeitsmerkmale berücksichtigen, die Expert:innen übereinstimmend mit dem Konzept assoziieren. Sie können ihre Vorstellungen aus einer Theorie, einer wissenschaftlichen Publikation oder einer Konzeptklärung beziehen. Jedes Verhaltensmerkmal, das von der Methode erfasst wird, kann als partieller Indikator für das Selbstwertgefühl betrachtet werden. Kann ein Assessmentinstrument sämtliche Verhaltensweisen und Persönlichkeitsmerkmale erfassen, ist es meist ein angemessenerer Indikator des abstrakten Konzepts als es eine der Verhaltensweisen allein wäre. Die mit dem Instrument ermittelte Gesamtpunktzahl gilt dann als Messergebnis des empirischen Indikators.

Hochgradig abstrakte Konzepte werden manchmal *Konstrukte* genannt. Konstrukte sind die komplexesten aller Konzepte auf dem empirisch-abstrakten Kontinuum. Bei Konstrukten geht es um Vorstellungen und Gedanken mit einer so abstrakten Realitätsgrundlage, dass sie aus den direkten und indirekten Evidenzen mehrerer Quellen konstruiert werden. *Wohlbefinden* beispielsweise ist ein Konstrukt. Obschon wir eine Vorstellung von Wohlbefinden haben, lässt sie sich nicht direkt beobachten. ➤ Abb. 7.3 veranschaulicht den Gedanken, dass hoch abstrakte Konzepte aus anderen Konzepten konstruiert werden. Sämtliche auf dem Kontinuum genannten Konzepte (und weitere) können dem Konzept von Wohlbefinden zugeschlagen werden.

Manche abstrakte Konzepte haben nur im Kontext einer bestimmten Theorie eine Bedeutung. Levine (1967) beispielsweise hat den Begriff *trophicogenic* geprägt, was „pflegeinduziertes Kranksein" bedeutet. Abstrakte Konzepte können auch nach und nach in den allgemeinen Sprachgebrauch eingehen und dabei ihre Bedeutungen erweitern. Freuds Konzept vom *Ego* ist ein Beispiel dafür. Früher hatte das Wort *Ego* außerhalb der Freudschen Theorie keine Bedeutung, doch dann hat sich seine Bedeutung langsam gewandelt; es wird inzwischen auch unabhängig von seiner Theorie gebraucht, und weltweit wissen fast alle, was gemeint ist, wenn von einem „starken Ego" die Rede ist.

Auch ein bestimmtes Objekt, eine bestimmte Eigenschaft oder ein bestimmtes Ereignis kann von mehreren Wörtern repräsentiert werden. Jedes Wort trägt eine etwas andere Bedeutung und drückt oft Nuancen gesellschaftlicher Wertvorstellungen aus. Die Worte *Klapperkiste, Ente, Beamer* und *heißer Schlitten* bezeichnen allesamt nur eine Sache: ein Automobil. Jedes dieser Worte vermittelt die Perspektive oder Wertvorstellungen der Person, die das Wort benutzt, aber auch die Eigenschaften des Objekts selbst.

Gefühle, Wertvorstellungen und Haltungen sind innere, mit Erfahrungen und Worten verbundene Konzepte. Das Wort *Mutter* beispielsweise vermittelt Gefühle, Werte und Haltungen, die den Erfahrungen eines Menschen mit einer realen Person entspringen. Weil Menschen unterschiedliche Erfahrungen mit einer bestimmten Mutter (der Person) machen, assoziieren sie mit dem Wort *Mutter* eine Reihe unterschiedlicher Gefühle. Zugleich ist die Bedeutung des Konzepts *Mutter* vom gemeinsamen kulturellen und gesellschaftlichen Erbe geprägt. Ein Konzept wie das Konzept *Mutter,* das einfache und spezifische oder hoch komplexe Bedeutungen haben kann, verändert seinen Abstraktionsgrad je nach Gebrauchskontext. Ein Beispiel: Eine spezifische und einfache Bedeutung hat das Konzept im Kontext eines Fragebogens, auf dem die Kästchen für ja oder nein angekreuzt werden sollen, um zu ermitteln, ob die Frau eine biologische Mutter ist (d. h. ein Kind geboren hat). Diese spezifische und einfache Bedeutung steht im Gegensatz zur Bedeutung von Mutter, wenn man herausfinden möchte, ob die Frau ihr kleines Kind schützend, liebevoll und zuverlässig versorgt hat.

WARUM IST DAS WICHTIG?

Viele Pflegefachpersonen bringen vor, lieber „konkret" zu bleiben und mit theoretischen Abstraktionen nicht viel anfangen können. Zugleich sprechen sie aber häufig von Empfindungen wie *Trauer, Angst* und *Hoffnungslosigkeit* – also von hochgradig abstrakten Konzepten. Wegen der allgemein akzeptierten Verhaltensmanifestationen, die wir mit diesen Konzepten assoziieren, halten wir sie jedoch für „konkreter".

Wenngleich es meist weder möglich noch geboten ist, exakt zu bestimmen, an welcher Stelle ein Konzept auf dem Kontinuum von empirisch bis abstrakt verortet ist, müssen wir wissen, dass Konzepte in unterschiedlichem Ausmaß verbunden sind mit dem, was als Erfahrung wahrgenommen wird, und ihre Bedeutungen mehr oder weniger stark gedanklich konstruiert sein können. Viele Pflegekonzepte sind hochgradig abstrakt. Wenn Sie mit der Untersuchung eines abstrakten Konzepts beginnen, ist es völlig normal, sich zu fragen, weshalb es so schwierig ist, die Bedeutung eines Begriffs zu erfassen und alles zu verstehen, was das Konzept vermittelt.

7.3.2 Methoden zur Schaffung einer konzeptionellen Bedeutung

Wir sprechen im Kontext der Pflegewissensentwicklung vom *Schaffen* einer konzeptionellen Bedeutung, weil die Konzepte oft sehr abstrakt sind und die Bedeutung aus vielen konkurrierenden und sich nur in Nuancen unterscheidenden Konzepten entwickelt werden muss. Selbst wenn das Konzept empirisch verankert ist, bleibt die Entwicklung einer Bedeutung ein kreativer Akt, da selbst eher empiriebasierte Konzepte mehrere Bedeutungen haben können.

Bei der Schaffung einer konzeptionellen Bedeutung entsteht eine vorläufige Konzeptdefinition. Wir betonen das Wort *vorläufig*, weil die Definition überarbeitet werden kann und vielleicht überarbeitet werden muss. Was keineswegs heißen soll, dass alles erlaubt ist oder jede Definition, die der Autorin gefällt, ihren Zweck erfüllt. *Vorläufig* bedeutet in dem Zusammenhang, dass die Definition offen und veränderbar ist, wenn neue Erkenntnisse gewonnen und neue Übereinkünfte getroffen werden.

Es gibt verschiedene Methoden zur Schaffung einer konzeptionellen Bedeutung; jede hat Vor- und Nachteile (Beckwith, Dickinson und Kendall 2008). Die meisten Methoden haben sich über Jahrzehnte bewährt und sind nach wie vor hilfreiche, systematische und verlässliche Techniken. Norris (1982) beschreibt mehrere Methoden zur Konzeptklärung. Walker und Avant (2010) schildern eine auf dem Werk von Wilson (1963) beruhende Methode der Konzeptanalyse. Morse (1995) schlägt Strategien zur Konzeptentwicklung und -analyse vor, die sich qualitativer und quantitativer Forschungsansätze bedienen, um die aus Analyseprozessen hervorgegangenen Bedeutungen zu validieren. Moscou (2008) beschreibt eine evidenzbasierte Methode der Konzeptanalyse. Die von Rodgers und Knafl (2000) vorgelegte „evolutionäre" Methode der Konzeptanalyse beruht auf der Erkenntnis, dass die konzeptionelle Bedeutung kontextabhängig ist. Morrow (2009) beschreibt, wie sich auf der Grundlage einer Bildbetrachtung eine Bedeutung finden und konzeptualisieren lässt, die dann in einen pflegerischen Bezugsrahmen übertragen wird – auch das ein kreativer Vorgang. Bonis (2013) erläutert einen Ansatz zur Konzeptanalyse, der die unterschiedlichen Konzeptauffassungen der einzelnen Disziplinen in den Fokus rückt, damit Pflegefachpersonen besser beurteilen können, ob es sich empfiehlt, Forschungsinstrumente aus anderen Disziplinen zu entleihen.

Unser Ansatz zur Schaffung einer konzeptionellen Bedeutung gleicht zwar manchen von anderen Autorinnen beschriebenen Ansätzen, beruht jedoch auf unserer Meinung, dass Bedeutungen für einen bestimmten Zweck entwickelt werden und nicht statisch bleiben, sich vielmehr im Laufe der Zeit und in verschiedenen Kontexten verändern. Deshalb kann man nicht behaupten, ein Konzept sei „ausgereift" oder ausreichend entwickelt. Die Bedeutungen sind den Objekten oder einer unabhängig existierenden Realität nicht inhärent, sie werden vielmehr für einen bestimmten Zweck und einen bestimmten Kontext gebildet und geformt. Bitte erinnern Sie sich an das Beispiel des Wortes *Maus* und an seine beiden sehr unterschiedlichen konzeptionellen Bedeutungen. Die, die Sie mitbringen, wenn Sie in eine Kleintierhandlung gehen, und die Sie mitbringen, wenn Sie in einen Computerladen gehen, um eine Maus zu kaufen, werden vom Zweck ihrer Einkaufstour und von der Art des Geschäfts bestimmt, das Sie aufsuchen, um diesen Zweck zu erfüllen.

Wer eine Bedeutung entwickeln möchte, kann sich einer Vielzahl verschiedener Quellen und Methoden bedienen. Die Methoden können mehr oder weniger formal und streng sein. Der Zweck Ihres Vorhabens bestimmt, ob Sie den formalen Prozess der Konzeptklärung durchlaufen, eine Standarddefinition verwenden oder sich auf die Fachliteratur verlassen. Es gibt dafür weder ein Rezept noch eine spezifische Methode; die Wahl der Strategie orientiert sich vielmehr am Verwendungszweck des Konzepts. Die folgenden Abschnitte enthalten einige Richtlinien zur Auswahl, die Sie an Ihren Bedarf anpassen können. Nicht alle konzeptionellen Bedeutungen müssen mit formalen Methoden erarbeitet werden. Wenn sie für den eigenen Zweck und das eigene Ziel kreiert werden, sind sie allerdings extrem wichtig und hilfreich. Wir befassen uns in den nächsten Abschnitten mit den formaleren Methoden zur Schaffung einer konzeptionellen Bedeutung.

Egal welchen Ansatz man wählt, die Arbeit beginnt stets mit dem ausgewählten Konzept. Die Konzeptwahl wird vom Zweck bestimmt und drückt aus, welche Wertvorstellungen mit dem Zweck verbunden sind. Ein Beispiel: Sie haben das Ziel, für ein Forschungsprojekt mit dem Konzept *Abhängigkeit* zu arbeiten. Dafür werden Sie schließlich eine klare Konzeptualisierung von Abhängigkeit brauchen sowie Vorstellungen davon, wie man Abhängigkeit messen oder einschätzen könnte. Ein anderes Ziel könnte die Unterscheidung zweier eng miteinander verwandter Konzepte sein, etwa zwischen *Sympathie* und *Empathie.* In dem Fall besteht Ihre Aufgabe darin, sich mit den möglichen Bedeutungen vertraut zu machen und dann differenzierende Definitionen zu entwickeln.

Ein weiterer Anlass für die Schaffung einer konzeptionellen Bedeutung könnte der Wunsch sein, zu untersuchen, wie Konzepte in der Fachliteratur verwendet werden. Das Konzept *Intuition* beispielsweise taucht in der Pflegeliteratur häufig auf, allerdings mit verschiedenen, wenn auch verwandten Bedeutungen. Die angebotenen Bedeutungen spiegeln verschiedene Annahmen über das Phänomen. Wenn Sie sich nun der verschiedenen Bedeutungen bewusst werden, können Sie herausfinden, inwieweit sie zu Ihren Zielen passen und Ihre Zwecke erfüllen.

Es gibt noch andere Gründe für die Schaffung einer konzeptionellen Bedeutung: Vielleicht möchten Sie eine Forschungshypothese generieren, Pflegediagnosen formulieren oder computerbasierte Datenbanken für klinische Entscheidungsfindungsprozesse herstellen. Die Schaffung einer konzeptionellen Bedeutung ist auch eine wertvolle Übung in kritischem Denken (Kramer 1993). Eine Person, die ihr Ziel möglichst klar vor Augen hat, verfügt über einen Fixpunkt, an dem sie sich orientieren kann, wenn sie meint, sich verirrt zu haben.

WARUM IST DAS WICHTIG?

Da die Interessen der Pflege breit gefächert, ganzheitlich und inklusiv sind, gerät die Tatsache, dass eine Pflegeperspektive wichtige Erkenntnisse zur konzeptionellen Bedeutung beitragen kann, leicht aus dem Blick. Deshalb sind bei der Auswahl von Konzepten, neben dem Zweck der Konzepte, die Rolle der Pflege und ihr Kontext entscheidende Kriterien. Wenn Sie eine konzeptionellen Bedeutung schaffen, sollten Sie ein pflegerelevantes Konzept wählen und eine Bedeutung kreieren, die professionell Pflegenden den Umgang mit den Reaktionen der Menschen mit Pflegebedarf erleichtert und zu ihrer Genesung beiträgt. Die entscheidende Frage lautet nicht: „Ist das eine Pflegekonzept?" vielmehr „Ist das Konzept für die Pflege von Interesse und dient die entwickelte Bedeutung den Zielen der pflegerischen Versorgung?"

Auch soziopolitische Überlegungen werden die Konzeptwahl und die Konzeptuntersuchung beeinflussen, was oft auf subtile und kaum wahrnehmbare Weise geschieht. Wenn Sie beispielsweise beschließen, sich mit dem Konzept *Überleitung* (*transition*) zu beschäftigen und zu untersuchen, was es für eine Tochter bedeutet, ihre Mutter in ein Pflegeheim geben zu müssen, werden Sie sich schließlich auch mit der Frage beschäftigen, welche Konsequenzen weibliche Versorgungstätigkeit in einer Gesellschaft hat, die alte Menschen und die *Care*-Arbeit von Frauen abwertet.

Manche Konzepte sind zur Schaffung einer konzeptionellen Bedeutung ungeeignet. Manche sind allzu empirisch fundiert, andere sind zu weit gefasst und lassen deshalb kein nützliches Ergebnis erwarten. Konzepte, die empirisch bekannte Objekte repräsentieren (z. B. Kompressionsstrümpfe zur Thromboseprophylaxe), sind meist keine gute Wahl, weil sie zu sehr empirisch fundiert sind und durch einfaches Vorzeigen demonstriert werden können. Man muss diese Konzepte, um ihre Bedeutungen zu verstehen, nicht untersuchen, und braucht auch keine Erkennungskriterien, weil sie den Pflegealltag in keiner Weise erleichtern. Breit angelegte Konzepte wie *caring* und *Stress* stellen ein anderes Problem dar. Weil solche Konzepte so unüberschaubar sind, kann die Entwicklung einer Bedeutung nur zu einem allgemeinen Verständnis verhelfen, das, weil die nötigen Details fehlen, womöglich in die Irre führt. Was aber nicht heißen soll, dass es nie hilfreich ist, Bedeutungen für sehr begrenzte oder sehr umfassende Konzepte zu entwickeln; für manche Zwecke lässt sich die Schaffung einer konzeptionellen Bedeutung durchaus rechtfertigen. Unserer Erfahrung nach sind Konzepte mittlerer Reichweite für die Schaffung einer konzeptionellen Bedeutung am besten geeignet. Sie erleichtern sich die Wahl, wenn Sie das Konzept in seinen Gebrauchskontext setzen, z. B. den Stress von Müttern mit ihrem ersten Kind untersuchen, um den Umfang des Konzepts dem Zweck entsprechend eingrenzen zu können. In dem Fall gilt Ihr Interesse dem Stress, bringt ihn jedoch in einen Kontext, der Ihrer Exploration der Bedeutungen Grenzen setzt.

Haben Sie ein Konzept gewählt oder sind Sie einem Konzept begegnet, von dem Sie glauben, dass es den formalen Prozessen der Konzeptklärung unterzogen werden sollte, können die entsprechenden Prozesse eingeleitet werden.

7.3.3 Evidenzquellen

Die Wahl der Quellen und der Umfang, in dem Sie die verschiedenen Quellen nutzen, hängt davon ab, was Sie mit Ihrer Arbeit bezwecken. Bereits zu Beginn der Evidenzsammlung werden vorläufige Konzeptkriterien genannt, die später weiterentwickelt werden, wenn die fortlaufende Evidenzsammlung neue Informationen liefert. Wir raten, die Kriterien schon recht früh zu formulieren, damit nützliche Informationen nicht verloren gehen. *Kriterien* sind prägnante Aussagen, die beschreiben, welche wesentlichen Merkmale und Eigenschaften das Konzept zur wiedererkennbaren Einheit machen und diese Einheit von anderen ähnlichen Ideen unterscheiden. Eine hilfreiche Strategie, die den Einstieg erleichtert, ist die Entwicklung vorläufiger Kriterien mithilfe eines Musterbeispiels.

Musterbeispiel. Ein Musterbeispiel ist ein exemplarischer Fall, die Beschreibung oder Darstellung einer Situation, einer Erfahrung oder eines Ereignisses, das folgende Aussage rechtfertigt: „Wenn das nicht *x* (*hier Ihr Konzept einfügen*) ist, was dann?“ Die Situation kann dem Pflegealltag entnommen sein, aus der Literatur oder Kunst, aus einem Film oder irgendeiner anderen Quelle stammen, in der das Konzept repräsentiert oder symbolisiert wird. Sie wählen den Fall aus, weil er das Konzept, so wie Sie es derzeit verstehen, am besten repräsentiert. Wenn Sie mit abstrakteren Pflegekonzepten arbeiten, gehören zu den Musterfällen Erfahrungen und Umstände, die mit Worten beschrieben werden. Sie können die Musterbeispiele der eigenen Erfahrung entnehmen, gut möglich aber auch, dass Sie in der Literatur einen konstruierten oder beschriebenen Fall finden. Bitte verlassen Sie sich trotzdem auf Ihr eigenes Urteil, wenn es um die Frage geht, ob der in der Literatur gefundene Fall hilfreich ist. Vielleicht finden Sie einen Fall, von dem behauptet wird, er repräsentiere Ihr Konzept, kommen dann aber zu dem Schluss, dass er Ihre Zwecke nicht angemessen repräsentiert.

7

Zur Diskussion

Bitte diskutieren Sie mit Ihren Peers über die Entwicklung eines Musterbeispiels für das Konzept *bemuttern.*

- Beginnen Sie mit folgendem Szenarium: Ein Säugling weint und eine erwachsene Person nimmt ihn auf.
- Ist dieser Fall geeignet, Bemutterung zu repräsentieren? Wenn nicht, weshalb?
- Welche Umstände, Verhaltensweisen, Motive, Haltungen und Gefühle müssen in Ihrem Fall enthalten sein, damit alle bestätigen, dass hier tatsächlich bemuttert wird?

Wenn Sie ein eigenes Musterbeispiel kreieren, sollten Sie die Beschreibung so lange überarbeiten, bis der Fall Ihr Konzept wirklich vollständig und zu Ihrer vollen Zufriedenheit repräsentiert.

Im obigen Musterbeispiel könnte die erwachsene Person anfangs als weibliche Person dargestellt werden. Später könnten Sie die gleiche Szene mit einer männlichen Person besetzen. Wenn weder für die eine noch für die andere Version Beweise vorliegen, könnten Sie versuchsweise entscheiden, die Idee des Bemutterns bewusst anhand von Fällen zu entwickeln, an denen nur Frauen beteiligt sind. Weil Ihre Entscheidung eine vorläufige ist, können Sie die Konstruktion verändern und einem anderen Zweck oder einer anderen Gegebenheit anpassen.

Stellen Sie sich bei der Arbeit mit Musterbeispielen bitte folgende Frage: Was macht den Fall zum Beleg für das Konzept? Die Antworten bilden die Grundlage für eine vorläufige Liste der Kriterien, die vorhanden sein müssen, damit tatsächlich Bemutterung stattfindet. Die Kriterien werden festgelegt, damit Sie das Konzept erkennen, wenn Sie ihm begegnen, und es von ähnlichen Konzepten unterscheiden können. Im Falle von Bemutterung helfen die Kriterien, Ihr Konzept (z. B. bemuttern) von ähnlichen Konzepten (wie versorgen, pflegen oder helfen) zu unterscheiden.

Definitionen. Zu den Quellen, die Informationen über konzeptionelle Bedeutungen liefern, zählen lexikalische Definitionen und umgangssprachliche Bezeichnungen des Konzepts, das Sie explorieren. Lexikalische Definitionen verwenden oft den Begriff, den sie definieren als einen Teil der Definition und vermitteln keinen vollständigen Eindruck, klären aber doch, wie das Konzept üblicherweise verwendet wird und welche Vorstellungen es auslöst. Außerdem sind sie eine Hilfe, wenn es darum geht, die Herkunft und ursprüngliche Bedeutung von Worten aufzuspüren, die wiederum Hinweise auf ihre Kernbedeutungen liefern.

Bereits vorhandene Theorien und Fachliteratur können Definitionen liefern, die den allgemein üblichen Bedeutungsumfang stark erweitern. Die Art, wie Konzepte im Kontext der Fachliteratur verwendet werden, vermittelt die Bedeutungen des Konzepts im jeweiligen Fachbereich. Dazu ein Beispiel: Die lexikalische Definition von *Mutter* bezieht sich auf die soziale und biologische Rolle von Elternschaft sowie auf einige Kennzeichen der Rolle, wie Autorität und Zuneigung. Im Kontext psychologischer Theorien dagegen sind mit dem Wort *Mutter* Werte, Rollen, Funktionen und Eigenschaften von Personen gemeint, wie elterliche Fürsorge, körperliche Versorgung, Verantwortung und Macht.

Visuelle Darstellungen. Visuelle Darstellungen, etwa Fotografien, Cartoons, Kalender, Gemälde und Zeichnungen, sind wertvolle Quellen, die zur Schaffung von konzeptionellen Bedeutungen herangezogen werden können (Morrow 2009). Darstellungen können das Konzept, das Sie interessiert, im Titel tragen oder eine geeignete Repräsentation Ihres Konzepts sein. Angenommen Sie finden ein Bild, dem die Künstlerin den Titel „Kummer" gegeben hat. Die Tatsache, dass die Künstlerin die visuelle Darstellung sprachlich mit dem Konzept verknüpft hat, liefert neue Informationen über die konzeptionelle Bedeutung und hilft, die eigenen Ansichten über diese, sollten sie etwas einseitig sein, zu korrigieren. In manchen Fällen werden Sie oder andere sich keiner der vorhandenen Quellen bedienen, vielmehr selbst gezielt Bilder schaffen, die das zu klärende Konzept repräsentieren.

Egal ob Sie persönlich ein Bild kreieren oder untersuchen oder andere darum bitten, stets geht es darum, die Darstellungen zu vergleichen, nach Gemeinsamkeiten und Unterschieden zu suchen und diese Informationen den eigenen vorläufigen Kriterien gegenüberzustellen. Gut möglich, dass die Bildsprache einen signifikanten Aspekt des Konzepts besonders hervorhebt. Visuelle Darstellungen von Depression, wie sie z. B. in der Arzneimittelwerbung vorkommen, bilden oft Frauen ab; was den Gedanken nahelegt, dass es sich um ein spezifisch weibliches Leiden handelt. Visuelle Darstellungen, die Konzepte repräsentieren, verdeutlichen aber auch die Schwierigkeit, Bedeutungen sprachlich zu vermitteln. Eine Fotografie etwa kann die vielfältigen Dimensionen des Konzepts *Würde* ausdrücken, wenngleich sich die Essenz von Würde, ihr Wesenskern, wie von der Fotografie ausgedrückt, unmöglich beschreiben lässt – ein Beispiel, das zeigt, wie ästhetische Konzeptexpressionen empirisches Wissen fördern.

Populärliteratur und Klassiker. Auch die Literatur in ihrer ganzen Vielfalt vermag über konzeptionelle Bedeutung zu informieren. Sie spiegelt kulturspezifische Bedeutungen und ist eine reiche Quelle von Musterbeispielen für Konzepte. Klassische Prosa und Poesie sind oft gute Quellen für pflegerelevante konzeptionelle Bedeutungen. In den Gedichten Emily Dickinsons beispielsweise finden sich Bilder von Liebe und Verlangen. Louisa May Alcotts Klassiker *Kleine Frauen* informiert über die Natur inniger Vertrautheit und Fürsorge. Auch die moderne Populärliteratur liefert wertvolle Daten. Beliebte Selbsthilfebücher zu Themen wie positives Denken und Co-Abhängigkeit können oft klären, wie Konzepte normalerweise verstanden (oder missverstanden) werden. Märchen, Mythen, Fabeln und Geschichten können wichtige Erkenntnisse liefern, während die Umgangssprache und Cartoons oft auf die Doppeldeutigkeit gewisser Begriffe aufmerksam machen.

Musik und Dichtung. Musik und Dichtkunst können dank ihrer Bildsprache die Schaffung einer konzeptionellen Bedeutung erleichtern. Passende Musikstücke oder Gedichte lassen sich unter dem Namen des jeweiligen Konzepts ausfindig machen. Die Musik selbst oder die in den Liedtexten enthaltenen metaphorischen Bilder könnten das Konzept nahelegen. Musik und Dichtkunst können Bedeutungen durch Rhythmus und Klänge, durch ihre lyrische oder sprachliche Gestalt, durch Metaphern oder Melodien wirksam vermitteln und Lebensereignisse spiegeln, denen wir in der Pflege begegnen. Das bekannte Lied *Simple Gifts* der Shaker [religiöse Gemeinschaft in den USA; Anm. EL, MB] beispielsweise enthält Kriterien für die Konzepte Authentizität, Echtheit, Zentriertheit und Gemeinschaft. Die Melodie erzeugt ein Gefühl stillen Glücks und inneren Friedens, der Text verweist auf den Zusammenhang zwischen innerem Frieden und der Fähigkeit, tragende Beziehungen herzustellen. Cole Porters populärer Song *Don't Fence Me In* vermittelt durch Melodie, Rhythmus und Text, wie es sich anfühlt, emotional gefangen zu sein und sich nach Freiheit zu sehnen.

Fragen zur Reflexion

Bitte notieren Sie einige Kriterien des Konzepts Bemutterung und suchen Sie dann im Internet nach Liedern über Mütter. Tragen diese Lieder zur Verfeinerung Ihres Konzepts bei? Wie hat sich die Metaphorik in diesen Liedern über die Jahre verändert?

Fachliteratur. In der Fachliteratur finden sich oft relevante Bedeutungen für die Pflegepraxis. So haben beispielsweise sowohl Philosophen als auch Pflegefachpersonen über das Konzept *Präsenz* als eine Art des Beisammenseins geschrieben. Wenn sich die Arbeit einer Wissenschaftlerin oder eines Wissenschaftlers aus einer anderen Disziplin mit Ihrer Erfahrung als Pflegefachperson deckt, kann deren wissenschaftliche Arbeit Ihre konzeptionelle Bedeutung erweitern. Finden Sie dagegen Dinge, die Ihren Erfahrungen als Pflegefachperson widersprechen, werden Sie angeregt, Ihre Anschauungen über das Phänomen zu klären.

Anekdotische Berichte und Meinungen. Ihre Peers, Kolleginnen und Kollegen, hospitalisierte Menschen, andere Fachkräfte und Leute, die mit der Pflege keine Berührung haben, können wertvolle Informationen über die Bedeutung eines Konzepts liefern. Es empfiehlt sich, andere nach ihrer Meinung zu fragen, besonders dann, wenn Ihre unmittelbaren Erfahrungen mit dem Konzept begrenzt sind. Professionell Pflegende, die dem Konzept täglich begegnen, können vielleicht auf Bedeutungsnuancen hinweisen, die Ihnen bislang entgangen sind. Dazu ein Beispiel: Eine Pflegefachperson, die Menschen mit erheblich eingeschränkter Lungenfunktion betreut, beobachtet vielleicht, dass Angst, die in der Regel eine gesteigerter Aktivität bewirkt, bei diesen Kranken andere Reaktionen auslöst: Sie werden nämlich, wenn sie ängstlich sind, nicht wahllos aktiv, verhalten sich vielmehr bewusst möglichst ruhig, um Energie zu sparen. Wer kompetente Mitmenschen nach ihren Ansichten und Auffassungen fragt, verortet die eigene Bedeutung in Alltagswahrnehmungen und kann die professionelle Sicht auf das Konzept mit den Annahmen von Laien über ein Phänomen vergleichen.

Kriterien testen. Wenn Sie Ihre Evidenzquellen untersuchen, beginnen Sie bereits, die Konzeptualisierung und konzeptionelle Bedeutung, die Sie für Ihren Zweck entwickelt haben, auf ihre Schlüssigkeit zu testen. Gut möglich, dass manche Bedeutungen plausibel wirken, für Ihren Zweck jedoch nicht recht geeignet sind. Wer sich beispielsweise für das *Bemuttern* von Pflegemüttern interessiert, wird in alten Volksliedern und Schlagern zum Lobpreis von Müttern kaum Hilfreiches finden.

Kontrastierende Fälle. Das sind Fälle, die das Konzept mit Sicherheit nicht repräsentieren – sie sind die Antithese des Musterfalls, mit dem der Prozess beginnt. Für konkretere Konzepte konträre oder widersprüchliche Fälle zu finden, ist relativ leicht. Man kann eine Untertasse oder einen Löffel präsentieren als Dinge, die keine Becher sind, und grün ist sicher nicht rot. Für das Konzept *Hoffnungslosigkeit* ließe sich Hoffnung als kontrastierender Fall anführen.

Stellen Sie an kontrastierende Fälle folgende Frage: Was unterscheidet diesen Fall vom Konzept meiner Wahl? Während Sie die Unterschiede zwischen Musterfällen und kontrastierenden Fällen untersuchen, werden Sie die dabei entstehenden vorläufigen Kriterien bereits überarbeiten, etwas hinzufügen oder entfernen. Wenn Sie ein Narrativ zur Beschreibung von Hoffnung entwickeln, stellen Sie vielleicht fest, dass eine bestimmte Körperhaltung und bestimmte Gehbewegungen offenbar auf Hoffnungslosigkeit verweisen. Sollte Ihnen die Konstruktion eines kontrastierenden Falls Schwierigkeiten bereiten, könnten Sie eine andere Person bitten, ein Szenarium vorzuschlagen, das definitiv nicht das ist, was Sie zu beschreiben versuchen. Manchmal stößt man auch in der Literatur auf einen kontrastierenden Fall. Zur konzeptionellen Bedeutung beitragende kontrastierende Fälle bringen oft wichtige, bislang verborgene Aspekte des Musterfalls ans Licht, die Sie übersehen haben, weil Sie voreingenommen waren.

Verwandte Fälle. Diese Fälle repräsentieren ein anderes, allerdings ähnliches Konzept. Verwandte Fälle weisen in der Regel mehrere Kriterien Ihres Konzepts auf, wobei ein Kriterium oder mehrere Kriterien für den Musterfall besonders typisch sind und sie von verwandten Fällen unterscheiden.

Für das Konzept *Bemuttern* könnten Sie einen Fall von Kinderbetreuung konstruieren, die dem Musterfall ähnelt, etwa die Versorgung durch eine Kinderfrau. Vielleicht machen Sie das Kind im Musterfall zur erwachsenen Betreuungsperson oder ersetzen eine ältere Person durch ein Kleinkind. Auch hier geht es darum, die Unterschiede und Gemeinsamkeiten zwischen Musterfall und verwandtem Fall herauszuarbeiten und die vorläufigen Kriterien so zu ändern, dass sie Ihre neuen Erkenntnisse spiegeln. Sie könnten z. B. hinzufügen, dass Bemuttern eine anhaltende Investition ins künftige Wohl des Säuglings erfordert, die Betreuung durch eine Kinderfrau nicht, da in solchen Fällen die Investition ins Wohl des Säuglings zeitlich begrenzt ist.

Doppeldeutigkeiten. Wir haben es mit einer Doppeldeutigkeit zu tun, wenn das gleiche Wort verschiedene Bedeutungen haben kann. Wenn Sie beispielsweise das Konzept *Fatigue* bei chronisch kranken Menschen untersuchen, wäre eine geeignete Doppeldeutigkeit der

Gebrauch des Wortes *Fatigue* im Sinne von „Militäruniform" [weil fatigue im Englischen auch diese Bedeutung hat, Anm. d. Ü.]. Die Redewendung „to offer a cup of cheer" ist ein Musterbeispiel für den Gebrauch des Worts *cup* (*Becher)* im übertragenen Sinn. Es betont die Eigenschaft von Bechern, etwas fassen zu können. Wenn ein fünfjähriges Kind herumhüpft und schreit: „Ich bin so *gespannt* auf meinen Geburtstag!" bedeutet das Wort *(An) Spannung* nicht das, was es in der Pflege bedeutet. Was es aber vermittelt, ist die körperliche Agitiertheit, die auch im Pflegekontext mit Anspannung einhergeht.

Slang und Begriffe zur Beschreibung technischer Vorgänge oder Eigenschaften liefern, wenn sie in die Alltagssprache einsickern, viele Beispiele für Doppeldeutigkeiten. Wenn die Begriffe schließlich weitgehend akzeptiert worden sind, hören sie auf, doppeldeutig zu sein, sie rücken näher an zentralere konzeptionelle Bedeutungen heran und werden vielleicht sogar zu Musterfällen. Anfang der 1990er Jahre hätte das Wort *Netz* vermutlich das Bild eines Spinnengewebes hervorgerufen, während ein Bezug auf das Internet als Doppeldeutigkeit gegolten hätte. Ende der 1990er war das Wort *Netz* bereits so vollständig mit dem Internet verbunden, dass es so etwas wie der Inbegriff eines *Netzes* sein könnte.

Für das Konzept *Bemutterung* könnte das *Motherboard* eines Computers doppeldeutig sein, weil dieser Begriff und sein verwandtes Konzept nicht zum Konzeptbereich eines typischen Computernutzers gehören und primär technisch bleiben. Sie könnten anhand dieses Beispiels die Merkmale des Konzepts *Mutter* klären, das dem Konzept von Bemutterung zugrunde liegt. Zu diesen Merkmalen könnte die zentrale Rolle der Mutter in manchen Kulturen gehören, anhand derer sich die Bandbreite von Beziehungen definieren oder die Dynamik aller Beziehungen innerhalb des Systems strukturieren lassen. Überlegen Sie, was mit Ihrer Bedeutung passiert, wenn Sie unter Bemuttern einen Prozess verstehen, der die Natur der Beziehungen in einem System strukturiert und lenkt.

Paradoxe Fälle sind Varianten von Doppeldeutigkeiten, die nützlich sind, wenn die zentralen konzeptionellen Bedeutungen herausgearbeitet werden sollen. Paradoxerweise enthalten diese Fälle sowohl Elemente exemplarischer wie Elemente konträrer Fälle. Wenn Sie beispielsweise die Bedeutung von *Würde* untersuchen, könnten Sie einen Fall konstruieren, in dem Dinge geschehen, welche die Würde verletzen, um ein zentrales Merkmal von Würde zu veranschaulichen. Vielleicht geht es bei Ihrem Fall um die lebensrettende kardiopulmonale Reanimation eines Menschen in der Öffentlichkeit. Ein Fall wie dieser ist paradox, weil dabei einige Kriterien von Würde verletzt werden, zugleich jedoch der hohe Stellenwert, ja der Vorrang lebensrettender Maßnahmen, ungeachtet der Umstände, betont wird. Gut möglich, dass Sie im Zuge der Schaffung einer konzeptionellen Bedeutung weitere Fallvarianten erfinden. Wie die Fälle klassifiziert werden, sowie die Zahl und Art der Quellen, auch der Fälle, ist nicht entscheidend. Ihre Hauptfunktion besteht darin, die Bandbreite möglicher Bedeutungen vor Augen zu führen, damit Sie erkennen, welche zu Ihrem Zweck passt. Wenngleich die Schaffung einer konzeptionellen Bedeutung ein stringenter und durchdachter Prozess ist, sind die Fälle etwas willkürlich und zudem historisch und kulturell verortet. Es kommt nicht darauf an, wie Sie die Fälle nennen; wichtig ist die Bedeutung, die Sie aus der Konzeptexploration und der Investigation ableiten.

Kontexte und Werte explorieren. Wertvorstellungen und konzeptionelle Bedeutungen, die persönlichen Erfahrungen geschuldet sind, entstehen nicht in einem Vakuum; sie sind in gesellschaftlichen Kontexten verortet, die wichtige kulturelle Bedeutungen liefern und damit die mentalen Repräsentationen dieser Erfahrung beeinflussen. Denken Sie etwa an das Konzept *Urteil* oder *Beurteilung:* Was bedeutet dieses Konzept für einen Studenten, der eine Prüfung ablegt, oder für eine Richterin, die einen Urteilsspruch vorbereitet? Wenn Sie die verschiedenen, vom jeweiligen Kontext bestimmten Bedeutungen explorieren, stoßen Sie möglicherweise auf Bedeutungen, die Sie bisher nicht bedacht haben.

Um sich andere konzeptionelle Bedeutungen vorstellen zu können, hilft es, Musterfälle in verschiedene Kontexte zu stellen und zu fragen: Was würde in einer anderen Situation geschehen? Wenn Sie Ihr Musterbeispiel für die Farbe Rot in den Kontext einer Zeitschriftenwerbung setzen, welche symbolische Bedeutung vermittelt diese Farbe? Welche Werbewirkung verspricht sich die Werbeagentur? Wenn die Farbe Rot im Kontext von Verkehrszeichen und Signalen auftaucht, welche Bedeutung hat sie dann? Welches Verhalten soll sie auslösen? Was ist von einer Frau im roten Kostüm zu halten, wenn alle anderen im Sitzungssaal dunkle Anzüge tragen? Was könnten Sie im Kontext einer gleichgeschlechtlichen Beziehung über Bemutterung lernen? Wer sich mit Kontexten und ihren Kombinationsmöglichkeiten beschäftigt, wird bald erkennen, wie Bedeutungen vom Kontext beeinflusst werden.

Auch wenn das Konzept in einen nur leicht abweichenden Kontext gesetzt wird, kommen Wertvorstellungen ans Licht. Das Konzept *Bemutterung* ist für die Mehrzahl von uns ziemlich positiv konnotiert. Die meisten Menschen sind sich darüber einig, dass Kinder „gut" bemuttert werden müssen, um wachsen und sich angemessen entwickeln zu können. Doch was ist gutes Bemuttern? Da gehen die Meinungen weit auseinander. Die Unterschiede sind oft dem kulturellen Kontext geschuldet. Man kann vermutlich darüber streiten, ob Kinder angehalten werden sollen, sich an Regeln zu halten, oder ermuntert werden sollen, eigene Entscheidungen zu treffen. Was als Bemuttern gilt und was als gute und schlechte Bemutterung gilt, wird von tief verwurzelten kulturellen Wertvorstellungen bestimmt. Wenn Sie Ihren Musterfall in unterschiedliche gesellschaftliche Kontexte setzen, haben Sie die Möglichkeit, zentral wichtige Bedeutungen wahrzunehmen, die auf unterschiedliche Wertvorstellungen und kulturelle Kontexte zurückgehen, und können daraufhin den Stellenwert dieser Bedeutungen beurteilen.

7.3.4 Konzeptkriterien formulieren

Falls konzeptionelle Bedeutungen mithilfe formaler Prozesse entwickelt werden müssen, schlagen wir vor, Kriterien zur Expression der konzeptionellen Bedeutung heranzuziehen. Kriterien sind besonders nützliche Instrumente, wenn es darum geht, andere Prozesse empirischer Theorieentwicklung zu initiieren und Möglichkeiten zu finden, das Konzept zu ermitteln oder zu messen. Wie bereits gesagt, kristallisieren sich die Konzeptkriterien erst nach und nach heraus, während Sie mehrere Definitionen, verschiedene Fälle, andere Quellen und unterschiedliche Kontexte und Wertvorstellungen untersuchen. Wer Kriterien entwickelt, wird sie natürlich verfeinern, damit sie die beabsichtigte Bedeutung reflektieren. Oft vermitteln die Kriterien qualitative und quantitative Bedeutungsaspekte und sollen eine Konzeptdefinition nahelegen. Weil Kriterien komplexer sind als eine schlichte Wortdefinition, erweitern sie die Bedeutung und lenken die Prozesse empirischer Wissensentwicklung, auch die Theorieentwicklung, in eine bestimmte Richtung.

Bitte überlegen Sie ...

Die Kriterien für konkrete Objekte können relativ einfach sein, bergen jedoch die gleichen Herausforderungen wie die Kriterien komplizierterer abstrakter Konzepte. Das Konzept für einen Becher könnte z. B. folgende Kriterien enthalten:

- Das Objekt ist zylindrisch oder konisch geformt.
- Das Objekt kann physikalische Materie aufnehmen.
- Es ist in der Regel zwischen 7 und 17 cm hoch und hat an der weitesten Stelle einen Durchmesser von 7 bis 10 cm.
- Enthält das Objekt eine Flüssigkeit, kann es heiße Flüssigkeiten sicher aufnehmen.

Bitte beachten: Die Kriterien sind so formuliert, dass sie auch auf einen Einweg-Plastikbecher und einen *putting cup* (Golflochbecher) zutreffen. Die Wahl wird vom Zweck bestimmt. Wenn Sie sicherstellen wollen, dass der Golflochbecher nicht gemeint ist, müssen Sie die Kriterien wohl weiterentwickeln und hinzufügen „Das Objekt kann in der Hand gehalten werden, egal was es enthält." Dieses Kriterium schränkt Volumen und Gewicht des Bechers ein und impliziert, dass es sich um ein tragbares Objekt handeln muss.

Die Entwicklung von Kriterien für abstraktere Konzepte ist ein komplexerer Vorgang, weshalb auch die Kriterien oft abstrakter sind. Das Konzept *Bemutterung* könnte folgende Kriterien enthalten:

- Die bemutternde Person muss mit der bemutterten Person einen beobachtbaren Blickkontakt haben.
- Die bemutterte Person muss von der bemutternden Person körperlich berührt werden.
- Beide Seiten müssen dabei eine positive Empfindung haben.
- Zwischen bemutternder Person und bemutterter Person muss ein Austausch stattfinden.
- Die bemutternde Person muss dabei Laute äußern.

Diese Kriterien beschränken das Bemuttern weder auf ein Geschlecht noch auf ein Alter noch auf eine Spezies. Wenn die Kriterien mit dem Ziel entwickelt werden, zwischen mütterlicher und väterlicher Zuwendung unterscheiden zu können, müssen sie überarbeitet werden und zumindest das Geschlecht spezifizieren. Wenn sie zum Zweck der Differenzierung zwischen Bemutterung und Vernachlässigung entwickelt werden, sind sie vermutlich angemessen.

Bei der Schaffung einer konzeptionellen Bedeutung stellt sich folgende Frage: Wie erkenne ich, dass die Bedeutung, die ich entwickelt habe, tatsächlich angemessen ist? Sie können die Angemessenheit Ihrer konzeptionellen Bedeutung anhand des für die Entwicklung eingesetzten Prozesses sowie anhand Ihrer geschaffenen konzeptionellen Bedeutung überprüfen. Fuller (1991) empfiehlt, den Prozess und das Produkt der Konzeptualisierung unter den Aspekten Validität und Reliabilität zu untersuchen. Eine Konzeptualisierung ist *valide,* wenn sie auf mehreren Beispielen beruht, die sämtliche Bedeutungen, die das Konzept haben kann, vollständig repräsentieren, sofern man sich bei der Konzeptklärung mehrerer Interpretationsstufen bedient hat und die Kriterien die Grundstruktur (oder das Muster) des Konzepts verständlich machen. Die Konzeptualisierung ist *reliabel,* d. h. belastbar und verlässlich, wenn das Konzept aufgrund der entwickelten Kriterien konsistent erkennbar ist. Man kann nie völlig sicher sein, dass die entwickelte Bedeutung angemessen ist, falls sie aber eine vernünftige, kommunizierbare und zweckdienliche Auffassung reflektiert, ist sie wahrscheinlich auch angemessen. Wenn Ihre Intention wichtigen Pflegezielen gilt, wenn Sie die Ressourcen sorgfältig gewählt und genutzt haben und wissen, weshalb Sie diese und keine anderen Entscheidungen getroffen haben, haben Sie eine angemessene und nützliche Bedeutung entwickelt. Die konzeptionelle Bedeutung kann dann mithilfe weiterer Theorieentwicklungsprozesse überprüft und verfeinert werden.

7.4 Kreative Prozesse: Strukturierung empirischen Wissens

Im empirischen Wissensmuster ist neben der Konzeptualisierung die Strukturierung ein wesentlicher kreativer Prozess. Die Strukturierung empirischen Wissens verlangt ein systematisches und stringentes Vorgehen. Forschung ist die übliche Methode zur Strukturierung empirischen Wissens und zur Entwicklung einer empirischen Theorie. Wenn Hypothesen die empirischen Merkmale zusammenführen, damit sie getestet werden können, erkennen wir, wie die jeweiligen Konzepte verbunden (d. h. konzeptualisiert und definiert) sind. Die Strukturierung kann auch mithilfe induktiver Methoden erfolgen, etwa wie in der *Grounded Theory*, die aus Interviews gewonnene Informationen enthält. Auch zu interpretativen und naturalistischen Methoden gehört die Strukturierung. Sie kann auch forschungsunabhängig erfolgen, indem man die Konzeptzusammenhänge sorgfältig untersucht und beurteilt. Es fehlt nicht an Fachliteratur über Forschungsmethoden zur Generierung empirischen Wissens. Die Methoden zur Generierung empirischer Theorien als einer Form empirischen Wissens sind jedoch weniger bekannt und die Ansätze variieren. Deshalb stellen wir die empirische Theorieentwicklung in den Fokus unseres Texts.

7.4.1 Strukturierung einer empirischen Theorie

Für die Strukturierung einer empirischen Theorie werden die Konzepte systematisch miteinander verknüpft. Es gibt zahlreiche Ansätze zur Herstellung von Verknüpfungen (Alligood und Tomey 2013; Dubin 1978; George 2011; Grace und Perry 2013; Masters 2014; Newman 1979; Reynolds 2007). Die Entscheidung für eine bestimmte Methode hängt davon ab, für welchen Zweck Sie die Theorie entwickeln, was Sie bereits wissen oder für wahr halten und mit welcher philosophischen Einstellung Sie das Pflegewissen beurteilen. Wenn Sie einen ganz neuen Gedanken einbringen möchten über eine Sache und in der Literatur bislang sehr wenig über diesen Gedanken zu finden ist, werden Sie die Theorie vielleicht so konstruieren, dass sich Ihre Konzepte in eine verwandte Taxonomie einordnen lassen, die Ihre Gedanken und Ideen im Wesentlichen beschreibt. Falls Sie eine Idee einbringen möchten, die auf den Beschreibungen anderer Theoretikerinnen aufbaut, entwickeln Sie vielleicht eine Theoriestruktur, die Erklärungen für die komplexen Wechselbeziehungen der Konzepte liefert. Wenn Sie die Theorie als Outcome einer fundierten Forschung strukturieren, werden die Wechselbeziehungen der Datencluster die Entwicklung Ihrer Theoriestruktur leiten. Die Ansätze zur Generierung empirischer Theorie, ja die Natur der Theorie selbst, sind je nach Disziplin und auch innerhalb des Fachgebiets Pflege verschieden. Es gibt in der Pflege keine allgemein anerkannte Vorlage für die Entwicklung oder Charakterisierung einer „Theorie“. In den nächsten Abschnitten werden die verschiedenen Möglichkeiten der Strukturierung und Kontextualisierung einer Theorie ausführlich beschrieben und zwar folgende:

- *Konzepte identifizieren und definieren.* Konzepte sind zentrale Elemente einer Theorie, die den Fokus und die Bedeutung der Theorie vermitteln. Konzeptdefinitionen können im Laufe der Schaffung der konzeptionellen Bedeutung entstehen, nach reiflicher Überlegung aus anderen Theorien entliehen werden oder sich der Formulierungen anderer Quellen bedienen. Die Definitionen sollen die theoretischen Bedeutungen wichtiger Konzepte der Theorie möglichst klar und präzise aufzeigen.
- *Annahmen identifizieren.* Annahmen sind die Grundprämissen des Rahmens, innerhalb dessen und von dem ausgehend theoretisches Denken stattfindet.
- *Kontextklärung.* Bei der Klärung des Kontexts einer Theorie wird beschrieben, welche Umstände der Theoriebeziehungen empirisch relevant sein könnten. Klare Aussagen über den Kontext sind insbesondere für Theorien wichtig, die alltagstauglich sein sollen.
- *Beziehungsaussagen konstruieren.* Die prognostizierten Beziehungen der Theoriekonzepte untereinander, zu einem Ganzen zusammengefasst, verleihen der Theorie ihre Substanz und Form.

Konzepte identifizieren und definieren. Zur Strukturierung einer Theorie muss geklärt werden, welche Konzepte das Grundgefüge der Theorie bilden sollen. Die Konzepte können aus Alltagserfahrungen oder aus dem Pflegealltag kommen, aus der Grundlagenforschung oder den angewandten (Natur-)Wissenschaften, aus der Literatur oder den oben beschriebenen formalen Prozessen der Entwicklung von konzeptionellen Bedeutungen. Eine Theorie entsteht oft aus der Überzeugung heraus, dass das vorhandene Wissen und vorhandene Theorien eine Erfahrung nicht angemessen repräsentieren.

Manche Konzepte eigenen sich recht gut für eine Theorieentwicklung, andere weniger. Extrem abstrakte Konzepte haben ein breites Bedeutungsspektrum und erfassen eine Vielzahl von Erfahrungen. Als Ausgangspunkt einer Theorieentwicklung sind sie meist weniger geeignet. Konzepte wie etwa *Gesellschaftsstruktur, Stress* und *caring* können so viele verschiedene Erfahrungen erfassen, dass es extrem schwierig ist, sie in einen sinnvollen Zusammenhang zu bringen.

Extrem enge und konkrete Konzepte erfassen nur wenige Erfahrungen; zur Theoriebildung wird ihr Abstraktionsgrad vermutlich nicht ausreichen. Konzepte wie *Zahnschmerz* und *Post-Appendektomie-Schmerz* beispielsweise treffen nur auf relativ wenige Schmerzfälle zu. *Chronische Schmerzen* und *akute Schmerzen* sind vermutlich geeignetere Konzepte. Die Frage nach der Angemessenheit des Abstraktionsgrads einer Theorie wird im Pflegebereich ganz unterschiedlich beantwortet. Die neuen Trends hin zu einer situationsspezifischen Theorie mittlerer Reichweite und einer evidenzbasierten Pflegepraxis sind hilfreich, wenn über den für Theoriekonzepte erforderlichen Abstraktionsgrad entschieden werden muss.

Sobald die Konzepte nach und nach spezifiziert werden und Gestalt annehmen, schälen sich auch erste Vorstellungen über die Struktur ihrer Beziehungen heraus. In der Regel gibt es ein oder zwei grundlegende oder zentrale Konzepte, um die herum sich die Theoriebeziehungen bilden. Das Nachdenken über mögliche Beziehungen erhellt, welche Konzepte die Theorie enthalten muss. Frühere Forschungsarbeiten, bereits vorhandene Theorien, Philosophien und persönliche Erfahrungen bilden den Hintergrund für die Entwicklung theoretischer Beziehungen. Anfangs werden Ihnen vermutlich nur Konzepte auffallen, die Sie aufgrund Ihrer Erfahrung, aufgrund dessen, was Sie in der Literatur finden oder aktuellen Forschungsprojekten entnehmen, für verbunden halten.

Auch Annahmen beeinflussen die Konzeptstruktur. Den meisten empirischen Theorien ist beispielsweise die Annahme eines linearen Zeitverlaufs inhärent, und dieses Konzept wiederum bestimmt die Beziehungen und Verknüpfungen der verschiedenen Konzepte untereinander. Oft liegen einer Theorie Werturteile zugrunde – eine Theorie etwa, die erfasst, wie Musik das Missbehagen während einer diagnostischen Maßnahme lindert, geht davon aus, das es erstrebenswert ist, Missbehagen zu lindern.

Wenn nach und nach erste Vorstellungen über die Beziehungen der Konzepte untereinander Gestalt annehmen, werden die Konzepte selbst klarer; dank der Prozesse, die an der Schaffung von konzeptionelle Bedeutungen beteiligt sind, können dann die Bedeutungen explizit gemacht werden. Manche Konzepte lassen sich zu einer Gruppe zusammenfassen und mit abstrakteren Begriffen bezeichnen, um ein neues Konzept zu bilden. Das geschieht besonders dann, wenn die Theorie mithilfe induktiver Theorieentwicklungsprozesse strukturiert und konzeptualisiert wird, etwa wie in der *Grounded Theory.* Gut möglich beispielsweise, dass Ihnen mit der Zeit auffällt, dass sich weibliche Pflegende selbst oft als *schwach, ängstlich, unzulänglich, abhängig* und *unwürdig* charakterisieren und diese Selbstcharakterisierungen zusammengefasst und zu Bestandteilen des abstrakteren Konzepts *Machtlosigkeit* werden können.

Im Zuge der Identifizierung und Konzeptualisierung der Konzepte einer Theorie entstehen theoretische Definitionen. Theoretische Definitionen bilden die Basis für empirische Indikatoren und operative Definitionen der Konzepte, die für die Forschung benötigt werden, sie spiegeln diese Definitionen und vermitteln die allgemeine Konzeptdefinition. Empirische Indikatoren unterscheiden sich von theoretischen Definitionen insofern, als sie möglichst genau festlegen, wie das Konzept in einer spezifischen Studie ermittelt werden muss.

WARUM IST DAS WICHTIG?

Eine theoretische Definition für das Konzept *Bemutterung* könnte beispielsweise lauten:

Bemutterung: Eine Interaktion zwischen einer erwachsenen Person und einem Kind, die beiden das Gefühl von Bindung vermittelt. Die Interaktion geht mit bestimmten Verhaltensweisen einher, nämlich mit wechselseitigem Blickkontakt, Berührungen und Vokalisierungen.

Diese theoretische Definition vermittelt eine grundsätzliche Vorstellung von den empirischen Konzeptindikatoren, die manchmal auch *operative Definitionen* genannt werden. Der erste Teil der Definition vermittelt die allgemeine Bedeutung des Begriffs, der zweite verweist auf Verhaltensweisen, die mit dem Konzept assoziiert sind und ermittelt werden können. Empirische Indikatoren würden spezifizieren, welche Beobachtungsinstrumente oder Messungen für eine Forschungsstudie eingesetzt werden sollen. Die Zahl der direkten Blickkontakte von Mutter und Kind und die Zahl zärtlicher Berührungen könnte man mithilfe von Videoaufnahmen messen. Vokalisierungen ließen sich mithilfe von Tonaufnahmen, die Intensität und Tonlage messen, empirisch beobachten.

Bitte beachten: Mit der Theoriedefinition wird die Hauptbedeutung des Konzepts vermittelt, während die empirischen Indikatoren aufzeigen, wie die Bedeutung beobachtet und in einer bestimmten Forschungsstudie ermittelt wird.

Annahmen identifizieren. Annahmen sind Vermutungen über eine Sache, die als wahr gelten. Philosophische Annahmen bilden das Fundament einer jeden Theorie. Werden die Annahmen hinterfragt, kommt zugleich der gesamte Theorieinhalt auf den Prüfstand. Auch Annahmen, die empirisch eingeschätzt werden könnten, sich aber nicht im Kontext der Theorie befinden, beeinflussen den Wert der Theorie insgesamt. Eine Theorie beispielsweise, die mit dem Ziel entwickelt wird, die Selbstfürsorge von Personen zu fördern, die sich um alte Menschen kümmern, geht vielleicht von der Annahme aus, dass Pflegende den Wunsch haben, für sich selbst zu sorgen. Obschon diese Annahme empirisch eingeschätzt werden könnte, wird für die Zwecke der Theorie einfach angenommen, dass dem so ist, was ja auch vernünftig erscheint. Ist der Wunsch von Pflegenden, für sich selbst zu sorgen, kaum oder gar nicht vorhanden, wird die Theorie nicht hilfreich und ein anderer Ansatz gefordert sein.

Annahmen, die als solche bezeichnet werden, sind unschwer zu erkennen; viele Annahmen sind jedoch implizit oder nicht benannt und deshalb wohl schwer zu identifizieren. Allgemein akzeptierte Wahrheiten werden im Kontext einer Theorie vielleicht anders beurteilt und müssen, auch wenn sie selbstverständlich erscheinen, benannt werden. Eine Theorie beispielsweise, die das Konzept *Trauer* enthält, wird von bestimmten impliziten Annahmen über das Wesen von Leben und Tod beeinflusst, die sich wiederum auf die Grundideen der Theorie auswirken und explizit benannt werden müssen. Eine Trauertheorie, die auf der Ansicht beruht, dass der Tod ein Übergang in eine andere Form des Lebens ist, wird sich erheblich von einer Trauertheorie unterscheiden, die auf der Ansicht beruht, dass der Tod das Leben beendet.

Zu Rogers (1970) expliziten Annahmen gehört die Vorstellung vom Menschen als einheitliches Ganzes mit eigener Integrität und Merkmalen, die mehr und etwas anderes sind als die Summe ihrer Teile. Auf den ersten Blick erscheint diese Aussage völlig logisch und vernünftig, sie ist jedoch signifikant, weil diese Annahme nicht in allen Pflegetheorien und konzeptuellen Modellen vorkommt. Als eine Annahme verlangt sie keine empirische Evidenz, für die von Rogers vorgeschlagenen Beziehungsaussagen ist sie allerdings fundamental wichtig.

7

Annahmen beeinflussen alle Aspekte der Theoriestrukturierung sowie anderer Formen theoretischen Wissens. Wird als Basis für die Bemutterungstheorie die Annahme von der Ganzheitlichkeit des Menschen herangezogen, müssen die damit verbundenen Konzepte mit einer ganzheitlichen Sicht auf menschliche Lebensprozesse übereinstimmen. Die Konzepte der Theorie würden Ganzheitlichkeit reflektierende Verhaltensmuster enthalten, wozu auch Bewegungs- und Kommunikationsmuster zählen könnten. Wird der Mensch im Gegensatz dazu als biologischer und sozialer Organismus betrachtet, als „Summe der Teile", geht man wohl von der Annahme aus, dass Bemutterung verständlich wird, indem man einige Indikatoren einschätzt, etwa die physischen Reaktionen auf Berührungen und Vokalisierungen, bekannte kulturelle Überzeugungen über Bemutterung und die Reaktionen der Mutter auf das Weinen des Kindes.

Kontext klären. Jede empirische Theorie muss, um praxistauglich zu sein, in einen Kontext gesetzt werden. Soll eine Bemutterungstheorie nur für die Interaktionen von Frauen und Kindern im westlichen Kulturkreis gelten, müssen die Grenzen ihrer Gültigkeit berücksichtigt und benannt werden. Wird die Theorie erweitert, könnte sie auch für andere Kulturkreise und andere enge Beziehungen gelten, etwa für Interaktionen zwischen einer erwachsenen Person und einem Kind, zwischen zwei Erwachsenen und zwischen Erwachsenen und Tieren.

Sehr weit oder sehr eng gefasste Kontexte spiegeln den Grad der Gültigkeit einer Theorie. Eine für viele Kulturen strukturierte Theorie taugt vielleicht nicht für jede Kultur gleichermaßen. Umgekehrt taugt eine Theorie, die im Kontext einer einzigen Einrichtung (z. B. in einem bestimmten Krankenhaus) strukturiert wird, vermutlich nicht für andere

Settings. Weil man in der Vergangenheit zunehmend mehr Wert auf Pflegetheorien mittlerer Reichweite gelegt hat, ist der Kontext, für den Theorien entwickelt wurden, enger geworden. Weit gefasste Bezugsrahmen oder Konzeptmodelle, die sich mit Phänomenen wie Adaptation (Roy 1999) oder Energieerhalt (Levine 1967) beschäftigten, galten als Theorien und sind in vielen Pflegesituationen heute noch hilfreich. Eine Theorie mittlerer Reichweite konzentrierte sich meist auf Phänomene, die zwar nicht in allen aber doch in vielen Pflegesituationen vorkommen, wie etwa Verunsicherung und Hoffnungslosigkeit. Eine situationsspezifische Theorie begrenzt den Kontext noch stärker auf bestimmte Situationen von Verunsicherung oder Hoffnungslosigkeit (Im und Meleis 1999). Demnach müsste eine Theorie mittlerer Reichweite, die sich mit den Phänomenen Verunsicherung oder Hoffnungslosigkeit befasst, um in verschiedenen Kontexten gültig zu sein, modifiziert werden, z. B. indem man sie verschiedenen kulturellen Kontexten und Altersgruppen anpasst.

Beziehungsaussagen konstruieren. Beziehungsaussagen sind strukturierende Verknüpfungen der Konzepte einer Theorie. Manche Angaben verknüpfen lediglich zwei Konzepte, andere sind relativ komplex und decken die Interaktionen vieler verschiedener Konzepte ab. Theorien enthalten in der Regel verschiedene Arten von Beziehungsaussagen, die mehr oder weniger vollständig erklären, wie ihre Konzepte interagieren. Während die Konzepte identifiziert und geklärt werden, nehmen die Beziehungen Gestalt an, dennoch muss bei der Konstruktion von Beziehungsaussagen besonders auf Substanz, Richtung, Stärke und Qualität der Interaktionen zwischen den Konzepten geachtet werden.

Denken Sie nun bitte an eine für das Konzept *Bemutterung* formulierte Beziehungsaussage. Man könnte annehmen, dass mit zunehmender Dauer des Blickkontakts der erwachsenen Person mit dem Säugling auch die Dauer des Blickkontakts des Säuglings mit der erwachsenen Person zunimmt. Diese Beziehungsaussage geht davon aus, dass ein Ereignis (verstärkter Blickkontakt der erwachsenen Person) einem zweiten Ereignis vorangeht (verstärkter Blickkontakt des Säuglings). Dabei wird auch eine substanzielle Interaktion (Blickkontakt) als Bestandteil von Bemutterung beschrieben und, als Teil der Interaktion, eine Richtung (Steigerung) impliziert.

Eine komplexere Beziehungsaussage berücksichtigt weitere Dimensionen, nämlich Qualität, Kontexte und die jeweiligen Umstände. Sie könnte folgendermaßen formuliert werden:

Unter den Bedingungen von C1 durch Cn, wenn X auftritt, wird Y auftreten.

Das Konzept *Bemutterung* ließe sich folgendermaßen illustrieren:

Wenn eine erwachsene bemutternde Person und ein Säugling nahe beisammen sind (C1),
und
die erwachsene Person negative Gefühle für den Säugling hegt (C2)
und
die Frequenz des Körperkontakts beschränkt ist (C3),
dann wird,
wenn die Frequenz des Blickkontakts der erwachsenen Person abnimmt,
auch die Frequenz des Blickkontakts des Säuglings abnehmen.

Eine Beziehung kann auch mit dem Ziel konstruiert werden, der potenziellen Theorie ein neues Konzept hinzuzufügen. Dann könnte die Beziehungsaussage anfangs folgendermaßen lauten:

> *Wenn die Frequenz des vom Säugling ausgehenden Blickkontakts die Mutter nicht ausreichend zufriedenstellt, wird die Frequenz des Blickkontakts der erwachsenen Person zunehmen, weil sie sich bewusst bemüht, den Säugling in die Interaktion einzubeziehen.*

Bei dieser Beziehungsaussage kommt die subjektive Bewertung „ausreichend zufriedenstellend" ins Spiel. Zufriedenstellung lässt sich allerdings nicht objektiv identifizieren oder empirisch beobachten. Im Laufe der Weiterentwicklung könnten mögliche Indikatoren für Zufriedenstellung gefunden werden, wobei diese Theoriedimension auch als etwas betrachtet werden könnte, was subjektiv eingeschätzt werden muss. Die Theorie stimuliert so die Entwicklung von neuem empirischen Wissen.

Prozesse zur Strukturierung einer empirischen Theorie sowie andere theorieähnliche empirische Wissensformen, wie etwa Konzeptmodelle oder Bezugsrahmen, erfordern die Identifikation pflegerelevanter Konzepte und eine Einschätzung ihrer Bedeutung. Für manche Zwecke sind formale Prozesse der Bedeutungszuschreibung nötig oder werden angemessene Bedeutungen bereits in der Fachliteratur genannt. Die Konzepte werden miteinander in Verbindung gesetzt, der Kontext, für den die Theorie gelten soll, wird identifiziert und die im Hintergrund wirkenden Annahmen werden explizit gemacht. Wir haben hier allgemeine Richtlinien präsentiert, die die Strukturierung einer empirischen Theorie erleichtern. Dabei ist zu bedenken, dass der Prozess ein Ducheinander darstellt, mal in die eine mal in die andere Richtung geht und das Ergebnis dabei verändert und modifiziert wird.

7.5 Andere empirische Wissensformen

Als wertvolle und wichtigste empirische Wissensstruktur bildet die empirische Theorie unseren Schwerpunkt. Unsere Ansätze zur Konzeptualisierung und Strukturierung können aber auch zur Generierung anderer Formen empirischen Wissens verwendet werden. Zu den anderen Formen zählen empirische Forschungsberichte, die Ergebnisse naturalistischer interpretierender Forschung und streng strukturierte Beschreibungen im Bereich empirischen Wissens. Früher war mit empirischem Wissen das durch experimentelle und beobachtende Methoden der traditionellen (Natur-)Wissenschaft generierte Wissen gemeint. Diese Charakterisierung von Empirie ist zwar auch heute noch üblich, wir vertreten allerdings eine breitere Sichtweise.

Wenngleich es schwerfällt, „empirisches" Wissen streng von anderen Wissensformen zu trennen, ist es unserer Auffassung nach Wissen, das entweder direkt oder indirekt durch genaue und kontrollierte Beobachtung gewonnen wird, wobei diese Beobachtungen eher sachlich oder eher interpretierend sein können. Wir sind der Meinung, dass es möglich sein muss, empirisches Wissen zu bestätigen und zu validieren, was bedeutet, dass die Interpretation oder Beobachtung von allen als „korrekt" oder vernünftig betrachtet wird. Wir sind uns allerdings bewusst, dass empirisches Wissen nicht von allen so breit definiert würde.

Es gibt viele Möglichkeiten zur Strukturierung des empirischen Wissens. Wir haben auf eine genaue Darstellung der auf verschiedene Forschungs- oder Analyseansätze zurückgehenden Methoden der Konzeptualisierung und Strukturierung verzichtet, weil es dazu ausreichend Fachliteratur gibt; dort werden die richtigen Verfahren zur Generierung der verschiedenen Formen empirischen Wissens im Detail erklärt (Polit und Beck 2016). Diese exakten und präzisen Methoden zur Strukturierung und Konzeptualisierung empirischen Wissens sind allgemein akzeptiert.

Wie bereits gesagt, werden in der Fachliteratur Techniken zur Theoriebildung dargestellt, wobei die Meinungen über geeignete Techniken auseinandergehen und nicht einmal klar ist, was eine empirische Theorie ist. Deshalb haben wir uns auf die Strukturierung und Konzeptualisierung von Wissen konzentriert, das sich in Form einer empirischen Theorie, wie wir sie konzeptualisieren, ausdrückt.

7.6 Eine Theorie konzeptualisieren

Dass *Theorie* innerhalb und außerhalb des Fachgebiets Pflege ganz unterschiedlich definiert wird, ist durchaus verwirrend. Jede Definition kann zweckmäßig sein, je nachdem, wie man den Begriff verwendet. Das Wort Theorie wird aber auch oft im Alltag gebraucht, in Sätzen wie: „Meine Theorie dazu ist …" oder „Ich habe folgende Theorie: …". Diese Verwendungen implizieren, dass Theorie ein Gedanke oder Gefühl ist oder etwas erklären kann. Im vorliegenden Text verwenden wir eine Definition, die eher dem umgangssprachlichen Gebrauch entspricht: Theorie als eine Sammlung von Ideen oder erklärenden Vermutungen. Dennoch geht unsere Definition darüber hinaus, weil eine Theorie in unseren Augen etwas ist, was gezielt für einen spezifischen Zweck entworfen wird.

In der Pflege unterscheiden sich die Annahmen über das Wesen einer empirischen Theorie, da sie teilweise aus den verschiedenen Forschungsgebieten stammen, aus denen Pflegewissen entwickelt wird. Manche Pflegetheoretikerinnen kommen aus Traditionen, in denen eine ideale Theorie eine logisch miteinander verbundene Gruppe gesicherter Hypothesen ist. Andere halten Theorien für lose miteinander verbundene Ideen und eine Sammlung bislang unbestätigter Vermutungen. Für andere wiederum besteht eine Theorie aus einem Set philosophischer Überzeugungen und Wertvorstellungen über das Wesen des Menschen und menschlichen Handelns. Das hat zur Folge, dass sich in der Pflegeliteratur unterschiedliche Theoriedefinitionen finden, wobei diese Vielfalt ein tieferes Verständnis und die Entwicklung von Theorien stimuliert. Die folgenden vier in der Pflegeliteratur vorkommenden Theoriedefinitionen betonen jeweils unterschiedliche Perspektiven und Grundwerte. Jede dieser Definitionen hebt wichtige Theorieaspekte hervor, an die wir unsere eigene Definition anknüpfen:

- *Eine logisch miteinander verbundene Gruppe bestätigter Hypothesen* (McKay 1969). Diese Definition impliziert eine spezifische, den Regeln der Logik folgende spezifische Form. Sie verlangt zudem, dass, um Theorie zu generieren, die Hypothesen mit wissenschaftlich-empirischen Methoden getestet und bestätigt werden.
- *Ein für einen bestimmten Zweck ersonnenes konzeptuelles System oder ein konzeptueller Rahmen* (Dickoff und James 1968). Diese Definition betont den Zweck, für den die Theorie entwickelt wird. Das Wort *ersonnen* impliziert einen kreativen Vorgang, der die von McKay geforderten Test- und Bestätigungsverfahren umgeht. Sie betont, dass die Theorie ein Ziel und einen Zweck haben muss.

- *Eine schöpferische Anordnung von Wissen, Ideen und Erfahrungen, die symbolisch dargestellt werden und ein bestimmtes Phänomen erhellen sollen* (Watson 1985). Auch diese Definition betont die Kreativität. Für Watson hat Theorieentwicklung den Zweck, das Verständnis eines bestimmten Phänomens zu verbessern. Dickoff und James vertreten den Standpunkt, dass der Zweck einer Theorie in ihrer spezifischen praktischen Anwendbarkeit besteht. Für Watson besteht der Zweck einer Theorie in der Erklärung eines Phänomens, weshalb sich die Theorie direkt auf das Pflegehandeln auswirken kann oder nicht.
- *Konzeptuelle und pragmatische Grundsätze, die einen allgemeinen Bezugsrahmen für ein bestimmtes Forschungsfeld bilden* (Ellis 1968). Diese Definition verlangt von Theorie keinen spezifischen Zweck und schlägt keine bestimmte Theorieentwicklungsmethode vor. Für Ellis liefert Theorie eine philosophische Sicht, die den Untersuchungen einer Disziplin die Richtung weist.

Aus unserer Sicht ist jede Theorie eine kreative und stringente Strukturierung von Gedanken und Ideen. Die Gedanken oder Konzepte werden mit Wortsymbolen ausgedrückt, die eine Konzeptstruktur bilden. Die Struktur entsteht mithilfe von Methoden, die an die Kreativität der Theoretikerin anknüpfen. Um eine stimmige Struktur oder ein stimmiges Muster zu erhalten, müssen die Konzepte der Theorie definiert und logisch miteinander verbunden sein. Empirische Theorien sind zielgerichtet; sie werden aus einem bestimmten Grund entwickelt. Der Zweck einer Theorie mag verschiedene Formen annehmen, muss jedoch klar erkennbar sein.

Theorie ist keine letztgültige Vorschrift oder Handlungsanweisung, sie vermag nicht exakt zu beschreiben, was sich objektiv beobachten lässt. Eine Theorie schlägt lediglich vorläufige Gedanken vor, die neue Wahrnehmungen und Erkenntnisse erlauben, die tiefer gehen als das übliche oberflächliche Weltverständnis. Theorien beruhen auf den Annahmen, den Wertungen und dem kreativen, fantasievollen Urteilsvermögen der theoretisierenden Person. Man mag die Werte und Ansichten dieser Person teilen oder nicht, die Beschäftigung mit der Theorie und den darin enthaltenen Ansichten kann das Denken über das Erlebte, den Pflegeberuf und die Ziele der eigenen Arbeit erweitern.

Mit den Konzeptualisierungs- und Strukturierungsprozessen, die wir beschreiben, gelangt man zu einer Theorie, die unserer Definition entspricht:

> *Empirische Theorie:* Eine kreative und stringente Strukturierung von Gedanken, die eine vorläufige, zweckmäßige und systematische Einschätzung von Phänomenen erlaubt.

Das Wort *kreativ* unterstreicht die Rolle des menschlichen Vorstellungsvermögens und von Visionen bei der Entwicklung und Formulierung einer Theorie; es bedeutet keineswegs Beliebigkeit oder dass die Theorie improvisiert ist. Die zur Entwicklung einer Pflegetheorie erforderlichen kreativen Prozesse sind stringent, systematisch und diszipliniert, wodurch eine gut durchdachte Konzeption entsteht, die den Stempel ihrer Urheberin trägt. Wir sind der Ansicht, dass theoretische Behauptungen immer nur vorläufig sind und, wenn neue Beweise und Erkenntnisse vorliegen, revidiert werden können. Die Aussagen werden für einen bestimmten Zweck oder innerhalb eines spezifischen Kontexts entwickelt. Unsere Definition geht nicht davon aus, dass eine Hypothese erst getestet werden muss, bevor ihre Aussagen und Behauptungen als Theorie gelten. Die von einer Person aufgrund ihrer Erfahrungen und Beobachtungen systematisch entwickelten Gedanken dürfen Theorie genannt werden, noch bevor sie formal getestet werden.

Wir haben unsere Theoriedefinition vorgestellt, um zu vermitteln, was aus unserer Sicht eine Theorie ist, wie man eine entwickelt und evaluiert. Die Definitionen verwandter Begriffe helfen, die Bedeutung des zentralen Begriffs (in dem Fall *Theorie*) zu klären. Unsere im Kontext dieses Buchs entwickelten Definitionen einiger verwandter Begriffe sind in ➤ Tab. 7.2 enthalten. Gut möglich, dass die Definitionen verwandter Begriffe nicht allgemein akzeptiert sind, wir halten sie jedoch für vernünftig und den üblichen Bedeutungen entsprechend. Dazu kommt, dass sich Teile ihrer Bedeutungen, egal wie sehr man versucht, ähnliche Begriffe mithilfe von Definitionen voneinander zu unterscheiden, stets überschneiden werden.

7.7 Fazit

Die kritischen Fragen: „Was ist das?“ und „Wie funktioniert das?“ leiten die kreativen Prozesse der Konzeptualisierung und Strukturierung ein. Sie richten sich nach dem Zweck der Recherche, nach den als „Selbstverständlichkeiten“ geltenden Annahmen und dem Kontext der kritischen Fragen. Empirische Theorien haben spezifische Merkmale, die die Basis für unsere Theoriedefinition bilden. Die Merkmale liefern eine Taxonomie zur Beschreibung und kritischen Reflexion von Theorien. Näheres dazu im Kap. 8.

Tab. 7.2 Definitionen von Begriffen in Bezug zu den Theoriekonzepten

Begriff	Definition
Wissenschaft	Ansatz zur Generierung empirischen Wissens, der sich auf direkte Sinneswahrnehmungen stützt, um Wissen und Verstehen hervorzubringen. Der Begriff bezeichnet auch Ergebnisse oder Produkte, die beim Einsatz systematischer empirischer Methoden entstehen.
Philosophie	Disziplin, die das Wesen der Welt, des Wissens und wissen zu erkennen versucht, sowie mit geeigneten Mitteln die Wirklichkeit und Wertvorstellungen überprüft. Um Wissen zu entwickeln basiert Philosophie auf Logik und logischer Beweisführung, nicht auf empirischer Beweiskraft.
Tatsache	Das, was allgemein als empirisch verifizierbare/r/s Gegenstand, Eigenschaft oder Ereignis gilt. Das bedeutet, dass von anderen das Phänomen in einem gleichen Kontext übereinstimmend gleich erfahren und bezeichnet wird.
Modell	Symbolisches Abbild empirischer Erfahrungen in Form von Worten, Bildern oder Diagrammen, mathematischen Formeln oder physischem Material (z. B. einem Modellflugzeug).
Theoretischer oder konzeptueller Bezugsrahmen	Die logische Anordnung von zueinander in Beziehung stehenden Konzepten oder Theorien, die vorgenommen wird, um mehrere verschiedene, in einer komplexen Situation relevante Konzepte zu bündeln, etwa ein Praxissetting oder ein (Aus-)Bildungsprogramm.
Paradigma	Weltanschauung oder Ideologie. Ein Paradigma schließt Standards und Kriterien für die Zuordnung von Wichtigkeit und Wert mit ein, die sowohl für die Prozesse und Produkte einer Disziplin, als auch die Methoden der jeweiligen Wissensentwicklung gelten sollen.

LITERATUR

Alligood, M. R., & Tomey, A. M. (2013). Nursing theorists and their work (8th ed.). St. Louis, MO: Elsevier-Mosby.

Beckwith, S., Dickinson, A., & Kendall, S. (2008). The "con" of concept analysis. A discussion paper which explores and critiques the ontological focus, reliability and antecedents of concept analysis frameworks. International Journal of Nursing Studies, 45, 1831–1841.

Bonis, S. A. (2013). Concept analysis: method to enhance interdisciplinary conceptual understanding. ANS. Advances in Nursing Science, 36, 80–93. https://doi.org/10.1097/ANS.0b013e318290d86e.

Carper, B. A. (1978). Fundamental patterns of knowing in nursing. ANS. Advances in Nursing Science, 1, 13–23.

Dickoff, J., & James, P. (1968). A theory of theories: a position paper. Nursing Research, 17, 197–203.

Dubin, R. (1978). Theory building (rev. ed.). New York, NY: The Free Press.

Ellis, R. (1968). Characteristics of significant theories. Nursing Research, 17, 217–222.

Fuller, J. (1991). A conceptualization of presence as a nursing phenomenon. Salt Lake City, UT: University of Utah.

George, J. B. (2013). Nursing theories: the basis for professional nursing practice (6th ed.). Pearson Education London.

Grace, P. J., & Perry, D. J. (2013). Philosophic inquiry and the goals of nursing: a critical approach for disciplinary knowledge development and action. ANS. Advances in Nursing Science, 36, 64–79.

Im, E.-O., & Meleis, A. I. (1999). Situation-specific theories: philosophical roots, properties, and approach. ANS. Advances in Nursing Science, 22, 11–24.

Jacox, A. (1974). Theory construction in nursing: an overview. Nursing Research, 23, 4–13.

Kaplan, A. (1964). The conduct of inquiry. New York, NY: Thomas Y. Crowell Co., Inc.

Kramer, M. (1993). Concept clarification and critical thinking: integrated processes. The Journal of Nursing Education, 32, 1–10.

Levine, M. E. (1967). The four conservation principles of nursing. Nursing Forum, 6, 93–98.

Masters, K. (2014). Nursing theories: a framework for professional practice. Burlington, MA: Jones & Bartlett Publishers.

McKay, R. P. (1969). Theories, models and systems for nursing. Nursing Research, 18, 393–399.

Morrow, M. R. (2009). Being judicious: a creative conceptualization. Nursing Science Quarterly, 22, 103–107.

Morse, J. M. (1995). Exploring the theoretical basis of nursing using advanced techniques of concept analysis. ANS. Advances in Nursing Science, 17, 31–46.

Moscou, S. (2008). The conceptualization and operationalization of race and ethnicity by health services researchers. Nursing Inquiry, 15, 94–105.

Newman, M. A. (1979). Theory development in nursing. Philadelphia, PA: F. A. Davis Co.

Norris, C. M. (1982). Concept clarification in nursing. Rockville, MD: Aspen Systems Corp.

Polit, D., & Beck, C. T. (2016). Nursing research: generating and assessing evidence for nursing practice (10th ed.). Philadelphia, PA: Lippincott, Williams and Wilkins.

Reynolds, P. D. (2007). A primer in theory construction. Needham, MA: Allyn & Bacon.

Rodgers, B. L., & Knafl, K. (2000). Concept development in nursing: foundations, techniques and applications. St Louis, MO: Saunders-Elsevier.

Rogers, M. E. (1970). An introduction to the theoretical basis of nursing. Philadelphia, PA: F. A. Davis Co.

Roy, S. C., & Andrews, H. A. (1999). The Roy Adaptation Model. Prentice Hall.

Walker, L. O., & Avant, K. C. (2010). Strategies for theory construction in nursing (5th ed.). Norwalk, CT: Appleton & Lange.

Watson, J. (1985). Nursing: human science and human care: a theory of nursing. Norwalk, CT: Appleton-Century-Crofts.

Wilson, J. (1963). Thinking with concepts. London: Cambridge University Press.

KAPITEL

8 Empirische Theorie – Beschreibung und *critical reflection*

Wir unterhalten uns über Wissen, Forschung, Annahmen usw. und verlassen uns allzu sehr darauf, dass wir einander verstehen.

Norma Koltoff (1967, S. 122)

Zur Entwicklung einer empirischen Theorie – eine übliche formale Ausdrucksform empirischen Wissens – gehört gezielte *critical reflection,* was den Fachleuten einer Disziplin bestätigt, dass sie verstehen, was die Theorie aussagt. Wir haben spezifische Reflexionsinstrumente identifiziert, die geeignet sind, die in einer empirischen Theorie enthaltenen Bedeutungen zu klären. Wer sich für die Bedeutungen einer Theorie interessiert, wird in jedem Stadium der Entwicklung empirischen Wissens, auch der Theorieentwicklung, stets fragen: „Was ist das?" und „Wie funktioniert das?". Diese Fragen stimulieren nicht nur die Entwicklung empirischen Wissens, sie bilden überdies den ordnenden Rahmen für eine wohlüberlegte Untersuchung des Wissens.

Auch in diesem Kapitel beschäftigen wir uns überwiegend mit Theorie als empirische Wissensform, weil sie verallgemeinerbar und auf viele ähnliche Pflegesituationen anwendbar ist. Der Wert einer Theorie misst sich jedoch an der Zuverlässigkeit ihrer Entwicklung und an der Frage, welche Bedeutung sie für den geplanten Verwendungszweck hat. Im Zuge der Beschreibung und kritischen Reflexion einer Theorie stellt sich heraus, ob sie ihren Zweck erfüllt. Es entsteht eine klarere Vorstellung von der Natur der Theorie und ihres Entwicklungsbedarfs. Sie brauchen dieses Wissen, wenn Sie die Theorie für ein Forschungsvorhaben nutzen oder im Pflegealltag anwenden wollen.

Das Eingangszitat von Koltoff unterstützt die Forderung, die Bedeutung einer Theorie, die das Pflegehandeln oder die Wissensentwicklung anleiten soll, sorgfältig zu untersuchen. Wenn Sie sich mit einer bestimmten Theorie beschäftigen, die für Ihre Forschung oder den Pflegealltag nützlich sein könnte, ist vernünftigerweise davon auszugehen, dass Sie verstehen, was die Theorie bedeutet. Sie werden vermutlich einen Großteil ihrer Bedeutungen erfassen, wobei nicht auszuschließen ist, dass Sie Bedeutungen hineinlegen, Vermutungen haben oder unpassende Verwendungszwecke in Erwägung ziehen.

Fragen zur Reflexion

Angenommen Sie arbeiten in der Onkologie und interessieren sich für eine Theorie über Wohlbefinden (*comfort*), um krebskranken Menschen in der Zeit ihrer Chemotherapie beistehen zu können. Wenn Sie nun von einer Theorie erfahren, die sich mit dem Wesen von Wohlbefinden beschäftigt, mit der Frage, was zum Wohlbefinden beiträgt und was die geplanten Outcomes für die Kranken in Ihrer Obhut sind, müssen Sie geklärt haben, was die Autorin unter *Wohlbefinden* versteht. Nur wenn Sie wissen, was sie meint und ihre Grundannahmen über Wohlbefinden kennen, sind Sie beispielsweise fähig zu beurteilen, ob die Theorie Ihrer Pflegetätigkeit nützen könnte. Ist Wohlbefinden, wie von der Theoretikerin beschrieben, für Menschen, die sich einer Chemotherapie unterziehen, unerreichbar, ist sie für Ihre Zwecke vermutlich ungeeignet. Gleiches gilt für eine Theorie, die davon ausgeht, dass Wohlbefinden zwar erreichbar ist, sich Menschen in dieser Situation jedoch zwangsläufig immerzu unwohl fühlen. ■

Mit den Prozessen des Beschreibens und kritischen Reflektierens kann nicht nur geprüft werden, ob die Theorie für Ihre Zwecke geeignet ist, sondern auch, ob sie, um hilfreich zu sein, modifiziert werden könnte. Nur weil eine Theorie nicht vollständig zu Ihrer Situation passt, heißt das nicht, dass sie das Pflegehandeln nicht anleiten kann. Sie müssen wissen, ob die Theorie zu Ihrer Situation passt oder nicht – das ist der entscheidende Punkt – weil Sie nur unter dieser Voraussetzung ihre Anwendung beschließen oder ausschließen können. Wenn die Definition von *Wohlbefinden* wie im obigen Beispiel auf Ihre Situation nicht uneingeschränkt passt, die Grundannahmen und andere Merkmale der Theorie aber durchaus, könnten Sie völlig zurecht beschließen, mit der Theorie zur Förderung von Wohlbefinden zu arbeiten und zwar so, dass sie auch zum Wohlbefinden chemotherapeutisch behandelter Menschen beiträgt.

Beschreibung und *critical reflection* sind auch unverzichtbar, wenn beurteilt werden soll, bis zu welchem Grad eine Theorie zum Bestandteil evidenzinformierter Pflegepraxis werden kann. In der Tat lädt die Verwendung des Begriffs *evidenzinformierte Pflegepraxis* als Alternative zu *evidenzbasierter Pflege* ein, sich einer gut entwickelten Theorie zu bedienen. Wir sind der festen Überzeugung, dass sich klinische Entscheidungen und Aktivitäten an Theorien orientieren können und sollen. Theorien, die zusammen mit empirisch verallgemeinerbarer Forschung entwickelt wurden, die analytisch durchdacht, sorgfältig formuliert und dann im Hinblick auf einen klinischen Zweck kritisiert wurden, können überaus wertvoll sein und die klinischen Outcomes in die gewünschte Richtung lenken. Eine gut konstruierte Theorie hat den Vorteil, verallgemeinerbar und in ähnlichen Situationen innerhalb ihrer Domäne anwendbar zu sein. Theorien sind allgemeinere Orientierungshilfen, als es isolierte Forschungsergebnisse sind, was unterstreicht, wie wichtig es ist, den Pflegekontext zu berücksichtigen und die Pflegepraxis zu individualisieren, d. h. der einzigartigen Situation des kranken Menschen anzupassen (Thorne und Sawatzky 2014).

WARUM IST DAS WICHTIG?

Wenn Ihnen ernsthaft daran gelegen ist, eine Theorie als Basis für klinisches Pflegehandeln oder für ein Forschungsprojekt zu verwenden, kommt es entscheidend darauf an, die Theorie sorgfältig zu untersuchen und nicht einfach davon auszugehen, dass Sie die Theorie bereits verstehen. Unterbleibt die sorgfältige Untersuchung, werden von dieser Theorie geleitete Pflegeentscheidungen weniger wirksam und die Forschungsergebnisse, die auf der Theorie beruhen oder die Theorie erweitern, vermutlich mangelhaft sein. Mehr noch: Eine nicht sorgfältig untersuchte und im Hinblick auf ihren Einsatzzweck nicht wirklich verstandene Theorie wird unterentwickelt und ihr Nutzen für unser Fachgebiet beschränkt bleiben. Pflegetheorien werden, indem sie beschrieben und kritisch reflektiert werden, sowohl evaluiert als auch verfeinert (Im 2015; Liehr und Smith 2017).

Wir verwenden im vorliegenden Text eine Definition, die auf die Bestandteile einer Theorie verweist, da sie die Basis bilden können, wenn beschrieben werden soll, worum es bei der Theorie geht. Hier unsere Definition:

Theorie: Eine kreative und stringente Strukturierung von Ideen oder Gedanken, die eine vorläufige, zweckgebundene und systematische Darstellung von Phänomenen ist.

Zu den beschreibenden Komponenten, die diese Definition vorschlägt, gehören folgende:

- *Sinn und Zweckgebundenheit/Absicht:* Ist eine Theorie zweckmäßig, lässt sich eine Absicht finden. Die Zweckgebundenheit einer Theorie wird vielleicht nicht explizit genannt, sollte aber identifizierbar sein.
- *Konzepte:* Wenn eine Theorie die Strukturierung von Ideen repräsentiert, haben die Ideen die Form versprachlichter Konzepte.
- *Definierbarkeit:* Sind die Konzepte einer Theorie systematisch integriert, vermittelt die Definierbarkeit deren Bedeutungen. Präzision und Vollständigkeit der Definierbarkeit kann variieren, die konzeptionellen Bedeutungen sollen jedoch identifizierbar und innerhalb der Theorie konsistent sein.
- *Beziehungen und Strukturiertheit:* Sind die Konzepte innerhalb eines systematischen Ganzen miteinander verbunden und strukturiert, lässt sich die Gesamtheit der Theorie identifizieren, indem man das Netz der Konzeptbeziehungen untersucht.
- *Annahmen:* Ist eine Theorie vorläufig, bilden Annahmen die stillschweigend vorausgesetzten Wahrheiten, aufgrund derer die Theorie entwickelt wurde, was Theorieinterpretationen ermöglicht, die von anderen Annahmen ausgehen.

8.1 Was ist das und wie funktioniert das? Die Theorie beschreiben

Theoriebeschreibung ist ein Prozess, bei dem anhand unserer Definition Fragen über die Komponenten der Theorie gestellt werden, die Sie dann mit Ihrer eigenen Lesart oder Interpretation der Theorie beantworten. Manche Elemente werden klar erscheinen, manche von vorläufigen Interpretationen abhängig sein, andere unklar bleiben. Trotz einiger Ambiguitäten entsteht dabei eine Theoriebeschreibung als mögliche Grundlage für *critical reflection.* In diesem Kapitel geht es um Theorien als Formen empirischen Wissens, die beschrieben und kritisch reflektiert werden sollen. Bitte beachten Sie, dass viele der Fragen, die wir zur Theoriebeschreibung und kritischen Reflexion vorschlagen, auch in Bezug auf andere Formen empirischen Wissens gestellt werden können.

8.1.1 Die Zweckgebundenheit einer Theorie: Was ist ihr Ziel?

Die Zweckgebundenheit einer Theorie zu kennen ist wichtig, weil sie spezifiziert, in welchem Kontext und in welchen Situationen sie hilfreich ist. Die erste Frage nach ihrem Sinn und Zweck könnte lauten: „Weshalb wurde diese Theorie formuliert?" Die Antworten liefern Informationen über Sinn, Zweckgebundenheit und Absicht der Theorie.

Manche Ziele entsprechen den Zielen klinischer Pflegepraxis. Zu den Konzepten solcher Theorien gehören die zweckdienlichen Handlungen und Verhaltensweisen von Pflegefachpersonen. Schmerzlinderung und die Wiederherstellung der Fähigkeit zur Selbstversorgung z. B. sind Ziele, die die klinische Pflegepraxis erfordert und nahelegt, dass Pflegehandlungen Teil der Theorie sind. Bitte nicht übersehen, dass die Aussagen über die Zweckgebundenheit der Theorie Linderung und Wiederherstellung betreffen und wertend sind. Diese Gedanken implizieren eine Veränderung auf ein bestimmtes Ziel hin, nicht lediglich eine Veränderung um der Veränderung willen. Soll die Zweckgebundenheit einer Theorie beschrieben werden, dürfen wertende Konnotationen dieser Art keinesfalls übersehen werden.

Auch wenn manche Ziele kein unmittelbares klinisches Pflegehandeln erfordern, fördern sie das Verständnis von Phänomenen, die im Kontext des Pflegealltags vorkommen. Die Ziele können zur Erreichung von Pflegezielen beitragen oder aber keinen Bezug dazu haben. Denken Sie beispielsweise an eine Theorie mit dem Hauptziel, zu erklären, welche Variablen die Hautdurchblutung beeinflussen. Um die Durchblutungsintensität zu erklären, wird kein klinisches Pflegehandeln benötigt. Eine mit dieser Absicht entwickelte Theorie ließe sich jedoch mit einer theoretischen Erklärung des Zusammenhangs zwischen Durchblutungsintensität und dem Auftreten von Druckgeschwüren oder dem Ausmaß peripherer Neuropathien bei Menschen mit Diabetes verknüpfen. Eine Theorie zur Erklärung der Durchblutungsintensität und der Faktoren, die sie beeinflussen, könnte klinisch tätigen Pflegefachpersonen die Dekubitusprophylaxe und die Verhinderung peripherer Neuropathien erleichtern.

Doch auch Theorien ohne direkte pflegepraktische Zweckgebundenheit können, wenn sie sich mit Themen und Problemen der professionellen Krankenpflege beschäftigen, pflegerelevant sein. Ziel einer empirischen Theorie könnte beispielsweise sein, die Kennzeichen von Organisationen zu beschreiben, die sich das Empowerment von Pflegefachpersonen auf die Fahnen geschrieben haben. Dieses wichtige und notwendige Ziel ist nicht direkt mit spezifischen Pflege- und Betreuungstätigkeiten verbunden, sicher aber ein wichtiger Beitrag zur Veränderung des Pflegealltags.

Vor allen Dingen gilt es zu klären, ob die Ziele in eine theoretische Struktur eingebettet oder logische Erweiterungen der Theorie sind. Denken Sie bitte an eine Theorie der Mutter-Kind-Bindung, die folgende Konzepte verknüpft: (1) die Geburts- oder Adoptionserfahrung, (2) die mütterlichen Unterstützungssysteme, (3) den Grad des Bonding, (4) die gesunde Entwicklung des Säuglings. Die Verknüpfungen legen den Schluss nahe, dass die mütterliche Bindung vom Wesen der Geburts- oder Adoptionserfahrung beeinflusst wird und diese das Ausmaß mütterlicher Unterstützung und des Bonding bestimmt. Die Verknüpfungen legen überdies den Schluss nahe, dass diese Kennzeichen, wenn positiv, die gesunde Entwicklung von Säuglingen fördern. In dem Fall ist die gesunde kindliche Entwicklung ein Beispiel für ein in der Theoriestruktur angelegtes klinisches Outcome oder Ziel.

Angenommen die Pflegetheoretikerin hat als Theorieziel die Lebensqualität der Familieneinheit genannt, allerdings nicht erklärt, wie die Konzepte ihrer Theorie zusammenwirken, um eine bestimmte Lebensqualität zu erzeugen. Lebensqualität als Ziel wäre eine Theorieerweiterung, weil die Theoriestruktur das Konzept nicht enthält. In die Theoriestruktur eingebettete Ziele werden in der Regel explizit genannt. Ziele, die logische Theorieerweiterungen sind, dienen dem besseren Verständnis ihrer klinischen Wichtigkeit, auch wenn sie nicht eindeutig mit den Hauptkonzepten der Theorie verknüpft sind. Theorieerweiternde Ziele sind oft durch implizite Annahmen mit den Konzepten und der Strukturiertheit der Theorie verknüpft. Auch außerhalb des Theoriekontexts liegende Ziele können der Weiterentwicklung einer Theorie die Richtung weisen. Im obigen Beispiel wären Forschungen und logisches Denken nötig, um die gesunde kindliche Entwicklung mit Indikatoren für Lebensqualität verknüpfen zu können.

Die Ziele einer Theorie können sich an verschiedenen Individuen oder Gruppen von Individuen orientieren, die die Theorie anwenden könnten oder denen die Anwendung nützen könnte. Eine Theorie etwa, die mit dem klinischen Ziel entwickelt wird, Schmerzlinderung zu thematisieren, kann auf ihre Zweckgebundenheit für die einzelne Pflegefachperson, die Ärztin, die gepflegte Person und ihre Angehörigen hin untersucht werden. Denken Sie an eine Theorie mit dem klinischen Ziel, die mit einer Krebstherapie einhergehende Fatigue zu lindern. Das theoretische Ziel der Pflegefachperson könnte sich erheblich von dem der gepflegten Person unterscheiden. Die Pflegefachperson möchte mithilfe der Theorie vielleicht einen Pflegeplan erstellen, der die mit Pflegehandlungen verbunden Stressoren minimiert. Die gepflegte Person möchte vielleicht ausruhen und Reaktionen zeigen, die die Wirksamkeit des Systems zur Linderung von Fatigue belegen. Beide Ziele zusammengenommen könnten das Hauptziel, nämlich die Entwicklung einer Fatigue minimierenden Pflegefachperson-Patient*in-Interaktion, repräsentieren.

Sie können nach Zielen für verschiedene Individuen suchen, denen die Theorie nützt oder die sie anwenden könnten, darüber hinaus aber auch Fragen zur Reichweite des Theorieziels stellen, z. B.: „Steht ein Individuum, eine Familie, eine Gruppe oder die ganze Gesellschaft im Fokus?" Eine gut organisierte Gesellschaft oder ein erweitertes gesellschaftliches Bewusstsein sind Beispiele für weitreichende Ziele, die für relativ unverbundene Personengruppen geeignet sind. Ziele wie eine gesunde Umwelt oder Bürgerbeteiligung an politischen Entscheidungen können sich auf ganze Communitys oder auf definierbare Gruppen innerhalb dieser Communitys erstrecken. Enthält eine Theorie mehrere Ziele, kann die Reichweite der einzelnen Ziele variieren. Manche Ziele sind auf Einzelpersonen und Familien beschränkt, andere haben eine große Reichweite und gelten für eine Community. Wenn sich herausstellt, dass eine Theorie mehrere Ziele enthält, sollten Sie diese hierarchisch auf das Hauptziel hin ordnen können, sofern das ohne Beeinträchtigung der Klarheit möglich ist.

Oft wird gefragt, wie sich Theorieziele von Theoriekonzepten trennen lassen. Ziele, die Teil der Matrix einer Theorie sind, sind zugleich ihre Konzepte. Eine Möglichkeit zu identifizieren, welches Konzept auch das Hauptziel ist, ist die Beschreibung oder Bestimmung des Konzepts, dem das theoretische Denken gilt. Das hat mit der Theoriestruktur zu tun. Fragen Sie: „Was ist der Endpunkt der Theorie?" und „Ab wann ist die Theorie nicht mehr hilfreich?" Die Antworten liefern Hinweise auf die Zweckgebundenheit und helfen zu klären, in welchem Kontext die Theorie angewandt werden kann. Im theoretischen Bezugsrahmen von Hall (1966) beispielsweise wäre eine Theorie nicht länger wertvoll, wenn dem Klienten die Selbstverwirklichung bzw. Eigenliebe gelungen ist, die als Hauptziel betrachtet werden könnte. Selbstverwirklichung ist die Zweckgebundenheit in der Struktur ihres theoretischen Bezugsrahmens und repräsentiert den Endpunkt des theoretischen Denkens. Im Kontext der Hall'schen Theorie ist Selbstverwirklichung/Eigenliebe ein Ziel, das praktisches Pflegehandeln erfordert. Außerhalb dieses Kontexts ist Selbstverwirklichung ein Ziel, das die Pflege mit anderen Professionen teilt.

Fragen zur Reflexion

Bitte denken Sie an ein Ziel, das Ihre Pflegepraxis bestimmt. Beschäftigen Sie sich häufig mit Schmerzlinderung, versuchen Sie oft, eine ängstliche Person zu beruhigen oder Familien zu helfen, mit der Unsicherheit zu leben, die mit einer chronischen Krankheit einhergeht, oder die gesundheitlichen Risikofaktoren einer Community zu reduzieren? Welche theoretischen Gedanken beeinflussen Ihr zielorientiertes Handeln? Können Sie in der Fachliteratur eine Theorie ausfindig machen, die sich mit Ihrem Ziel beschäftigt? Bitte überlegen Sie nun, welchen Herausforderungen Sie bei Ihrer Arbeit begegnen und ob Ihnen die Theorien, die Sie gefundenen haben, dabei eine gewisse Hilfe sind oder nicht.

8.1.2 Welche *Konzepte* enthält die Theorie?

Konzepte werden identifiziert, indem man die Theorie nach Worten oder Wortgruppen durchsucht, die Objekte, Eigenschaften oder Ereignisse repräsentieren. Sie können mit der Konzeptbeschreibung beginnen, indem Sie die Hauptgedanken auflisten und versuchen herauszufinden, in welcher Wechselbeziehung sie zueinander stehen. Dabei werden die Schlüsselkonzepte der Theorie klarer. Eine der Anfangsschwierigkeiten, die bei der Konzeptidentifizierung auftritt, ist die Unterscheidung zwischen theorieeigenen Konzepten und solchen, die Teil einer unterstützenden Narration sind. Es gibt keinen leichten Weg des Umgangs mit dieser Herausforderung. Wenn Sie ein Konzept nach dem anderen identifizieren und dann deren Wechselwirkungen bestimmen, werden Sie die zentralen Konzepte der Theorie recht bald erkennen.

Stellen Sie bei der Identifikation wichtiger Theoriekonzepte auch Fragen zur Natur der Konzepte und ihrer Organisation. Gibt es ein Hauptkonzept mit nachgeordneten Subkonzepten? Gibt es mehrere Hauptkonzepte mit nachgeordneten Subkonzepten? Sind die Konzepte singuläre Gebilde? Sind einige Konzepte singuläre Gebilde, andere mit Subkonzepten versehen? Wie sind die Beziehungen der Konzepte zueinander und untereinander? Werden Konzepte erwähnt, die sich in die entstehende Struktur nicht recht einzufügen scheinen? Wie steht es um die relative Reichweite der verschiedenen Konzepte? Nachdem die Konzepte identifiziert und solche Fragen beantwortet sind, schälen sich langsam die Beziehungen und die Strukturiertheit heraus.

Dann wird auch nach der Anzahl der Konzepte gefragt. Wie viele Konzepte gibt es? Wie viele könnten als Hauptkonzepte betrachtet werden? Wie viele als nachgeordnete Konzepte? Beharren Sie nicht auf der Unterscheidung zwischen übergeordneten und nachgeordneten Konzepten. Achten Sie einfach darauf, ob ein Konzept oder einige Konzepte als besonders wichtig auffallen, andere dagegen weniger wichtig wirken, und suchen Sie nach einer Begründung. Bitte achten Sie nicht nur auf die Organisation und Zahl der Konzepte, sondern auch auf deren qualitative Eigenschaften. Repräsentieren die Konzepte Abstraktionen von Objekten, Eigenschaften oder Ereignissen? Kann man erkennen, was sie repräsentieren? Sind die Konzepte eher empirisch fundiert oder eher abstrakt? Welcher Konzepttyp scheint zu überwiegen – der empirische oder der abstrakte? Haben die Konzepte relativ eigenständige Bedeutungen oder haben einige Konzepte ähnliche oder gleiche Bedeutungen? Wenn für das Konzept mehrere ähnliche oder gleiche Bedeutungen existieren, vermitteln sie alle einen bestimmten Gedanken oder verschiedene Gedanken? Worin unterscheiden sie sich? Ähnliche Konzepte können entweder einen ziemlich klaren Hauptgedanken repräsentieren oder mehrere verschiedene Vorstellungen. Dazu ein Beispiel: Die Konzepte *Rehabilitation, Wiederherstellung* und *Genesung*, deren Bedeutungen sich teilweise überschneiden, können in ein und derselben Theorie mit gleichen oder verschiedenen Bedeutungen erscheinen.

Fragen Sie auch, wie konkret oder abstrakt die Konzepte der Theorie sind. An der Natur ihrer Konzepte ist zu erkennen, wie allgemein die Theorie oder auf welche Situationen sie anwendbar ist. Theorien mit überwiegend sehr breit angelegten abstrakten Konzepten (wie etwa *caring*), lassen sich auf eine Vielzahl von Situationen anwenden und werden manchmal „große" Theorien genannt. Wenn die Konzepte eher spezifischere Pflegesituationen beschreiben, können sie als Theorien „mittlerer Reichweite" bezeichnet werden. Die Bezeichnungen oder Kategorien an sich sind unwichtig; wichtig ist zu erkennen, ob die Konzepte das Potenzial haben, dem Pflegehandeln zu nützen, und unter welchen Umständen und für welche Ziele sie nützlich sein können.

Die Natur der Konzepte liefert auch Hinweise auf das Entwicklungspotenzial der Theorie. Sind die Konzepte so abstrakt, dass sie sich für eine empirische Investigation nicht ausreichend genau definieren lassen, ist ihr Entwicklungspotenzial als empirische Theorie begrenzt.

Wenn Sie sich mit den Konzepten einer Theorie beschäftigen, müssen Sie diese sorgfältig auf ihre Quantität, ihren Charakter, auf mögliche Beziehungen und ihre Strukturiertheit hin untersuchen. Konzeptbeschreibungen sind so zentral wichtig, weil Quantität und Charakter der Konzepte auch Ziel und Zweckgebundenheit der Theorie bestimmen und zum besseren Verständnis der Strukturiertheit und Natur der Beziehungen, der Definierbarkeit und Annahmen der Theorie beitragen.

8.1.3 Welche *Definierbarkeiten* enthält die Theorie?

Definierbarkeit vermittelt die dem Konzept zugedachte Bedeutung. Definitionen sollen die von der Pflegetheoretikerin konstruierte Abstraktion klären und zwar so, dass sie auch andere verstehen. Sie erhellen, wie die Wortrepräsentationen einer Idee (eines Konzepts) üblicherweise benutzt werden.

Es ist oft recht schwierig, mithilfe einer Liste von Schlüsselwörtern zu bestimmen, auf welchen Konzepten die Theoriestruktur beruht und welche Konzepte, Definierbarkeit und Annahmen enthalten sind. Wer die Theorie sorgfältig studiert und sich ein eigenes Urteil bildet, sollte jedoch an diese Informationen kommen.

Die Konzeptdefinitionen können in einer Liste erfasst oder in narrativer Form, ohne als Definierbarkeit gekennzeichnet zu sein, im Text enthalten sein. Manchmal ist es gar nicht leicht, Narrative als Definierbarkeit zu erkennen, weil sie nicht als solche bezeichnet sind und möglicherweise Informationen enthalten, die nicht unmittelbar zur Konzeptdefinition gehören.

Auch der Kontext, in dem die Theoretikerin die Begriffe gebraucht, vermag Hinweise auf Konzeptdefinierbarkeit zu geben. Wenn sie beispielsweise das Konzept *Ganzheitlichkeit* benutzt, ohne den Begriff explizit zu definieren, kann man die Verwendung des Begriffs untersuchen und daraus eine Bedeutung oder Definierbarkeit ableiten. Identifiziert und beschreibt die Theoretikerin mehrere Dimensionen ganzheitlicher Gesundheit, ließe sich *Ganzheitlichkeit* als „Summe aller Teile" definieren. Erwähnt die Theoretikerin keine Teile oder Dimensionen, wenn sie von ganzheitlicher Gesundheit spricht, verwendet sie vielleicht eine Definition, die unter Ganzheitlichkeit mehr als die Summe aller Teile versteht.

Weil Konzepte *explizite* und *implizite* Definierbarkeiten haben können, werden folgende Fragen gestellt: Wie sind die Konzepte definiert? Explizit oder implizit oder sowohl als auch? Stimmt die implizierte Definierbarkeit mit der expliziten überein? Entspricht die umgangssprachliche Bedeutung des Begriffs der gewünschten Bedeutung? Würde ein umgangssprachlicher Ansatz andere Interpretationen der konzeptionellen Bedeutungen ergeben?

Man kann Definierbarkeit auch beschreiben, indem man sie als mehr oder weniger *allgemein* oder *spezifisch* charakterisiert. Beide Bedeutungen, die expliziten und die impliziten, können allgemein oder spezifisch sein. Inwieweit erzeugt die Definition eine klare

Vorstellung von der gemeinten empirischen Erfahrung? Spezifiziert die Definition das Phänomen oder sagt sie etwas aus über ihre Verwendung? Enthält die Definition vielleicht empirische, das Phänomen repräsentierende Indikatoren?

Es ist recht schwierig, eine spezifische Definierbarkeit für die in vielen Pflegetheorien enthaltenen abstrakten Konzepte zu formulieren. Wer abstrakten Konzepten vorschnell spezifische Bedeutungen zuschreibt, versäumt vielleicht, die ganze Bandbreite der Möglichkeiten zu explorieren und dabei umfassendere oder andere Bedeutungen zu finden. Definitionen, die allgemeine Merkmale spezifizieren, können ganz bestimmte mentale Bilder der realen Erfahrung heraufbeschwören. Eine erste Definition, die breit angelegt und unspezifisch ist, fördert die Exploration verschiedener Bedeutungen. Für Theorien großer Reichweite oder Theorien, die vermutlich nicht empirisch getestet werden, werden *allgemeine Definitionen* bevorzugt. Die meisten Definitionen haben spezifische und allgemeine Merkmale. Es ist wichtig, darauf zu achten, inwiefern die Definierbarkeit spezifisch und inwiefern sie allgemein sind.

Nachdem Sie die Definierbarkeit identifiziert haben, sind folgende Fragen angezeigt: Werden die gleichen Definitionen für verschiedene Konzepte verwendet? Werden verschiedene Definitionen für das gleiche Konzept verwendet? Werden manche Konzepte anders definiert als sie üblicherweise definiert werden? Werden die Definitionen im Verlauf der Erzählung erweitert? Ist unklar, ob überhaupt Definitionen geliefert werden? Passen die Definitionen zu anderen Begriffen innerhalb und außerhalb der Theoriestruktur?

8.1.4 Welche *Beziehungen* enthält die Theorie?

Beziehungen sind die Verbindungen und Zusammenhänge der Konzepte zueinander und untereinander. Die Natur dieser Beziehungen kann verschiedene Formen annehmen. Oft berühren die entdeckten Beziehungsaussagen nur den Rand der Kernaussage der Theorie.

Im Laufe der Konzeptidentifikation entstehen Vorstellungen über die verschiedenen Beziehungen der Konzepte. Angenommen Sie stoßen auf folgende Aussage: „Das Individuum besteht aus drei Dimensionen und ist ein integraler Teil der Umwelt." Dieser Aussage ist zu entnehmen, dass das Individuum mit einer Umwelt in Beziehung steht und dass es drei miteinander in Beziehung stehende Unterkomponenten gibt.

Beim Versuch, die Beziehungen zu identifizieren, sind folgende Fragen hilfreich: Gibt es Konzepte, die eigenständig und nicht mit anderen verbunden sind? Gibt es Konzepte, die auf vielerlei Weise mit anderen in Beziehung stehen und andere, die nur auf eine Art oder zwei Arten mit anderen in Beziehung stehen? Gibt es Konzepte, auf die sich mehrere andere Konzepte beziehen, ihrerseits jedoch nicht mit anderen Konzepten in Beziehung stehen?

Die Art, wie sich die Beziehungen herausschälen, verweist auf die Ziele und Grundannahmen der Theorie. Vielleicht sind manche Konzepte durch Annahmen mit der Theorie verbunden, was erklären könnte, weshalb das Konzept in die Matrix der Theorie passt und weshalb eine im Konzept enthaltene Theoriebeziehung nicht explizit angegeben wird.

Das Ziel der Theorie wird vielleicht von den linearen Beziehungen mehrerer Konzepte repräsentiert, die zu einem einzigen spezifischen Konzept konvergieren, das seinerseits mit keinem anderen Konzept verbunden ist; anders gesagt: Die Zusammenhänge enden mit einem spezifischen Konzept. Wer Konzeptverbindungen identifiziert, kann auch nach der Natur und dem Charakter der Beziehungen fragen. Ist eine Beziehung unklar, sollten Sie sich fragen, welche Zusammenhänge möglich wären und deren Wesensmerkmale ermitteln; Ihre Überlegungen können zur Weiterentwicklung der Theorie beitragen.

Untersuchen Sie die *Natur* der Beziehungen. Sind die Beziehungen überwiegend beschreibend oder tragen sie zur Erklärung des jeweiligen Phänomens bei? Schaffen sie eine Bedeutung, ohne sie zu erklären? Tragen sie zum Verständnis bei? Gibt es Belege dafür, dass manche Beziehungen prognostizierend, d. h. vorhersagend sind? Die bedeutungsschaffenden und verständnisfördernden Beziehungen innerhalb einer Theorie verknüpfen oft mehrere Konzepte zu einer lockeren Struktur. In manchen Beschreibungen sind die Konzepte miteinander verbunden, ohne genauere Angaben darüber, wie und weshalb die Konzeptbeziehungen geregelt wurden. Miteinander verbundene Konzepte erklären oft das Auftreten empirischer Ereignisse und können Hinweise auf das Wie und Weshalb der Konzeptbeziehungen geben. Prognostizieren impliziert „Wenn-Dann"-Behauptungen über das Auftreten empirischer Phänomene. Sofern sich empiriebasierte Vorhersagen über menschliches Verhalten als valide erweisen, beruhen sie meist auf Erklärungen.

Die Aussage „Individuen bestehen aus drei Dimensionen" ist vorwiegend beschreibend. Sie impliziert, dass sich ein Konzept – das Individuum – aus drei Teilen, *Dimensionen* genannt, zusammensetzt. Wird dieser Satz erweitert auf „Das Individuum setzt sich aus drei sich überschneidenden Dimensionen mit gemeinsamen Kernbereichen zusammen", wird die Behauptung eher erklärend. Sie besagt, dass jede Dimension einen Bereich mit einer anderen Dimension teilt und dass es einen Bereich gibt, den alle drei miteinander teilen. Würde die Wendung „ein verbundenes Ganzes" hinzugefügt, träte das „Wie" der Beziehung noch klarer zutage, weil sich die Dimensionen überschneiden müssen, um die „Teile" des Individuums zu integrieren.

Prognostizierende Aussagen sind relativ leicht zu erkennen: Sätze, die sich in „Wenn-Dann"-Behauptungen umformulieren lassen, sind prognostizierend. Aus dem Satz „Das Individuum setzt sich aus drei Dimensionen zusammen" lässt sich eine solche Aussage nicht ableiten, andernfalls müsste der Satz lauten „Wenn es keine drei Dimensionen gibt, dann ist es kein Individuum." Die Behauptung „Das Individuum setzt sich aus drei sich überschneidenden Dimensionen mit gemeinsamen Kernbereichen zusammen." impliziert, dass sich Störungen in einem Feld auf andere Felder auswirken. Trotzdem ist diese prognostizierende Aussage implizit und nicht explizit.

Angenommen die Behauptung lautet „Weil das Individuum ein verbundenes Ganzes ist, das aus drei sich überschneidenden Dimensionen mit gemeinsamen Kernbereichen besteht, bewirken Störungen in einer Dimension Störungen in anderen Dimensionen." Diese Aussage ist eindeutig prognostizierend.

Bitte überlegen Sie ...

Die Unterschiede zwischen *Beschreibung, Erklärung* und *Prognostizieren* sind nicht immer eindeutig. *Beschreibung* bedeutet in der Regel, dass dargestellt wird, was etwas ist, oder dass die charakteristischen Merkmale einer Sache abgebildet werden, während eine *Erklärung* auf das Wie und Weshalb hinweist. Mit *Prognostizieren* werden Umstände dargestellt, die ein Phänomen erzeugen oder verändern. Wenn wir die Begriffe *beschreibend, erklärend* und *prognostizierend* zur Beschreibung der Natur theoretischer Beziehungen verwenden, dann stets vom rein analytischen Standpunkt aus und nur auf die Theorieform bezogen. Zur Beschreibung einer Theorie werden keine Forschungsergebnisse benötigt, die belegen, dass die Beziehungsaussagen beschreibend, erklärend oder prädiktiv sind. Wer diese theoretischen Unterscheidungen versteht, kann die Entwicklung von Forschungsvorhaben mit größerer Sicherheit betreiben.

8.1.5 Welche *Strukturiertheit* hat die Theorie?

Die Strukturiertheit einer Theorie bringt ihre Konzeptbeziehungen in eine Gesamtform. Die Strukturiertheit geht aus den Beziehungen der Theorie hervor. Bitte denken Sie an folgende Konzepte einer Theorie: *Individuum* und *Umwelt.* In der einen Theorie ist das Individuum Teil der Umwelt, in einer anderen ist das Individuum von der Umwelt getrennt. In beiden Theorien gibt es eine identifizierbare Beziehung zwischen Individuum und Umwelt, doch ihre Beziehungsstrukturen unterscheiden sich.

Ihre Antworten auf Fragen zu den Konzeptbeziehungen einer Theorie verweisen in der Regel auf die Theorieform, es gibt aber auch Ausnahmen. Viele Theorien enthalten keine bestimmte erkennbare Strukturiertheit, in die sich alle Konzepte einfügen, um ein kohärentes einheitliches Netzwerk zu bilden. Vielleicht gibt es mehrere Strukturen, die sich sogar widersprechen und unvereinbar sind. Es fällt sicher schwer, die Theoriestruktur zu bestimmen, wenn das Beziehungsnetz unklar oder äußerst komplex ist. ➤ Abb. 8.1 zeigt vier verschiedene Formen der Strukturiertheit und die Vorstellungen, die sie repräsentie-

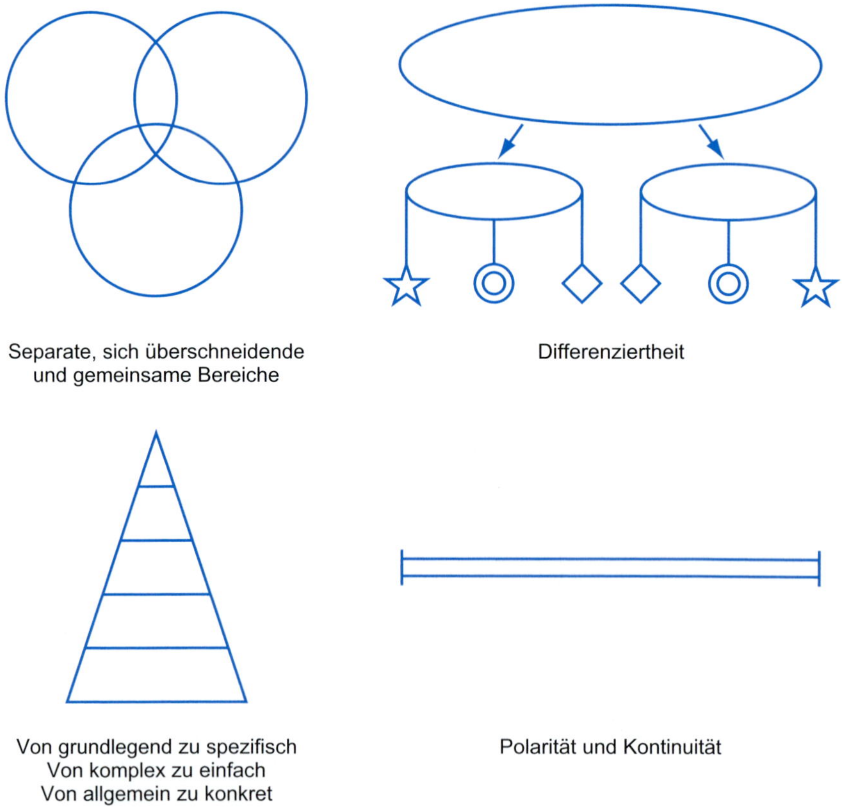

Abb. 8.1 Konzepte und Theorien – Beispiele für Strukturformen

ren. Manche Theorien weisen eine oder mehrere Formen der Strukturiertheit auf, andere dagegen keine. Auch die einzelnen Konzepte innerhalb von Theorien können so strukturiert sein. Formen der Strukturiertheit sind mächtig und können unsere Wahrnehmungen stark beeinflussen. Wenn Sie eine Theorie beschreiben, sollten Sie nicht erwarten, dass sie eine dieser vier Formen aufweist. Gut möglich, dass sie in ein Strukturschema passt, aber auch weitere Schemata denkbar sind. Andererseits kann sich, wenn Sie eine Theorie entwickeln und die Beziehungen strukturieren, eine andere Strukturiertheit herausschälen; die abgebildeten Formen der Strukturiertheit sind lediglich Beispiele.

Zur Diskussion

Bitte überlegen Sie nun, wie Sie folgende Beziehungsaussagen strukturieren würden: „Individuen setzen sich aus Einzelkomponenten zusammen." Diese Behauptung legt eine Strukturiertheit nahe, in der die einzelnen Teile wahrnehmbar sind, und jede Darstellung in ➤ Abb. 8.1 könnte sie repräsentieren, mit Ausnahme der Polarität anzeigenden Linie. Angenommen jede dieser Form repräsentiert die breite Theorie von Gesundheit: das Dreieck zeigt, dass Gesundheit aus mehreren miteinander verbundenen Subkonzepten besteht, die mehr oder weniger weit gefasst oder einfach sein können. Es zeigt ferner an, auf welchen Hauptkonzepten die Subkonzepte beruhen. Die Ausgangsbasis könnte genetische Integrität sein, danach kämen die Gesundheit der Organe und Systeme und schließlich die Gesundheit von Communities, Gemeinden oder Gesellschaften. Eine Theorie über genetische Gesundheit als Basis für individuelle, kollektive und gesellschaftliche Gesundheit könnte so strukturiert sein.
Bitte diskutieren Sie nun über einzelne Gedanken und Ideen, die Sie interessieren oder denen Sie ihm Pflegealltag begegnen. Welche Faktoren innerhalb einer der Formen der Strukturiertheit könnten Ihr Phänomen beschreiben, erklären oder vorhersagen?

Die sich überschneidenden Kreise der ➤ Abb. 8.1 zeigen die gemeinsamen Bereiche der Einzelkomponenten an. Man kann der Meinung sein, Gesundheit habe biophysiologische, psycho-emotionale und soziokulturelle Aspekte. Ist eine Person körperlich gesund, psycho-emotional jedoch nicht, legt das Diagramm nahe, dass die psycho-emotionale Erkrankung das biophysiologische Wohlbefinden beeinflusst. Eine psycho-emotionale Beeinträchtigung könnte biophysiologische Folgen haben. Im Wesentlichen illustrieren die Kreisüberschneidungen, dass Gesundheit aus Einzelkomponenten besteht, wobei jeweils zwei oder alle drei Komponenten gemeinsame Bereiche haben. Die Darstellung der Strukturiertheit zeigt, dass alle drei Untereinheiten gleich wichtig sind und sich gleich stark überschneiden und beeinflussen.

Dieser Gedanke wird auch von der horizontalen Linie illustriert, die Gesundheit als Kontinuum in einer linearen Beziehung zu Krankheit darstellt. Wenn Gesundheit an den Anfang eines Kontinuums gesetzt wird, Krankheit ans Ende, werden Gesundheit und Krankheit als kontinuierliche Variablen konzeptualisiert, was verdeutlicht, dass verschiedene Gesundheits- und Krankheitsgrade möglich sind. Die Extreme eines Kontinuums verdeutlichen ferner, dass Gesundheit die Abwesenheit von Krankheit ist und Krankheit die Abwesenheit von Gesundheit. Werden Gesundheit und Krankheit als Konzepte betrachtet, die nebeneinander vorkommen können, lassen sich Gesundheit und Krankheit als Kontinuum darstellen. Wenn dagegen Gesundheit und Krankheit nicht als kontinuierliche Konzepte betrachtet werden, passen sie nicht zu dieser Strukturiertheit.

Die vierte Strukturform vermittelt durch Aufteilung der Hauptkonzepte in Subkonzepte den Gedanken der Differenzierung. Für diese Strukturform könnte Gesundheit in ihre psychischen und physischen Komponenten eingeteilt werden. Physische Gesundheit ließe sich noch weiter aufteilen in körperliche oder anatomische Gesundheit und funktionale oder physiologische Gesundheit, psychische Gesundheit in ihre emotionalen und spirituellen Aspekte. Man kann die Differenzierung bis ins Unendliche betreiben. Manche Konzepte lassen sich leichter differenzieren als andere. *Bedürfnisse* sind ein Konzept, dass sich leicht aufgliedern lässt, das Konzept *Ganzheitlichkeit* dagegen nicht.

Konzeptionell unverbundene oder völlig unterschiedliche Konzepte können nicht als Kontinuum strukturiert werden. Eine Beziehung zwischen Gender, d. h. dem sozialem Geschlecht, und gesellschaftlichen Praktiken lässt sich nicht als Kontinuum darstellen. Gender und gesellschaftliche Praktiken könnten in Form sich überschneidender Kreise strukturiert werden, als zwei sich wechselseitig beeinflussende Entitäten, oder in Form einer Strukturiertheit, in der gesellschaftliche Praktiken das soziale Geschlecht prägen. Wenn Sie die Beispiele der Strukturiertheit betrachten, fällt Ihnen vielleicht auf, dass sich manche Konzepte leichter in die Strukturiertheit einfügen, andere schwerer, und dass es für die Darstellung einiger Konzepte überhaupt keine geeignete Struktur gibt, etwa für das Konzept *ganzheitliche Gesundheit.* Gut möglich allerdings, dass Ihnen keine dieser Gesundheit repräsentierenden Formen der Strukturiertheit passend erscheint, weil sie Ihren persönlichen Vorstellungen vom Wesen der Gesundheit widersprechen.

Bei der Exploration der Beziehungen schälen sich dann die theoretische Grundstrukturiertheit und die Strukturiertheit der Einzelkomponenten heraus. Um sich Klarheit über die Strukturiertheit zu verschaffen, sind anfangs folgende Fragen hilfreich: Welche Beziehungen sind am wichtigsten? In welche Richtung gehen sie? Wie steht es um die Stärke und Qualität dieser Beziehungen? Kann ich die Strukturiertheit der Theorie anhand eines Modells darstellen? In welcher Reihenfolge treten die Beziehungen in Narrativen auf? Führen die Beziehungen eher vom Theorieziel weg oder eher auf das Theorieziel zu? Tragen die Beziehungen zur Verbindung oder zur Differenzierung der Konzepte bei? Stellt die Theoretikerin die Strukturiertheit graphisch dar?

Nachdem die Strukturiertheit der wichtigsten oder zentralen Beziehungen identifiziert worden ist, können andere Aspekte der Strukturiertheit beschrieben werden: Wie sind andere Formen der Strukturiertheit mit den zentralen Beziehungen, also den Hauptbeziehungen verknüpft? Lassen sich alle Beziehungen strukturieren? Nimmt die Strukturiertheit verschiedene Formen an? Werden konkurrierende oder partielle Strukturen vorgeschlagen? Liefert die Theoretikerin graphische Darstellungen, die bestimmte Aspekte der Strukturiertheit illustrieren?

Nachdem Sie Konzepte und Ziele zu Beziehungen verknüpft haben, können Sie die Strukturiertheit der Theorie beschreiben. Sie werden feststellen, dass sich die Beziehungen im Verlauf der Theorieentwicklung wandeln. Eine Theorie, die sich der Strukturiertheit entzieht, lässt sich manchmal erfassen, indem man einfach skizziert, in welcher Reihenfolge die Konzepte präsentiert werden. Skizzen können erhellen, wie Ideen und Gedanken organisiert sind. Jede Theorie braucht irgendeine Strukturiertheit, weil sich diese aus den Beziehungen ergibt.

8.1.6 Welche *Annahmen* enthält die Theorie?

Annahmen sind die für theoretisches Denken und Argumentieren entscheidenden Gegebenheiten oder als gesichert akzeptierten Wahrheiten. Die zentrale Frage zum Aufdecken von Annahmen lautet: „Was nimmt die Autorin als gesicherte Wahrheit?" Diese Frage kann gestellt werden, nachdem die Ziele bestimmt, die Konzepte durch Beziehungsaussagen strukturiert und die Definitionen beschrieben worden sind.

Manchmal weist die Theoretikerin auf ihre Annahmen explizit hin. Dann sind folgende Fragen angezeigt: „Was sind die expliziten Gegebenheiten?" und „Von welchen Annahmen gehen sie aus?" Behauptungen oder Aussagen, die explizit *Annahmen* genannt werden, sind möglicherweise nicht die Annahmen, auf denen die Theorie beruht. Deshalb muss untersucht werden, inwieweit Annahmen, die explizit als solche bezeichnet werden, tatsächlich Annahmen sind und nicht etwas anderes. Oft sind implizite oder in die Theorieerzählung integrierte Annahmen nicht ohne weiteres von Beziehungsaussagen zu unterscheiden. Dennoch können sie identifiziert werden und zwar mit den gleichen Fragen, die auch an explizite Annahmen gestellt werden: „Was sind die impliziten Gegebenheiten?" und „Von welchen Annahmen gehen sie aus?"

Explorieren Sie Ihre Gedanken über die Annahmen der Theorie nun noch gründlicher. Welche Annahmen über Individuen, Umwelt, Pflege und Gesundheit liegen vor? Sind die Annahmen konkurrierend oder kompatibel? Gibt es zu einem bestimmten Phänomen mehrere Annahmen, zu einem anderen nur wenige? Betreffen die zu Beginn gemachten Annahmen die Beziehungen und ihre Verbindungen oder die Theorieziele?

Annahmen können sachliche Feststellungen sein oder Wertvorstellungen spiegeln. *Sachliche Annahmen* sind durch Sinneswahrnehmungen erkennbar oder potenziell erkennbar. *Wertende Annahmen* erklären oder implizieren, was richtig, gut oder wünschenswert ist. In vielen Fällen verbergen sich hinter einer empirisch erkennbaren Annahme (z. B. „Im Sinne des Theorieziels wird angenommen, dass Menschen informiert werden wollen.") wichtige Wertungen. Die Annahme, dass Menschen informiert werden wollen (was man empirisch verifizieren könnte), impliziert womöglich auch, dass Information eine gute Sache ist, was empirisch nicht verifizierbar ist. Die wertende Annahme: „Es ist gut, informiert zu sein", löst weitere Fragen aus, etwa: „Welche Informationen sind gute Informationen?" Sachliche Annahmen müssen untersucht werden, indem man fragt: „Welche Werte spiegelt diese sachliche Feststellung?" Auch alle anderen Theoriekomponenten müssen untersucht werden. Von welchen Annahmen geht dieses Konzept, die Definierbarkeit, Beziehung, Strukturiertheit oder dieses Ziel/die Zweckgebundenheit aus?

Nachdem Sie die Annahmen erkannt haben, können die Wertvorstellungen der Theoretikerin exploriert werden. Was ist in den Augen der Theoretikerin wertvoll, gut, richtig, falsch oder erstrebenswert? Enthalten die Konzeptdefinitionen und die theorieunterstützende Narration wertende Begriffe oder Redewendungen? Wem wird die Verantwortung für die von der Theorie abgebildeten Erfahrungen oder Umstände zugeschrieben? Wer profitiert von den Umständen oder Erfahrungen der Theorie? Diese Fragen geben oft Hinweise auf Werte, die die Grundannahmen prägen. Dazu ein Beispiel: Die Freud'sche Theorie vom *Penisneid* impliziert, dass der Penis ein so kostbares Teil ist, dass es Neid auslöst und eine Person, die keinen hat, dieses wertende Gefühl empfindet. Um verborgene Wertvorstellungvorstellungen aufzudecken, empfehlen wir, sich andere als die in der Theorie präsentierten Möglichkeiten vorzustellen. Sind diese Alternativen plausibel aber unkonventionell, haben Sie eine wichtige wertende Annahme aufgedeckt. Wenn Sie sich vorstellen, dass es einen *Gebär(mutter)neid* geben könnte, der im Freud'schen Denken nicht vorkommt, jedoch eine plausible alternative Möglichkeit ist, haben Sie eine zentrale androzentrische Grundannahme aufgedeckt.

Annahmen zu beschreiben oder wahrzunehmen ist nicht leicht, weil sie oft auf Überzeugungen gründen, die uns so selbstverständlich sind, dass wir sie kaum noch als Annahmen erkennen. Manchmal können wir einer Theorie nicht beipflichten und sie nicht akzeptieren, weil so ungewöhnlich oder fremdartig ist. Eine Theorie, die Ihnen irgendwie unangenehm ist, beruht womöglich auf Annahmen, die Ihren Überzeugungen oder Wertvorstellungen widersprechen. Sind einmal die Annahmen einer Theorie einmal erkannt, wird die Theorie an sich verständlicher.

8.2 Eine vollständige Theoriebeschreibung anfertigen

Um eine Theorie beschreiben zu können, schlagen wir sechs Fragen vor. Bitte fragen Sie nach dem/den/der

1. *Theorieziel/Zweckgebundenheit der Theorie.* Mit dieser Frage wird ermittelt, weshalb und wofür die Theorie formuliert wurde und in welchen Kontexten und Situationen sie angewandt werden kann.
2. *Theoriekonzepten.* Diese Frage identifiziert die Gedanken und Ideen, die in der Theorie strukturiert und miteinander verbundenen werden.
3. *Konzeptdefinierbarkeit.* Mit dieser Frage werden die Bedeutungen der Konzepte in der Theorie geklärt. Sie soll ermitteln, welche empirische Erfahrung die Ideen und Gedanken in der Theorie repräsentiert.
4. *Beziehungen innerhalb dieser Theorie.* Diese Frage gilt den Konzeptverknüpfungen. Sie richtet den Fokus auf die verschiedenen möglichen Formen der Beziehungsaussagen und wie sie die Theorie strukturieren.
5. *Theoriestrukturiertheit.* Das ist die Frage nach der Gesamtform der konzeptuellen Wechselbeziehungen. Sie ermittelt, ob die Theorie Teilstrukturen enthält oder eine einzige Grundform hat.
6. *Grundannahmen der Theorie.* Diese Frage gilt den Grundwahrheiten, auf die sich das theoretische Denken und die Argumentation vermutlich berufen. Sie soll klären, ob die Annahmen Wertvorstellungen spiegeln oder sachliche Feststellungen sind.

Generell empfehlen wir, zunächst die Arbeit zu lesen und sich erst dann mit Beschreibungsfragen zu beschäftigen. Nicht in jedem Fall lassen sich alle Fragen beantworten. Dennoch werden Sie bei der Bearbeitung der Fragen, die zur betreffenden Theorie passen, Konzepte vorläufig identifizieren und nach und nach auch das Theorieziel bzw. die Zweckgebundenheit der Theorie erkennen. Wird schließlich die Definierbarkeit evident, werden Sie bald auch Beziehungen und Zusammenhänge erkennen. Von der Natur der Beziehungen ausgehend, können Sie auch Fragen zur Theoriestrukturiertheit stellen. Indem Sie Fragen zu den Annahmen beantworten, wird Ihr Bewusstsein für die Bedeutungen geschärft, was wiederum das Theorieverständnis erleichtert. Nach einer ersten Beschreibung der Komponenten kann jede einzelne Komponente erneut untersucht und überarbeitet werden.

Oft ist es nicht leicht, die Absichten und Annahmen einer Theorie zu beschreiben. Konzepte und ihre Definierbarkeit lassen sich meist viel eher identifizieren, besonders wenn sie einigermaßen explizit sind. In vielen Fällen ist auch das Erkennen von Beziehungen und der Strukturiertheit problematisch, wobei die Theorie auch diese Merkmale aufweisen wird.

Das Anfertigen einer vollständigen Theoriebeschreibung erfordert die systematische und kritische Untersuchung des Werks. Wer die Sache ernsthaft betreibt, muss jedes Wort, jede Formulierung und jeden Satz wiederholt auf die Bedeutung hin untersuchen. Im Laufe der Beschäftigung mit den deskriptiven Fragen kommen oft neue Gedanken auf, die verunsichern und zur Revision frühere Vorstellungen und Ideen führen. Nach einer Weile nimmt die Beschreibung Gestalt an und die Veränderungen werden weniger. Ihre Beschreibungen werden allerdings stets etwas Vorläufiges haben, weil Sie die Gedanken der Theoretikerin den eigenen Erkenntnissen entsprechend interpretieren müssen und sich diese Erkenntnisse verändern. Sollte es Ihnen auch nach gründlichem Studium und längerem Nachdenken nicht gelingen, die Natur der Theorie zumindest vorläufig zu erfassen, besteht das beste Vorgehen darin, eigene Ideen in die Revision und Weiterentwicklung der Theorie einzubringen; Ihre anhaltende Unsicherheit beweist die Notwendigkeit.

Aller Unsicherheit und Vorläufigkeit zum Trotz sollten Sie sich, was die Natur einer Theorie angeht, auf Ihr eigenes Urteil verlassen und nicht davon ausgehen, dass die bislang veröffentlichten Beschreibungen und Analysen besser oder verlässlicher sind als die Ihren. Wenn Sie die Theorie mit der nötigen Sorgfalt und Präzision beschrieben und kritisch reflektiert haben, sollten Sie darauf vertrauen, die Theorie verstanden und die richtigen Schlüsse gezogen zu haben.

8.3 Wie funktioniert das? *Critical reflection* der Theorie

Nach Abschluss der Theoriebeschreibung kann mit kritischen Fragen ermittelt werden, wie gut eine Theorie entwickelt ist oder inwieweit sie ihren Zweck erfüllt. Bitte beachten Sie, dass die Beschreibung einer Theorie und die *critical reflection* zwei völlig verschiedene Vorgänge sind. Beschreiben ist ein eher objektiver Vorgang, bei dem Fakten über die Theorie dargelegt werden, indem man fragt: „Was ist das?“ Kritisch reflektieren dagegen bedeutet, zu ermitteln, wie gut eine Theorie für einen bestimmten Zweck geeignet ist. In diesem Abschnitt schlagen wir Fragen vor, die zur kritischen Reflexion beitragen. Wenn Sie den Wert einer Theorie hinterfragen, werden Sie bald erkennen, wie die Theorie angewandt und weiterentwickelt werden könnte.

Beim Studium und der Lektüre verschiedener Pflegetheorien kommt Ihnen vielleicht der Gedanke: „Da stimmt etwas nicht“ oder „Vielleicht könnte ich meine Pflegepraxis in diese Richtung verändern“ oder „Das ist ja wirklich spannend.“ Wenn solche Gedanken aufkommen, vergleichen Sie die Theorie mit Ihren eigenen, vielleicht noch unerkannten Vorstellungen über wichtige Theorieaspekte. Die Beurteilung einer Theorie wird stets von der persönlichen Sichtweise beeinflusst und orientiert sich an dem, was man selbst für gut und richtig hält. Was die Forschung angeht, stimmen Sie vielleicht zu und sagen sich: „Das könnte hilfreich sein.“ Was die Praktiken betrifft, denken Sie möglicherweise: „Das könnte ich vielleicht anwenden.“ Wenn Ideen stimuliert werden, denken Sie vielleicht: „Das gibt mir wirklich ein paar gute Anregungen.“ In solchen Augenblicken haben Sie eine Vermutung über den Wert der Theorie angestellt, die auf Ihren persönlichen Wertvorstellungen von Pflege, Forschung und kritischem Denken beruht. Ihre eigenen Wertvorstellungen sind wichtige, in den formaleren Prozess kritischer Reflexion eingebettete Komponenten.

Kritisches Denken erhellt, inwieweit die Theorie mit der praktischen Pflege und mit Forschungs- oder Ausbildungsaktivitäten zusammenhängt. Die Mitglieder einer Disziplin entwickeln Vorstellungen darüber, welche Fragen an die Theorie gestellt und welche Antworten grundsätzlich akzeptiert werden sollen, damit sie als wertvoller Beitrag zum Fachgebiet gelten kann. Genau wie es viele Möglichkeiten der Theoriebeschreibung gibt, können viele kritische Fragen über den praktischen Nutzen einer Theorie gestellt und verschieden beantwortet werden. Die Fragestellungen können die Mitglieder einer Disziplin anregen, zu überlegen, welche Antworten ihnen zusagen und weshalb. Unsere Fragen stehen im Einklang mit den allgemein anerkannten Modellen zur Evaluation von Theorien, wie sie in der Pflegeliteratur beschrieben sind (Alligood und Tomey 2010; Barnum 1998; Ellis 1968; Fawcett 2005; Hardy 1974). Dennoch unterscheidet sich unser Ansatz von allgemein anerkannten Modellen, weil wir uns auf Fragen nach dem persönlichen Zweck und Ziel konzentrieren und nicht danach fragen, welchen Standard eine Theorie aufweisen soll. Bei jeder unserer Fragen geht es zwar um die Standardkennzeichen angemessener Theorien, die Antworten können jedoch je nach den persönlichen Umständen und dem geplanten Einsatzzweck ganz verschieden ausfallen. Wir behaupten, dass der Wert einer Theorie relativ ist, weil er von Ihrem persönlichen Ziel abhängt und von der Frage, ob und inwiefern sie beitragen kann, die Pflegepraxis Ihren Vorstellungen entsprechend zu verbessern.

Critical reflection erfordert folgende Fragen:

- Wie verständlich ist die Theorie?
- Wie pragmatisch ist die Theorie?
- Wie allgemeingültig ist die Theorie?
- Wie erreichbar ist die Theorie?
- Wie substanziell ist die Theorie?

Es gibt auf diese Fragen keine richtigen Antworten; sie implizieren auch keine bestimmten Erwiderungen. Die Frage: „Wie verständlich ist das?" beispielsweise bedeutet nicht unbedingt, dass eine Theorie völlig verständlich sein sollte oder dass verständlicher unbedingt besser ist. Die Frage ist das Werkzeug, mit dem Sie untersuchen, ob der Grad der Verständlichkeit dem Zweck der Theorie angemessen ist. Wenn Sie sich mit dieser Frage beschäftigen und im Team darüber diskutieren, können Sie im Konsens über den weiteren Umgang mit der Theorie entscheiden. Diese Erkenntnisse entstehen vor allem bei Diskussionen mit Menschen, die verschiedene Standpunkte vertreten. Auch eine etwas unverständliche Theorie, die pflegepraktische Annahmen hinterfragt, kann eine wichtige Theorie sein, die zur Veränderung des Pflegealltags beiträgt und neue Konzepte liefert. Fehlende Verständlichkeit erlaubt die Imagination neuer Möglichkeiten, was vielleicht eine Stärke der Theorie ist.

Wenngleich jede der fünf kritischen Fragen grundsätzlich eigenständig ist, hängen sie doch zusammen. Zum Beispiel betrifft eine der Fragen die Erreichbarkeit, eine andere die Allgemeingültigkeit. Gilt sie als allgemeine Theorie mit großem Geltungsbereich, ist sie vielleicht schwerer erreichbar (d. h. weniger mit perzeptuellen Erfahrungen verbunden) als eine enger gefasste (d. h. weniger allgemeingültige) Theorie.

Ihre Antworten auf Fragen, die Sie stellen, um eine Beschreibung entwickeln zu können, beeinflussen Ihre Antworten auf Fragen zur kritischen Reflexion. Um beispielsweise beurteilen zu können, wie verständlich, erreichbar oder allgemeingültig eine Theorie ist, müssen Sie den Zweck der Theorie, ihre Konzepte und die Strukturierung dieser Konzepte beschreiben. Wenn die Theoriebeschreibung dann Gestalt annimmt, können Sie mit der kritischen Reflexion beginnen. Die dabei entwickelten Ideen fördern Ihre kritischen Erkenntnisse und ermöglichen substanzielle Diskussionen, die der weiteren Theorieentwicklung die Richtung weisen. In den folgenden Abschnitten wird erläutert, welche Punkte bei der Bearbeitung der einzelnen Fragen zur kritischen Reflexion einer Theorie beachtet werden müssen.

8.3.1 Wie *verständlich* ist die Theorie?

Wer die Verständlichkeit einer Theorie ermitteln will, muss folgende Kriterien beachten: semantische Verständlichkeit, semantische Stimmigkeit/Konsistenz, strukturelle Verständlichkeit und strukturelle Stimmigkeit/Konsistenz. *Verständlichkeit* allgemein bezieht sich darauf, wie gut die Theorie verstanden werden kann und wie stimmig die Gedanken konzeptualisiert sind. *Semantische Verständlichkeit* und *semantische Konsistenz* beziehen sich primär auf die Verständlichkeit der intendierten theoretischen konzeptionellen Bedeutungen. *Strukturelle Verständlichkeit* und *strukturelle Konsistenz* spiegeln die intendierten Zusammenhänge zwischen einzelnen Theoriekonzepten sowie der Theorie insgesamt.

Bitte überlegen Sie ...

Stellen Sie sich nun, um das Unterkriterium semantische Verständlichkeit verständlicher zu machen, ein Diagramm oder ein Bild vor, das im Artikel einer Fachzeitschrift eine Theorie veranschaulichen soll. Die Abbildung weist mehrere Kästchen auf, in denen die Namen der Konzepte stehen, sowie Linien oder Pfeile, die die Kästchen miteinander verbinden und das Bild vervollständigen. *Semantik* betrifft die Bedeutung. Die *semantische Verständlichkeit* wird untersucht, indem man fragt, wie verständlich die in der Abbildung enthaltenen Konzepte, meist im Rahmen der narrativen Theorieerklärung, implizit oder explizit definiert sind. Die *semantische Konsistenz* wird untersucht, in dem man fragt, ob die vorgeschlagenen konzeptionellen Bedeutungen die ganze Erklärung oder Beschreibung über in gleicher Weise verwendet werden.

Bei der Lektüre des Artikels mit der Theoriebeschreibung ist Ihnen die Bedeutung eines Konzepts, wenn es zum ersten Mal auftaucht, anfangs vielleicht recht verständlich, doch dann, beim Fazit der Autorin angelangt, fällt Ihnen womöglich auf, dass das Konzept eine etwas andere Bedeutung angenommen hat, obwohl jede der beiden Bedeutungen für sich betrachtet ziemlich verständlich erscheint. Die Bedeutungsdivergenzen stellen eine semantische Inkonsistenz dar. Andererseits können konzeptionelle Bedeutungen unverständlich sein, obschon die Ursache für die Unverständlichkeit und die Unverständlichkeit selbst konsistent sind. Das ist dann ein Beispiel für *semantische Unverständlichkeit* mit semantischer Konsistenz. Diese Unterscheidung mag nebensächlich erscheinen, ist aber wichtig. Wenn Sie bei der Theorieevaluation eine *unverständliche* konzeptionelle Bedeutung entdecken, hilft diese Unterscheidung festzustellen, ob die Unverständlichkeit einer unzulänglichen Konzeptdefinition geschuldet ist oder der Tatsache, dass das Konzept im Verlauf der Theorieentwicklung eine andere Bedeutung angenommen hat, oder beide Erklärungen zutreffen. Nur wer die Quelle der Unverständlichkeit entdeckt hat, kann sie korrigieren oder beurteilen, ob sie bezüglich der intendierten Verwendung problematisch ist.

Strukturelle Verständlichkeit thematisiert die Konzeptverknüpfungen innerhalb der Theorie, *strukturelle Konsistenz* dagegen den Grad der Stabilität und der Widerspruchsfreiheit der Verknüpfungen einer Theoriebeschreibung. Ein Beispiel: Die Abbildung oder das Diagramm einer Theorie ist verständlich strukturiert, wenn die Verbindungslinien oder Pfeile zwischen den Kästchen (die Beziehungen unter und zwischen den Konzepten) ein kohärentes Verständnis der gesamten Theorie ermöglichen. Strukturelle Verständlichkeit bedeutet zudem, dass die einzelnen Beziehungen zwischen den Konzepten eindeutig sind, insbesondere im narrativen Teil der Theorie. Strukturelle Stimmigkeit thematisiert die Frage, ob die Verknüpfungen zwischen den Konzepten die ganze Theorie über gleichartig präsentiert werden. Sie lässt sich ermitteln, indem man die Narration mit der Abbildung vergleicht. Gibt es der Narration zufolge Verbindungen zwischen zwei wichtigen Konzepten, im Diagramm dagegen nicht, fehlt es an struktureller Verständlichkeit. Wenn dem Diagramm zufolge zwei Konzepte miteinander verbunden sind, Sie dann aber feststellen, dass die Konzepte in der Narration offenbar ganz anders verbunden sind, sind Sie auf eine strukturelle Inkonsistenz gestoßen.

Kurz gesagt und ganz wichtig: *Semantik* beschäftigt sich mit der konzeptionellen Bedeutung, *Struktur* mit Konzeptverknüpfungen, und beides sind Unterkriterien von *Verständlichkeit.* Wenn Sie die konzeptionellen Bedeutungen und Verknüpfungen verstanden haben, können Sie entscheiden, ob und wie Sie die Theorie anwenden wollen und welche Veränderung nötig wäre, um sie für Ihre Zwecke nutzen zu können.

Semantische Verständlichkeit. Die Konzeptdefinitionen einer Theorie sind wichtige Aspekte semantischer Verständlichkeit. Definitionen ermöglichen die Festschreibung der empirischen konzeptionellen Bedeutungen einer Theorie. Sind die Konzepte nicht oder nicht vollständig definiert, werden die empirischen Indikatoren der Idee unverständlicher. Verständlich definierte Konzepte erleichtern die Identifikation empirischer Indikatoren. Verständlichkeit kann auch bedeuten, dass alle Pflegefachpersonen, wenn sie die Theorie lesen und dabei der Konzeptbezeichnung begegnen, das gleiche empirische Bild vor Augen haben. Wenn Definitionen gänzlich fehlen oder nur wenige Konzepte definiert werden, leidet die Verständlichkeit.

Die Definitionen einer Theorie wirken sich auf die semantische Verständlichkeit aus. Definitionen der spezifischen und allgemeinen Kennzeichen erhöhen die Verständlichkeit, während eine allgemeine oder eine spezifische Definition allein die Verständlichkeit oft beeinträchtigt. Spezifische Definitionen sorgen in der Regel für Verständlichkeit, weil sie unmissverständlich und genau auf die intendierten empirischen Konzeptindikatoren verweisen. Allgemeine Definitionen tragen zu konzeptionellen Bedeutungen bei und sorgen für Bedeutungsvielfalt, was spezifischen Definitionen nicht gelingt. Bitte überlegen Sie, inwieweit jede der beiden Definitionsarten die Verständlichkeit der Bedeutung verbessert, um dann eigene Vorstellungen entwickeln und leichter entscheiden zu können, ob die Theorie für Ihre Zwecke geeignet ist oder nicht.

In vielen Fällen schadet es der Verständlichkeit, wenn man Begriffe aus anderen Disziplinen übernimmt oder umgangssprachliche Begriffe mit breitem Bedeutungsspektrum verwendet. Worte wie *Stress* und *Coping* bzw. *Bewältigung* haben umgangssprachliche Bedeutungen, aber auch spezifische theoretische Bedeutungen in anderen Disziplinen. Wenn mehrdeutige Worte verwendet und nicht definiert werden, geht man oft von ihrer Alltagsbedeutung aus und nicht von ihrer Bedeutung innerhalb der Theorie, mit negativen Auswirkungen auf die Verständlichkeit. Diese wird verbessert, wenn die Konzeptdefinition mit der in der Fachsprache üblichen Begriffsbedeutung übereinstimmt.

Die Verständlichkeit wird beeinträchtigt, wenn Worte benutzt werden, die keine allgemeine Bedeutung haben, oder die Theoretikerin, um irgendeine Idee zu repräsentieren, neue Begriffe erfindet. Neu geprägte Worte können eine Bedeutung vermitteln, für die es bislang kein Wort gibt, aber auch unverständlich machen, besonders wenn ein vertrauteres Wort oder eine geläufigere Redewendung ausgereicht hätten. Man könnte eine ganze Theorie über Wortneuschöpfungen entwickeln – etwa über Quizzendroide, Plankerode und Ziote – die logisch und konsistent wäre, aber dennoch unverständlich, weil die Worte erfunden sind und keine erkennbaren Objekte, Eigenschaften oder Ereignisse bezeichnen. Dieses etwas zugespitzte Beispiel demonstriert, wie sich die Verwendung vager oder seltsamer Worte auf die Verständlichkeit auswirkt und was passiert, wenn Worte nicht definiert oder Worte mit vielen möglichen Bedeutungen verwendet und nicht definiert werden.

Aber auch der exzessive Gebrauch von Floskeln kann der semantischen Verständlichkeit abträglich sein. Oft werden für die gleiche Bedeutung verschiedene Worte benutz. – eine Schreibtechnik zur Vermeidung von Wiederholungen. Wenn allerdings in ein und derselben Theorie mehrere ähnliche Begriffe synonym verwendet werden, obwohl ein Wort genügen würde, schadet die Verwendung von Floskeln der Verständlichkeit der Theoriepräsentation, anstatt sie zu verbessern. Wird in einer Theorie das Wort für ein wichtiges Konzept variiert, kommen subtile Bedeutungsveränderungen ins Spiel. Wenn beispielsweise für das gleiche Konzept mal das Wort *Wiederherstellung,* mal *Rehabilitation,* mal *Genesung* verwendet wird, leidet die Verständlichkeit, weil jedes Wort eine etwas andere Bedeutung hat und einen anderen Verwendungskontext suggeriert.

Auch exzessive Narrative können eine Theorie unverständlich machen und allzu viele Beispiele die semantische Verständlichkeit reduzieren; dennoch gilt, dass eine vernünftige Auswahl an Beispielen die Verständlichkeit meist verbessert. Auch Diagramme sollen selbsterklärend und einfach konstruiert sein, da allzu komplexe graphische Darstellungen das Verständnis erschweren. In der Regel trägt die Informationsvermittlung in Form von Diagrammen jedoch zur Theorieklärung bei.

Ein ökonomischer Gebrauch von Worten, die Nennung von Schlüsseldefinition und der kluge Einsatz von Beispielen und Diagrammen sorgen für Verständlichkeit. Absolute semantische Verständlichkeit ist weder erreichbar noch unbedingt erstrebenswert. Da es sprachliche Grenzen gibt, wird die Bedeutung einer Theorie, egal wie verständlich sie dargestellt wird, nie von allen Menschen gleich rezipiert.

Semantische Konsistenz. Semantische Konsistenz/Stimmigkeit ist ein weiterer Aspekt, der um der Verständlichkeit willen beachtet werden muss. Eine Theorie, die Konzepte implizit oder explizit inkonsistent verwendet, sendet widersprüchliche Bedeutungsbotschaften aus. Semantische Stimmigkeit heißt, dass die Theoriekonzepte konsistent ihren Definitionen gemäß verwendet werden. Manchmal wird eine Definition explizit festgelegt, doch dann kommt es an irgendeiner Stelle zu einem Bedeutungswandel. Wenn Schlüsselbegriffe nicht verständlich und deutlich definiert sind, können ihre implizierten Bedeutungen von einer Textstelle zur anderen wechseln. Gelegentlich werden Begriffe zwar verständlich definiert, allerdings auf ganz unterschiedliche Art und Weise. Inkonsistenzen, die auftreten, wenn Begriffe explizit definiert werden, sind relativ leicht zu entdecken, während andere Inkonsistenzen eher unauffällig sind.

Um Konsistenz/Stimmigkeit zu erreichen, muss auch der Umgang mit den Grundannahmen konsistent sein. Theorieziel, Konzeptdefinitionen und Konzeptbeziehungen müssen mit den genannten und nicht genannten theoretischen Annahmen übereinstimmen. Fallbeispiele und Diagramme können ebenfalls überprüft und mit den Annahmen der Theorie verglichen werden. Dazu ein Beispiel: Angenommen die Grundannahme einer Theorie ist die Einheit von Mensch und Umwelt und dass sich beide zeitlich und räumlich simultan und irreversibel verändern. Diese Annahme entspricht einer Definition, die Gesundheit als Bewusstseinserweiterung deutet, widerspricht jedoch einer theoretischen Konzeptualisierung von Gesundheit als Adaptationszustand. Adaptation bedeutet üblicherweise, sich Umweltreizen anzugleichen oder anzupassen, um sich in die Umwelt einzufügen. Das Konzept *Adaptation* legt den Gedanken nahe, dass äußere Einflüsse oder Ereignisse die wichtigsten Gesundheitsdeterminanten, Person und Umwelt jedoch voneinander getrennte Entitäten sind. Das Konzept von der Einheit von Person und Umwelt vermittelt die Vorstellung, dass Mensch und Umwelt eng miteinander verbunden sind und sich simultan verändern. Simultane Veränderung widerspricht der Vorstellung, dass Gesundheit die Anpassung oder Angleichung an Reize bedeutet; stattdessen wird impliziert, dass Veränderung inkorporiert wird, dass sich die Person verändert und dass es mehrere Optionen und Wahlmöglichkeiten gibt.

Um der Verständlichkeit willen müssen die Ziele einer Theorie mit all ihren anderen Komponenten übereinstimmen. So steht das Ziel, Gesundheit mithilfe geeigneter Pflegemaßnahmen zu erreichen, vermutlich im Konflikt mit der Grundannahme, Gesundheit sei determiniert. Wenn Sie Unstimmigkeiten feststellen, werden Sie bald auch erkennen, welche anderen Bedeutungen die Definitionen vermitteln, und die anderen Theoriekomponenten identifizieren.

Wer über Konsistenz nachdenkt, sollte die eigene Beschreibung jeder Theoriekomponente genau untersuchen und überlegen, ob die deskriptiven Theorieelemente an sich und untereinander stimmig oder unstimmig sind. Die Definitionen müssen in sich und in Bezug auf die Annahmen konsistent sein. Manchmal sind Struktur und Beziehungen inkonsistent. Ist eine Theorie extrem inkonsistent, fällt es schwer, den Prozess der kritischen Reflektion fortzusetzen. Semantische Unstimmigkeiten treten besonders am Anfang der Theorieentwicklung häufiger auf und lassen Raum für neue Entwicklungsmöglichkeiten. Sind aber bereits die Grundlagen einer Theorie inkonsistent (z. B. Unstimmigkeit zwischen Annahmen und Zielen), hat das schwerwiegende Folgen für die Theorie als Ganzes – ein Problem, das bemerkt und bearbeitet werden muss.

Strukturelle Verständlichkeit. Strukturelle Verständlichkeit ist eng mit semantischer Verständlichkeit verbunden. Es geht um die Frage, wie identifizierbar und offenkundig die Zusammenhänge und Argumente der Theorie sind. Die deskriptiven Elemente der Theoriestruktur und der Theoriebeziehungen liefern wichtige Informationen für die Bearbeitung dieser Dimensionen der Verständlichkeit.

Weist eine Theorie strukturelle Verständlichkeit auf, lässt sich ihr grundlegendes konzeptuelles Netzwerk unschwer identifizieren und erkennen. Die Konzepte sind in dem Fall miteinander verbunden und bilden ein kohärentes Ganzes. Können Sie die Struktur der Theorie nicht ausfindig machen, suchen Sie am besten zuerst nach Strukturelementen, die verbunden sind, und dann nach Lücken, die sich im Laufe der Theoriebeschreibung auftun. Es dient der Verständlichkeit, wenn alle wichtigen Beziehungen in eine einzige Struktur gebracht werden. Es schadet der Verständlichkeit, wenn nicht alle signifikanten Beziehungen in eine kohärente Struktur gebracht werden. Wenn Beziehungen bruchstückhaft dargestellt sind, die Struktur rudimentär ist oder Konzepte unverbunden nebeneinander stehen, beweist dies, dass bei der Theorieentwicklung Teile übergangen und nicht ins Ganze integriert worden sind.

Strukturelle Konsistenz. Dabei geht es um die Frage, ob die Theorie durchgängig konsistent strukturiert ist. Oft sind Theorien, insbesondere Theorien mittlerer Reichweite, um eine dominierende Struktur herum konstruiert, etwa um eine Form, die Konzepte differenziert, oder eine Form, die Konzepte linear oder hierarchisch anordnet. Manchmal liefert eine Strukturform das allgemeine Profil für die Hauptbeziehungen der Theorie, während weniger wichtige Theoriekomponenten anders strukturiert und dargestellt werden. Entscheidend ist, dass die zur Verknüpfung der Konzepte und Beziehungen gewählte Struktur, bzw. gewählten Strukturen, die ganze Theorie über konsistent verwendet werden und einen Strukturplan liefern, der die Verständlichkeit erhöht. Gut möglich, dass die Theoretikerin oder der Theoretiker mit einer linearen Strukturierung beginnt. Schlägt sich diese Struktur in den Verknüpfungen der Theorieelemente nieder, wird man einen hohen Grad an struktureller Stimmigkeit feststellen können. Wechselt die Theoretikerin dann zu einer konzeptintegrierenden Struktur (z. B. zum Venn-Diagramm der sich überschneidenden Kreise), kann das Verwirrung stiften; gut möglich aber auch, dass diese Struktur innerhalb eines linearen Strukturschemas gut funktioniert.

Zusammenfassend lässt sich sagen, dass mit der Frage: „Wie verständlich ist die Theorie?" exploriert werden kann, ob und inwieweit eine Theorie verständlich ist oder nicht, wie nachvollziehbar sie ist und was der Grad ihrer Verständlichkeit für die Entwicklung und Wichtigkeit der Pflegetheorie bedeutet. Wenn über Verständlichkeit diskutiert wird, sind Fragen nach semantischer und struktureller Konsistenz und Verständlichkeit eine gute Richtschnur, weil von Inkonsistenzen widersprüchliche, die Verständlichkeit vereitelnde Botschaften ausgehen. Eine sehr allgemeine Theorie (großer Reichweite) kann recht mehrdeutig und dennoch nützlich sein, indem sie neue Gedanken stimuliert. Eine Theorie mittlerer Reichweite von Hoffnungslosigkeit beispielsweise kann einige vage Aspekte enthalten, die dennoch wichtig sind und zum Verständnis dieses Gefühls beitragen. Die Wichtigkeit der Theorie für die Forschung wird wegen ihrer Unverständlichkeit und Mehrdeutigkeit allerdings eingeschränkt sein. Nur wenn Sie mit Blick auf Ihre Ziele erkennen, was die Klarheit behindert, können Sie Verbesserungsmöglichkeiten ausfindig machen. Der Anspruch an den Grad der Verständlichkeit hängt davon ab, was die Pflegefachperson mit der Theorie bezweckt.

8.3.2 Wie *pragmatisch* ist die Theorie?

Pragmatik bedeutet, dass die Zahl der Elemente in jeder deskriptiven Kategorie minimal ist – insbesondere die Anzahl der Konzepte und ihrer Wechselbeziehungen. *Komplexität* impliziert viele Theoriebeziehungen zwischen zahlreichen Konzepten. Eine Theorie mit neun Konzepten hat eine deutlich höhere theoretische Komplexität als eine mit nur drei Konzepten. Werden einer Theorie auch nur ein oder zwei Konzepte hinzugefügt, erhöht sich das Potenzial für theoretische Wechselbeziehungen enorm und infolgedessen die Komplexität.

Der Wunsch nach Pragmatik oder Komplexität kann sich dem Stadium der Theorieentwicklung entsprechend verändern. In der *grounded theory* oder bei phänomenologischen Beschreibungen ist die Komplexität anfangs vielleicht recht hoch. Im Laufe der Entwicklung werden die Beziehungen und Konzepte dann aber ineinanderfließen und die Theorie vereinfachen.

Ungeachtet des gewählten Ansatzes werden manche der am Anfang des Theorieentwicklungsprozesses kreierten Konzepte im weiteren Verlauf ausgeschieden oder sich verändern. Theorien könnten mehr oder weniger pragmatisch sein; ihr Grad der Pragmatik variiert. Im Pflegebereich sind in manchen Situationen wohl relativ pragmatische und breite Theorien gefragt, die als allgemeine Richtlinien für das Pflegehandeln eingesetzt werden können. Andere Situationen brauchen pragmatische, allerdings empirisch nachweisbarere Theorien als Richtlinien für die Forschung. In wieder anderen Situationen besteht Bedarf an relativ komplexen Theorien, die das Verständnis extrem komplexer praktischer Pflegesituationen erleichtern.

8.3.3 Wie *allgemeingültig* ist die Theorie?

Mit *Allgemeingültigkeit* sind die Reichweite und der Zweck einer Theorie gemeint; eine allgemeingültige bzw. allgemeine Theorie deckt eine Vielfalt an Pflegesituationen ab. Manchmal wird zur Beschreibung der Pragmatik einer Theorie der Begriff *Schlichtheit* synonym verwendet, wobei Schlichtheit ein Konzept ist, das auch den Gedanken der Allgemeingültigkeit enthält. Eine *schlichte Theorie* ist pragmatisch konzipiert (d. h. sie enthält nur wenige Strukturelemente), gilt jedoch für eine Vielzahl empirischer Erfahrungen.

Die Anzahl der Konzepte und Ziele einer Theorie liefert Hinweise auf ihre Verallgemeinerbarkeit. Eine Theorie mit breit gefassten Konzepten wird mehr empirische Indikatoren aufweisen als eine mit sehr eng gefassten Konzepten. In die Konzepte *Mensch* und *Universum* ließe sich vermutlich fast jeder mögliche empirische Indikator einordnen. Eine umfassende Theorie, die diese beiden Konzepte enthält, wäre hochgradig verallgemeinerbar. Eine Theorie, die das Individuum mit der physischen Umwelt verbindet, ist weniger allgemeingültig, aber immer noch recht umfangreich. Das Konzept vom *Individuum* impliziert, dass sich die Theorie mit einer Einzelperson beschäftigt. Das Bestimmungswort *physisch* als Attribut von *Umwelt* vermittelt, dass nur ein Teil der Umwelt gemeint ist. Informationen über Individuen innerhalb von Communitys können mit dieser Theorie nicht interpretiert werden. Eine Theorie, die sich mit den Merkmalen Akutkranker in der Umgebung einer Intensivpflegestation beschäftigt, ist noch weniger allgemeingültig und die Reichweite ihrer Konzepte noch geringer.

Die Allgemeingültigkeit einer Theorie lässt sich mit folgenden Fragen ermitteln: Auf wen oder was und wann ist die Theorie anwendbar? Wird das Theorieziel von allen Fachkräften im Gesundheitswesen geteilt? Gilt sie für Menschen allgemein? Gilt sie nur für ein spezielles Fachgebiet der Pflege und nur zu bestimmten Zeiten? Je begrenzter der Anwendungsbereich einer Theorie, desto geringer ihre Verallgemeinerbarkeit.

Wie erstrebenswert Allgemeingültigkeit ist, hängt von davon ab, welchen Zweck die Theorie erfüllen soll. Allgemeingültige Theorien sind eine gute Möglichkeit, neue Ideen und Hypothesen zu generieren. Pflegetheorien, die sich mit breit angelegten Konzepten beschäftigen (z. B. mit Individuen, Gesellschaft, Gesundheit, Umwelt), sind hochgradig allgemein und nützlich zur Organisation von Ideen über universelles Gesundheitsverhalten. Theorien, die sich mit spezifischen menschlichen Erfahrungen beschäftigen (z. B. mit Schmerz) sind weniger allgemeinen und wegen ihrer relativen Spezifizität als Richtlinien für die Pflegepraxis in einem klinischen Setting geeignet.

8.3.4 Wie *erreichbar* ist die Theorie?

Die Frage nach der *Erreichbarkeit* einer Theorie thematisiert, inwieweit die empirischen Konzeptindikatoren identifizierbar und die Theorieziele erreichbar sind. Soll die Theorie einen bestimmten praktischen Pflegeaspekt erklären, müssen ihre Konzepte mit empirischen Indikatoren verknüpft werden, die in der praktischen Pflege vorkommen. *Empirische Indikatoren* sind sinnlich wahrnehmbare Erfahrungen, die im Pflegealltag das Assessment der von der Theorie beschriebenen Phänomene ermöglichen und helfen, festzustellen, ob die Ziele der Theorie auf die von ihr nahegelegten Art und Weise erreicht werden.

Nur ausgewählte Dimensionen hochgradig abstrakter Konzepte lassen sich empirisch erfassen. Wenn die Konzepte einer Theorie keine empirischen Dimensionen aufweisen oder die empirischen Dimensionen verworren sind, handelt es sich vermutlich um Konzepte, die nicht empirisch exploriert oder verstanden werden können.

Bitte überlegen Sie ...

Denken Sie beispielsweise an eine Theorie über Rehabilitation und Interaktion. Die theoretischen Konzeptdefinitionen sind Hinweise auf die Erreichbarkeit der Theorie. Undefiniert können die Worte *Rehabilitation* und *Interaktion* mehrere Bedeutungsdimensionen haben. Werden die Konzepte definiert, stellt sich heraus, mit welchen Methoden sie empirisch zu ermitteln sind. Verweisen die Definitionen auf Messwerte oder beobachtbare Verhaltensweisen, die sich mit Rehabilitation und spezifischen rehabilitationsfördernden Interaktionen in Verbindung bringen lassen, kann die Theorie im klinischen Kontext als relativ erreichbar gelten.

Zusammen mit der Komplexität einer Theorie erhöht sich oft auch ihre empirische Erreichbarkeit. Werden die Subkategorien der Konzepte geklärt, werden die empirischen Indikatoren präziser. Angenommen die Konzepte *Rehabilitation* und *Interaktion* sind in ein und derselben Theorie miteinander verbunden: eine solche Theorie gälte als hochgradig verallgemeinerbar und pragmatisch, weil ihre wenigen Konzepte breit angelegt sind. Würde man für jedes Konzept fünf Subkonzepte entwickelt, erhöhte sich die Komplexität der Theorie. Die fünf Subkonzepte hätten vermutlich präzisere empirische Grundlagen als die breiteren Konzepte. Mit empirisch belegbaren Subkonzepten steigt die empirische Erreichbarkeit der Theorie. Fehlt einem Konzept von Anfang an die empirische Basis, wird die empirische Erreichbarkeit durch die Spezifizierung der Subkonzepte größerer Einheiten nicht verbessert.

Nur empirisch erreichbare Konzepte können für Forschungszwecke getestet werden. Dabei wird auch ermittelt, welche Konzepte klinisch relevant und erreichbar sind. Wenn Sie beispielsweise im Rahmen eines Forschungsprojekts *Rehabilitation* als „Fähigkeit, die Aktivitäten des täglichen Lebens unabhängig durchzuführen" definieren, haben Sie eine Verbindung zwischen der Idee von Rehabilitation und einer geeigneten klinischen Beobachtung hergestellt. Falls die Forschung die von der Theorie abgeleitete Hypothese bestätigt, ist der Nachweis erbracht, dass das Rehabilitationskonzept empirisch belegbar ist.

Nur wenn die Konzepte einer Theorie empirisch erreichbar sind, können die Theoriebeziehungen validiert und kann sie praktisch angewandt werden. Obwohl praktische Ansätze der Theoriebildung von empirischer Erreichbarkeit ausgehen, kann der Grad ihrer Relevanz variieren. Wenn Sie sich mit dem Theorieziel auseinandersetzen, werden Sie schließlich besser beurteilen können, wie empirisch erreichbar eine Theorie sein soll. Eine Theorie, die der praktischen Pflege eine konzeptuelle Perspektive liefert, kommt vielleicht ohne große empirische Erreichbarkeit aus. Soll eine Theorie forschungsleitend sein, ist empirische Erreichbarkeit unerlässlich. Soll sie die Pflegepraxis beeinflussen, müssen die Konzepte im klinischen Bereich empirisch erreichbar sein. Sind die Konzepte nicht empirisch verankert, hilft oft die Entwicklung von konzeptionellen Bedeutungen, die für die Forschung benötigten empirischen Indikatoren zu ermitteln.

8.3.5 Wie *substanziell* ist die Theorie?

In der Pflege ist die Frage nach der Substanz einer Theorie eng mit ihrer klinischen Signifikanz, d. h. mit ihrem praktischen Gebrauchswert verknüpft. Eine substanzielle Theorie ist zukunftsweisend, nützt dem Pflegehandeln, der Ausbildung und Forschung und trägt zum Entstehen einer erwünschten Zukunft bei. Die zentrale Frage lautet: „Vermittelt die Theorie Erkenntnisse, die der Pflege nützen?" Manche Pflegetheorien sind forschungs- und handlungsleitend, manche generieren radikal neue Vorstellungen von Gesundheit und *caring,* wieder andere unterscheiden den Fokus der Pflege vom Fokus anderer Berufe im Gesundheitswesen.

Enthält eine Theorie Konzepte, Definitionen, Ziele und Annahmen, die im Pflegealltag verortet sind, wird sie zur Verbesserung theoriebasierter Forschung beitragen, die zur forschungsbasierten Evidenz wird und in evidenzinformierte klinische Entscheidungen einfließen kann. Eine Theorie mit begrenzter empirischer Erreichbarkeit hat für die Forschung vielleicht keinen großen praktischen Wert, kann aber Ideen stimulieren und politische Aktionen auslösen, die die Pflegepraxis verbessern.

Eine Möglichkeit, die Substanz oder Relevanz einer Theorie zu ermitteln, ist die Beschäftigung mit ihren theoretischen Grundannahmen. Sind ihre Grundannahmen wenig stichhaltig, ist die Theorie kaum relevant. Basiert eine Theorie beispielsweise auf der Ansicht, dass das Individuum aus *Teilen* besteht, ist ihre Bedeutung für ganzheitliche Pflege minimal. Basiert eine Theorie auf dem Gedanken von *Ganzheitlichkeit* und erweitert sie das Verständnis von Ganzheitlichkeit um eine neue Dimension, ist sie für vermutlich hochgradig pflegerelevant.

Theorien mit extrem weitgesteckten, im Grunde unerreichbaren Zielen sind für die Pflegepraxis und die Erreichung klinischer Outcomes nur begrenzt wertvoll. Gut möglich jedoch, dass eine dieser Theorien geeignet ist, neue Ideen zu generieren und Pflegepraxis zu hinterfragen.

Die Substanz einer Theorie ist auch von den persönlichen und beruflichen Werten der Person abhängig, die sich mit dieser Frage beschäftigt. Die Fragen: „Gefällt mir diese Theorie?" und „Weshalb gefällt sie mir oder gefällt sie mir nicht?" helfen bei der Ermittlung Ihrer persönlichen Wertvorstellungen und zu erkennen, welche Werte Ihnen in Bezug auf die praktische Pflege, den Pflegeberuf und die Pflegetheorie wichtig sind. Sie sollten sorgfältig überlegen und im Team darüber diskutieren, was Ihnen bezüglich der Pflege wichtig ist, dabei eigene Gedanken einbringen und klären, in welche Richtung eine Pflegetheorie gehen soll, damit sie wichtige berufliche Zwecke erfüllt.

8.4 Eine vollständige *critical reflection* entwickeln

Zusammenfassend: wer eine Theoriebeschreibung kritisch reflektieren will, muss sich mit folgenden fünf Fragen eingehend beschäftigen:

1. *Ist die Theorie verständlich?* Diese Frage gilt der semantischen sowie der strukturellen Verständlichkeit und Konsistenz/Stimmigkeit ihrer Präsentation.
2. *Ist die Theorie pragmatisch?* Diese Frage gilt der Zahl ihrer strukturellen Komponenten und Beziehungen. Komplexität impliziert, dass die Theorie zahlreiche Beziehungskomponenten hat, Pragmatik impliziert weniger Beziehungskomponenten.
3. *Ist die Theorie verallgemeinerbar?* Diese Frage gilt der Vielfalt menschlicher Erfahrungen, die von der Theorie erfasst werden. Verallgemeinerbarkeit bedeutet, dass die Theorie eine große Vielfalt von Phänomenen erfasst, Spezifizität bedeutet, dass die Bandbreite der von ihr erfassten Ereignisse beschränkt ist. Verallgemeinerbarkeit in Verbindung mit Pragmatik ergibt eine schlichte Theorie.
4. *Ist die Theorie erreichbar?* Diese Frage gilt dem Ausmaß, in dem die Konzepte der Theorie auf empirisch identifizierbaren Phänomenen beruhen.
5. *Ist die Theorie substanziell?* Diese Frage gilt dem Grad der Wichtigkeit einer Theorie und ob sie hilft, wichtige Pflege-, Forschungs- und Ausbildungsziele zu erreichen.

8.5 Wann sind eine gründliche Beschreibung und *critical reflection* angezeigt?

Wie zu erwarten, gibt es auf diese Frage keine leichte Antwort, außer man sagt: „Sie werden es schon merken." Wenn es Ihnen ernst ist mit der richtigen Anwendung einer Theorie und wenn Sie eine der Pflegetheorien wirklich begreifen wollen, werden Sie bald verstehen, weshalb eine sorgfältige Untersuchung unerlässlich ist. Ohne genaue Kenntnis sollte man keine der Pflegetheorien anwenden, zu welchem Zweck auch immer. Die Entscheidung, eine Theorie mehr oder weniger gründlich zu untersuchen, wird im Hinblick auf ihren Verwendungszweck getroffen, während Sie sich mit den Prozessen der Beschreibung und kritischen Reflexion theoretisch und praktisch auseinandersetzen.

Unserer Ansicht nach muss zumindest eine angeleitete und gründliche Beschreibung und *critical reflection* durchgeführt werden, wenn auch nur als Übung, um ermessen zu können, wie komplex Theorieentwicklung und wie komplex der Einsatz einer Theorie ist, um bestimmte Pflege-Outcomes zu erreichen. Dabei wird auch deutlich, wie problematisch es sein kann, sich einer Theorie zu bedienen, ohne sie wirklich verstanden zu haben. Der falsche Einsatz einer Theorie, um ein Pflege-Outcome zu erreichen, kann nutzlos, wenn nicht gar schädlich sein. Die bei der Beschreibung und *critical reflection* erworbenen analytischen Fertigkeiten übertragen sich auch auf andere Bereiche und können der Tendenz entgegenwirken, fehlendes Verständnis zu überspielen.

8.6 Fazit

Wer Wissen entwickeln will, braucht ein Grundverständnis der Theorie und muss den Prozess der Theoriebeschreibung und *critical reflection* beherrschen. Nur mit Beschreibung und *critical reflection* lässt sich sicherstellen, dass die Theorie in all ihren Facetten zum Gebrauchskontext passt.

LITERATUR

Alligood, M. R., & Tomey, A. M. (2013). Nursing theorists and their work (8th ed.). St. Louis, MO: Elsevier-Mosby.
Barnum, B. J. S. (1998). Nursing theory (5th ed.). Boston, MA: Lippincott-Raven.
Ellis, R. (1968). Characteristics of significant theories. Nursing Research, 17, 217–222.
Fawcett, J. (2005). Criteria for evaluation of theory. Nursing Science Quarterly, 18, 131–135.
Hall, L. E. (1966). Another view of nursing care and quality. In K. M. Straub, & K. S. Parker (Eds.), Continuity in patient care: the role of nursing. (pp. 47–60). Washington, DC: Catholic University Press.
Hardy, M. E. (1974). Theories: Components, development, evaluation. Nursing Research, 23, 100–107.
Im, E.-O. (2015). The current status of theory evaluation in nursing. Journal of Advanced Nursing, 71(10), 2268–2278. https://doi.org/10.1111/jan.12698.
Koltoff, N. J. (1967). The use of the laboratory. Nursing Research, 16, 122.
Liehr, P., & Smith, M. J. (2017). Middle range theory: a perspective on development and use. ANS. Advances in Nursing Science, 40(1), 51–63. https://doi.org/10.1097/ANS.0000000000000162.
Thorne, S. E., & Sawatzky, R. (2014). Particularizing the general: sustaining theoretical integrity in the context of an evidence-based practice agenda. ANS. Advances in Nursing Science, 37, 1–10.

KAPITEL 9 Pflegewissen bestätigen/legitimieren – die Verfahren

Sich mit menschlichem Verhalten zu beschäftigen, ist, als laufe man in eine Wolke, von der niemand weiß, woher sie kommt und wohin sie zieht. Du siehst die Wolke, bevor sie dich plötzlich umhüllt – wild bewegt und dreidimensional – doch wenn du nach ihr greifst, um eine Handvoll davon zu untersuchen, hast du am Ende, außer einer geballten Faust, nichts Sichtbares vorzuweisen. Die dynamisch in der Wolke wirkenden Kräfte mögen dich ein wenig durchgerüttelt haben, sie zieht jedoch weiter, ist immer noch sichtbar, immer noch bewegt, immer noch dreidimensional. Dann denkst du dir vielleicht: „Ich sehe die Wolke, ich spüre ihre Kräfte, doch wie kann ich sie richtig erforschen, wenn sie sich entzieht und nicht mehr als eine flüchtige Begegnung erlaubt?"

Marjorie R. Wright (1966 S. 244)

Das einleitende Zitat unterstreicht die Schwierigkeit, Pflegewissen zu bestätigen/legitimieren. Pflege wird oft als Humanwissenschaft bezeichnet, deren Studienobjekt sich ständig verändert und von zahllosen Faktoren beeinflusst wird, die unbekannt bleiben. Das allein erschwert die Bestätigung/Legitimation des Wissens. Noch schwieriger und komplizierter wird die Sache, wenn das Wissen nicht-empirischer Muster bestätigt/legitimiert werden soll. Wir beschäftigen uns in diesem Kapitel mit den bewährten Bestätigungs-/Legitimationsmethoden eines jeden einzelnen Wissensmusters, richten den Fokus aber immer wieder auf das Gesamtwissen. In Abwandlung des Zitats von Wright: „Wir sehen das Ganze, wir spüren seine Kräfte, doch wie können wir es richtig erforschen, wenn es sich entzieht und nicht mehr als eine flüchtige Begegnung erlaubt?" Wir behaupten nicht, die richtige Antwort zu haben, sind jedoch fest davon überzeugt, dass wir zumindest einen Pfad bahnen können, der uns zum Gesuchten hinführt, indem wir bei der Bestätigung/Legitimation eines jeden Wissensmusters ansetzen.

Die formalen Ausdrucksformen des Wissens innerhalb der einzelnen Wissensmuster müssen, um als signifikant und hilfreich für die Disziplin akzeptiert zu werden, bestätigt/legitimiert werden. Bestätigung/Legitimation hilft festzustellen, inwieweit das Wissen den Zweck, für den es entwickelt wurde, tatsächlich erfüllt. Sie gibt der Implementierung sozusagen „grünes Licht" und lenkt die fortlaufenden Bemühungen, die Wissensstruktur zu verbessern, in die richtige Richtung.

➤ Tab. 9.1 enthält die Bestätigungs-/Legitimationsprozesse der einzelnen Wissensmuster. Die Bestätigungs-/Legitimationsprozesse zielen auf die formalen Ausdrucksformen des jeweiligen Musters und bedienen sich bewährter wissenschaftlicher Methoden.

Jedes Muster hat zwar eigene Methoden zur Bestätigung/Legitimation formaler Ausdrucksformen von Wissen, dennoch können auch mit den Bestätigungs-/Legitimationsprozessen eines der anderen Muster Ausdrucksformen bestätigt/legitimiert werden. Ein Beispiel: Wer mithilfe von Dialog und Rechtfertigung ethisches Wissen bestätigt/legitimiert, sollte überlegen, ob die untersuchten Prinzipien zukunftsfähig oder ermächtigend

Tab. 9.1 Die Wissensmuster und ihre jeweilig zugehörigen Dimensionen

Dimension	Emanzipatorisches Wissensmuster	Ethisches Wissensmuster	Persongebundenes Wissensmuster	Ästhetisches Wissensmuster	Empirisches Wissensmuster
Kritische Fragen	Wer profitiert? Was stimmt nicht an diesem Bild? Was behindert die Freiheit? Welche Veränderungen sind nötig?	Ist das richtig? Ist das verantwortbar?	Weiß ich, was ich tue? Tue ich, was ich weiß?	Was bedeutet dies? Wie und warum ist dies wesentlich/bedeutsam?	Was ist das? Wie funktioniert es?
Kreative Prozesse	*critiquing* Bildliche Vorstellungen entwickeln	Klären [Werte]/ethisches Abwägen Ausloten	Sich Einlassen Zentrieren	Visionen entwickeln Erprobung	Konzeptualisieren Strukturierung
Formale Ausdrucksformen	Aktionspläne Manifeste *critical analysis* Zukunftsvisionen	Prinzipien Kodizes	Persönliche (Pflege-) Geschichten Das Selbst	Ästhetischer Kritizismus Kunst-Werke	Tatsachen Modelle Formale Beschreibungen Theorien Thematische Beschreibungen
Bestätigungs-/Legitimationsprozesse	Soziale Gerechtigkeit Nachhaltigkeit *Empowerment* Entzauberung	Dialog Begründbarkeit	Resonanz Reflexion	Zuschreibung Inspiration	Bestätigung Validierung
In die Pflegepraxis integrierte Ausdrucksform	*praxis*	Moralisches und ethisches Verhalten	Therapeutischer Einsatz der eigenen Person	Transformationskunst/transformative Akte	Wissenschaftliche Kompetenz

sind – eine Überlegung, mit der emanzipatorisches Wissens bestätigt/legitimiert wird. Um eine empirische Theorie von Hoffnungslosigkeit bestätigen und validieren zu können, helfen Würdigung und Inspiration – Prozesse, die zum empirischen Muster gehören – zu erkennen, ob die Theorie inspiriert und das Wesen von Hoffnungslosigkeit erhellt. Im Grunde werden die formalen Ausdrucksformen eines jeden Musters gestärkt, wenn die Expression mithilfe der Bestätigungs-/Legitimationsprozesse anderer Muster untersucht wird. Bestätigungs-/Legitimationsprozesse tragen letztlich zum Gesamtwissen bei, indem sie dafür sorgen, dass, wenn das Wissen in die Pflegepraxis integriert wird (d.h. zum Gesamtwissen wird), das gewünschte Outcome leichter erreicht wird. Wir behaupten nicht, die Bestätigungs-/Legitimationsprozesse sämtlicher Muster wären in Bezug auf eine formale Ausdrucksform von Wissen immer hilfreich. Wir empfehlen jedoch, die Bestätigungs-/Legitimationsprozesse aller Muster zumindest in Erwägung zu ziehen und, falls sie angemessen sind, zur Bestätigung/Legitimation formaler Wissensexpressionen heranzuziehen.

➤ Abb. 9.1 illustriert das Konzept und zeigt, wie die Bestätigungs-/Legitimationsprozesse der einzelnen Muster bei jeder formalen Ausdrucksform des Pflegewissens zum Tragen kommen.

Der Darstellung ist zu entnehmen, dass die formalen Ausdrucksformen des Pflegewissens, die wir dem jeweiligen Wissensmuster zugeordnet haben (untere Hälfte der Abbildung), auf eine gemeinsame formale Expression hinweisen, die das Gesamtwissen der Pflege ausmacht. Die gemeinsamen formalen Ausdrucksformen des Pflegewissens befinden sich im Zentrum. Die obere Hälfte zeigt die wolkenartigen, sich überschneidende Strukturen der Bestätigungs-/Legitimationsprozesse, die ebenfalls auf die formalen Ausdrucksformen hinweisen, die das Gesamtwissen der Pflege ausmachen. Die Bestätigungs-/Legitimationsprozesse entsprechen vertikal den Beispielen der formalen Ausdrucksformen eines jeden Musters. Dieses Bild veranschaulicht, dass jedes Wissensmuster zwar eigene und angemessene Bestätigungs-/Legitimationsmethoden hat, aber auch die Ansätze eines anderen Musters hilfreich sein können und sich für die Wissensbestätigung/-legitimation anderer Muster adaptieren lassen.

In den folgenden Abschnitten beschäftigen wir uns zunächst mit den Bestätigungs-/Legitimationsprozessen der einzelnen Wissensmuster, indem wir die zum jeweiligen Muster passenden Bestätigungs-/Legitimationsmethoden untersuchen. Am Ende des Kapitels erklären wir, wie die Ansätze zur Bestätigung/Legitimation der Muster zur Stärkung des Gesamtwissens eingesetzt werden können.

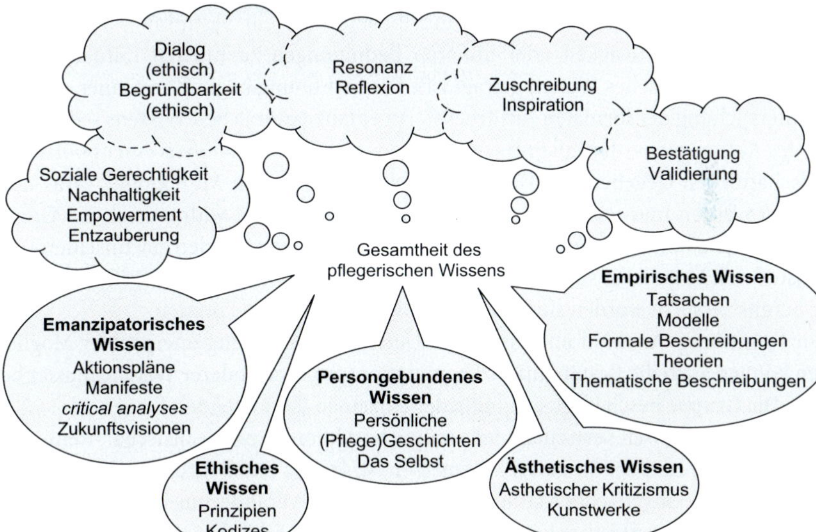

Abb. 9.1 Die Wechselbeziehung zwischen Authentifizierungsprozessen und formalen Expressionen des Pflegewissens

9.1 Emanzipatorisches Wissen bestätigen/legitimieren: Nachhaltigkeit, Empowerment, soziale Gerechtigkeit und Entzauberung belegen

Im emanzipatorischen Wissensmuster setzen kritische Fragen nach Freiheit und Nutzen die kreativen Prozesse des *critiquing* und Entwickeln bildlicher Vorstellungen in Gang, die wiederum formale Ausdrucksformen von Wissen generieren, wie Aktionspläne, Manifeste, *critical analysis* und Zukunftsvisionen. Emanzipatorisches Wissen wird bestätigt/legitimiert, indem man es auf soziale Gerechtigkeit, Entzauberung, Empowerment und Nachhaltigkeit hin untersucht. Dann wird das Ergebnis der Bestätigung/Legitimation hinterfragt, der Prozess beginnt erneut, die formalen Ausdrucksformen verändern sich und die Bestätigung/Legitimation wird fortgesetzt.

Mit den fachlichen Prozessen der Bestätigung/Legitimation emanzipatorischen Wissens wird die *Nachhaltigkeit* echter Veränderungen untersucht, wird untersucht, inwieweit *Empowerment* und *soziale Gerechtigkeit* hergestellt wurden und inwieweit die *Entzauberung* bislang verborgener Umstände, die Ungerechtigkeit verursachen haben, gelungen ist.

Zur Legitimation emanzipatorischen Wissens empfehlen wir vor allem eine dem Werk Paolo Freires (1970) entnommene Methode, nämlich die „Erprobung bislang unerprobter Möglichkeiten". Da emanzipatorisches Wissen definitionsgemäß im Zentrum des Wissens steht und *praxis* prägt (➤ Abb. 1.1), kann die Erprobung neuer Möglichkeiten für jedes der fünf Wissensmuster relevant sein.

Die Erprobung bislang unerprobter Möglichkeiten geht von einer Gruppe aus – meist von einigen wenigen Personen, die erkannt haben, dass ein bestimmtes Problem mit Gerechtigkeit, Machtlosigkeit oder unfairen Bedingungen zu tun hat (Situationen, in denen emanzipatorisches Wissen gefragt ist). Die Erprobung beginnt mit einer sorgfältigen Untersuchung der formalen Ausdrucksform emanzipatorischen Wissens – des Manifests, des Aktionsplans, der Zukunftsvision – oder einer *critical analysis* einer politischen/gesellschaftlichen Gegebenheit. Dabei steht folgende Frage im Mittelpunkt: „Was muss verändert werden und wie kann es verändert werden?" Dann widmet sich die Gruppe dem Entwickeln bildlicher Vorstellungen möglicher Aktionen, die den gewünschten Wandel anstoßen könnten: Sie sucht nach Aktionen, die bislang noch nie stattgefunden haben oder bereits versucht worden sind und erneut versucht werden könnten.

Zur Ermittlung, Auswahl und kritischen Untersuchung bislang unerprobter Möglichkeiten können auch die Bestätigungs-/Legitimationsprozesse anderer Wissensmuster beitragen. Die Gruppe beschäftigt sich mit jeder einzelnen der folgenden Fragen:

- Ist die Aktion ethisch vertretbar? Jede mögliche Aktion ist nur realisierbar, wenn sie verantwortbar und der Situation angemessen ist. Dialog und Begründbarkeit stellen sicher, dass die angedachte Aktion als Instrument zur Veränderung der ungerechten Situation ethisch vertretbar ist (mehr dazu ➤ Kap. 9.2 Ethisches Wissen bestätigen/legitimieren: Dialog und Begründbarkeit).
- Ist die Aktion mit der Authentizität jeder teilnehmenden Person vereinbar? Kommen persongebundenes Wissen und emanzipatorisches Wissen zusammen, ist jede Person aufgefordert, ihre persönlichen Motive zu untersuchen und Vertrauen zu entwickeln, um die emanzipatorische Absicht der potenziellen Aktion glaubwürdig und uneingeschränkt unterstützen zu können. Das bedeutet, paternalistische Motive abzulegen

und die Bedürfnisse und Wünsche der Benachteiligten nicht länger den Bedürfnissen und Wünschen eines bestimmten Individuums oder einer Gruppe unterzuordnen.
- Trägt die Aktion zur Entwicklung eines geschlossenes „Ganzen“ bei, in dem sich jeder Teil der Situation harmonisch in alle anderen einfügt? Die Gruppe untersucht das Transformationspotenzial der angedachte Aktion und öffnet sich für bislang noch nie erdachte Möglichkeiten.
- Haben wir eine klare Vorstellung von allen situationsrelevanten Fakten? Sind die vorliegenden Daten verlässlich? Unterstützen diese Daten unsere angedachte Aktion? Bei der Erprobung bislang unerprobter Möglichkeiten sind zahllose Fakten zu berücksichtigen, etwa die ökonomischen Gegebenheiten der Situation sowie epidemiologische und demografische Daten, die mit der Ungerechtigkeit, gegen die sich die Gruppe wendet, zu tun haben. Dabei muss unbedingt zwischen Fakten und persönlichen Eindrücken und Annahmen unterschieden werden. Dann stellt sich heraus, für welche Bereiche zunächst sachbezogene Daten gesammelt werden müssen, bevor der nächste Schritt unternommen wird.

Sind schließlich eine oder mehrere angedachte Aktionen in die engere Wahl gekommen, können sie probeweise implementiert werden – wobei sie im Hinblick auf Nachhaltigkeit, soziale Gerechtigkeit, Empowerment und Entzauberung eingeschätzt werden. Diese Benchmarks lassen sich oft nicht innerhalb einer kurzen Zeitspanne ermitteln, man kann jedoch feststellen, ob Fortschritte erzielt wurden.
- Nachhaltigkeit: Fördert die Aktion den anvisierten sozialen Wandel und hat der Wandel Bestand?
- Soziale Gerechtigkeit: Führt die Aktion nachweislich zur Eliminierung oder Reduzierung von Bedingungen, die eine Gruppe zum Nachteil einer anderen privilegieren?
- Empowerment: Werden Individuen und Gruppen ermächtigt, damit sie ihren Willen geltend machen können, damit ihre Stimmen gehört werden und sie ihr Potenzial voll ausschöpfen können?
- Entzauberung: Inwieweit werden bislang verborgene Dimensionen der Situation aufgedeckt?

Wird an irgendeiner Stelle festgestellt, dass die Aktion nicht in die gewünschte Richtung führt, macht die Gruppe einen Schritt zurück und untersucht die unerprobten Möglichkeiten erneut, wobei die ursprünglich angedachte und zur Erprobung ausgewählte Aktion weiterentwickelt, angepasst oder durch eine andere ersetzt wird. Die Gruppe hat aus den bisherigen Aktionen Erkenntnisse gewonnen und dabei Erfahrungen gemacht, die ihr nun helfen, neue Möglichkeiten, denen sie Veränderungspotenzial zuschreibt, einzuüben.

Zur Diskussion

Der Pflegestudent Carson schreibt seine Masterarbeit über die Motive alter Menschen, Nahrungsergänzungsmittel zu kaufen. Carson hat bemerkt, dass sich die Werbung für Nahrungsergänzungsmittel gezielt an diesen Personenkreis wendet. Er weiß, dass ein Großteil der beworbenen Nahrungsergänzungsmittel recht teuer ist, dass sie kaum einen oder überhaupt keinen Nutzen haben und die Werbung, wenn sie behauptet, verschiedene altersbedingte Beschwerden zu lindern, falsche Versprechungen macht. Eines Tages hört Carson beim Einkaufen im Supermarkt zufällig, wie sich zwei seiner älteren Nachbarinnen, Trudy und Helen, über die Vorzüge eines neuerdings stark beworbenen Präparats unterhalten, das nicht nur teuer, sondern auch (wie er weiß) unwirksam, wenn nicht gar schädlich ist. Carson zögert einen Augenblick, spricht die beiden dann aber doch an. Er

fragt sie, wofür sie das Produkt brauchen, und sagt ihnen, dass er es für unnötig und potenziell schädlich hält. Im Weitergehen bemerkt er, dass Helen und Trudy das Produkt wieder ins Regal stellen. Er lächelt zufrieden, weil er sich richtig verhalten hat.
Bitte diskutieren Sie nun mit Ihren Peers über folgende Fragen:

- Wurde Carsons Verhalten von der Sorge um soziale Gerechtigkeit motiviert?
- Was könnte Carson sonst noch tun, damit vulnerable ältere Menschen verstärkt in den Fokus gerückt werden und ihnen soziale Gerechtigkeit widerfährt?
- Was müsste die Pflege langfristig tun? Welche Aktionen wären vordringlich? Bitte jede einzelne Aktion erläutern.
- Welches Wissen aus anderen Mustern wurde in dieser Situation eingesetzt (oder hätte eingesetzt werden können)?

In diesem Fallbeispiel geht es zunächst lediglich um ein Gespräch zwischen Carson und seinen beiden Nachbarinnen und doch ist die Möglichkeit der Bestätigung/Legitimation gegeben. Die Nachhaltigkeit könnte ermittelt werden, indem sich Carson nach einigen Wochen erkundigt, ob Trudy und Helen immer noch von der Nutzlosigkeit des Produkts überzeugt sind und darauf verzichten. Er könnte auch fragen, ob sie andere über das Produkt aufgeklärt und Carsons Informationen weitergegeben haben. Angenommen Trudy und Helen haben tatsächlich aufgehört, das Produkt zu verwenden und zugleich den Nutzen anderer stark beworbener Produkte hinterfragt. Dann liegt der Schluss nahe, dass sie dank ihres neuen Wissens nicht länger benachteiligt sind und ihre bescheidene Rente nicht länger für nutzlose Produkte ausgeben. Empowerment und Entzauberung finden statt, wenn sie erkennen, dass der Wert bestimmter Produkte begrenzt ist und sie mit dem Kauf der Produkte nur die Taschen eines großen Konzerns füllen. Wären Trudy und Helen „Macherinnen", hätten sie im örtlichen Seniorentreff einen Vortrag zu diesem Thema gehalten und ihr Wissen anderen weitergegeben. In dem Fall wären die Kriterien Nachhaltigkeit, soziale Gerechtigkeit, Entzauberung und Empowerment erfüllt und zwar nicht nur für Trudy und Helen, auch für andere Gruppen und Populationen. ▮▮

9.2 Ethisches Wissen bestätigen/legitimieren: Dialog und Begründbarkeit

Im ethischen Wissensmuster leiten die kritischen Fragen: „Ist das richtig?" und „Ist das verantwortbar?" die kreativen Prozesse des Auslotens und des Klärens bzw. ethischen Abwägens ein. Diese wiederum generieren formale Ausdrucksformen von Wissen wie Prinzipien und Kodizes, die dann mithilfe von Dialog und Begründbarkeit legitimiert werden. Dann wird das Ergebnis der Bestätigung/Legitimation kritisch hinterfragt, der Prozess beginnt erneut, die formalen Expressionen verändern sich und die Bestätigung/Legitimation wird fortgesetzt.

Dialog und Begründbarkeit sind Prozesse, in deren Verlauf das Pflegewissen in Bezug auf Gerechtigkeit und *caring* gründlicher untersucht wird. Dabei wird ethisches Wissen geprüft und weiterentwickelt, es wird zum Bestandteil des Wissensschatzes der Disziplin, den die einzelne Pflegefachperson dann in ihr Umfeld trägt. Dieses Wissen wird bei Bedarf aktiviert und mit den kritischen Fragen: „Ist das, was ich weiß, richtig?" und „Ist es verantwortbar?" überprüft. Damit prüfen professionell Pflegende, ob das ethische Wissen ihrer Disziplin zu richtigen und verantwortbaren ethischen Entscheidungen führt. Die

Fragen aktivieren durch Dialog und Begründbarkeit die bereits beschriebenen Klärungs- und Explorationsprozesse.

Jeder *Dialog* braucht die Gemeinschaft anderer Menschen, die mit einem ethischen Problem konfrontiert sind. Sie bilden eine Community, die sich persönlich, online oder durch Veröffentlichungen in Fachzeitschriften trifft, um gängige ethische Standpunkte, Grundprinzipien und Kodizes zu überprüfen (Btoush und Campbell 2009; Freysteinson 2009; Quaghebeur und Gastmans 2009). Die ganze Gruppe bemüht sich um ein besseres Verständnis alternativer Sichtweisen. In manchen Fällen erreicht sie schließlich einen Punkt, an dem sie das Wissen akzeptieren, zurückweisen oder modifizieren kann. In anderen Fällen werden die Dialoge über lange Zeiträume hinweg fortgesetzt.

Bislang war es üblich, die Validität ethischer Wissensformen anhand ihrer inneren Logik zu messen. Die innere Logik mag für die Kohärenz wichtig sein, als Standard zur Beurteilung des Werts ethischen Pflegewissens reicht sie jedoch nicht aus. Im besten Fall werden im Laufe der Zeit und im Laufe des Dialogs die verschiedensten Stimmen in die Begründbarkeitsprozesse integriert. Wir haben das Wort *Begründbarkeit* gewählt, um für die Beurteilung des Werts einer ethischen Wissensform einen bestimmten Bezugsrahmen vorzuschlagen.

Zur Rechtfertigung ethischer Wissensformen kann auf historische Pflegewerte zurückgegriffen werden, auf das aktuell vorhandene moralisch/ethische Wissen, auf die heutigen Wertvorstellungen sowie auf Werte und moralische Auffassungen, die mit einer Zukunftsvision vereinbar sind. Der hohe Stellenwert von *caring* beispielsweise könnte als wichtiger historischer Faktor zitiert werden, um *caring* als Pflegeaufgabe zu begründen. Mit anderen Worten: *Caring* als historisch verortete Pflicht rechtfertig *caring* als modernen Wert. Auch die Prinzipien von Non-Malefizienz oder Autonomie, die Pflegestudierende üblicherweise lernen, können zur Begründbarkeit ethischen Wissens herangezogen werden. Eine Zukunftsvision kann eine Vorlage sein, mit der sich das aktuelle ethische Wissen vergleichen lässt. Das geschieht, wenn wir fragen, ob *caring* ethisches Wissen ist, was der Pflege zu Autonomie und Identität verhilft. Wir gehen davon aus, dass die kollektive Stimme der Pflege schließlich angemessene und produktive Begründbarkeitsstrukturen hervorbringt und auf dieser Basis eine neue Form ethischen Wissens vorstellbar wird.

Wir haben zur Formulierung und Begründbarkeit ethischer Grundsätze einen eklektischen Ansatz gewählt, weil wir glauben, dass eine einzige Perspektive nicht in allen Situationen uneingeschränkt hilfreich ist. Das wahrscheinlichere Szenarium ist, dass mehrere Begründbarkeitsperspektiven eingesetzt werden. *Caring* muss gegen das Bemühen um Gerechtigkeit abgewogen werden, Regeln müssen im Kontext von Schadensminderung oder irgendeines Nutzens für die Betroffenen angewandt werden.

Bitte überlegen Sie ...

Das folgende Fallbeispiel illustriert, wie mithilfe von Dialogen und Begründbarkeit nach und nach *caring* und Gerechtigkeit geltend gemacht werden. Angenommen Sie und das Team untersuchen eine Situation und beginnen mit einer deontologischen Perspektive, die eine Regel für ethisches Handeln liefert. Es geht um eine Mutter, die verdächtigt wird, ihr Kleinkind körperlich zu schädigen.

Das zweijährige Mädchen, das z. Z. nach einer Notfall-Appendektomie im Krankenhaus liegt, weist Prellungen und blaue Flecken auf, die Sie auf Schläge zurückführen. Die Mutter dagegen schreibt sie der Betreuerin zu, die, wie Sie auf Nachfrage erfahren, die Großmutter des Kindes ist. Das Mädchen weist zwar alte und frische

Anzeichen von Prellungen auf, hat aber keine Knochenbrüche und wirkt ansonsten durchaus gesund.

Nehmen Sie weiter an, dass über den Grundsatz der *Non-Malefizienz* –also das Nicht-Schaden-Prinzip – diskutiert wird. Sie selbst und Ihr Team halten sich in der Regel an diesen Grundsatz. Anfangs meinen Sie und die anderen, „Nicht-Schaden" bedeute in dem Fall: Ausfindig machen, wer dem Kind die Verletzungen zugefügt hat, und es dann vor weiteren Schädigungen schützen. Im Laufe des Dialogs über die Frage, wie der Verdacht der Kinderschutzstelle im Jugendamt zu melden ist oder ob die Mutter noch eindringlicher über die Prellungen und deren Ursache befragt werden soll, nehmen die Dialog- und Begründbarkeitsprozesse eine unerwartete Wende – Sie merken, dass Nicht-Schaden in dieser Situation zu einer ziemlich komplizierten Angelegenheit wird.

Die Sozialarbeiterin im Team teilt mit, dass die Mutter alleinerziehend und erwerbstätig ist, um für sich und ihre Tochter den Lebensunterhalt zu verdienen, und dass sie das Kind, um Betreuungskosten zu sparen, notgedrungen in die Obhut der Großmutter gibt. Die Mutter kann sich keinen Kindergartenplatz leisten, weil sie mit ihrem Einkommen für sämtliche Kosten aufkommen muss, auch für die Miete einer Wohnung, in der sie vor ihrem früheren Partner sicher ist, der sie und das Kind misshandelt hat.

Eine Pflegefachperson berichtet, er habe mit der Großmutter gesprochen, als sie kürzlich ihre Enkelin besuchte. Er schildert die Großmutter als gutwillig und liebevoll, sie sei aber aufgrund einer chronisch-progressiven Muskelerkrankung geschwächt und inzwischen auf den Rollstuhl angewiesen. Die Prellungen des Kindes könnten, so seine Vermutung, damit erklärt werden, dass die Großmutter das Kind bei der Versorgung manchmal versehentlich gegen den Rollstuhl oder einen andern Gegenstand in der Wohnung stößt. Eine Assistenzärztin eröffnet dem Team, die Großmutter habe ihr freimütig erzählt, das Kind sei ihr hin und wieder aus dem Arm geglitten und auf den Boden gefallen, weshalb sie sich frage, ob so ein Sturz vielleicht die Blinddarmentzündung verursacht haben könnte. Die Assistenzärztin hatte den Eindruck gewonnen, dass es der Großmutter meistens durchaus gelingt, das Kind angemessen zu versorgen, und dass sie vor allem ihrer Tochter helfen will.

Der Dialog wurde fortgesetzt und schließlich war allen Beteiligten klar, dass es dem Kind tatsächlich schaden könnte, wenn der Großmutter die Betreuung untersagt würde, weil dann die Mutter wieder die Betreuung übernehmen müsste, sie kein Einkommen mehr hätte und die beiden womöglich vom misshandelnden Partner entdeckt würden, was Mutter und Kind gefährden und schädigen könnte.

Das Beispiel mag etwas konstruiert wirken, die Botschaft dagegen ist klar: Dialog und Begründbarkeit haben dazu geführt, dass das Team seine ersten Annahmen über das richtige Vorgehen hinterfragt und erkannt hat, dass der Wunsch, das Kind vor Schaden zu schützen, ihm ungewollt Schaden zufügen könnte.

Begründbarkeit und Dialog werfen die Frage nach der Gewichtung der Werte und Aktionen auf. Wie steht es um das Nicht-Schaden-Prinzip? Soll die Regel zugunsten des übergeordneten Wohls gebrochen werden? Die Antworten sind nie völlig eindeutig, ein offener, rationaler und sachkundiger Dialog wird aber vermutlich zur bestmöglichen Entscheidung führen. Im oben geschilderten Fall bestünde die beste Entscheidung wohl darin – angenommen die Prellungen wurden nicht absichtlich zugefügt, sind nicht lebensbedrohlich und auf die körperliche Verfassung der Großmutter zurückzuführen – die Großmutter weiter für das Kind sorgen zu lassen und ihr Betreuungsmöglichkeiten zu zeigen, die die Gefahr für das Kind minimieren. Sollte sich die Situation verändern (z. B. das Kind unter der Obhut der Großmutter ernsthaft verletzt wird oder verletzt werden könnte), werden die Dialog- und Begründbarkeitsprozesse zu einer anderen Entscheidung führen. Im obigen Beispiel wäre, um das Kernproblem zu lösen, Wissen aus dem emanzipatorischen Muster gefragt. Emanzipatorisches Wissen würde eine *critical analysis* sowie Aktionen verlangen, die den soziopolitischen Kontext betreffen, der mit dafür verantwortlich ist, dass eine alleinerziehende Mutter zwingend erwerbstätig sein muss, weil sie keinerlei staatliche Unterstützung bekommt und sichere Kinderbetreuungsmöglichkeiten fehlen.

Viele verschiedene Gruppen mit unterschiedlichen Begründbarkeitsperspektiven beteiligen sich über die Zeit hinweg an den Dialog- und Begründbarkeitsprozessen und entwickeln ethisches Wissen. Da ethisches Wissen oft in einem Vakuum weitergegeben wird, ist kaum etwas darüber bekannt, was mit dem Wissen geschieht und wie es angewandt wird. Die Argumente für oder gegen einen bestimmten Ansatz sind wissenschaftlich interessant, allerdings verschwimmen dabei Positionen und die Arbeitsbedingungen und das Arbeitsumfeld professionell Pflegender werden oft ignoriert.

Wenn die aus Dialogen und Begründbarkeiten hervorgehenden Analysen und Auffassungen schließlich in die Fachliteratur Eingang finden und an andere Orte gelangen, an denen ein Dialog stattfinden kann, werden ethische Wissensformen schließlich auch in der Pflegepraxis bestätigt/legitimiert. Höchst unwahrscheinlich, dass sich je so etwas wie eine „abschließende Meinung“ herausbildet, weil ethisches Wissen nie im gleichen Kontext eingesetzt wird. Dennoch muss es unser Ideal und Ziel sein, ethisches Wissen aus der Pflegepraxis zu generieren, dieses Wissen weiterzuentwickeln und es dann wieder der Pflegepraxis zur Verfügung zu stellen.

Dialog und Begründbarkeit sorgen dafür, dass viele Perspektiven zum Tragen kommen und ethisches Wissen bereichern. Was anwendbares und wirksames ethisches Wissen und moralisches Verhalten angeht, so setzen wir unsere ganze Hoffnung auf offenes Hinterfragen und einen offenen Dialog, der den Kontext und den Alltag professionell Pflegender berücksichtigt. Begründbarkeitsprozesse sind es, die zur Entwicklung ethischen Wissens und moralischer Kompetenz in der Pflege beitragen und schließlich sachkundige und engagierte Aktionen auslösen, aus denen *praxis* hervorgeht.

9.3 Persongebundenes Wissen bestätigen/legitimieren: Resonanz und Reflexion

Im persongebundenen Wissensmuster leiten die kritischen Fragen: „Weiß ich, was ich tue?“ und „Tue ich, was ich weiß?“ die kreativen Prozesse des Sich Einlassens und Zentrierens ein. Diese wiederum generieren die formalen Ausdrucksformen des Selbst und persönliche (Pflege-)Geschichten, die dann mithilfe von Resonanz und Reflexionsprozessen bestätigt/legitimiert werden. Anschließend werden die Ergebnisse der Bestätigung/Legitimation kritisch hinterfragt, der Prozess beginnt erneut, die formalen Ausdrucksformen verändern sich und die Bestätigung/Legitimation wird fortgesetzt.

Resonanz und *Reflexion* sind die Prozesse, mit denen das Selbst und persönliche (Pflege-)Geschichten, die das Selbst spiegeln, untersucht werden können. Resonanz- bzw.

Reaktionsprozesse und Reflexion ergeben sich aus dem Zusammenleben und den Begegnungen mit anderen Menschen. Das Selbst wird als unverwechselbar wahrgenommen und verleiht jeder Interaktion eine Dynamik, die wiedererkannt wird und vertraut ist. Wenn Menschen aufeinander reagieren, senden sie Botschaften aus, die bestimmte Aspekte ihres Selbst affirmieren, kritisieren, würdigen oder negieren. Die Resonanzen werden erfasst, verspürt und verinnerlicht. Sind sie einmal verinnerlicht, kann über deren Bedeutung nachgedacht werden. Man könnte die kritischen Fragen wiederholen und sich erneut den kreativen Prozessen der Öffnung und Zentrierung widmen, etwa mithilfe von Journaling und Meditation. Es gibt auch noch andere Möglichkeiten, über Resonanzen zu reflektieren und weitere Bedeutungen zu erfassen, die sich aus den interaktiven Begegnungen ergeben.

Über die Resonanzen hinaus, die wir bekommen, wenn wir im Alltag mit unseren Mitmenschen interagieren, können wir Erkenntnisse, die wir durch Meditation, Journaling und andere die Selbsterkenntnis fördernde Übungen gewonnen haben, mit Vertrauenspersonen aus dem Freundes- oder Kollegenkreis teilen, mit Menschen, die bereit sind, zuzuhören und auf das Mitgeteilte zu reagieren. Drew (1997) hat sich mit den sinnstiftenden Erlebnissen und der zunehmenden Selbsterkenntnis von Pflegefachpersonen beschäftigt und festgestellt, dass das Weitererzählen einer Begegnung mit einem Mitmenschen deren Bedeutung erweitert, verdichtet und vertieft hat, und zwar so, dass die therapeutischen Interaktionen davon profitierten.

Bitte überlegen Sie …

Eines Morgens hatte Cindys Wecker nicht geklingelt, weshalb sie verschlief und sich dann in höchster Eile fertigmachen musste, um pünktlich zum Praxiseinsatz in der Klinik zu erscheinen. Ihr überstürzter Aufbruch war der Grund, weshalb sie die Wohnung, die sie mit zwei anderen Pflegestudierenden teilte, in größter Unordnung hinterließ. Als sie nach einem besonders schwierigen Arbeitstag nachhause kommt, trifft sie auf eine kühle und schlechtgelaunte Annie, die gerade zu einem Abendkurs gehen will, und auf Emily, die beim Lernen ist. Cindy will sich eine Tasse Kaffee machen, als Annie aufsteht, zur Tür geht und dabei über einen Kleiderhaufen und ein Paar Schuhe stolpert, die Cindy dort abgestellt hatte. Annie explodiert und wirft Cindy Egoismus und Verantwortungslosigkeit vor, weil sie so ein Chaos hinterlassen und ihre Sachen nicht sofort nach ihrer Rückkehr weggeräumt hat. Das sei nicht der erste Zwischenfall dieser Art, schreit Annie, sowas käme ständig vor und beweise ihre Rücksichtslosigkeit. Nicht nur ihr Zimmer sei unordentlich, sie lasse ihre Sachen überall in der Wohnung herumliegen und hielte sich auch nicht an die vereinbarte Ordnung im Kühlschrank; Cindy stopfe ihre Lebensmittel einfach in irgendein freies Fach. Kurz: Annie lässt ihrer Wut freien Lauf und zählt Situationen auf, in denen sich Cindy rücksichtlos, selbstsüchtig und verantwortungslos verhalten hat. Emily nickt dabei zustimmend. Cindy, am Boden zerstört, zieht sich weinend in ihr Zimmer zurück. Annie geht zu ihrem Kurs und Emily wendet sich wieder ihrer Lektüre zu.

Zum Glück wurden Cindy, Annie und Emily in ihrem Pflegestudium mit dem persongebundenen Wissensmuster vertraut gemacht. Cindy beruhigt sich langsam und erinnert sich dann an das, was sie über Sich Einlassen und Zentrieren und die Wichtigkeit von Meditation und Journaling gelernt hat. Sie schreibt, welche Gefühle Annies Wut bei ihr ausgelöst hat, und überlegt, ob die Anschuldigungen berechtigt sind – schließlich hält sie sich weder für egoistisch noch für rücksichtslos. Cindy denkt über ihr Verhalten nach und beschreibt schließlich den Ablauf eines typischen

Tages; sie bemerkt ihre Interaktionsmuster und erkennt, dass sie Hausarbeiten ungern und immer möglichst schnell erledigt. Unordnung stört sie offenbar nicht so sehr wie ihre Mitbewohnerinnen, anderseits mag sie keinen Staub und Schmutz, weshalb sie einmal pro Woche die Wohnung putzt, was weder Annie noch Emily tun. Am nächsten Morgen fragt Cindy die beiden, ob sie bei einem gemeinsamen Abendessen über die Sache reden könnten. Sie sind einverstanden und führen daraufhin ein offenes und ehrliches Gespräch über die Situation. Die Diskussion ist zwar schwierig, weil sie aber reflektieren und aufeinander eingehen, verstehen sie sich und die anderen schließlich viel besser. Sie kommen überein, die Hausarbeit anders zu verteilen und persönlich Verantwortung für die Umsetzung des Plans zu übernehmen.

Dieses Beispiel illustriert die Wirkung von Resonanz und Reflexion auf das persönliche innere Wachstum. Cindy nimmt sich Zeit sich zu öffnen und die Bedeutung des Zwischenfalls mit ihren Mitbewohnerinnen zu erfassen, sie zentriert sich auf ihre inneren Werte und innersten Intentionen und bittet dann Annie und Emily, sich auf eine Diskussion über die Angelegenheit einzulassen; sie möchte die Situation besser verstehen. Daraufhin verändern sich ihre Interaktionen und Aktionen so, dass eine gesündere Situation entsteht. Die intensive Beschäftigung mit persongebundenem Wissen in allen Lebensbereichen ermöglicht es Pflegefachpersonen, sich dieser zentralen Wissensquelle zu bedienen. Wie das obige Beispiel zeigt, ist die Bestätigung/Legitimation persongebundenen Wissens ein fortlaufender Prozess, der entscheidend dazu beiträgt, die Fragen: „Weiß ich, was ich tue?“ und „Tue ich, was ich weiß?“ zu beantworten.

Fragen zur Reflexion

Bitte erinnern Sie sich an eine Episode aus Ihrem beruflichen oder privaten Leben, als Ihnen eine Person, die Sie respektieren, ein Feedback gegeben hat, das Ihre Selbsterkenntnis verbessert und Ihnen vor Augen geführt hat, wie Sie von Ihren Mitmenschen wahrgekommen werden. Vielleicht hat Ihnen die Person Charakterzüge bescheinigt, die Sie wertschätzen, sodass Sie mit sich zufrieden sind („Du bist immer so freundlich und verständnisvoll.“) Vielleicht hat sie einen Charakterzug entdeckt, für den Sie lieber nicht bekannt wären („Du bist oft voreingenommen und überkritisch.“) Denken Sie nun so offen und ehrlich wie irgend möglich darüber nach, ob und inwieweit dieser Eindruck Ihrem Selbstbild entspricht und mit dem Bild übereinstimmt, das Sie anderen gern vermitteln würden. Schreiben Sie nun eine kleine Geschichte über eine reale oder erfundene Situation, in der Sie sich Ihrem Idealbild entsprechend zeigen oder verhalten. Beschäftigen Sie sich über mehrere Tage hinweg immer wieder mit Ihrer Geschichte und deren Bedeutung und versuchen Sie, Verhaltensweisen zu entwickeln (was Sie tun), die mit Ihrem Selbstbild im Einklang stehen (was Sie wissen).

9

9.4 Ästhetisches Wissen bestätigen/legitimieren: Zuschreibung und Inspiration

Im ästhetischen Wissensmuster leiten die kritischen Fragen: „Was bedeutet das?“ und „Wie und warum ist dies wesentlich/bedeutsam?“ die kreativen Prozesse der Visionsentwicklung und Erprobung ein. Diese wiederum generieren formale Ausdrucksformen von

Wissen, zu denen schriftlicher ästhetischer Kritizismus und Kunst-Werke gehören, die dann bestätigt/legitimiert werden, indem man fragt, ob die Ausdrucksformen als solche gewürdigt werden, ob sie inspirierend sind und das Verständnis der Repräsentation vertiefen. Dann werden die Ergebnisse der Bestätigung/Legitimation kritisch hinterfragt, der Prozess beginnt erneut, die formalen Ausdrucksformen verändern sich und die Bestätigung/Legitimation wird fortgesetzt.

Wenn Pflegefachpersonen andere an ihren Erkenntnissen teilhaben lassen, die sie den kreativen Prozessen der Entwicklung von Visionen und Erprobung und den formalen Ausdrucksformen pflegerischer Kunstfertigkeit verdanken, reagieren die anderen auf die formalen Ausdrucksformen der Kunst und die Bedeutung, die sie für das Fachgebiet hat. Im Bereich des ästhetischen Wissens geht die Bestätigung/Legitimation dessen mit Zuschreibung und Inspiration einher.

Im ästhetischen Wissensmuster erfordert die Bestätigung/Legitimation ästhetischen Pflegewissens Zuschreibung und Inspiration. Zuschreibung heißt, dass auch andere versichern, in der Kunst/dem Akt oder der künstlerischen Repräsentation eine Bedeutung zu sehen und diese Bedeutung für die Pflegedisziplin angemessen und wichtig ist. Inspiration heißt, dass die künstlerische Arbeit neue Bedeutungen und Möglichkeiten des Verstehens der von ihr repräsentierten Erfahrung erschließt und dem Publikum die repräsentierte Erfahrung verständlicher macht. Mit anderen Worten: Andere werden bewegt, etwas von dem, was die Kunst/der Akt repräsentiert, in ihr Handeln zu übernehmen oder ihr Handeln an den von der Kunst/dem Akt repräsentierten Erkenntnissen zu orientieren.

Formale Ausdrucksformen ästhetischen Wissens sind zeitlich und örtlich einzigartig und erfassen die Ganzheit menschlicher Erfahrungen. Deshalb wirken die Bestätigungs-/Legitimationsprozesse *Zuschreibung* und *Inspiration* auf die künstlerische Darstellung der Erfahrung und auf die inhärenten Bedeutungen der symbolischen Darstellung zurück.

Die Bestätigung/Legitimation ästhetischen Wissens orientiert sich an drei Grundprinzipien, die folgende Fragen auslösen:

- Ist die künstlerische Expression eine einzigartige, kreative Expression, die unmittelbar und bleibend in der Ganzheit menschlicher Erfahrungen verortet ist?
- Erweitert und bereichert die künstlerische Expression die gängigen Bedeutungen der Erfahrung?
- Eröffnet die künstlerische Expression neue Zukunftsperspektiven?

Die einzigartigen Merkmale künstlerischer Expressionen sind es, die sie von allen anderen Ausdrucksformen unterscheiden und Möglichkeiten menschlicher Erfahrungen und Expressionen offenbaren, die es bislang nicht gegeben hat und unwiederholbar sind. Eine Expression ästhetischen Pflegewissens ist bestätigt/legitimiert, wenn Sie und andere Pflegefachpersonen schließlich einen Pflegeaspekt würdigen, der bislang nicht gewürdigt wurde, und inspiriert werden, neue Wege für die eigenen Praktiken und das Fachgebiet entdecken. Die Expression ist auch dann bestätigt/legitimiert, wenn sie Sie und andere inspiriert, das Selbst zu verändern, etwas zu lernen oder neue kreative Möglichkeiten in die eigene Pflegepraxis zu integrieren.

9

Kunst-Werk(e) als ästhetische Ausdrucksformen werden augenblicklich wahrgenommen und lösen inspirierende Resonanzen aus. Wenn wir Kunst-Werke als Wissensformen bezeichnen, auf die wir „augenblicklich" reagieren, bedeutet dies, dass wir sie sofort als Ganzheit würdigen und ihre Bedeutungen weder durch Sprache noch durch andere Symbole vermittelt werden. Löst die Begegnung mit dem Kunst-Werk bei Ihnen eine bestimmte Reaktion aus, ist das Ihre persönliche „Zuschreibung" – die positiv oder negativ sein kann. Dazu ein Beispiel: Wenn Sie ein Gemälde sehen, das einen beliebigen Pflegeaspekt vor Augen führt, ist Ihre Gefühlreaktion, dieses „es spricht mich an", augenblicklich und spontan. Sie lesen das Gemälde nicht, wie Sie ein Buch lesen würden. Sie erfassen das ganze Bild auf einmal. Ihr Blick tastet das Gemälde ab und interpretiert es, es rührt etwas in Ihrem Innern an, das Ihre Zuschreibung beeinflusst oder inspirierend wirkt. Sie haben das Bedürfnis, vor dem Bild zu verweilen und nehmen nun auch die Feinheiten des künstlerischen Ausdrucks wahr. Gelingt es einem Kunst-Werk, spontane Reaktionen auszulösen und die Betrachter in eine tiefere Kunsterfahrung hineinzuziehen, beweist dies, dass es eine signifikante und zugleich allgemein menschliche Erfahrung spiegelt.

Fragen zur Reflexion

Zane war wegen eines Todesfalls gezwungen, seinen Weiterbildungslehrgang für zwei Wochen zu unterbrechen: Seine Eltern waren bei einem Verkehrsunfall ums Leben gekommen. Er musste in dieser schwierigen Trauerzeit Erbschaftsangelegenheiten regeln und die Versorgung seines vierzehnjährigen Bruders organisieren. Jetzt ist er wieder zurück, und die Kursleitung spürt, wie wichtig dieser Augenblick für Zane ist. Sie spricht mit ihm unter vier Augen und bittet ihn, dem Kurs seine Gedanken und Gefühle mitzuteilen. Zane spricht vom Schock, den das Ereignis ausgelöst hat, von seiner Trauer und der Kraft, die es ihn gekostet hat, die Beerdigung und die juristischen Dinge zu regeln und die Verantwortung für seinen Bruder zu übernehmen. Schließlich zieht er ein Blatt Papier aus seiner Tasche. Seine Stimme zittert, als er dem Kurs erzählt, dass ihn dieses Gedicht von Robert Frost stark angesprochen und ihm geholfen hat, den Verlust seiner Eltern zu verarbeiten. Dann beginnt er zu lesen, trägt das Gedicht, wenn auch schließlich mit brechender Stimme und unter Tränen, bis zum Ende vor und steckt das Blatt wieder ein.

Nature's first green gold,
Her hardest hue to hold.
Her early leaf's a flower;
But only so an hour.
The leaf subsides to leaf.
So Eden sank to grief,
So dawn goes down to day.
Nothing gold can stay.

Nothing Gold Can Stay von Robert Frost (undatiert)

Das kurze Gedicht lässt sich ganz unterschiedlich interpretieren, soll Sie jedoch anregen, über Zanes Schicksalsschlag und seinen Gedichtvortrag nachzudenken. Könnte das Gedicht bezogen auf das Verständnis von Trauer und Tod gewürdigt und als inspirierend empfunden werden?

Professionell Pflegende, die sich mit Kunst-Werken beschäftigen und Kunst-Werke würdigen, verbessern ihre Expertise – sie werden zu Sachverständigen und können bedeutende Transformationskunst/transformative Akte erkennen und bejahen. Ästhetischer Kritizismus erfordert Sachverstand, um Bedeutungen und Erkenntnisse offenlegen zu können, die sich aus der Kunst/dem Akt ergeben und von anderen meist nicht wahrgenommen werden.

Zur Diskussion

Bitte werfen Sie einen Blick auf die banalen, kitschigen *Nurse Paintings* von Richard Prince und lesen Sie dann den kritischen Kommentar *The Truth About Nursing* auf der Website von Sandy und Henry Summers (http://www.truthaboutnursing.org/media/va/nurse_paintings.html). Diskutieren Sie anschließend mit Ihren Kolleginnen und Kollegen, die sich diese Arbeiten auch angeschaut haben, über ihre persönlichen Reaktionen auf diese Bilder. Was vermitteln sie in ästhetischer Hinsicht über Pflege? Welche Empfindungen lösen sie aus? Ist das, was sie aussagen, signifikant? Zu welchen Gedanken und Taten inspirieren Sie die Bilder? Vergleichen Sie nun Ihre eigenen Gedanken und Empfindungen mit der Kritik der beiden Summers.

Im Unterschied zur ästhetischen Kritik eines Kunst-Werks erfolgt ästhetischer Kritizismus meist in schriftlicher Form. Kritizismen werden auf ähnliche Art bestätigt/legitimiert, wie man Kunst-Werke bestätigen/legitimieren kann, nur dass sie nicht wie ein Gemälde oder eine Skulptur spontan als Ganzes erfasst werden. Aber auch ästhetischer Kritizismus kann gewürdigt werden und inspirierend sein. Wenn Sie über eine wohlformulierte schriftliche Kritik nachdenken, kommen Ihnen neue Aspekte Ihrer Pflegendenkunst und neue Einsatzmöglichkeiten in den Sinn, was genau dem entspricht, was bei der Bestätigung/Legitimation von Kunst-Werken geschieht. Ästhetische Kritizismen sind zwar verschriftlichte Ausdrucksformen ästhetischen Wissens, Zuschreibung und Inspiration kommen aber auch in Pflegesituationen zustande, an denen Sie und eine sachkundige Kritikerin beteiligt sind. Zusammenfassend lässt sich sagen, dass die von einer ästhetischen Kunstform – ob von einem Kunst-Werk oder ästhetischem Kritizismus – ausgelöste Resonanz die beobachtende-teilnehmende Person bewegt, die vorgestellte Begebenheit stärker zu würdigen, und dass sie der Expression von Pflegendenkunst neue Bedeutungen und Möglichkeiten erschließt, wie sie diesem Ausmaß anders nicht erreicht worden wären.

9.5 Empirisches Wissen bestätigen/legitimieren: Bestätigung und Validierung

Im empirischen Wissensmuster leiten die kritischen Fragen: „Was ist das?“ und „Wie funktioniert das?“ die kreativen Prozesse der Konzeptualisierung und Strukturierung ein. Diese wiederum generieren eine formale Ausdrucksform von Wissen, etwa eine empirische Theorie oder formale Beschreibungen, die dann bestätigt/legitimiert werden, indem man fragt, ob die Expressionen bestätigt oder validiert werden können und tatsächlich repräsentieren, was sie repräsentieren wollen. Dann werden die Ergebnisse der Bestätigung/Legitimation kritisch hinterfragt, der Prozess beginnt erneut, die formalen Expressionen verändern sich und die Bestätigung/Legitimation wird fortgesetzt.

Die Stringenz der Bestätigungs-/Legitimationsprozesse im Muster des empirischen Wissens variiert und richtet sich nach der Wissensform. Die Natur von Dingen zu bestätigen und zu validieren, die sich direkt beobachten lassen, etwa sich über die Farbe eines Schals zu einigen, verlangt nicht viel Stringenz, während die gründliche Untersuchung der Bestandteile einer Theorie ein zeitaufwändiger und mühsamer Vorgang sein kann. Empirisches Pflegewissen wird meist durch Forschung bestätigt und validiert, doch auch eine kritische Betrachtung der Beschreibungen empirischen Wissens sowie ein Blick auf die Outcomes für Klienten und Kranke, wenn das Wissen eingesetzt wird, sind geeignet, empirisches Wissen zu validieren. Diese Methoden zusammengenommen sind eine solide Grundlage, sie stärken die Pflegepraxis und verbinden sie mit den Grundprinzipien empirischen Wissens.

Wir verwenden zur Charakterisierung von Bestätigungs-/Legitimationsprozessen im empirischen Muster beide Begriffe: Bestätigung und Validierung. Die Begriffe haben ähnliche, dennoch recht unterschiedliche Bedeutungen. *Bestätigung* ist der für die Legitimation eher qualitativer und naturalistischer Formen empirischer Forschungsergebnisse reservierte Begriff. Der Begriff *Validierung* wird benutzt, wenn es um Bestätigungs-/Legitimationsprozesse für eher quantitative, messbare Formen empirischer Forschungsergebnisse geht. Qualitative und naturalistische Untersuchungsmethoden sind geeignet, Wissen zu generieren, das bereits als bestätigt gelten kann, was jedoch von der angewandten Untersuchungsmethode sowie von den Forschungsergebnissen abhängig ist. Doch auch diese Formen können einer kritischen Untersuchung unterzogen oder wissenschaftlich validiert werden. Andererseits können für bestimmte qualitative und naturalistische Forschungsergebnisse weitere klinische Bestätigungen erforderlich sein.

In diesem Abschnitt beschreiben wir, wie mithilfe von Forschung und kritischen Untersuchungen empirisches Wissen bestätigt und validiert wird. In Anbetracht der zahlreichen hervorragenden Quellen, die ausführlich über geeignete Forschungsansätze informieren, konzentrieren wir uns hier auf Forschungsmethoden, welche die zur Verfeinerung der Konzepte und Theoriebeziehungen eingesetzten konzeptuellen Grundlagen bestätigen und validieren. Ferner beschreiben wir Methoden, die sicherstellen, dass das jeweilige Forschungsprojekt den wissenschaftlichen Standards entspricht. Wir verwenden den Begriff *Theorie* gemäß unserer breit angelegten Definition, die eine Vielzahl empirisch verorteter Wissensstrukturen einbezieht.

9.5.1 Konzepte und Theoriebeziehungen verfeinern

Konzeptionelle Bedeutungen und die Beziehungen der Konzepte zueinander können mithilfe bestimmter Forschungsmethoden untersucht werden. Im Mittelpunkt steht dabei die Frage, ob die Ideen der empirischen Wissensform dem sensorisch wahrnehmbaren Ereignis entsprechen (Dubin 1978; Glaser und Strauss 1979; Newman 1979; Polit und Beck 2016; Reynolds 2007). Da empirische Konzepte und Theorien Abstraktionen dessen sind, was sich im Laufe eines Ereignisses beobachten oder wahrnehmen lässt, muss vom Theoretischen ins Empirische (deduktiver Ansatz) und vom Empirischen ins Theoretische (induktiver Ansatz) übersetzt werden.

Konzepte müssen, um tragfähige Elemente empirischen Wissens - auch einer Theorie - zu sein, die gemeinte Wahrnehmung adäquat repräsentieren. Quantitative und qualitative beschreibende Verfahren sind geeignet, Evidenzen zur Verfeinerung empirischer Indikatoren zu finden. Vielleicht stellt sich dabei heraus, dass, um die Erfahrung/das Ereignis besser repräsentieren zu können, andere konzeptionelle Bedeutungen entwickelt werden müssen. Forschungsansätze, die speziell für die Entwicklung und Verfeinerung empirischer Indikatoren konzipiert wurden, aber auch operative Definitionen von Konzepten werden zur Verfeinerung und Validierung von Konzeptbeziehungen eingesetzt.

Theoriebeziehungen, die zwei oder mehrere Konzepte zu einer spezifischen Struktur verbinden, werden von der Natur der aufeinander bezogenen empirischen

Konzeptindikatoren direkt beeinflusst. Zur Validierung und Bestätigung sind qualitative und quantitative Ansätze geeignet. Replikation erfordert die Wiederholung der Bestätigungs- und Validierungsaktivitäten in anderen Kontexten. Beziehungen, auch Theoriebeziehungen, lassen sich zwar nicht beweisen, können jedoch empirisch unterstützt werden. Werden die genannten Beziehungen nicht von Evidenz unterstützt, sind die Ideen, die sie repräsentieren, nicht haltbar. Dann werden auf der Basis empirischer Evidenz alternative Erklärungen geprüft.

Zur Verfeinerung der Konzepte und Konzeptbeziehungen einer Theorie werden eine oder mehrere der folgenden Subkomponenten herangezogen:

- Empirische Indikatoren für die Konzepte identifizieren
- Vermutete Beziehungen empirisch belegen
- Beziehungen mit empirischen Methoden validieren

Empirische Indikatoren identifizieren. Empirische Indikatoren und operative Definitionen dienen der Repräsentation von Konzepten als Variablen empirischer Forschung, können aber auch von Konzepten, die auf einen induktiven Forschungsansatz zurückgehen, abgeleitet werden. Eine formal strukturierte Theorie kann zwar empirische Indikatoren nennen, solange mit den Indikatoren jedoch nicht geforscht wurde, bleiben sie spekulativ. Die empirischen Konzeptindikatoren zu hinterfragen, indem sie für ein reales Forschungsvorhaben genutzt werden, ist eine Möglichkeit, die Wissensstruktur zu verfeinern.

STELLEN SIE SICH VOR ...

Bitte beschäftigen Sie sich mit der folgenden abstrakten Beziehungsaussage:
Wenn die erwachsene Person den Blickkontakt verstärkt, verstärkt auch der Säugling den Blickkontakt.

Stellen Sie sich vor, ein Forschungsprojekt zu entwickeln mit dem Ziel, empirisches Beweismaterial zu sammeln, um Blickkontakt als empirischen Indikator für Bemutterung bezeichnen zu können. Einzelheiten, wie Dauer und Häufigkeit des Blickkontakts, könnten das relativ abstrakte Konzept *Blickkontakt* spezifizieren. Um diese Indikatoren anwenden zu können, müsste man eine Methode zur Beobachtung und Messung von Dauer und Häufigkeit der Blickkontakte entwickeln. Wie würden Sie nun vorgehen?

9

Zum Prozess der Identifikation empirischer Indikatoren, besonders wenn überwiegend deduktive Verfahren benutzt werden, gehört die Entwicklung operativer Definitionen. *Operative Definitionen* spezifizieren die für Beobachtungen geltenden Standards oder Kriterien. Eine operative Definition beispielsweise für den Begriff *Blick* könnte lauten: „... die ruhige, direkte visuelle Fokussierung eines Objekts über mindestens 3 Sekunden". Diese Definition zeigt an, was ein Blick ist (der empirische Indikator für visuellen Kontakt), sie enthält die Merkmale, die vorhanden sein müssen, damit man von einem *Blick* sprechen kann (direkte Fokussierung eines Objekts) und einen standardisierten Zeitparameter, der einen Blick von anderen ähnlichen Verhaltensweisen unterscheidet, etwa von einem verstohlenen Seitenblick oder einer Betrachtung.

Es ist schwierig, Indikatoren für Konzepte zu finden, die abstrakter sind als das Konzept *Blickkontakt.* Im Pflegebereich gibt es zahlreiche hochgradig abstrakte Konzepte, die sich einer direkten Messung entziehen, wie etwa *Angst* und *Besorgnis, Körperbild* und *Selbstachtung.* Um Kennzeichen wie diese zumindest indirekt einschätzen zu können, sind spezielle Tests und Tools entwickelt worden. Die Unmöglichkeit, sie direkt zu messen, bedeutet nicht, dass sie nicht existieren oder nicht eingeschätzt werden können. Die Herausforderung besteht darin, die Vorstellungen über empirische Indikatoren und ihre Evidenz zu verfeinern, damit die Stärke der Beziehungen exploriert werden kann.

Viele im Pflegebereich wichtige Konzepte sind hochgradig abstrakt, und selbst die tatsächlichen Erfahrungen werden nicht klar wahrgenommen. Die Suche nach geeigneten empirischen Indikatoren wird infolgedessen zum komplexen und schwierigen Unterfangen. *Angst* beispielsweise ist ein Konzept, das sich theoretisch definieren lässt. Dennoch werden wir feststellen, dass, wenn wir dieses Gefühl explorieren, die Leute zwar wissen, was wir mit dem Wort *Angst* meinen, das eigentliche Angstgefühl aber schwer fassbar ist und sich schlecht beschreiben lässt. Dennoch gilt, dass empirisches Wissen über ein wichtiges Pflegekonzept nur entwickelt werden kann, wenn man sich gewissenhaft bemüht, die Verbindungen zwischen den abstrakten Konzepten und der menschlichen Reaktion, die sie repräsentieren, möglichst akkurat aufzuzeigen. Diese Beispiele unterstreichen, wie wichtig die Entwicklung von konzeptionellen Bedeutungen ist.

Um aus abstrakten Pflegekonzepten empirische Maßnahmen ableiten zu können, kann man mithilfe mehrerer empirischer Indikatoren nützliche Forschungsdefinitionen formulieren. Angst beispielsweise könnte mit einem Selbstauskunfts-Tool gemessen werden. Der Fragebogen zur Selbsteinschätzung könnte viele Empfindungen enthalten, die in der Regel auf Angstzustände hinweisen. Eine operative Definition des Konzepts *Angst* würde dann lauten: „Angst ist, was mit diesem Tool ermittelt wird." Angst ließe sich auch empirisch einschätzen, indem man das Verhalten einer Person und die entsprechenden physiologischen Indikatoren neuro-endokriner Aktivität beobachtet. In dem Fall würden operative Definitionen spezifische, zur Messung des beobachteten Verhaltens eingesetzte Methoden sowie spezifische, mit Angst assoziierte Laborbefunde enthalten. All diese empirischen Indikatoren sind möglich.

WARUM IST DAS WICHTIG?

Nicht jede Messmethode ist geeignet, empirische Konzeptindikatoren zu validieren. Wörterbuchdefinitionen und andere Beschreibungsformen können zwar empirische Indikatoren vorschlagen, um sie wissenschaftlich bestätigen und validieren zu können, müssen Sie sich aber an die Wissensquelle halten, aus der Ihr Konzept stammt. Wenn Konzepte operativ definiert werden, müssen sie gemäß der Bedeutung der Theorie oder des empirischen Wissens, in die sie eingebettet sind, definiert und gemessen oder ermittelt werden. Soll beispielsweise das Konzept *caring* im Kontext der Pflegetheorie Jean Watsons (*human care theory*) empirisch belegt werden, wäre es kontraproduktiv, sich dafür eines Tools zum Assessment von Caringverhalten zu bedienen, das für Kristin Swansons Pflegetheorie (*theory of caring*) entwickelt wurde (Sitzman und Watson 2013; Swanson 1990).

Vermutete Beziehungen empirisch verorten. Um vermutete, sich abzeichnende Beziehungen empirisch verorten zu können, werden Erfahrungen mit den Darstellungen dieser Erfahrungen verknüpft. Nimmt die Forscherin eine abstrakte Theoriebeziehung als Ausgangspunkt, konzipiert sie eine Studie, mit der sich hypothetische Beziehung ermitteln lassen, die dann als empirische Konzeptindikatoren gelten. Gut möglich, dass sich die vermutete Beziehung erst nach mehreren Untersuchungen als tatsächlich vorhanden erweist. Erbringen die Untersuchungen genügend empirische Belege, um auf die Beziehungen schließen zu können, kann sich die Forscherin wieder theoretischen Überlegungen zuwenden und die Theorieaussagen verfeinern, damit sie spiegeln, was empirisch unterstützt worden ist.

Die Pflegeforscherin kann aber auch eine bestimmte empirische Situation als Ausgangspunkt nehmen, mit dem Ziel, Konzepte und Beziehungen ausfindig zu machen, die eine Situation, die bislang noch nicht richtig verstanden wurde, jedoch übereinstimmend als für das Fachgebiet der Pflege wichtig erachtet wird, exakt darzustellen. Dann wählt sie einen gesellschaftlichen Kontext, in dem das zur Diskussion stehende Phänomen vermutlich auftritt, und beobachtet die Interaktionen und Umstände dieses Kontexts. Aus diesen Beobachtungen leitet sie dann Beziehungsaussagen ab, die auf der verfügbaren empirischen Evidenz beruhen. Vermutete Beziehungen lassen sich mit verschiedenen induktiven Ansätzen empirisch verorten (Creswell 2013; Denzin und Lincoln 2012; Glaser und Strauss 1967; Lincoln und Guba 1985).

Beziehungen mit traditionellen empirischen Methoden validieren. Zur Validierung von Theoriebeziehungen wird ein Studiendesign benötigt, das geeignet ist, die Beschreibungs- und Erklärungsmacht einer bestimmten Beziehung zu testen. Sollen die Beziehungen einer Theorie validiert werden, werden die Beziehungen erst vorgeschlagen, nachdem die Theorie strukturiert worden ist (d. h. Deduktion). Sollen mit dem Studiendesign konzeptuelle und letztlich theoretische Beziehungen generiert werden, können die Beziehungen als bestätigt und geeignet gelten, auch, um repliziert sowie in anderen Settings erneut bestätigt zu werden.

Für eine *deduktive* Validierung konzeptueller Beziehungen muss ein Design gewählt werden, das sicherstellt, dass die vermutete Beziehung tatsächlich diejenige ist, die stattfindet und für die Studienergebnisse verantwortlich ist. Wenn beispielsweise eine Studie zu dem Ergebnis kommt, dass der Blickkontakt einer Mutter mit einem Säugling dazu führt, dass der Säugling mit der Mutter Blickkontakt aufnimmt, muss die Forscherin überlegen, wie sichergestellt werden kann, dass es tatsächlich der mütterliche Blick ist, der das kindliche Verhalten auslöst. Die Studien sind meist so konzipiert, dass andere Faktoren, die das Verhalten der Säuglinge beeinflussen könnten (z. B. sensorische Eindrücke wie Lärm, Berührung oder visuelle Ablenkungen, die den Prozess der visuellen Interaktion beeinträchtigen könnten), einkalkuliert oder konstant gehalten werden.

Jede deduktive Validierung einer Beziehungsaussage soll empirisch belegen, dass die in der Theorie genannten Beziehungen einer spezifischen Situation angemessen sind. Nachdem die Forscherin mit einem bestimmten Designansatz gearbeitet hat, kommt sie erneut auf die Forschungsfrage oder Hypothese zurück, um zu prüfen, ob sie das passende Studiendesign gewählt hat. Empirische Evidenzen, die auf vielen verschiedenen Designansätzen beruhen, sind eine starke Basis, wenn es darum geht, die Angemessenheit der Theorie zu beurteilen. Werden deduktiv getestete Theorieangaben nicht von empirischer Evidenz gestützt, lässt sich die Disparität zwischen Theorie und empirischen Befunden vermutlich mit einem oder mehreren der folgenden vier Mängel erklären:

- *Die konzeptionellen Bedeutungen sind nicht angemessen entwickelt.* Im Zuge der Entwicklung von konzeptionellen Bedeutungen kann man auch feststellen, ob die untersuchten Konzeptdefinitionen und -bedeutungen klar und von verwandten Konzepten deutlich abgegrenzt sind. Ist das nicht der Fall, wird die Theorie revidiert, woraus möglicherweise neue empirische Studienansätze resultieren.
- *Die Beziehungsaussagen sind nicht angemessen strukturiert.* Im Zuge der Theoriestrukturierung und -kontextualisierung kann man auch die Logik oder Form der Aussagen untersuchen. Dank der empirischen Evidenz sind vermutlich neue Einblicke

in die Theorieform und -struktur möglich. Mit diesen Einblicken und Erkenntnissen können die theoretischen Beziehungsaussagen dann revidiert werden.

- *Die empirischen Indikatoren für das Konzept sind nicht angemessen.* Die empirische Evidenz verweist vielleicht auf neue mögliche empirische Indikatoren oder legt die Überprüfung vorhandener Indikatoren nahe. Eine Überprüfung ist besonders dann angezeigt, wenn die empirischen Indikatoren hochgradig abstrakte Konzepte repräsentieren und aufgrund von Spekulationen über Beobachtungsmöglichkeiten konstruiert worden sind.
- *Die Definitionen sind unangemessen oder inkonsistent.* Widersprüchliche Forschungsergebnisse werden meist auf fehlerhafte Definitionen und damit einhergehende Messungsprobleme empirischer Studien zurückgeführt. Das ist eine der möglichen Erklärungen; korrektes Assessment setzt aber auch angemessen ausgereifte Konzepte, korrekte Theoriebehauptungen und angemessene empirische Indikatoren voraus. Erst wenn all diese Dinge in Ordnung sind, kann man sich mit Problemen der Messung oder des Konzeptassessments beschäftigen.

Zur Diskussion

Bitte wählen Sie mit drei oder vier Peers ein Konzept, das alle für die Pflege als wichtig erachten. Dann soll jede Person für sich das Konzept definieren und empirische Kriterien entwickeln, anhand derer man das Konzept ermitteln oder messen kann. Dann werden die erarbeiteten Kriterien der Gruppe vorgestellt. Achten Sie auf Unterschiede und diskutieren Sie über die Frage, ob die Kriterien das Konzept angemessen repräsentieren. Wo und wie unterscheiden sie sich? Wären sie kontextübergreifend hilfreich? Fiele es einem Forschungsassistenten leicht oder schwer, die Kriterien zu ermitteln oder zu messen?

Werden Konzepte und Theoriebeziehung mit *induktiven* Methoden verfeinert, dürfen sie als gültig und bestätigt betrachtet werden, sofern sie mithilfe einwandfreier Forschungsverfahren und -prozesse generiert worden sind. Werden Beziehungen aus einer induktiv generierten Theorie abgeleitet, können sie in ähnlichen Settings exploriert oder auf neue Kontexte übertragen werden. Dabei treten die von fehlerhaften Konzepten, Beziehungsaussagen, empirischen Indikatoren und operativen Definitionen verursachten Probleme zutage.

9.5.2 Stimmige Validierungsstudien entwickeln

Der Forschungsprozess zur Bestätigung und Validierung kann in jedem Stadium auf seine Stimmigkeit hin untersucht werden. In den folgenden Abschnitten beschäftigen wir uns mit der Evaluierung von Forschungsansätzen, die Wissen bestätigen und validieren sollen. Hier unser Leitfaden:

- Die Forschungselemente, wie Aussagen über das Problem, Forschungsziele und Hypothesen, gehören eindeutig zusammen und entsprechen den zu validierenden Elementen der Wissensstruktur.
- Die Literaturangaben zur Ermittlung bereits existierender Forschungsergebnisse und zur Rechtfertigung der Validierungsstudie sind sachbezogen und vollständig.
- Die Datenerhebungsverfahren, die Stichprobenbestimmung und das Forschungsdesign sind dem Forschungsziel angemessen.

- Die Datenanalyse muss mit den Forschungszielen vereinbar und dem Forschungsdesign angemessen sein.
- Die angezeigten Forschungsergebnisse gehen nicht über die Grenzen des Designs oder der Befunde hinaus; für weitere Studien werden geeignete Empfehlungen gegeben.

9.5.3 Bestätigung und Validierung mit *critical analysis* und logischen Argumenten

Nicht jede Theorie und nicht jedes empirische Wissen muss, bevor sie oder es in praktischen Pflegesituationen angewandt wird, bestätigt und validiert werden. Wenn das Wissen nach sorgfältiger Betrachtung - nachdem es inhaltlich verstanden wurde - vernünftig erscheint, kann es in pflegerischen Versorgungssettings eingesetzt werden. Das geschieht tatsächlich häufig, sobald neues Wissen zur Verfügung steht. Dem Einsatz empirischen Wissens in pflegerischen Versorgungssettings geht stets eine Entscheidung voraus; in diesem Kapitel wurden zahlreiche Überlegungen genannt, die in diese Entscheidung einfließen.

9.6 Bestätigung/Legitimation und Gesamtwissen der Pflege

Wie bereits zu Beginn des Kapitels ausgeführt, wird jedes Wissensmuster mit einzigartigen und spezifischen Ansätzen bestätigt/legitimiert. Die formalen Ausdrucksformen des Pflegewissens profitieren jedoch auch dann, wenn Bestätigungs-/Legitimationsprozesse eingesetzt werden, die anderen Wissensmustern zugeordnet sind.

Ergibt die Bestätigung/Legitimation emanzipatorischen Wissens, dass andere Formen der Wissensexpression den Idealen Nachhaltigkeit, soziale Gerechtigkeit und Empowerment Geltung verschaffen, wird dieses Wissen bezüglich des Nutzens für *praxis* untersucht. Schreibt beispielsweise eine empirische Theorie oder ein ethisches Prinzip die Privilegien einer Gruppe auf Kosten einer anderen Gruppe fest, ist der Wert der Theorie oder des Prinzips für den Pflegealltag zweifelhaft; sie sollten nicht weiterentwickelt werden, ohne deren Mängel zu benennen. Ist das persönliche Selbst mit sozialen oder ethnischen Vorurteilen behaftet, kann die Untersuchung des Selbst und die Frage, ob und was es zu sozialer Ungleichheit oder zum Empowerment anderer beiträgt, Veränderungen bewirken, die diese Hindernisse beseitigen. Ist ein Kunst-Werk so ausdrucksstark, dass es die Wahrnehmung marginalisierter Personen zum Positiven hin verändert, erfüllt es seinen Zweck.

Dialog und Begründbarkeit, die Prozesse zur Bestätigung/Legitimation ethischen Wissens, sind unerlässlich, um innerhalb der Disziplin einen Konsens herstellen zu können. Einerseits für die Entwicklung eines einheitlichen Verständnisses hinsichtlich der Angemessenheit des pflegerischen Grundwissens, andererseits um zu erkennen, welche Wissensexpressionen vorrangig entwickelt werden müssen. Wenn mehrere Pflegefachpersonen zusammenkommen, um über die ethischen Verdienste nicht-ethischer Formen der Wissensexpression zu diskutieren, etwa über die empirische Evidenz chemotherapiebedingter Fatigue, werden sie das, was richtig, falsch und verantwortbar ist, aus verschiedenen Perspektiven sehen und aufgrund dieser Erkenntnisse dann mit dem Rat zu einer Chemotherapie verantwortbarer umgehen können.

Dialoge aus der Perspektive persongebundenen Wissens tragen zum persönlichen Wissen bei, weil man im Dialog mit anderen das eigene Wissen reflektiert und dann entsprechend reagieren kann. Dabei erkennen wir, wo unsere Stärken liegen und wie unser Selbst zum Empowerment anderer beiträgt und soziale Gerechtigkeit fördert. Auch Dialog und Begründbarkeit sind an diesem Vorgang beteiligt. Kunst-Werk(e), etwa eine Skulptur oder eine Theateraufführung, werden auf ihr Potenzial untersucht, das Verständnis der Erfahrungen, denen Pflegefachpersonen bei ihrer Pflege begegnen, zu vertiefen.

Die Bestätigungs-/Legitimationsideale Zuschreibung und Inspiration, die in allen Formen der Wissensexpression zum Tragen kommen, verstärken auf einer tieferen Ebene das Verständnis. Alle Wissensexpressionen, egal welchem Muster sie zugeordnet sind, haben das mehr oder weniger stark ausgeprägte Potenzial, Menschen zu inspirieren. Eine gut konstruierte Theorie oder ein gutes ethisches Argument können ästhetisch stärker inspirieren als eine unausgereifte Theorie oder ein dürftiges Argument. Emanzipatorische Aktionspläne und Zukunftsvisionen, aber auch persönliche (Pflege-)Geschichten lassen sich mit der Frage untersuchen, ob sie inspirieren und inhaltlich gewürdigt werden können. Formale Expressionen im emanzipatorischen und persongebundenen Wissensmuster können so den Bedürfnissen des Pflegealltags angepasst werden und Pflegehandlungen leiten.

Bestätigung und Validierung, die empirischen Ansätze, können zur Bestätigung/Legitimation emanzipatorischen, ethischen, persongebundenen und ästhetischen Wissens nicht direkt eingesetzt werden. Tatsache ist jedoch, dass empirische Evidenz, Bestätigung und validerungsähnliche Prozesse das Wissen aus allen anderen Wissensmustern beeinflussen und gestalten. Ein Beispiel: Empirische Evidenz ist in vielen Fällen unentbehrlich, um festzustellen, ob ein bestimmtes Sozialprogramm der Ungerechtigkeit tatsächlich entgegenwirkt. Empirische Evidenz erleichtert auch die Überprüfung der persönlichen Einstellungen. Wenn eine Person Überzeugungen hegt, die der empirischen Evidenz gemäß nachweislich falsch sind, sollte sie sich mit dieser Evidenz konfrontieren und Wege finden, ihre falschen Überzeugungen abzulegen. Empirische Evidenz als Bestandteil von Bestätigung und Validierung des empirischen Wissens wird z. B. gebraucht, um die messbaren Merkmale einer gerechten und ethischen pflegerischen Betreuung zu ermitteln, von Pflegemerkmalen, die empfohlen werden müssen. Auch der Grad der Übereinstimmung von Kritikern, die Kunst-Werke auf ihre inspirierende Qualität hin untersuchen, ist eine Form empirischen Wissens.

Kurz zusammengefasst: Wenngleich wir für jedes einzelne Wissensmuster bestimmte Bestätigungs-/Legitimationsprozesse entwickelt haben, ist es nicht nur möglich, sondern ausgesprochen hilfreich, sich zu fragen, ob nicht auch Bestätigungs-/Legitimationsprozesse, die anderen Mustern zugeordnet sind, die Untersuchung und Verbesserung formaler Wissensexpressionen erleichtern können.

9.7 Fazit

Wir haben in diesem Kapitel die jedem Wissensmuster zugeordneten Bestätigungs-/Legitimationsprozesse im Detail beschrieben und aufgezeigt, wie die Bestätigungs-/Legitimationsprozesse einzelner Muster zur Wissenslegitimation eines jeden anderen Musters eingesetzt werden können. Die Bedeutung der Bestätigungs-/Legitimationsprozesse wurde anhand zahlreicher Beispiele und Fallstudien veranschaulicht.

LITERATUR

Btoush, R., & Campbell, J. C. (2009). Ethical conduct in intimate partner violence research: challenges and strategies. Nursing Outlook. 57, 210–216.
Creswell, J. W. (2013). Qualitative inquiry and research design: choosing among five approaches (3rd ed.). Thousand Oaks, CA: Sage.
Denzin, N. K., & Lincoln, Y. S. (2012). Collecting and interpreting qualitative materials (4th ed.). Thousand Oaks, CA: Sage.
Drew, N. (1997). Expanding self-awareness through exploration of meaningful experience. Journal of Holistic Nursing: Official Journal of the American Holistic Nurses' Association. 15, 406–424.
Dubin, R. (1978). Theory building (rev. ed.). New York, NY: The Free Press.
Freire, P. (1970). Pedagogy of the oppressed. New York, NY: Seabury Press.
Freysteinson, W. (2009). The twins: a case study in ethical deliberation. Nursing Ethics. 16, 127–130.
Frost, R. (n. d.). Nothing gold can stay. https://www.poets.org/poetsorg/poem/nothing-gold-can-stay.
Glaser, B., & Strauss, A. (1967). The discovery of grounded theory. Chicago, IL: Aldine Publishing Co.
Lincoln, Y. S., & Guba, E. G. (1985). Naturalistic inquiry. Newbury Park, CA: Sage Publications.
Newman, M. A. (1979). Theory development in nursing. Philadelphia, PA: F. A. Davis Co.
Polit, D., & Beck, C. T. (2016). Nursing research: generating and assessing evidence for nursing practice (10th ed.). Philadelphia, PA: Lippincott, Williams and Wilkins.
Quaghebeur, T., & Gastmans, C. (2009). Nursing and euthanasia: a review of argument-based ethics literature. Nursing Ethics. 16, 466–486.
Reynolds, P. D. (2007). A primer in theory construction. Needham, MA: Allyn & Bacon.
Sitzman, K., & Watson, J. (2013). Caring science, mindful practice: Implementing Watson's human caring theory. New York, NY: Springer Publishing Company.
Swanson, K. M. (1990). Providing care in the NICU: sometimes an act of love. ANS. Advances in Nursing Science. 13(1), 60–73. https://www.ncbi.nlm.nih.gov/pubmed/2122802.
Wright, M. R. (1966). Research and research. Nursing Research. 15, 244.

KAPITEL 10 In die Pflegepraxis integrierte Ausdrucksform von Wissen

Das Produkt von Pflege ist die Patientenversorgung; es ist ein Prozess, keine physisch fassbare Sache und hat außer dem Prozess kein messbares Ergebnis. Dieses Produkt ist nicht weniger schön und nicht weniger fein gestimmt wie ein Steinway-Flügel – nur schwerer mit den Händen greifbar.

Donna Diers (2004, S. 189; abgewandelt)

Pflege ist nicht nur eine Kunst, sie hat auch ein Herz; Pflege ist nicht nur eine Wissenschaft, sie hat auch ein **Gewissen.**

anonym

In diesem Kapitel geht es um die Integration formaler Wissensexpressionen im Kontext pflegerischer Versorgung. Wenn wir Wissensmuster und ihre formalen Ausdrucksformen in den Fokus stellen, dann einzig und allein, um die pflegerische Versorgung von Menschen mit Pflegebedarf, Kranken und Klienten zu verbessern und Bedingungen zu fördern, die eine durchgängig exzellente Pflegequalität ermöglichen. Wir sind fest davon überzeugt, dass die achtsame Integration von Wissen in den Versorgungskontext die Pflege auf tiefgreifende Weise und zum Positiven verändert. Wir sprechen von Achtsamkeit, weil professionell Pflegende, ob sie sich dessen bewusst sind oder nicht, bei ihrer Tätigkeit multiple Wissensexpressionen integrieren, die ihren *Care*-Ansatz prägen und fördern. Die Integration von Wissen in den *Care*-Kontext ist unerlässlich, um die Voraussetzungen für beste Pflegepraxis zu schaffen.

Die achtsame Integration von Wissen aus allen Wissensmustern in den Pflegealltag sorgt zudem dafür, dass die Muster sichtbar werden. Es gibt wohl keine Pflegefachperson, die nicht bestätigten kann, dass die Integration des persongebundenen, ethischen, ästhetischen, emanzipatorischen und empirischen Wissens im unmittelbaren *Care*-Kontext stattfindet. Erkennen der Muster ist eine Sache, eine andere ist es, sich bei der Pflege bewusst auf die Wissensmuster zu konzentrieren und zu verstehen, wie sie *Care* bewirken. Im Rückblick auf eine Pflegehandlung ist jedes einzelne Wissensmuster erkennbar, im praktischen Alltag erfolgt die Wissensexpression jedoch fortlaufend als integriertes Ganzes – wir nennen es Gesamtwissen.

In diesem Kapitel steht das Gesamtwissen im Fokus, das immer dann zum Einsatz kommt, wenn Wissen in den Pflegealltag integriert wird. Im Augenblick der Handlung bildet sich wissen [mit kleinem w; Anm. MB, EL] heraus, in dem Moment, in dem die kritischen Fragen „gestellt und beantwortet" werden, ein Vorgang, der vielleicht knapp unterhalb der Bewusstseinsschwelle abläuft. Die „Antworten" auf diese Fragen sind es, die wissen laufend lenken, durch die Pflegehandlungen geprägt und geleitet werden. Im *Care*-Kontext ist wissen ein kontinuierlicher Prozess. Wissen von Pflegefachpersonen im *Care*-Kontext beruht auf dem ganzen Wissen, das sie im Laufe ihrer Ausbildung und ihrer

Berufserfahrung erworben haben. Je höher und vollständiger das Wissen in der Disziplin, desto wahrscheinlicher wird es, dass es die einzelne Pflegefachperson im Augenblick ihres Pflegehandelns leitet und angemessene Handlungen ermöglicht.

Im ➤ Kap. 9 haben wir betont, dass formale Ausdrucksformen von Wissen möglichst authentisch sein müssen, damit sie tatsächlich repräsentieren, was sie repräsentieren sollen. Dabei gehen wir von der Prämisse aus, dass es letztlich die Outcomes im Pflegealltag sind, die Pflegewissen bestätigen/legitimieren.

WARUM IST DAS WICHTIG?

Wir haben an früherer Stelle *Wissen* als die formalen Ausdrucksformen eines jeden Musters definiert, als Expressionen, die sich von Muster zu Muster unterscheiden und konkret repräsentiert und untersucht werden können. *wissen* [mit kleinem w; Anm. MB, EL] dagegen ist das unmittelbare Verstehen, Interpretieren und „Verinnerlichen" der Erfahrung, in der man sich im Augenblick befindet. **w**issen ist ein komplexer Vorgang, der im klinischen Kontext aus der raschen Integration des Wissens aus sämtlichen Mustern besteht. **w**issen ist instabil und unbeständig und stellt sich im Laufe der Pflegebegegnung ein. Es ist nicht konkret, und doch glauben wir, dass das produktivste oder „beste" **w**issen den hochwertigen formalen Ausdrucksformen von Wissen der einzelnen Muster zu verdanken ist.

Wenn wir uns im vorliegenden Kapitel mit der Wissensintegration in den Pflegealltag beschäftigen, bedenken Sie bitte, dass Sie im *Care*-Kontext wieder auf die Elemente und Fragen unseres Modells zurückkommen. Sie stellen – nicht laut oder überlegt, vielmehr unbewusst und intuitiv – gleichzeitig folgende Fragen: „Was ist das?", „Was bedeutet dies?", „Weiß ich, was ich tue, und tue ich, was ich weiß?", „Ist das richtig?", „Wer profitiert hier?" Sie stellen also die gleichen kritischen Fragen, die Sie gestellt haben, als es darum ging, der Wissensentwicklung die Richtung zu weisen. Sie schaffen damit die Voraussetzungen, um sich erneut mit diesen Wissensexpressionen zu beschäftigen und sie zu stärken, je nachdem, was Sie mit der Wissensintegration erreichen wollen – z. B. bestimmte *Care*-Outcomes. Auf die Darstellung der Wissensmuster in Aktion als Animation haben Sie Zugriff über den QR-Code, der sich auf der hinteren Umschlagklappe befindet. Die Animation ist äußerst hilfreich und illustriert, was wir unter Integration der Muster verstehen.

➤ Tab. 10.1 bietet einen Überblick über die in früheren Kapiteln erläuterten Prozesse der Wissensentwicklung, wobei die integrierten Ausdrucksformen eines jeden Musters besonders betont werden. ➤ Abb. 10.1 stellt die Integrationsprozesse bildlich dar. Die Überschneidungen der in den Pflegealltag integrierten Ausdrucksformen der Wissensmuster (im oberen Teil der Abbildung) unterstreichen, dass die beste Pflegepraxis diese Qualitäten und Intentionen der Pflegefachpersonen widerspiegeln.

Die sich überschneidenden wolkenartigen Bereiche (im unteren Teil der Abbildung) repräsentieren die Prozesse zur Bestätigung/Legitimation des Wissens der einzelnen Muster. Damit wird betont, dass die beste Pflegepraxis das Wissen kontinuierlich bestätigt/legitimiert und Bestätigung/Legitimation wiederum die beste Pflegepraxis hervorbringt.

Tab. 10.1 Die Wissensmuster und ihre jeweilig zugehörigen Dimensionen

Dimension	Emanzipatorisches Wissensmuster	Ethisches Wissensmuster	Persongebundenes Wissensmuster	Ästhetisches Wissensmuster	Empirisches Wissensmuster
Kritische Fragen	Wer profitiert? Was stimmt nicht an diesem Bild? Was behindert die Freiheit? Welche Veränderungen sind nötig?	Ist das richtig? Ist das verantwortbar?	Weiß ich, was ich tue? Tue ich, was ich weiß?	Was bedeutet dies? Wie und warum ist dies wesentlich/ bedeutsam?	Was ist das? Wie funktioniert es?
Kreative Prozesse	*critiquing* Bildliche Vorstellungen entwickeln	Klären [Werte]/ ethisches Abwägen Ausloten	Sich Einlassen Zentrieren	Visionen entwickeln Erprobung	Konzeptualisieren Strukturierung
Formale Ausdrucksformen	Aktionspläne Manifeste *critical analysis* Zukunftsvisionen	Prinzipien Kodizes	Persönliche (Pflege-) Geschichten Das Selbst	Ästhetischer Kritizismus Kunst-Werke	Tatsachen Modelle Formale Beschreibungen Theorien Thematische Beschreibungen
Bestätigungs-/ Legitimationsprozesse	Soziale Gerechtigkeit Nachhaltigkeit *Empowerment* Entzauberung	Dialog Begründbarkeit	Resonanz Reflexion	Zuschreibung Inspiration	Bestätigung Validierung
In die Pflegepraxis integrierte Ausdrucksform	*praxis*	Moralisches und ethisches Verhalten	Therapeutischer Einsatz der eigenen Person	Transformationskunst/ transformative Akte	Wissenschaftliche Kompetenz

10.1 Verselbstständigung eines Musters *(patterns gone wild)*

Um hervorzuheben, wie wichtig die Integration von Wissen und wissen ist, stellen wir Beispiele für das Verselbstständigen von Mustern (*patterns gone wild*) vor. Wird das Wissen eines der Muster nicht ins Gesamtwissen integriert, entsteht Verwirrung statt Verständnis. Wissen, das isoliert und ohne Berücksichtigung sämtlicher Wissensmuster entwickelt wird, führt zu unkritischer Akzeptanz, enger Interpretation und bruchstückhafter Nutzung des Wissens. Wir sprechen in dem Fall von der Verselbstständigung der Muster (*patterns gone wild*): Das Gesamtwissen zerfällt, die Muster werden relativ isoliert voneinander angewandt und das Potenzial für eine Synthese des Ganzen geht verloren.

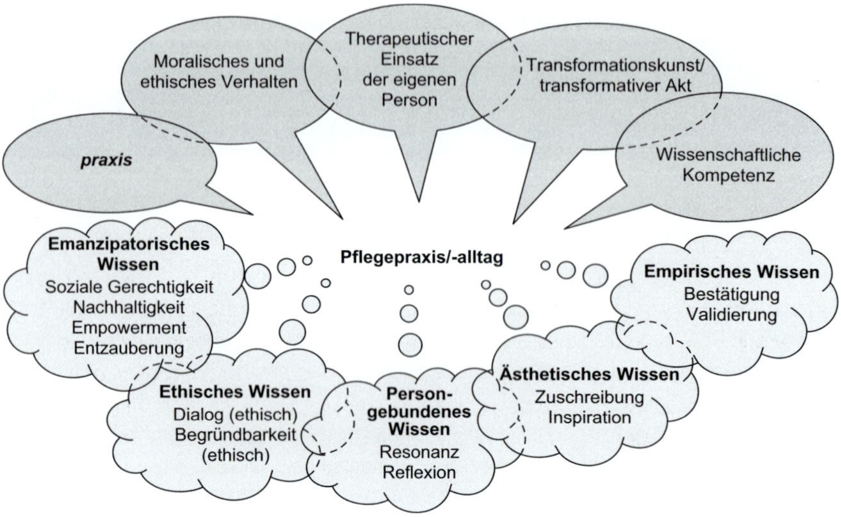

Abb. 10.1 Integrierte praktische Expressionen und das zugrundeliegende Pflegewissen

Bitte überlegen Sie …

Um zu illustrieren, was unter Verselbstständigung von Mustern (*patterns gone wild*) zu verstehen ist, stellen Sie sich bitte Ruth vor, eine alte Dame, die in einem Pflegeheim wohnt. Ruth hat in all den Jahren viel erlebt und beschäftigt sich jetzt verbal mit ihrer Vergangenheit, sie fragt nach dem Sinn der Ereignisse und was sie für ihre aktuelle Situation bedeuten. Sie war zeit ihres Lebens körperlich aktiv gewesen und geht nun am späten Abend, bevor sie sich schlafen legt, ein wenig spazieren. Sie wandert lächelnd durch die Flure, etwas unsicher auf den Beinen, aber entschlossenen Schritts, und guckt in die Zimmer anderer Leute. Wenn sie jemand reden oder stöhnen hört, geht sie manchmal ins Zimmer der Person und erzählt ihr Geschichten oder plaudert mit ihr, um ihr die beschwerlichen Nachtstunden zu erleichtern. Sie kehrt ungern ins eigene Zimmer zurück; Leute, die schlafen oder ihre Ruhe haben möchten, fühlen sich von Ruths nächtlichen Ausflügen oft gestört.

Bitte überlegen Sie nun, was passieren könnte, wenn Sie eines der Wissensmuster aus dem Kontext des Gesamtwissens herauslösten. Emanzipatorisches Wissen allein könnte Sie veranlassen, Ruths Recht auf Eigenständigkeit zu verteidigen, ungeachtet der Auswirkungen auf ihre Mitmenschen, und zwar aufgrund einer liberalen politischen Philosophie, die den Rechten des Individuums Vorrang einräumt. Ethisches Wissen allein könnte dazu führen, dass Sie meinen zu wissen, was für Ruth gut ist, weshalb in ihrem Pflegeplan womöglich vermerkt wird, dass sie am Abend, wenn die Lichter gelöscht sind, im Bett bleiben muss. Dies würde eine rigide, an Regeln orientierte Atmosphäre schaffen, in der es an Sensibilität mangelt für das, was andere in dem Fall für gut und richtig halten oder Ruth selbst für ihr Wohlbefinden zuträglich hält. Persongebundenes Wissen allein könnte Sie verleiten, Ruth als störend zu empfinden, weil sie Ihnen die Zeit stiehlt, die Sie im Nachdienst für die Dokumentation benötigen. Ästhetisches Wissen allein würde Sie veranlassen, die Situation im Licht Ihrer eigenen Vorlieben und Neigungen zu sehen und dementsprechend zu deuten. Vielleicht versuchen Sie, Ruth in ihrem Zimmer zu halten und

dieser Ihre Lieblingsmusik vorzuspielen, nämlich New Age-Musik, ohne zu prüfen, ob Ruth die Klänge hören kann und die Melodien beruhigend oder ansprechend findet. Empirisches Wissen, von anderen Wissensformen isoliert eingesetzt, könnte die Verabreichung eines Schlafmittels erfordern, was die Situation unter Kontrolle bringen und Ruth manipulieren und gefügig machen würde, ohne Rücksicht auf andere wichtige Gesichtspunkte.
Wenn Sie als Pflegefachperson, die ihr Bestes gibt, bei Ihrem Tun emanzipatorisches, ethisches, ästhetisches, persongebundenes und empirisches Wissen zu einer Einheit bündeln, werden Ihre Motive der Wissensentwicklung und Ihre auf diesem Wissen beruhenden Pflegehandlungen verantwortungsvoller und humaner und werden befreiende Entscheidungen möglich. Indem Sie Ruth und ihr Leben ganzheitlich betrachten, berücksichtigen Sie die sozialen und politischen Bedingungen der Langzeitpflege, Ruths Sicherheit, die Bedürfnisse ihrer Mitbewohner, ihre Lebensgeschichte und ihre Lieblingsbeschäftigungen, die ethischen Dimensionen der Moralentwicklung und der Betreuung pflegebedürftiger Menschen, die ästhetischen Bedeutungen der Handlungen Ruths im Kontext des Alterns sowie die persönlichen Standpunkte der für Ruth zuständigen Pflegefachpersonen. Es gibt mehrere Möglichkeiten zu entscheiden und mit dieser Situation umzugehen, wenn Sie jedoch alle Überlegungen zusammenführen, werden Sie Pflegeansätze finden, die sich deutlich von Ansätzen unterscheiden, die nur eine Wissensperspektive berücksichtigen.

Am Beispiel von Ruth wird klar, dass emanzipatorisches Wissen, aus dem Gesamtwissen herausgelöst, einen extremen politischen Standpunkt produziert, der anderen unrechtmäßig aufoktroyiert wird. Selbst wenn ein bestimmtes politisches System den Menschen nützen und für eine gerechtere Gesellschaft sorgen könnte, erzeugt es eine andere Form von Unterdrückung und Ungerechtigkeit, sobald es anderen gegen ihren Willen übergestülpt wird. Freire zufolge führt dieses Phänomen zu Sektierertum, was bedeutet, dass jemand einen bestimmten Standpunkt fanatisch vertritt. Wer es versäumt, den eigenen politischen Standpunkt zu hinterfragen und ihn anderen aufdrängt, wirkt emanzipatorischem Wissen entgegen und bewirkt eine Verselbstständigung dieses Wissensmusters (*patterns gone wild*). Wer dagegen ständig kritisch bleibt, reflektiert und sich empirischen, ethischen, persongebundenen und ästhetischen Erkenntnissen öffnet, erlangt emanzipatorisches Wissen.

Empirisches Wissen, aus dem Kontext des Gesamtwissens herausgelöst, kann Überwachung und Manipulation erzeugen – ein Paradox, weil beides bislang explizite Ziele empirischer Wissenschaften gewesen sind. Wird die Validität empirischen Wissens selbstverständlich vorausgesetzt, besteht die Gefahr, dass es in Situationen eingesetzt wird, in denen nicht gefragt wird: „Was ist das?" und „Wie funktioniert es?", sondern die Antwort schon vorab als bekannt gilt. Wenn Sie erkennen, wie sämtliche Wissensmuster zum empirischen Wissen beitragen, werden Sie feststellen, dass es ein Fehler ist, empirisches Wissen über alle anderen Wissensformen zu stellen und damit Überwachung und Manipulation zu erzeugen – eine Verzerrung oder Fehlanwendung empirischen Wissens.

Ethisches Wissen, aus dem Kontext des Gesamtwissens herausgelöst, kann dazu führen, dass anderen eine strenge Doktrin auferlegt wird und deren Rechte missachtet werden. Das passiert, wenn Sie Ihre Ansichten über das, was richtig oder gut ist, einfach kundtun und unbeirrt eine Position vertreten, die nur Ihrer eigenen Sichtweise spiegelt.

Gut möglich, dass Sie Ihren Standpunkt anderen gegenüber begründen, die Dialoge, zu denen die Begründbarkeit einlädt, jedoch nicht ernst nehmen. Ohne diesen integrierenden Prozess bleibt die Position des Individuums isoliert und fremd; empirische, persongebundene oder ästhetische Erkenntnisse bleiben völlig oder weitgehend unberücksichtigt und können den Ideen keine Bedeutung und keine soziale Relevanz verleihen.

Persongebundenes Wissen, aus dem Kontext des Gesamtwissens herausgelöst, verzerrt das Selbst. In dem Fall bleibt das Selbst der Person isoliert und beschnitten und ihre Selbsteinschätzung speist sich nur aus ihrem eigenen inneren Wissen. Ein verzerrtes Selbstbild kann sich z. B. in Form von Selbstverherrlichung und Überschätzung der eigenen Person oder aber in Form von Selbstzerstörung und Unterschätzung der eigenen Person äußern.

Ästhetisches Wissen, aus dem Kontext des Gesamtwissens herausgelöst, kann dazu führen, dass man die Bedeutung einer Situation nicht in ihrer ganzen Fülle erfasst. Fehlt es an ästhetischem Wissen, entspringen und repräsentieren die Aktionen des Individuums lediglich die Bedeutungszuschreibungen und Wünsche des Individuums, ohne die einer authentischen Kunst/einem authentischen Akt innewohnenden kulturellen Bedeutungen zu berücksichtigen. Dann sind Ihre Versuche, Kunst/Akte zu produzieren, nicht kunstvoll, vielmehr Folgen des Unvermögens, die tiefere kulturelle, historische und politische Bedeutung der jeweiligen Kunst/des Akts zu begreifen. Dann wird die Erfahrung eines anderen Menschen womöglich falsch gedeutet oder die Begegnung von Eigennutz geprägt sein.

An dieser Stelle sei betont, dass wir nicht unterstellen, Pflege fände in einem Kontext statt, in dem Wissensmuster gänzlich fehlen. Wovon wir aber tatsächlich überzeugt sind, ist, dass ohne eine gewisse Berücksichtigung des Wissens aller Wissensmuster, die Gefahr besteht, dass manche Muster sich verselbstständigen (*patterns gone wild*). Anders gesagt: Wenn man weiß, was die Muster bedeuten und was mit Integration gemeint ist, wird die beste Pflegepraxis wahrscheinlicher. Wenn sich eine Pflegefachperson, wie im Fall von Ruth, fast ausschließlich auf ein Wissensmuster stützt, gerät das Gesamtwissen aus dem Lot. Jedes dieser Szenarien einer Verselbstständigung eines Musters (*patterns gone wild*) ist durchaus denkbar und demonstriert, wie leicht pflegerisches Handeln Schaden anrichtet, wenn ein Muster überwiegt.

Die Integration von Wissen ins Gesamtwissen läuft weitgehend unterhalb der Bewusstseinsschwelle ab. Das Geschehen lässt sich jedoch ins Bewusstsein rücken, indem man auf den Denkvorgang selbst achtet. Mit anderen Worten: Eine erfahrene Pflegefachperson hält während ihrer Arbeit nicht mit sich Rat und überlegt, welches Wissen ihr Tun rechtfertigt. Sie könnte aber im Nachhinein darüber Auskunft geben, welches Wissen sie jedem der fünf Wissensmuster entnommen und dann zusammengeführt hat und wie das Gesamtwissen ihr Handeln geleitet hat.

Fragen zur Reflexion

Bitte denken Sie an eine Pflegesituation, die Sie noch lebhaft in Erinnerung haben. Identifizieren Sie nun das Wissen, das Ihr Handeln und Verhalten in dieser Situation bestimmt hat.

- Haben Sie alle Wissensmuster bedacht? Inwiefern waren sie wichtig?
- Haben Sie bewusst innegehalten und über Ihr Handeln nachgedacht?
- Haben Sie eines der Muster vernachlässigt? Welcher Teil Ihres Pflegehandelns hätte sich verändert, wenn Sie diesem Muster mehr Aufmerksamkeit geschenkt hätten?

- Gibt es bestimmte Aspekte der Situation, die Ihrer Meinung nach von den Wissensmustern nicht ausreichend erfasst werden – Wissensbereiche, die weiterentwickelt werden müssen?
- Können Sie alles beschreiben, was Sie während der Pflegebegegnung einfach „gewusst" haben?

Unserer Auffassung nach müssen die formalen Ausdrucksformen des Wissens in jedem Muster achtsam in eine Gesamtheit von wissen integriert werden, um eine hohe Pflegequalität zu erreichen. Dafür müssen sowohl die Integration als auch das Wissen, als Grundlagen für wissen, eine bestimmte Qualität aufweisen. Wie bereits gesagt, ist wissen ein kontinuierlicher Vorgang, der im Augenblick stattfindet – und in weiten Teilen nicht greifbar ist. Im Hintergrund dient wissen jedoch als starke Basis für das Wissen der einzelnen Wissensmuster. In den folgenden Abschnitten werden die in die Pflegepraxis integrierten Ausdrucksformen der einzelnen Wissensmuster dargestellt.

10.2 Emanzipatorisches Pflegewissen integrieren: *praxis*

Besonders dringlich aber ist es, noch gründlicher zu untersuchen, welche politischen, ökonomischen und gesellschaftlichen Kräfte in sämtlichen Communities landauf landab die Entwicklung sowohl der Pflege als auch der Medizin in diesem Jahrhundert beeinflusst haben. Die rigiden und unflexiblen, geradezu mystischen Vorstellungen über die Rollen von Männern und Frauen in der Gesundheitsversorgung und die Reaktionen der Mitglieder der Community auf diese Vorstellungen müssen ebenfalls erforscht werden.

J. Ashley (1976, S. X)

Alle Prozesse in der Dimension emanzipatorischen Wissens – kritische Fragen, kreatives Entwickeln bildlicher Vorstellungen und *critiquing* und formale Ausdrucksformen emanzipatorischen Wissens – tragen zur Entwicklung einer neuen Weltsicht bei. Dabei werden Dinge entdeckt, die man bislang nicht wahrgenommen hat, weil sie als naturgegeben hingenommen wurden oder weil es schwerfällt, Dinge zu durchschauen, die man für wahr hält. Wenn bislang nie Wahrgenommenes schließlich gesehen wird, wirkt es eigentlich völlig naheliegend. Bald tun sich Wege auf, die Situation zu verändern, und dann folgen Taten. Jede Aktion bringt neue Erkenntnisse und Einsichten und löst weitere Aktivitäten aus. Der so angestoßene zirkuläre Prozess des Agierens, des Gewinnens neuer Erkenntnisse und des erneuten Agierens ist *praxis*. *Praxis* wird zu einem kontinuierlichen Prozess, der mit den ersten kritischen Fragen einsetzt und an Dynamik gewinnt, wenn kreative Prozesse und formale Expressionen kritisch reflektiert, entsprechende Aktionen durchgeführt und weitere kritische Fragen generiert werden. Die Grenzen zwischen den einzelnen Prozessen emanzipatorischen Wissens sind zwar fließend und gehen in Wirklichkeit nahtlos ineinander über, dennoch identifizieren und benennen wir sie hier, um die Natur von *praxis* zu erklären. *Praxis,* als in den Pflegealltag integrierte Ausdrucksform emanzipatorischen Wissens, beruht auf den glaubwürdigen Expressionen des in jedem der vier Grundmuster enthaltenen Wissens.

Der Schwerpunkt emanzipatorischen Wissens liegt in der Regel auf dem *Care*-Kontext insgesamt. Bitte erinnern Sie sich an unser Modell des pflegerischen Gesamtwissens, an ➤ Abb. 1.1: Das emanzipatorische Wissen umschließt und erfasst alle anderen Muster.

Zu den integrierten Expressionen emanzipatorischen Wissens als *praxis* gehören auch Dinge wie der Zugang zu Pflegedienstleistungen und zu Versicherungen. Es geht auch um die Eliminierung rassistischer und geschlechtsbezogener Vorurteile, die die Qualität der Versorgung, die Betroffene in Kliniken und anderen Pflegeeinrichtungen erhalten, beeinträchtigen. Wer bemerkt, dass eine bestimmte Bevölkerungsgruppe oder bestimmte Individuen Vorurteile und Hass auf sich ziehen, kann und soll sich wieder auf den allgemeinen *Care*-Kontext besinnen und fragen: „Was stimmt hier nicht?" Die Integration emanzipatorischen Wissens in die pflegerische Versorgung fördert eine *praxis,* die Ungerechtigkeiten Schritt für Schritt überwindet.

Bitte überlegen Sie ...

Leben und Werk der Aktivistin Karen Silkwood (1983 im Film *Silkwood,* von Meryl Streep gespielt) spiegeln sämtliche emanzipatorischen Wissensprozesse, *praxis* eingeschlossen. Sie arbeitete in einer Firma, die radioaktives Material für Atomkraftwerke aufbereitete. Als gewählte Gewerkschaftsvertreterin hatte sie den Auftrag, die Gesundheitsschutzmaßnahmen und Sicherheitsbestimmungen der Plutonium-Aufbereitungsanlage zu überprüfen (kritische Fragen zu stellen). Bei der „kritischen Befragung" stellte sich heraus, dass die Atemschutzvorrichtungen mangelhaft waren und radioaktives Material nicht ordnungsgemäß aufbewahrt wurde. Zudem konnten Verstöße gegen Vorschriften, die die Belegschaft vor einer Kontamination mit radioaktivem Material schützen sollten, nachgewiesen werden (entwickeln von bildlichen Vorstellungen, Prozess des *critiquing* und des erneuten Hinterfragens). Zusammen mit weiteren Gewerkschaftsmitgliedern bezeugte Silkwood diese Verstöße vor der Atomic Energy Commission (AEC) (eine Art Aktionsplan). Schließlich stellte sie belastende Dokumente zusammen, um ihre eigene radioaktive Kontamination und die Kontamination der anderen Beschäftigten sowie die Zustände auf der Anlage öffentlich zu machen (Manifeste, Aktionsplan, *citical analysis*). Auf der Fahrt zu einem Treffen mit einem Zeitungsreporter kam sie bei einem nie völlig aufgeklärten Autounfall ums Leben. Die zur Veröffentlichung vorgesehenen Dokumente blieben verschwunden. Nach ihrem Tod wurde die Anlage von der staatlichen Aufsichtsbehörde untersucht. Sie stellte fest, dass Silkwoods Anschuldigungen der Wahrheit entsprachen. Daraufhin wurde das Werk geschlossen (Legacy.com.staff, 2010).

Der Fall Silkwood zeigt, wie alle Wissensmuster in *praxis* integriert wurden. Hier einige Beispiele für das mögliche Wirken der Muster: **Empirisches Wissen** war nötig, um zu verifizieren, in welchem Umfang gegen die Vorschriften verstoßen wurde, und die pathophysiologischen Vorgänge zu verstehen, die die Strahlenbelastung und die Gesundheitsschädigungen der Belegschaft verursacht haben. **Ethisches Wissen** war im Spiel, als Silkwood den Rechtsbruch und die Ungerechtigkeit der Zustände erkannte. Hätte sie sich daraufhin „an die Betriebsvorschriften halten" und die Situation einfach weiter hinnehmen oder sich „für das Wohl der Belegschaft" einsetzen sollen? Eine Frage des ethischen Wissens war auch die Art der Datensammlung zur Rechtfertigung der Aktionen – wurden die Mitteilungen des Personals vertraulich behandelt? Wie wurde die Vertraulichkeit sichergestellt? **Ästhetisches Wissen** war nötig, um die Informationssammlung so gestalten zu können, dass die Sache geheim blieb. Die Umfrage hätte den Behörden Anlass geben können, Silkwoods ehrbare Motive anzuzweifeln, und den Beschäftigten Anlass geben können, um ihre Jobs zu fürchten. **Persongebundenes Wissen** war sicher

auch in ihr Handeln integriert– Silkwood wusste, was sie tat – und am Ende war es wohl ihr Handeln, was ihr das Leben kostete.
Welche anderen Aspekte der fünf Wissensmuster hat Silkwood – aus Sicht der Pflege – integriert, als sie auf ihr Ziel hinarbeitete?

Karen Silkwood war zwar keine Pflegefachperson, ihre Aktivitäten illustrieren jedoch, wie *praxis* funktioniert und wie es das Pflegehandeln inspirieren kann. Bitte beachten Sie, dass *praxis* die ganze Fallgeschichte über stattgefunden hat. Ihre Geschichte ist ein Beispiel für eine in den Alltag integrierte Ausdrucksform mit dem Fokus auf emanzipatorischem Wissen. Empirisches Wissen war nötig, um die Details der Strahlenbelastung ermitteln zu können, etwa die Anzahl der Verstöße und die davon verursachte Morbidität, und Veränderungen anzustoßen. Mit ihrem ethischen Wissen hat Silkwood gerechtfertigt und bestimmt, wie sie sich in Bezug auf die Strahlenbelastung positioniert. Sie hatte zweifellos eine starke Persönlichkeit, die ihr die Kraft zu ihren Aktionen gab, und hat mit Sicherheit ästhetisches Wissen in die Kunst/den Akt der Transformation integriert, als sie aus dieser politisch brisanten und gefährlichen Situation eine für die Belegschaft sichere Situation gemacht hat. Silkwood begann zu erkennen und zu verstehen, sie analysierte, zog ihre Schlüsse und handelte, indem sie an die Öffentlichkeit ging, um die radioaktiven Kontaminationen, d. h. eine ungerechte Praxis aufzudecken, in der die Beschäftigten ausgebeutet wurden. Die Schließung des Werks könnte als Schlusspunkt betrachtet werden, der hier geschilderte Prozess läuft jedoch in ähnlich ungerechten und unfairen Situationen immer wieder ab.

Ein aktuelles Beispiel für *praxis* als in den Alltag integrierte Ausdrucksform emanzipatorischen Wissens ist die Gründung der *Rebellious Nursing Group*. Die Gruppe bildete sich, nachdem einige Pflegefachpersonen Ungerechtigkeiten in ihrem Arbeitsumfeld und im System der Gesundheitsversorgung erkannt und kritisch hinterfragt hatten, um gemeinsam Pläne zu schmieden (bildliche Vorstellungen entwickeln, *critiquing*, Aktionspläne und Zukunftsvisionen formulieren) und zu überlegen, wie diese Ungerechtigkeiten behoben werden könnten. Die Gruppe traf sich 2012 in Philadelphia, also außerhalb ihres Arbeitsumfelds, um über die Hindernisse, Entwicklungen und Probleme der Gesundheitsversorgung zu sprechen sowie die Profiteure der derzeitigen Situation zu benennen. Als die beteiligten Pflegefachpersonen dann wieder an ihre Arbeitsplätze zurückgingen, haben sie dort sicher weitere kritische Fragen gestellt und ihr Arbeitsumfeld verändert. Die Gruppe ist inzwischen in den ganzen USA vernetzt und arbeitet in Ortsgruppen, die sich auf lokale Aktivitäten konzentrieren. Die Gruppe der San Francisco Bay Area beispielsweise hat sich im Jahr 2016 an einer Demonstration gegen Kohlentransporte per Bahn nach Oakland beteiligt. Die Kohle war für den Export bestimmt und hätte den Bau eines riesigen Umschlagplatzes erfordert, der die Gesundheit der Anwohner gefährdet hätte („Our Campaign", 2016).

Das folgende Statement beschreibt die Ziele der Gruppe und verdeutlicht die emanzipatorische Absicht ihrer Arbeit:

Wir halten Pflege für einen von Natur aus politischen Beruf und glauben, dass alle Pflegefachpersonen rebellisch sind.

Wir wollen eine Welt schaffen, in der alle Menschen ein Mitspracherecht haben und in ihren Communitys eine kompetente, einfühlsame und respektvolle Pflege erfahren. Im Gegensatz zu einer Welt, in der Pflegefachpersonen aufgrund ihres Bildungsweges und der Ausbildung getrennt werden, sowie durch strukturelle Formen der Unterdrückung, wie etwa Rassismus und Sexismus, versuchen wir alle Pflegefachpersonen in unser Organisieren für eine gleichberechtigte Stellung einzubinden, indem wir dem entgegentreten, was uns trennt. Im Gegensatz zu einer Welt, in der zwischen den Anbietern von Gesundheitsdienstleistungen und den Menschen mit Pflegebedarf, ihren Freund:innen und Familien eine Wand aufgerichtet wird, haben wir die Vision einer Welt, in der pflegerische Versorgung eine kommunale Aufgabe ist. Im Gegensatz zu einer Welt, in der das Geld über den Zugang zu Pflege und Bildung bestimmt, wollen wir eine Zukunft, zu der alle Menschen ihren Möglichkeiten entsprechend beitragen und in der alle ihren Bedürfnissen entsprechend gepflegt und betreut werden.

Wir wollen Pflegefachpersonen vernetzen, die sich mit diesen Themen beschäftigen, und ihre Projekte unterstützen. Möchten Sie dabei sein? Wir freuen uns auf Ihren Beitrag und Ihre Ideen!

(„Rebellious Nursing: About Us“, 2012)

Zur Diskussion

Lesen Sie in Peggy Chinns Blog den persönlichen Bericht über die Konferenz der Rebellious Nurses 2012 in Philadelphia oder laden Sie mit einem Klick auf das Programmbild das Konferenzprogramm herunter:
https://peggychinn.com/2013/10/07/report-on-the-rebel-nursing-conference/
Diskutieren Sie dann mit Ihren Peers über den Bericht. Konzentrieren Sie sich dabei auf die Frage, wie jedes der fünf Wissensmuster die Aktivitäten professionell Pflegender, die im Sinne der Rebellious Nurses Group arbeiten, beeinflusst hat und beeinflussen kann.

Zusammengefasst: *Praxis* ist die in den Alltag integrierte Ausdrucksform von emanzipatorischem Wissen. *Praxis* ist kontinuierliche Reflexion und Aktion; sie ist sowohl ein individueller als auch ein interaktiver Prozess. Wenn Pflegefachpersonen ihre Arbeit tun, bemerken sie Situationen (kritisches Hinterfragen), die ungerecht oder unfair sind (Reflexion), worauf sie alle nötigen und möglichen Schritte einleiten, um diese Ungerechtigkeiten zu beseitigen (Aktion). Von dem Moment an sind andere Pflegefachpersonen, andere Gesundheitsdienstleistende und alle an der Situation beteiligte Personen aufgerufen, sich der Sache anzuschließen. Pflegefachpersonen können einen Wandel einleiten, indem sie Gruppen bilden, in denen sie sich über die Natur der ungerechten Situation austauschen (Reflexion) und dann Veränderungen anstoßen (Aktion). Ohne kollektive Beteiligung können Sozialstrukturen nicht tiefgreifend verändert werden. Egal an welcher Stelle der Prozess beginnt, stets setzt er einen kontinuierlichen Zyklus aus Reflexion und Aktion in Gang, der das Qualitätsmerkmal einer in den Alltag integrierten Ausdrucksform ist. Gesellschaftliche Veränderungen gelingen nur, wenn nach jedem Schritt in Richtung Veränderung über das Geschehen reflektiert wird und die Reflexion die nächste Stufe der Aktion einleitet.

10.3 Ethisches Wissen integrieren: moralisch/ethisches Verhalten

Wir handeln nicht moralisch, wenn unser Handeln nicht auf Überzeugungen und Motiven beruht, die uns das eigene Gewissen eingibt.

Isabel Stewart (1921, S. 906, 909)

Die in den Alltag integrierte Ausdrucksform ethischen Wissens ist moralisch/ethisches Verhalten. Mit dem Wort *Verhalten* ist das Betragen und die Haltung von Menschen gemeint und, in dem Fall, ihr moralisches Tun und ihr ethisches Wissen. Moralisch/ethisches Verhalten erfordert die Berücksichtigung sämtlicher Wissensmuster im Augenblick des Handelns. Zu den typischen moralisch/ethischen Herausforderungen im Pflegeberuf gehören die Beziehungen professionell Pflegender zu und mit anderen Menschen, mit Individuen, Familien oder Gruppen – Situationen, in denen es nicht so leicht fällt, zu bestimmen, was die richtige, moralisch rechtmäßige oder ethisch korrekte Handlung ist. Um moralisch integer handeln zu können, muss das Wissen aller Muster in die Situation eingebracht werden. Emanzipatorisches Wissen ermöglicht Einblicke in den sozialen und politischen Kontext, in den die Situation eingebettet ist. Persongebundenes Wissen befähigt die Pflegefachperson zum therapeutischen Einsatz der eigenen Person. Ästhetisches Wissen hilft, aus allen Elementen ein kohärentes Ganzes zu bilden, das in eine gewünschte Zukunft führt. Empirisches Wissen liefert Fakten und informiert über Wahrscheinlichkeiten, wenn schwierige Entscheidungen anstehen.

Fragen zur Reflexion

Wer über ethisches Wissen im Kontext der Wissensmuster nachdenkt, sollte sich an Alltagssituationen orientieren, weniger an schwerwiegenden Entscheidungen in Situationen, in denen es um Leben und Tod geht, was in Ethikdiskussionen oft die Hauptrolle spielt. Stellen Sie sich nun bitte vor, als Pflegestudierende Sam zu pflegen, einen Patienten, der nach einer Aneurysmaruptur in kritischem, aber stabilem Zustand ist. Sams Überlebenschancen sind gering, und Justine, seine Tochter, besucht ihn. Während Sie sich um Sam kümmern, fragt Justine, ob ihr Vater wohl überleben wird, weil sie andernfalls einige finanzielle und rechtliche Angelegenheiten regeln muss. Sie haben bemerkt, dass Justine extrem verängstigt ist, und sind von Ihrer Praxisanleiterin angewiesen worden, sie nicht noch mehr zu beunruhigen. Als Sie Sams i. v.-Zugang überprüfen, fragt Justine erneut. Während Sie überlegen, ob und wie Sie antworten sollen, integrieren Sie alle Wissensmuster, um entscheiden zu können, ob Sie in dem Fall Ihre Meinung äußern sollen oder lieber nicht, und ob Justine ein Recht auf die Information hat. **Empirisches Wissen** sagt Ihnen, dass Sam vermutlich sterben wird, das Wie und Wann des Sterbeprozesses jedoch unbestimmt ist. **Ästhetisches Wissen** kommt ins Spiel, als Sie feststellen, dass Sie die Bedeutung dieser Situation nicht vollständig erfassen – Sie waren bislang nie in so einer Situation und wissen nicht so recht, wie Sie damit umgehen sollen, besonders weil Sie angewiesen wurden, Justine nicht noch mehr zu ängstigen. **Persongebundenes Wissen** ist beteiligt, weil Ihnen zwar aufgetragen wurde, Justine nicht noch mehr zu verstören, Sie selbst jedoch den Eindruck haben, dass Justine aus nachvollziehbaren Gründen informiert werden möchte und so ehrlich wie im Augenblick möglich aufgeklärt werden sollte, wenngleich Sie an Ihrer Fähigkeit zweifeln, die Information in der richtigen Art und Weise übermitteln zu können. Auch Ihr **emanzipatorisches Wissen** spielt eine Rolle, da Sie annehmen, dass Sam in gesundheitlicher Hinsicht wohl benachteiligt war und Vorsorgeuntersuchungen, bei denen das Aneurysma vielleicht entdeckt worden wäre, nicht wahrnehmen konnte, weil er sich keine gute Krankenversicherung leisten konnte und seine Familie in erheblichen finanziellen Nöten ist. Hätte er Zugang zu finanziellen Hilfen und Versicherungsberatung gehabt, wäre die Situation wohl gar nicht erst eingetreten.

Wie würden Sie die Situation bewältigen? Welche anderen Wissensexpressionen innerhalb der Wissensmuster wären integriert, wenn Sie entscheiden, wie Sie Justine antworten?

Die Integration ethischen Wissens in die Pflegepraxis erfordert und beruht auf den formalen Ausdrucksformen ethischer Kodizes, die aus professionellen Dialogen und Begründbarkeitsprozessen hervorgegangen sind. In vielen Einrichtungen gibt es Ethikkommissionen oder Gremien, die aktiv werden, wenn schwierige Pflegeentscheidungen anstehen. Doch auch wenn solche Gremien fehlen, dürfen Pflegefachpersonen in einer schwierigen Situation nicht zögern und müssen ihrer Einschätzung der Lage und ihrem ethischen Wissen gemäß handeln. Im Nachhinein soll die Situation allerdings reflektiert werden, um das eigene ethische Wissen zu mehren und zur Weiterentwicklung des Pflegewissens beizutragen.

Bitte überlegen Sie ...

«Mike's Story», wie sie Parker (1990) erzählt hat, demonstriert, wie beim Nachdenken über praktische Pflegesituationen, die ethisches Wissen erfordern, ethisches Wissen entsteht. Parker schildert, dass sie bei Mikes Betreuung schwierige Entscheidungen treffen musste. Mike konnte sich verbal nicht mehr verständigen und litt aufgrund seines seit vielen Jahren bestehenden schweren Diabetes, eines Emphysems und eines Schlaganfalls an lebensbedrohlichen schmerzhaften Komplikationen. Parker integriert die Kunst des Geschichtenerzählens, ethisches Wissen im biomedizinischen Kontext, empirisches Wissen über Mikes Zustand und seine Behandlung und ihre eigenen inneren Überlegungen, die ihre Entscheidung und ihr moralischen Tuns bestimmt haben.

- Beschäftigen Sie sich nun mit dieser Geschichte und überlegen Sie, wie Sie schwierige ethische Entscheidungen treffen und dabei sämtliche Wissensmuster zu Rate ziehen.

10.4 Persongebundenes Wissen integrieren: therapeutischer Einsatz der eigenen Person

Glaube an dich. Erschaffe ein Selbst, mit dem du dein ganzes Leben lang glücklich sein kannst. Mach' das Beste aus dir, indem du die kleinen inneren Funken der Möglichkeiten in Flammen der Erfolge verwandelst.

Golda Meir (mehr dazu: http://www.brainyquote.com/quotes/keywords/self.html)

Das Selbst kommt am deutlichsten zum Ausdruck, wenn professionell Pflegende die eigene Person therapeutisch einsetzen. Der therapeutische Einsatz der eigenen Person ist die in die Pflegepraxis integrierte Ausdrucksform und das Herzstück der Pflege als Heilkunst. Obwohl das Konzept etwas vage ist, geht es dabei um die Fähigkeit, sich authentisch auf das Selbst und das Gegenüber einzulassen, um Gesundheit und Heilung zu fördern. Im Kern beruht die These vom therapeutischen Einsatz der eigenen Person auf der Annahme, dass Pflegefachpersonen die Natur ihres Selbst kennen und anerkennen müssen und verpflichtet sind, Vorurteile und innere Einstellungen, die ihr Verständnis für andere und ihre Pflege anderer beeinträchtigen, zu ignorieren oder zu verändern. Wer das Selbst zunehmend besser kennt und versteht, kann die eigene Person zunehmend besser therapeutisch einsetzen und im *Care*-Kontext verwirklichen. Empirisches Wissen über die charakteristischen Merkmale des Selbst, die mit einem Selbstassessmentinstrument ermittelt wurden, kann integrationsrelevante Informationen liefern, indem das Selbst untersucht, was es weiß und tut. Ethisches Wissen im Zusammenhang mit der Moral und den ethischen Grundsätzen des Selbst ist Teil der Wissensintegration, die sich auf die Transformationskunst/die transformativen Akte im Bereich des ethischen Wissens auswirkt. Emanzipatorisches Wissen, die Wahrnehmung der eigenen Situation als relativ privilegiert oder das Fehlen dieser Wahrnehmung wird ebenfalls in die Wissensintegration einfließen und das Bedürfnis auslösen, das Selbst zu verstehen und die Fähigkeit zu entwickeln, die eigene Person im *Care*-Kontext therapeutisch einzusetzen.

STELLEN SIE SICH VOR ...

Denken Sie an Edson, der seit vielen Jahren Paraplegiker ist. Er ist ziemlich übergewichtig und hält sich fast nur im Haus auf. Seine Lieblingsbeschäftigung ist stundenlanges Fernsehen vom Bett aus, auch wenn er sagt, er wüsste sehr wohl, dass er sich mehr Abwechslung verschaffen sollte. Edson bräuchte dringend eine Rampe zu seiner Wohnung, damit er leichter ins Freie kommt, deren Bau er sich aber nicht leisten kann. Edsons Nachbarin Ruth Ann ist Pflegefachperson und interessiert sich seit Langem für sein Wohlergehen. Sie hat ihm und seiner Familie geholfen, sich im Gesundheitssystem zurechtzufinden und von Zeit zu Zeit Informationen und Ratschläge gegeben. Sie hat beobachtet, wie sich Edson im Laufe der Jahre immer mehr zurückgezogen hat, und weiß, dass er die Rampe braucht. Einer ihrer Cousins ist Baufachmann, er würde Edson eine Rampe zu einem günstigen Preis bauen, und Ruth Ann hätte die Mittel, die Sache notfalls zu finanzieren. Ruth Ann fragt sich allerdings, ob Edson dann tatsächlich öfter aus dem Haus und unter Leute käme.

Alle Wissensmuster tragen zu ihrem persongebundenen Wissen bei, als sie überlegt, ob sie Edson die Rampe finanzieren soll. Sie weiß zwar, dass ihm eine Rampe nützen würde, ist **persongebunden** aber ein wenig verärgert, weil er sich nicht entschlossener um sein Wohlbefinden kümmert. Edson gibt zudem Geld für Dinge aus, die ihr unnötig erscheinen, etwa für alkoholische Getränke und Lotteriescheine. Ruth Ann findet, er hätte im Laufe der Jahre das Geld für den Bau der Rampe durchaus zusammensparen können. Dazu kommt, dass Edson einen Sohn hat, der die Rampe bauen könnte, sich aber offenbar nicht dazu aufraffen kann. Ruth Ann merkt, dass sie andere Prioritäten hat als Edson und sein Sohn, der wohl nicht weiß, wie wichtig eine Rampe wäre. Sie fragt sich auch, ob sie sich, angenommen sie wäre Paraplegikerin, nicht vielleicht auch wie Edson verhielte. Als Ruth Ann überlegt, was zu tun ist, sagt ihr das **empirische Wissen,** dass ein leichterer Zugang ins Freie Edson physisch und psychisch nützen könnte. Ihr **ethisches Wissen** löst die Frage aus, ob sie verpflichtet ist, sich um Edson zu kümmern. Sie weiß, dass sie die Mittel hat und Edson aushelfen könnte, weiß aber auch, dass sie dann weniger Geld für die anderen Wohltätigkeitsorganisationen hätte, die sie mit Spenden unterstützt. Ihr **ästhetisches Wissen** kommt in Spiel, wenn sie daran denkt, dass sie, sollte sie sich entschließen, die Baumaßnahme zu finanzieren, den Hausbesitzer davon überzeugen müsste, dass eine Rampe den Wert seines Hauses steigert. Ihre früheren Begegnungen mit dem Hausbesitzer waren unangenehm, außerdem hat er Verbesserungen oder Veränderungen an seinem Haus stets abgelehnt. **Emanzipatorisches Wissen** spielt eine Rolle, wenn Ruth Ann überlegt, was gegen gesetzliche Vorschriften zu unternehmen ist, die mobilitätseingeschränkte Menschen zwingen, in Mietwohnungen zu leben, die sie nur unter großen Schwierigkeiten verlassen können.

Was würden Sie an Ruth Anns Stelle tun, also über Edson und seine Rampe entscheiden müssten? Welche anderen Aspekte aller Wissensmuster wären integriert, wenn Sie einen Beschluss fassen?

Aus der Sicht ganzheitlich orientierter Pflegetheorien ist Intentionalität, d. h. zielgerichtetes Handeln, ein wichtiger Faktor, der zur Integration des therapeutischen Einsatzes der eigenen Person in sämtliche Wissensmuster beitragen kann. Zu Intentionalität gehört, dass Menschen bewusst wählen, wie sie in der Welt und in irgendeiner bestimmten Situation „sein" wollen. Diese Wahl, Ihre Intention, teilt sich den Mitmenschen auf subtile Weise mit und vermag Ihre Interaktion dramatisch zu beeinflussen. Im Kontext der sogenannten

„holistischen Heilmodalitäten" versetzt Sie allein die Intention, das Beste für die Menschen in Ihrer Obhut zu tun, in einen Energiezustand, der Sie befähigt, in jeder Situation, der Sie begegnen, dem Besten zu dienen. Intentionen können Ihr Herz öffnen, das Bewusstsein schärfen und Ihr Pflegehandeln bereichern, indem sie eine Dimension der Offenheit einbringen und die Bereitschaft, auf alles zu reagieren, was die Interaktion mit den Mitmenschen hervorbringt. Fehlt dagegen diese Art der Intention, werden Ihre Anliegen, Ihre Sorgen und Ihr Fokus tendenziell zu reinen Pflichtübungen und zur Last; Sie sehen dann nicht, was möglich wäre und können nicht entsprechend handeln. Intentionalität bereitet Sie darauf vor, anderen das Ihrem Selbst innewohnende therapeutische Potenzial anzubieten.

Fragen zur Reflexion

Das Konzept vom therapeutischen Einsatz der eigenen Person wird meist nicht recht verstanden und gehört doch in jedem Kontext zu den wichtigsten Dimensionen der Pflege. Was bedeutet dieses Konzept für Sie? Bitte denken Sie ein paar Minuten darüber nach. Erinnern Sie sich an Situationen, in denen Sie sich als Person eingebracht und damit andere tatsächlich beeinflusst haben? War es Ihre Intention, in dieser Situation Ihr Selbst therapeutisch einzusetzen? Es könnte sich dabei um ein Zweiergespräch mit einem Patienten oder einer Kollegin handeln oder um eine Gruppensituation, in der Ihre Anwesenheit etwas bewirkt hat. Denken Sie an sämtliche Aspekte der Situation und wie Ihre Präsenz – Ihre Intentionen, Aktionen, Worte und Ihre Art des Daseins – die Integration aller Wissensmuster gespiegelt haben.

10.5 Ästhetisches Wissen integrieren: Transformationskunst/transformative Akte

Professionell Pflegende kreieren eine transformative Zukunft, indem sie anderen auf lebensspendende Weise beistehen …

Paula Kagan (2009, S. 19)

Transformationskunst/transformative Akte sind spontane Expressionen der Pflegendenkunst. Sie erfordern eine bestimmte Qualität des Seins und Tuns, die der Intention entspringt, eine andere, bessere Zukunft zu bewirken – eine Zukunft, in der Gesundheit und Heilung möglich sind. Die Worte und Handlungen der Pflegefachperson vermitteln, dass sie die Bedeutung des Geschehens wirklich erfasst und spontan so darauf reagiert, dass etwas bislang noch nicht Reales möglich wird. Was sie sagt und tut, mag nicht besonders dramatisch oder bemerkenswert sein, und doch sind es Transformationskunst/transformative Akte, die die Situation auf eine Zukunft hinbewegen, die andernfalls nicht möglich gewesen wäre. Die Kunst/die Akte lenken die Erfahrung der Beteiligten von einem Moment zum nächsten und helfen ihnen, bildliche Vorstellungen für eine andere Zukunft zu entwickeln. Während der Transformationskunst/des transformativen Akts kommen alle Details der Situation zusammen und werden synchron wie ein Tanz, an dem sich alle beteiligen. Der Vorgang hat etwas Geheimnisvolles, das im Augenblick spürbar ist, sich dem bewussten oder analytischen Begreifen jedoch entzieht. Er erzeugt eine Möglichkeit, die sich weder wohlüberlegt planen noch antizipieren lässt, und doch als das in dem Moment Richtige empfunden wird.

An der Integration formaler ästhetischer Wissensexpressionen ist empirisches Wissen beteiligt, z. B. die Pathophysiologie eines Zustands oder einer Krankheit, und spielt ethisches Wissen eine Rolle, indem Sie fragen, ob ein Behandlungsansatz wohl zu guten Ergebnissen (für die Person oder Gesellschaft) führt und alle Informationen offengelegt wurden; ist persongebundenes Wissen im Spiel bezüglich der Frage, ob und wie wohl Sie sich bei der Betreuungstätigkeit fühlen; und ist emanzipatorisches Wissen beteiligt, indem Sie fragen, ob der betreffende Zustand auf soziale Bedingungen zurückzuführen ist, die eine bestimmte Gruppe marginalisierten.

Bitte überlegen Sie ...

Jake ist ein *pediatric nurse practitioner* (PNP) [akademisch ausgebildete Pflegefachperson mit Masterabschluss und Zusatzqualifikation im Bereich Pädiatrie; arbeitet i. d. R. autonom; Anm. MB, EL] und arbeitet in einer pädiatrischen Praxis. Callie bringt ihre fünfjährigen Zwillinge zur jährlichen Kontrolluntersuchung und möchte sie impfen lassen. Während Jake die üblichen Messungen und Untersuchungen durchführt, fällt ihm auf, dass Emily, anders als ihre Zwillingsschwester Ellie, nicht gut verständlich spricht. Als Callie vor einem Jahr mit ihren damals Vierjährigen zur Kontrolluntersuchung gekommen war, hatte Jake ihr empfohlen, sich über die Schule der Kinder nach Möglichkeiten einer Sprachtherapie zu erkundigen. Callie hatte damals ziemlich erbost reagiert und lautstark protestiert, weil sie einer Pflegefachperson in dieser Sache kein Urteil zutraute. „Mit Emily ist alles in Ordnung!" hatte sie erklärt. In Anbetracht der feindseligen Reaktion wandte sich Jake an die Abteilung für Sprachtherapie der öffentlichen Schulen und bat die zuständige Fachperson, sich mit den Unterrichtenden der Montessori-Schule, die Ellie und Emily besuchten, in Verbindung zu setzen. Er wollte sicherstellen, dass Emily die notwendige Sprachtherapie bekommt. **Empirisches Wissen** war beteiligt, weil Jake wusste, dass Sprechstörungen möglichst frühzeitig behandelt werden sollten und eine spät einsetzende Sprachtherapie sehr viel mehr Zeit und Mühe erfordert. Sein **emanzipatorisches Wissen** sagte ihm, dass für solche Therapien nicht ausreichend Mittel zur Verfügung stehen, weil Sozialprogramme für Kinder nicht gebührend geschätzt werden. Er war sich deshalb nicht sicher, ob die Schule damals tatsächlich informiert wurde. **Ethisch** fühlte er sich verpflichtet, dafür zu sorgen, dass das Kind behandelt wird, damit sich die Störung nicht verstärkt und dann mit größerem Aufwand an Zeit und Ressourcen korrigiert werden muss. **Persongebundenes Wissen** kam ins Spiel, weil er wusste, dass Callie seinen ersten Rat wohl nicht ernst genommen hatte, was er auf seine dunkle Hautfarbe und langen Haare zurückführte sowie auf die Tatsache, dass ihm als Pflegefachperson wohl die nötige Kompetenz abgesprochen wurde. Somit spielten alle Wissensmuster eine Rolle, auch das des ästhetischen Wissens, als Jake überlegte, ob, wann und wie er Callie erneut auf Emilys Sprechstörung aufmerksam machen sollte.

Welche anderen Aspekte der Wissensmuster wären integriert, wenn Jake überlegt, wie er Hilfe für Emily organisieren könnte?

Transformationskunst/transformative Akte sind oft das Ergebnis, wenn eine Pflegefachperson überlegt, was in einer Situation möglich ist – wenn sie eine Möglichkeit erkennt, die der Person, die von einem Gesundheitsproblem betroffenen ist, nicht so schnell in den Sinn kommt. Sie verdankt dieses Wissen ihrem Studium und Erfahrung mit anderen ähnlichen Situationen. Was möglich ist, wird imaginiert, allerdings keineswegs garantiert. Die Erfahrung der Pflegefachperson mit ähnlichen Situationen erhöht die Wahrscheinlichkeit, dass die angedachte Möglichkeit wahr wird und dass sie das Nötige dafür tut.

Denken Sie an die Herausforderung, die es bedeutet, einer Person behilflich zu sein, ihre motorischen Fertigkeiten wiederzuerlangen, die sie aufgrund eines Schlaganfalls verloren hat. Als Pflegefachperson wissen Sie um die Chance, die Schädigung unmittelbar nach dem Schlaganfall rückgängig zu machen, und tun deshalb alles, um diese Entwicklung zu fördern. Wenn Sie den therapeutischen Einsatz der eigenen Person, Ihr empirisches Wissen um die Situation, Ihren klaren ethischen Vorsatz, das Richtige zu tun, Ihre Kenntnis des sozialen Kontexts, der bestimmt, was möglich ist, sowie Ihre Vision weiterer Möglichkeiten integrieren, können Sie die bestmögliche Pflege erbringen.

10.6 Empirisches Wissen integrieren: wissenschaftliche Kompetenz

Praxis ist zielgerichtet. Theorien müssen deshalb klinisch getestet werden. Wählen Sie irgendeine Theorie – sie wird sich keineswegs unter allen Umständen als haltbar erweisen. Professionell Pflegende dürfen Theorien nicht einfach nur nutzen, sie müssen Theorien entwickeln, testen und erweitern. Nicht um der Wissenschaft willen, vielmehr kluger Praxis willen.

Rosemary Ellis (1969, S. 1435)

Empirisches Wissen drückt sich im Pflegealltag durch das Gesamtwissen aus, unter Einbezug der wissenschaftlichen Kompetenz und Handlungen, die auf empirischem Wissen gründen, und unter Einschluss von Theorien. Zur wissenschaftlichen Kompetenz gehören gezielte Problemlösung, logisches Argumentieren und die fortlaufende Beschäftigung mit den Fragen: „Was ist das?" und „Wie funktioniert das?" Wie bei den andern Mustern auch, ist das Wissen, das diese Fragen auslöst und beantwortet, ins Gesamtwissen integriert und bleibt damit im Hintergrund. Empirisches Wissen stützt sich auf ethisches Wissen, um festzustellen, welche Handlungen gerechtfertigt sind, auf ästhetisches Wissen, indem die Pflegefachperson ihr Pflegehandeln den physischen Merkmale der Person anpasst, auf persongebundenes Wissen, indem sie sich bewusst macht, dass sie Vorurteile hegt gegen eine Person, die einer bestimmten Ethnie angehört, sowie auf emanzipatorisches Wissen, weil sie weiß, dass der marginalisierte Status der Person eine gewisse Fehleinschätzung oder Fehlbehandlung auslösen könnte.

Bitte überlegen Sie …

Sally arbeitet als Pflegefachfrau auf einer orthopädischen Station und ist für die Pflege von Jill zuständig. Jill hat sich bei einem Fahrradunfall mehrere Knochenbrüche zugezogen, die mit großem Aufwand operiert worden sind. Sie wurde auf dem Heimweg von der Universität von einem Auto erfasst, dessen Fahrer abgelenkt war, weil er eine SMS schrieb. Jill hat Sally inständig gebeten, ihrer Freundin Betty zu erlauben, den jungen Hund, den sie erst kürzlich zu sich genommen hat, zu ihr ins Krankenzimmer zu bringen. Sally überlegt, ob sie dem Wunsch nachkommen soll oder nicht, weil Tiere auf der Station eigentlich nicht erlaubt sind und es sich bei dem Welpen um einen großen und sehr lebhaften Golden Labrador handelt. Könnte sie den Besuch nicht trotzdem ermöglichen? **Empirisch** gesehen muss Sally die Infektionsgefahr bedenken – Jill ist schließlich frisch operiert – sowie die Gefahr, dass der Hund in seinem Überschwang die Gerätschaften beschädigen oder Jill verletzen könnte. Den nachweislich positiven Effekt von Haustieren muss sie ebenfalls berücksichtigen. Sie denkt auch an eine mögliche Tierallergie der Bettnachbarin Jills. Sally wird auch **ethische** Überlegungen anstellen und fragen, ob sie sich über die geltenden Vorschriften hinwegsetzen soll, und die Pflegeethik bedenken: Wird der Nutzen des Hundebesuchs den möglichen Schaden aufwiegen? **Ästhetisches Wissen** kommt ins Spiel, wenn sie sich vorstellt, eine heilsame Begegnung zu ermöglichen, indem sie ihre eigene Tierliebe mit Pflegeinteraktionen kombiniert, die Jills so dringend benötigte emotionale Heilung unterstützen könnte. Sie überlegt auch, wie sie der Stationsleitung die Forschungsergebnisse über den Nutzen tiergestützter Therapien präsentieren könnte und ob sich deren Bedenken hinsichtlich der Infektionsgefahr zerstreuen lassen, wenn sie einen Plan vorlegt und erläutert, wie sie die hygienischen Bedingungen auf der Station zu erhalten gedenkt. Sallys **persongebundenes Wissen** sagt ihr, dass sie aus Tierliebe zu unvernünftigen Handlungen neigt, aber auch vom Wunsch geleitet ist, in dieser Situation ihr Bestes zu geben und dafür zu sorgen, dass Jill den Besuch ihres jungen Hundes ungestört genießen kann – Körper, Geist und Seele sollen heilen. Sie nimmt sich aber auch vor, nicht kopflos zu handeln und die einzelnen Schritte klug zu planen. Dank ihres **emanzipatorischen Wissens** erkennt sie am Ende, dass schärfere Gesetze und höhere Strafen diesen Unfall, der Jill persönlich und der Gesellschaft insgesamt so hohe Kosten verursacht hat, womöglich verhindert hätten. Sally nimmt sich fest vor, ihre Abgeordnete zu kontaktieren und ihr zu sagen, dass das Schreiben einer SMS am Steuer eines Fahrzeugs als Vergehen zu werten ist und, um das Fahrradfahren sicherer zu machen, eine Aufklärungskampagne benötigt wird. Da Jill keinerlei Schuld an ihrem Zustand hat, ist Sally geneigt, als Teil ihres Pflegeplans den Besuch des Hundes zu ermöglichen.

Empirisches Wissen ist die Voraussetzung für exzellente Pflegequalität. Wie Sallys Geschichte zeigt, beruhen pflegepraktische Entscheidungen nicht auf empirischem Wissen allein, was auch damit zu tun hat, dass empirische Evidenzen oft widersprüchliche Vorstellungen über das beste Vorgehen ergeben. Theoretisch geht die Evidenz des Nutzens von Haustieren bis auf Nightingales „Bemerkungen zur Krankenpflege" zurück, in denen sie die wohltuende Wirkung von Haustieren auf die Kranken bestätigt (1860/1969). Dass Tiere kranken und behinderten Menschen eine Hilfe sein können, ist seit Jahrzehnten gut dokumentiert. Die Evidenz weist zwar in die gewünschte Richtung, doch auch andere empirische Faktoren müssen berücksichtigt werden, etwa die Infektionsgefahr, die Verschmutzungs- und Verletzungsgefahr. Um zu einer Entscheidung kommen und einen Besuchsplan entwickeln zu können, müssen alle Wissensmuster in die Überlegungen einbezogen werden.

Fragen zur Reflexion

Bitte erinnern Sie sich an eine Pflegesituation, in der die verfügbare empirische Evidenz Ihr Handeln nicht ausreichend begründet hat, oder an eine Pflegesituation mit widersprüchlicher empirischer Evidenz. Erstellen Sie nun eine Liste der Pflegehandlungen, die tatsächlich evidenzgestützt sind, und notieren Sie möglicherweise hilfreiche Evidenzen. Überlegen Sie nun, wie angesichts der begrenzten empirischen Evidenz die persongebundenen, ästhetischen, ethischen und emanzipatorischen Wissensmuster erhellen könnten, wie in so einer Situation zu verfahren ist.

10.7 Fazit

In diesem Kapitel wurde erläutert, wie die Integration der Wissensexpressionen aller Muster in den Pflegealltag verläuft. Dabei gehen wir von der Prämisse aus, dass Wissen und wissen letztlich in der Pflegepraxis geformt, überprüft und verfeinert wird. Die Integration des Wissens sämtlicher Muster in den Alltag sorgt für die kontinuierliche Stärkung des pflegerischen Gesamtwissens. Während aller Prozesse der Wissensentwicklung werden kritische Fragen gestellt, nicht offen und wohlüberlegt, vielmehr intuitiv und unbewusst, um die Pflegebegegnung und ihren Verlauf zu beeinflussen. Die kritischen Fragen während der Pflegebegegnung können auf Bereiche der Wissensexpressionen hinweisen, die gestärkt werden müssen. Wenn Pflegefachpersonen die Wissensentwicklung in allen Mustern gezielter betreiben, wird die Pflege als Fachgebiet gestärkt und werden die Ziele und Intentionen der Pflege besser erreicht. Im nächsten Kapitel erweitern wir die Diskussion über die in die Pflegepraxis integrierten Ausdrucksformen von Wissen, indem wir die verschiedenen Pflegerollen betrachten und auf Settings eingehen, in denen Pflege gelehrt und praktiziert wird.

LITERATUR

Aghebati, N., Mohammadi, E., Ahmadi, F., & Noaparast, K. B. (2015). Principle-based concept analysis: Intentionality in holistic nursing theories. Journal of Holistic Nursing: Official Journal of the American Holistic Nurses' Association, 33(1), 68–83. https://doi.org/10.1177/0898010114537402.

Ashley, J. (1976). Hospitals, paternalism, and the role of the nurse. New York, NY: Teachers College Press.

Benner, P. A., & Wrubel, J. (1989). The primacy of caring: stress and coping in health and illness. Menlo Park, CA: AddisonWesley.

Diers, D. (2004). Speaking of nursing: Narratives of practice, research, policy, and the profession. Sudbury, MA: Jones and Bartlett.

Ellis, R. (1969). The practitioner as theorist. The American Journal of Nursing, 69, 1434.

Kagan, P. N. (2009). Historical voices of resistance: crossing boundaries to praxis through documentary filmmaking for the public. ANS. Advances in Nursing Science, 32, 19–32.

Legacy.com staff. (2010). The mysterious death of Karen Silkwood. http://www.legacy.com/news/celebrity-deaths/article/the-mysterious-death-of-karen-silkwood.

Nightingale, F. (1860/1969). Notes on nursing: what it is and what it is not. New York, NY: Dover Publications, Inc.

O'Conner-Von, S. (2013). Animal-assisted therapy. In R. Ruth Lindquist, M. Snyder, & M. F. Tracy (Eds.), Complementary & alternative therapies in nursing. (7th ed.) (pp. 229–253). New York, NY: Springer Publishing Company.

Our Campaign. (2016). http://nocoalinoakland.info/our-campaign/.

Parker, R. S. (1990). Nurses' stories: the search for a relational ethic of care. ANS. Advances in Nursing Science, 13, 31–40.

Rebellious Nursing: About Us. (2012). http://www.rebelnursing.org/about-us/.

Stewart, I. M. (1921). Some fundamental principles in the teaching of ethics. The American Journal of Nursing, 21, 906–913.

Webster, A. (2016, January 3). How intention works. http://reikirays.com/29013/how-intention-works/

KAPITEL 11 In die Pflegepraxis integrierte Ausdrucksweisen – die Disziplin stärken

Schließlich sei noch einmal betont, dass konzeptuell fundierte Handlungen, verglichen mit atheoretischen, mit höherer Wahrscheinlichkeit die beabsichtigten Wirkungen erzielen. Und das nicht nur, weil sie bewusster in Erwägung gezogen werden, sondern weil die allermeisten Theorien/Bezugssysteme, die sich auf die Bevölkerung beziehen, den ziemlich ungeordneten Kontext und die Machtverhältnisse berücksichtigen.

Patricia Butterfield (2017; S. 9)

In diesem Kapitel wird die Diskussion über die Pflegepraxis vertieft, die ja letztlich die Grundlage ist, von der ausgehend Wissen und wissen entwickelt werden. Wir betonen die Wichtigkeit, wie wir es den gesamten Text über getan haben, gründlich darüber nachzudenken, welche Überlegungen unser Tun untermauern. Das Eingangszitat von Butterfield illustriert unser Anliegen sehr gut – konzeptuelle, theoretische Gedanken sind die Ausgangsbasis, um das Wesen der praktischen, politischen und didaktischen Welt, in der sich die Pflege bewegt, wirklich verstehen zu können.

Wir beschäftigen uns im vorliegenden letzten Kapitel mit dem Einfluss der verschiedenen Pflegerollen und dem Umfeld, in dem professionelle Pflege gelehrt und gelenkt wird. Wir beschreiben, wie evidenzinformierte Pflegepraxis zur Integration der Wissensmuster und zum Gesamtwissen beiträgt und wie eine professionelle Fokussierung auf den *Doctor of Nursing Practice* evidenzinformierte Pflegepraxis zu fördern vermag. Am Ende stellen wir die Frage, wie sich der Kontext, in dem die pflegerische Versorgung, die Leitung, politische Entscheidungen, Forschung und Lehre stattfinden, auf die Integration der Wissensmuster und das pflegerische Gesamtwissen auswirkt. Viele Dinge können die Überlegungen und Aktionen, die die Profession stärken und damit die Gesundheitsversorgung verbessern, behindern, andere davon profitieren. Wir untersuchen in diesem Kapitel verschiedene Möglichkeiten, die Profession zu stärken und die Integration des Wissens in den Pflegealltag zu fördern.

11.1 Eigenschaften des eigenen Pflegehandelns im Verhältnis zum Wissen der Disziplin Pflege

Wir wenden uns zunächst an Sie als individuelle Pflegefachperson. Ein Blick darauf, wie Sie und Ihr Team Wissen in den Pflegealltag integrieren und wie leicht und/oder schwer Ihnen die Integration fällt, kann Hinweise darauf geben, wie Ihr Wissen verändert oder gestärkt werden muss. Mit den folgenden Schlüsselfragen können Sie ermitteln, wie und inwieweit Sie das Wissen der Disziplin in Ihr praktisches Handeln einbinden. Ihre Antworten bilden die Basis, um die Einbindung von Wissen in den Pflegealltag zu verbessern sowie die Ausdrucksformen von Wissen, die in der Disziplin geschaffen werden, zu verfeinern.

11.1.1 Kongruenz der Ziele: Stimmen die Ziele für Ihren Pflegealltag mit den Zielen, die in den formalen Ausdrucksformen von Pflegewissen eingebettet sind, überein?

Da Ziele in der Pflegepraxis oft ziemlich eindeutig und relativ leicht zu erkennen sind, beginnen Sie am besten mit der Identifikation von Zielen, die Sie wahrscheinlich für einzelne Personen mit Pflegebedarf in Ihrem Alltag setzen. Denken Sie dann an empirische, emanzipatorische, ethische, persongebundene und ästhetische Wissensformen, die für Ihre konkreten Ziele relevant sind, und fragen Sie sich, inwieweit die formalen Ausdrucksformen, implizit oder explizit, Outcomes spiegeln, die mit Ihrer Pflegepraxis übereinstimmen. Bitte überlegen Sie, ob sich die Ziele, die unausgesprochen in den Ausdrucksformen enthalten sind, in der Pflegepraxis implementieren lassen und ob sie aktuelle Standards verbessern könnten. Überlegen Sie, inwiefern Ihre Praxiserfahrungen Aufschluss darüber geben könnten, um die Ausdrucksformen von Pflegewissen zu verbessern. Wie könnten Sie Ihre Gedanken an Personen weiterleiten, denen es aufgrund ihrer Position möglich ist, die Ausdrucksformen von Wissen zu verbessern? Wie können Sie diese selbst direkt verbessern?

Ein oft zitiertes Pflegeziel ist Selbstpflege. Selbstpflege ist ein Konzept, das in etlichen Pflegetheorien oder -modellen eine zentrale Rolle spielt. In manchen Situationen mag dieses Ziel angemessen sein, in einer Situation allerdings, in der die betreffende Person aufgrund ihrer physischen oder mentalen Grenzen oder ihrer Erkrankung unfähig ist, selbstständig und vernünftig für sich zu sorgen, ist Selbstpflege wohl nicht das beste Ziel. Ein weiteres Beispiel ist *Compliance* als Ziel, das sich in zahlreichen praktischen Situationen als unrealistisch erwiesen hat. Manche in der direkten Gesundheitsversorgung tätigen Fachkräfte ziehen es vor, mit den Kranken und ihren Angehörigen zusammenzuarbeiten und gemeinsam individuelle Ziele zu vereinbaren, statt Compliance zu fordern und entsprechende Anweisungen zu geben. Gut möglich auch, dass Sie einige Konzeptualisierungen von Anpassung für unrealistisch halten, falls Sie in einem Setting arbeiten, in dem es Ihr Ziel ist, Menschen beim Verlassen einer missbrauchenden oder ungesunden Situation und nicht bei der Anpassung an die Situation behilflich zu sein. Wenn Sie die in der aktuellen Fachliteratur enthaltenen Richtlinien für Pflege-Outcomes studieren, werden Sie feststellen, dass manche für Ihre Situation geeignet sind, andere geeignet wären, wenn in der Arbeitsumgebung Veränderungen vorgenommen würden.

11.1.2 Kontext: Stimmen die Kontexte, die im Pflegewissen eingebettet sind, mit Ihrer Arbeitssituation überein?

Hier geht es um die Frage, wie gut der Kontext, in dem das Wissen entwickelt wurde, zu Ihrer Arbeitssituation passt. Ein Beispiel: Pflegewissen, bei dem Schmerzlinderung im Kontext Erwachsener im Fokus steht, ist wohl nicht ausreichend, wenn es um die Pflege von Kindern geht. Sie könnten nun erkunden, inwieweit sich die in Theorien, Geschichten, Kunst-Werken und Ethikkodizes ausgedrückten Gedanken auf Ihre Situation übertragen lassen und wie sich Ihr Kontext auf die Weiterentwicklung des Wissens auswirkt. Ist der Kontext für Ihre Situation offensichtlich ungeeignet, wird die Weiterentwicklung der Wissensexpressionen, die das Schmerzmanagement betreffen, die Integration des Wissens ins Gesamtwissen vermutlich verbessern.

Angenommen Sie stoßen auf einen Forschungsartikel, der belegt, dass Patientinnen und Patienten, wenn sie vor der Operation mit Aspekten vertraut gemacht werden, denen sie nach der Operation begegnen, bessere Outcomes haben. In dem Artikel wird festgestellt, dass Kranke, die den OP und den Aufwachraum vorab besucht und kennengelernt haben und denen die Geräte gezeigt wurden, an die sie voraussichtlich angeschlossen werden, weniger Angst und postoperativ weniger Schmerzen hatten. Sie glauben, dass auch die Kleinkinder, mit denen Sie arbeiten, von diesem Verfahren profitieren könnten, wissen aber auch, dass sich der präoperative Kontext normaler Erwachsener stark von dem von operationspflichtigen Kindern unterscheidet. Sie beschließen, den geschilderten Forschungsansatz zu modifizieren und den Kontext so zu verändern, dass er für Kleinkinder geeignet ist. Vielleicht werden Sie einige Elemente der Forschungsstudie übernehmen, jedoch Puppen und Stofftiere einsetzen und an ihnen bestimmte Gerätschaften und Abläufe simulieren. Dann ist das Ziel – Angst- und Schmerzlinderung – für Kleinkinder geeignet, der Kontext allerdings, in dem das Forschungsprojekt durchgeführt wurde, muss modifiziert (und vielleicht wissenschaftlich untersucht) werden, damit er zur Pädiatrie passt.

11.1.3 Konzepte und Annahmen: Gibt es oder könnte es Ähnlichkeiten zwischen den Konzepten und Annahmen geben, wie sie im Pflegewissen und Ihren Erfahrungen in der Pflegepraxis ausgedrückt werden?

Mit dieser Frage werden die in den Wissensexpressionen als Konzepte strukturierten Gedanken mit dem, was Sie in der Pflegepraxis erleben, verglichen. Was Sie im Pflegealltag erleben, vermittelt Erkenntnisse, die die konzeptionellen Bedeutungen in den formalen Ausdrucksformen verfeinern und die Unterscheidung zwischen ähnlichen Ideen erleichtern. Ihre Erfahrungen in der Praxis und das Nachdenken über diese Erfahrungen können zu einer Sprache führen, die Ihre eigentlichen Erfahrungen ausdrücken. Sind Ihre persönlichen Erfahrungen bislang noch nicht angemessen in formale Ausdrucksformen von Wissen konzeptualisiert, sind Ihre Möglichkeiten, dieses Wissen in den Pflegealltag zu integrieren, begrenzt.

Ein Beispiel: Angenommen Sie möchten eine empirische Lerntheorie zur Patientenedukation einsetzen und stellen fest, dass die Lernenden zwar nicht explizit definiert werden, die Theorie aber offenbar von gesunden Personen ausgeht. Aus Ihrer praktischen Erfahrung wissen Sie, dass Ihre Klientel unter beträchtlichem Stress steht – vielleicht haben die Leute gerade erfahren, dass sie an einem Typ-I-Diabetes leiden – und nicht, wie von der Theorie angenommen, „gesund" sind. Da Menschen, die an einem unbehandelten Diabetes leiden, belastet sind, wissen Sie, dass eine Theorie, die sich vom Grundsatz her an Gesunde wendet, nicht uneingeschränkt hilfreich ist. Das beeinträchtigt die Möglichkeit, die Theorie in Ihr Pflegehandeln zu integrieren. Wenn Sie sicher sind, dass die Lehrmethoden, die Sie entwickelt haben, bei den Menschen, die Sie anleiten, oft echte Veränderungen auslösen, Sie in der gesamten Pflegeliteratur aber nichts über Ihre Erfahrung finden, können Sie davon ausgehen, dass es notwendig wird, neues Wissen zu entwickeln, welches Ihrer Erfahrung angemessener ist. Das wiederum stärkt das Wissen in der Disziplin und die Profession insgesamt.

Eine Ethiktheorie, die Aufklärung(-sgespräche) als „offene und ehrliche Information über Risiken und Nutzen" etwa eines Eingriffs, eines Medikaments oder Gentests konzeptualisiert, ist für Menschen mit leichter Demenz wohl untauglich. Man mag zwar versucht sein, sich an die Aufklärungsvorschriften zu halten und danach zu verfahren, sollte aber erkennen, dass Aufklärung für diese Population nicht angemessen konzeptualisiert wurde.

Man kann nicht genug betonen, wie wichtig konzeptionelle Bedeutungen und Annahmen in Forschungsberichten und anderen formalen Ausdrucksformen sind. Es ist verlockend, die angebotenen Folgerungen oder Direktiven, falls sie hilfreich erscheinen, einfach zu übernehmen, ohne darauf zu achten, ob die definierten Konzepte und Annahmen zur eigenen Situation passen.

11.1.4 Suffizienz: Sind die formalen Ausdrucksformen als Basis für Pflegehandlungen geeignet?

Die Beantwortung dieser Frage erfordert Expertinnen- und Expertenwissen, da man beurteilen muss, ob die formale Ausdrucksform von Wissen bestimmte Pflegehandlungen impliziert, ob ein wichtiger Punkt ausgespart wurde und ob sie Verzerrungen oder Ungenauigkeiten enthält. Ist die Wissensform für den Kontext, für den sie entwickelt wurde, uneingeschränkt geeignet? Als erfahrene Pflegefachperson fällt es Ihnen vielleicht schwer, zu beschreiben, auf welcher Grundlage Sie das Wissen für geeignet oder ungeeignet halten, was möglicherweise damit zu tun hat, dass der *Care*-Kontext nicht fest umrissen ist. Fehlen der Ausdrucksform jedoch Faktoren, mit denen Sie täglich zu tun haben, könnten Sie die Wissensform als für Ihre Zwecke nicht ausreichend geeignet bewerten. In solchen Fällen könnten Sie untersuchen, inwieweit eine formale Expression wohl abdeckt, was Sie aufgrund Ihrer praktischen Erfahrung für wichtig erachten. Vielleicht sind Sie Ihrer Folgerung nicht ganz sicher, sollten aber Ihre Gedanken anderen zur Überprüfung vorlegen, wenn Sie feststellen, dass weitere Faktoren berücksichtigt werden müssen, damit die formale Expression maximal nützlich ist; auf diese Weise können Sie die Wissensexpressionen und damit die Pflege verbessern.

Angenommen Sie interessieren sich für eine Theorie der Unsicherheit, die eine Liste von Faktoren oder Variablen enthält, die sich auf die Unsicherheit von Menschen beziehen, welche sich wegen einer Krebserkrankung einer Chemotherapie unterziehen. Die Präsenz dieser Faktoren und die Einschätzung ihrer Wichtigkeit sind vom Grad der geäußerten Unsicherheit bezüglich der Ergebnisse der Chemotherapie abhängig. Als Sie den Forschungsbericht und die schematische Darstellung der Theorie überprüfen, fällt Ihnen auf, dass bestimmte Faktoren der sozialen Stabilität nicht berücksichtigt wurden. Sie kümmern sich um arbeitslose Menschen, während die Population, anhand derer die Theorie entwickelt wurde, nicht arbeitslos war. Wenn Informationen über die Berufstätigkeit ausgespart sind und womöglich Information über Faktoren fehlen, die mit Arbeitslosigkeit verbunden sind und sich auf Unsicherheit auswirken können, ist die Theorie für Ihre Zwecke wohl insuffizient.

Sie werden feststellen, dass sich viele der oben erwähnten Faktoren der Wissensexpressionen überschneiden. Wenn sich der Kontext von Ihrem unterscheidet, kann das eine Theorie oder eine formale Ausdrucksform insuffizient machen; auch wenn die Konzepte für Ihre Situation unangemessen definiert sind, ist deren Suffizienz fraglich. Ist eine formale Ausdrucksform nicht ausreichend inklusiv, kann dies u. a. mit den Grundannahmen des Forschungsprozesses zu tun haben. Wird eine Wissensexpression als für Ihren Pflegealltag ungeeignet befunden, bedeutet das nicht, dass das Wissen fehlerhaft oder falsch ist, es bedeutet lediglich, dass es für Ihren Fall nicht geeignet ist. Dann fällt Ihnen die Aufgabe zu, die formale Expression zu überarbeiten, sie Ihren Bedürfnissen entsprechend zu adaptieren oder eine neue zu kreieren, die zu Ihrer Situation passt. Es kommt vor allem darauf an, die konzeptuelle Basis zu untersuchen und zu verstehen, ob und weshalb eine formale Ausdrucksform von Wissen für einen klinischen Kontext geeignet oder ungeeignet ist. Ziel ist es, unbeabsichtigte Folgen zu vermeiden, die eintreten können, wenn Sie formales Wissen nicht sorgfältig auf seine Eignung für Ihre praktische Pflegesituation überprüfen.

Zur Diskussion

Bitte beschäftigen Sie sich mit der Theorie der Eltern-Kind-Interaktion, die von Dr. Kathryn Barnard weiterentwickelt und erheblich verfeinert wurde (Barnard 1981, 1996; Barnard et al. 1983). Die Barnard-Theorie konnte dank eines Theorieentwicklungs- und Forschungsprogramms verfeinert werden, das sich über mehrere Jahre erstreckte und bis heute andauert.

Im Barnard-Modell bilden drei interagierende Konzeptbeziehungen den Kern der Theorie: (1) das Kind, (2) die Betreuungsperson, Vater oder Mutter, (3) spezifische Umgebungsfaktoren. Die Interaktion dieser drei Elemente bestimmt, wie sich die Beziehung zwischen einem Elternteil oder einer Betreuungsperson und einem Kind gestaltet. Der Charakter des Kindes (quengelig, zufrieden?), der Charakter der Betreuungsperson, der Mutter oder des Vaters (überbehütend? unachtsam?) und der Charakter der Umgebung (Stehen Krippen- oder Kindergartenplätze zur Verfügung? Können andere Personen zeitweise die Betreuung übernehmen?) erzeugen zwischenmenschliche Interaktionsmuster. Seinen praktischen Wert verdankt das Barnard-Modell Forschungsarbeiten, die beschreiben, welche Faktoren und Faktorenkombinationen die normale kindliche Entwicklung beeinträchtigen.

Da die normale Entwicklung von Kindern ein Ziel ist, an dem Pflegefachpersonen sehr interessiert sind, rechtfertigen die Theoriebeziehungen das Assessment der Betreuungsperson/Eltern-Kind-Interaktionen und, wenn die Interaktionen problematisch sind, auch frühe Interventionen. Es wurden Checklisten entwickelt, die eine Pflegefachperson zur Beobachtung und zum Assessment von Eltern-Kind-Interaktionen beim Füttern oder bei anderen Aktivitäten nutzen kann, etwa wenn Betreuungspersonen oder Eltern dem Kind eine altersangemessene Fertigkeit lehren. Es gibt noch andere Assessmenttools, die weit verbreitet sind und zum Nutzen von Familien und Kindern eingesetzt werden. Der Anwendungsbereich dieser empirischen Theorie ist sehr breit, weil die für die Entstehung problematischer Eltern/Betreuungsperson-Kind-Interaktionen signifikanten Faktoren wissenschaftlich identifiziert, bestätigt und validiert wurden. Die signifikanten Faktoren wurden zudem auf eine Art präsentiert, die ihr Assessment im klinischen Alltag

erleichtert. Forschungsergebnisse, die generiert wurden, ohne darauf zu achten, dass die Variablen und Assessments für Pflegefachpersonen praktikabel sind, laufen Gefahr, Theorien und Modelle hervorzubringen, die weiterentwickelt werden müssen, noch bevor sie praktisch eingesetzt werden.
Bitte untersuchen Sie mit Ihren Peers anhand einer realen oder erdachten Situation in der pädiatrischen Pflege, ob Barnards Theorie (oder eine Theorie oder Forschungsarbeit Ihrer Wahl) folgende Bedingungen erfüllt, und zwar so, dass sie Pflegefachpersonen, die dort arbeiten, eine Hilfe ist.

- Zielkongruenz
- Kontextkongruenz und Kongruenz der Annahmen
- Angemessenheit des Konzepts
- Suffizienz

Wie müsste die Theorie oder Forschung verändert werden, damit sie eine Pflegefachperson in die praktische Arbeit integrieren kann? ■

11.2 Integration von Wissen und evidenzinformierter Praxis

Wenn wir von der Integration von Wissen sprechen, das als „Evidenz" bezeichnet wird, gehen wir selbstverständlich davon aus, dass die Art und Weise dieser Evidenz bestimmt, wie gut sie in die Pflegepraxis integriert werden kann. Im vorigen Abschnitt lag der Fokus auf der einzelnen Pflegefachperson und auf der Frage, wie die konzeptuelle Angemessenheit formaler Ausdrucksformen von Wissen, zu denen auch Evidenzformen gehören, ermittelt werden kann. In diesem Abschnitt beschäftigen wir uns mit der Frage, wie Evidenz, die im Pflegebereich relevant ist, in die Pflegepraxis integriert wird.

Mit Pflegepraxis meinen wir alle Erfahrungen, die eine Pflegefachperson im pflegerischen Versorgungsprozess macht, alles was ihr begegnet, wenn sie mit Familien und Gruppen interagiert, was sie in einer Leitungsfunktion im Gesundheitswesen erlebt und was ihr widerfährt, wenn sie sich für Gerechtigkeit, Fairness und für den Gesundheitsschutz der Bevölkerung einsetzt. Bei den Erfahrungen kann es sich um die des Menschen mit Pflegebedarf, der Community, der einzelnen Pflegefachperson/der Pflegefachpersonen aber auch um die Erfahrungen von Angehörigen und Freunden handeln. Manche Erfahrungen sind interaktiver als andere, bei manchen steht die unmittelbare bei anderen die weitere Umgebung im Fokus. Praxiserfahrungen kommen in vielen Settings vor, wenn sie aber im Kontext pflegerischer Versorgung oder in Kontexten vorkommen, die die pflegerische Versorgung tangieren, gelten sie als Teil der Pflegepraxis.

Der aktuelle Trend im Pflegebereich, evidenzbasierte Pflege als Standard für professionelles Pflegehandeln aufzufassen, vermag signifikant zu beeinflussen, wie Wissen entwickelt wird und entwickelt werden kann und folglich in die Pflegepraxis integriert wird. Dennoch gilt, dass „Evidenz", eng als rein wissenschaftliche Evidenz definiert, im für die Pflege notwendigen Fundament eine deutliche Lücke hinterlässt (Porter 2010; Thorne und Sawatzky 2014). Betts (2009) zufolge müssen für die beste pflegerische Versorgung zahlreiche Belange berücksichtigt werden; neben empirischer, (natur-)wissenschaftlich erforschter Evidenz nämlich auch philosophische und theoretische Gesichtspunkte. Wir würden hinzufügen, dass beste pflegerische Versorgung auch einen Gesichtspunkt der Praxis erfordert, der den breiten Kontext berücksichtigt, in dem Evidenz eingesetzt wird.

Anders gesagt: Evidenz, die in den praktischen Pflegealltag integriert werden kann, sollte, wenn sie erzeugt wird, sämtliche Wissensmuster berücksichtigen.

Die neueren Empfehlungen, *practice-based evidence* (und eben nicht: evidenzbasierte Praxis) zu entwickeln, betonen, dass der Kontext und die Ziele der Pflegepraxis berücksichtigt werden müssen. Wenn man von *practice-based evidence* spricht, kommt der hohe Stellenwert sämtlicher Wissensmuster besser zum Ausdruck, während die Rede von evidenzbasierter Praxis eine engere Sichtweise anzeigt. *Practice-based evidence* ist ein Ansatz, der die Bedeutung der Umgebung, in der Pflege stattfindet, beachtet, und Empfehlungen für die Pflegepraxis daran orientiert. *Practice-based evidence* schätzt Wissen, das im Pflegealltag generiert wird, höher als Wissen, das den Regeln der Evidenzhierarchie entspricht und außerhalb des praktischen Pflegekontexts entwickelt wird. *Practice-based evidence* ist kein aus dem Kontext gerissenes, generelles Wissen – im Gegenteil (Fox 2003; Horn und Gassaway 2007; Porter 2010; Simons et al. 2003). Das soll jedoch nicht heißen, dass *practice-based evidence* das Allheilmittel ist oder gar problematische Situationen aufrechterhält. Es soll heißen, dass *practice-based evidence* erhellen kann, weshalb bestimmte Evidenzen in bestimmte praktische Pflegesituationen besser integriert sind und in andere nicht.

Bitte überlegen Sie ...

Evidenzbasierte Empfehlungen sind manchmal durchaus vernünftig, manchmal aber weder praktikabel noch nützlich. Dazu ein Beispiel: Die Evidenz unterstützt die mehrmalige individuelle Beratung von Angehörigen über die beste Form der Kommunikation mit einem Familienmitglied, das einen Schlaganfall erlitten hat. Dabei spielen folgende Überlegungen eine Rolle: Hat der fehlende Zugang zu Gesundheitsversorgung den Schlaganfall begünstigt (emanzipatorisches Wissen)? Welche Ressourcen stehen für die Rehabilitation zur Verfügung (ethisches Wissen)? Welche Verfahren sind für diese Person wohl am besten geeignet und wie sollten diese Verfahren angepasst werden (ästhetisches Wissen)? Was hält die Pflegefachperson von Selbstverantwortung in Sachen Gesundheit (persongebundenes Wissen)? Ohne die Berücksichtigung solcher Faktoren (es gibt noch mehr) mögen evidenzbasierte Empfehlungen auf den ersten Blick sinnvoll erscheinen, sind jedoch in einer spezifischen Situation im Setting einer normalen Gesundheitseinrichtung nicht praktikabel.

Wir favorisieren die von DiCenso, Guyatt und Ciliska (2005) vorgelegte Definition von evidenzbasierter Pflegepraxis, weil sie sinnvolle Verbindungen zwischen empirischem Wissen, Theorie, Forschung und Pflegealltag verlangt. Sie enthält ferner den Hinweis, dass eine große Vielfalt situationsbezogener Faktoren, die nicht nur das empirische Wissensmuster betreffen, in die Überlegungen einbezogen werden müssen, damit eine evidenzbasierte Pflegepraxis zustande kommt. Dem Ansatz dieser Autorinnen zufolge integriert evidenzbasierte Praxis die beste Forschungsevidenz, die Ressourcen der Gesundheitsversorgung, Wünsche und Aktivitäten von Betroffenen, das klinische Setting und die klinischen Umständen sowie das Urteil der klinisch Tätigen in den Entscheidungsfindungsprozess (S. 4–5). Evidenzbasierte Pflegepraxis ist also mehr als die praktische Anwendung von Forschungsergebnissen, wie manchmal behauptet wird. Evidenzbasierte Pflegepraxis verlangt die Berücksichtigung einer ganzen Reihe verschiedener Umstände, neben empirischem Wissen auch ästhetische, persongebundene, ethische und emanzipatorische Gegebenheiten. DiCenso und ihr Team richten den Fokus auf die evidenzbasierte Pflegepraxis und den Einsatz von Forschungsevidenz unter Berücksichtigung zahlreicher anderer Faktoren, die die Integration in die Pflegepraxis beeinflussen. Sie fordern, bei der Entwicklung und Nutzung von Forschungsevidenz die Wissensexpressionen innerhalb sämtlicher Wissensmuster zu berücksichtigen. Sie bestätigen, dass die für die einzelnen Wissensmuster spezifischen Forschungen und Untersuchungen die pflegerische Versorgung beeinflussen. Wenn wir die evidenzbasierte Pflegepraxis, wie von DiCenso und ihrem Team beschrieben, tatsächlich ernstnehmen, werden wir Evidenzen bekommen, die zunehmend besser geeignet sind, in den Pflegealltag integriert zu werden.

Empirisch Forschende stehen vor der großen Herausforderung, Wissen zu entwickeln, das klinisch relevante Fragen beantwortet, und mit ihrer Arbeitsweise Evidenzen zu generieren, die sich in die Pflegepraxis integrieren lassen. Das setzt voraus, dass Pflegeforschende und in der Praxis tätige Pflegefachpersonen zusammenarbeiten. Diese kennen situationsspezifische Faktoren, die beachtet werden müssen, wenn die Evidenz der pflegerischen Versorgung nützen soll. Wenn beide Seiten die Wichtigkeit sämtlicher Wissensmuster anerkennen, können sich die Rollen forschender und in der Praxis tätigen Pflegefachpersonen besser miteinander verbinden, was schließlich dazu führt, dass Wissen entwickelt wird, das sich in den Pflegealltag integrieren lässt und tatsächlich integriert wird und die Profession insgesamt stärkt.

Wenn Pflegefachpersonen nach der besten Evidenz für ihr Handeln suchen und dieses Wissen in ihrem Setting anwenden wollen, wird zunehmend klarer, in welchem Umfang Evidenzen vorliegen und nutzbar sind. Dabei stellt sich auch heraus, welche Vor- und Nachteile die einzelnen methodologischen Ansätze zur Generierung empirischer Forschungsevidenzen haben. Wenn Pflegefachpersonen im jeweiligen Setting auf gut durchdachte und gut durchgeführte Forschungsprojekte stoßen, die beispielsweise den Einsatz nicht praktikabler Assessmenttools erfordern, werden Pflegeforschende bald feststellen, dass sie sehr darauf achten müssen, wie die Forschungen durchgeführt werden, damit sie problemlos in die Pflegepraxis integriert werden. Das verdeutlicht, dass klinisch relevante Konzepte in sinnvolle Theoriebeziehungen strukturiert und die Beziehungen so dargestellt werden müssen, dass die Ergebnisse praktisch genutzt werden können.

Weil wir überzeugt sind, dass bei der Entwicklung von Forschungsevidenz sämtliche Wissensmuster berücksichtigt werden müssen, sprechen wir von „evidenzinformierter Praxis". Diese Terminologie betont die wichtige Rolle von Forschungsevidenz bei der Erbringung von Pflegedienstleistungen und wirkt der Vorstellung entgegen, dass Pflegepraxis am besten von Evidenz geleitet wird, die den Evidenzhierarchien entspricht. Wenn wir davon ausgehen, dass Evidenz die Pflegepraxis informiert, erkennen wir, dass manchmal selbst gut konzipierte und gut entwickelte empirische Evidenzen nicht in den Pflegealltag integriert werden können, weil Ressourcen fehlen, weil auf Betroffene Rücksicht genommen werden muss oder andere konzeptuelle Faktoren die Integration verhindern. Die Forschungsevidenz mag praxistauglich sein und die Konzeptbeziehungen können so gut operationalisiert sein, dass sie zum Pflegealltag passen, und dennoch gilt, dass bestimmte Kontextmerkmale, beispielsweise der Personalschlüssel, die Modalitäten der Kostenerstattung und die hausinternden Sicherheitsvorschriften berücksichtigt werden müssen, weil andernfalls die praktische Anwendung der besten Evidenz erschwert ist. Diese Situationen belegen die Notwendigkeit, emanzipatorisches, persongebundenes, ethisches und ästhetisches Wissen zu integrieren und einen *Care*-Kontext herzustellen, in dem die Arbeit mit der besten Evidenz möglich und erwünscht ist.

Inzwischen besteht die Möglichkeit, einen *Doctor of Nursing Practice* (DNP) zu erwerben und sich damit für *Advanced Nursing Practice* zu qualifizieren – ein Angebot, das gerne genutzt wird. Dieser Trend kann viel zur stärkeren Einbindung sämtlicher Wissensformen in den Pflegalltag und damit zu evidenzinformiertem Handeln beitragen. Der DNP wurde eingeführt, um Pflegefachpersonen Gelegenheit zu geben, zur Pflegewissensentwicklung beizutragen, indem sie das von Pflegeforschenden entwickelte Wissen ins klinische Setting zu integrieren („The Essentials of Doctoral Education for Advanced Nursing Practice“, 2006). Wenn diese Pflegeexpert:innen bei der pflegerischen Versorgung die Integration von Forschungsergebnissen und den formalen Ausdrucksformen von Wissen in den Pflegealltag erleichtern – evidenzinformierte Praxis wird schließlich zunehmend erwartet – sollten die Notwendigkeit von Evidenz und deren Implikationen für Forschung und Wissensentwicklung immer offensichtlicher werden. Wenngleich die langfristigen Auswirkungen von DNP auf den Pflegealltag noch abzuwarten sind, ermöglicht es diesen Pflegeexpert:innen, zu beurteilen, ob und wie leicht sich empirische Evidenz in die Pflegepraxis integrieren lässt. Erweist sich die Integration als schwierig, muss die empirische Evidenz vielleicht unter stärkerer Berücksichtigung aller Wissensmuster weiterentwickelt werden. Werden auch Faktoren anderer Muster berücksichtigt, erhöht sich die Chance, dass sich die Pflegepraxis tatsächlich an der Forschungsevidenz orientiert. Das stärkt wiederum die Wissensintegration und erleichtert das Erreichen von Pflegezielen.

Kurz: Evidenzinformierte Pflegepraxis erfordert weit mehr als die praktische „Anwendung“ von Forschungsergebnissen. Wenn wir davon ausgehen, dass empirische Wissensexpressionen den Pflegealltag tatsächlich beeinflussen und verbessern, werden die Verbindungen zwischen empirischem Wissen und allen anderen Wissensmustern zwangsläufig gestärkt. Soll der Pflegepraxis eine Evidenz zugrunde liegen, ist dafür die Kommunikation zwischen den Pflegefachpersonen in ihren verschiedenen Rollen und Funktionen notwendig. Eine evidenzinformierte Praxis bewirkt nachfolgende Punkte:

- Möglichkeit der Zusammenarbeit von Forschenden und in der Pflegepraxis Tätigen wird gestärkt, wenn festgelegt wird, welche wichtigen praktischen Probleme und klinische Fragen bearbeitet werden müssen (Chesla 2008)
- Fähigkeit der Pflegeexpert:innen (Nurse Practitioner), die Qualität und Grenzen von Forschungsevidenz zu erkennen und Forschungsergebnisse zu synthetisieren, wird verbessert (Copnell 2008; Fawcett und Garity 2008)
- Unterstützung der für Entscheidungsfindungen benötigten Infrastruktur und Entwicklung einer dem Kontext der Pflegepraxis angemessen Datenbasis (Burkhart und Androwich 2009; Porter 2010)
- Sichtbarmachen der Herausforderungen, die mit der Anwendung praxisfern entwickelten Wissens verbunden sind (Canam 2008), insbesondere von Wissen, das nicht sämtliche Wissensmuster berücksichtigt
- Versorgung der Forschenden mit Informationen über Wissensstrukturen, die benötigt werden, um gesundheitsrelevante Ziele zu erreichen (Doane und Varcoe 2008; Fawcett et al. 2001; Porter 2010)
- Konzipierung von Methoden zur Entwicklung praxisrelevanter Theorien (Doane et al. 2009)
- Aufklärung über kontextuelle Faktoren bezüglich der Ressourcen und über Faktoren des Settings, die die evidenzbasierte Pflegepraxis betreffen (Chesla 2008)
- Förderung von Theorien und Forschungsarbeiten, die sich mit gesellschaftlichen Problemen beschäftigen, etwa mit ungleichen Gesundheitschancen und kultureller Diversität (Betts 2009; Chesla 2008; Chung et al. 2009)

- Verbesserung der Zusammenarbeit zwischen akademisch forschenden und klinisch tätigen Pflegefachpersonen aller Fachrichtungen und Ebenen – im Grunde die Auflösung der Grenzen zwischen Forschung, Pflegepraxis und Theorie (Lenz 2007; Ryan 2009)

Wird Evidenz mithilfe von Forschungsverfahren generiert, die den Kontext und die Ziele der praktischen Pflege berücksichtigen, und werden bewusst alle Wissensmuster in die Untersuchung einbezogen, kann die Transformation der Pflegepraxis gelingen.

11.3 Pflegequalität und Wissensintegration

Bei der Evaluation der Pflegequalität wird heute großer Wert auf empirische Evidenz gelegt, und die Methoden des empirischen Wissens sind notwendig, um Qualität im Gesundheitswesen zu erreichen. In den folgenden Abschnitten beschäftigen wir uns mit empirischen Ansätzen zur Evaluierung der Outcomes guter Pflege und mit der Frage, wie beim Assessment der Pflegequalität die Berücksichtigung aller Wissensmuster zur Wissensintegration beiträgt, damit die gewünschten Outcomes erreicht werden und Pflege effektiver und effizienter wird. Das soll nun nicht heißen, dass das Wissen innerhalb aller Muster die Outcomes direkt beeinflusst, sondern nur ein Hinweis sein, dass es sich empfiehlt, darauf zu achten, wie die Wissensmuster das Design und die Implementierung der Pflegequalitätsforschung und die Outcomes beeinflussen und wie die besten Outcomes die Wissensintegration verbessern können.

Die zur Pflegequalitätssicherung eingesetzten Forschungsmethoden entsprechen den bewährten Verfahren der Evaluationsforschung (Posavac 2010; Schroeder und Maibusch 1984; Smeltzer, Hinshaw und Feltman 1987). Die Methode ist so konzipiert, dass sie Belege für das gute Allgemeinbefinden der Pflegeempfangenden, für die wissenschaftliche Kompetenz der Pflegefachpersonen sowie über das Pflegesetting selbst erbringt. In der Regel findet bei solchen Forschungen ein Assessment der Outcome-Qualität statt, nachdem ein anderer Versorgungsansatz implementiert wurde, weil man aufzeigen möchte, welche Veränderungen verglichen mit früheren Versorgungsansätzen erreicht wurden.

Bitte überlegen Sie …

Wenn Sie glauben, die Implementierung einer Theorie der Schmerzlinderung könnte die Pflegequalität und damit die Pflegeergebnisse verbessern, entwickeln Sie vermutlich eine Studie, mit der Sie erst einmal die Qualität der pflegerischen Versorgung und das Schmerzerleben der Kranken einschätzen, bevor Sie die Theorie anwenden. Beim Assessment würden Sie die Perspektiven von Pflegefachpersonen, die der Pflegeempfangenden und die anderer Personen ermitteln, die sich um die Menschen mit den Schmerzen kümmern. Nachdem Sie diese Informationen gesammelt haben, könnten Sie die Theorie erstmals praktisch anwenden und über eine bestimmte Zeitspanne hinweg fortlaufend die gleichen Outcome-Indikatoren für Pflegequalität beobachten. Auf der Basis Ihrer Untersuchungsergebnisse könnten Sie dann Empfehlungen für die Pflegepraxis und die Überarbeitung der Theorie formulieren. Sollten Sie beim Design der Studie nicht berücksichtigt haben, wie wichtig der Zeitfaktor ist und wieviel Einsatzbereitschaft bereits überlastete Pflegefachpersonen für die Implementierung der Theorie aufbringen müssen (emanzipatorisches Wissen), werden Ihre Outcomes vermutlich weniger erreicht werden.

Falls es unmöglich ist, vor der Implementierung eines neuen Versorgungsansatzes, der die Qualitätsoutcomes verbessern soll, Daten direkt von der betreffenden Population zu sammeln, kann man sich anderer Ansätze bedienen, etwa die Bevölkerungsdaten und epidemiologischen Daten einer vergleichbaren Population oder Personengruppe ermitteln. In dem Fall würden Sie die Qualitätsoutcomes mit den Qualitätsoutcomes vergleichen, die den Statistiken einer vergleichbaren Gruppe entnommen sind.

Dieses Vorgehen ist in vielen unterschiedlichen Situationen hilfreich. Wenn Pflegefachpersonen beispielsweise präventiv tätig sind, um gesundheitsschädigende Einflüsse, etwa Kindesmisshandlung, zu verhindern, ist eine solche Situation gegeben. Angenommen Sie möchten einen Ansatz implementieren, der die Fälle mütterlicher Kindesmisshandlungen reduzieren soll, dann werden Sie vor der Implementierung wohl kaum an verlässliche Daten für die gewünschten Outcomes kommen. Gut möglich, dass die Mütter, mit denen Sie arbeiten, aus verschiedenen juristischen und gesellschaftlich stigmatisierten Gründen nicht bereit sind, über ihre Rolle bei der Kindsmisshandlung zu sprechen. Sie werden wohl auch nicht darüber sprechen wollen, welche Lebensumstände sie prädisponieren, ihr Kind zu misshandeln. In dem Fall müssen beim Design der Methoden zur Datensammlung und der gewünschten Outcomes auch Faktoren des emanzipatorischen Wissensmusters (berufliche Benachteiligung aufgrund der ethnischen Zugehörigkeit) und des empirischen Wissens (mentaler/emotionaler Zustand) berücksichtigt werden.

Sollten sich die zum Assessment der Outcomes benötigten Daten nicht direkt von der Zielgruppe erheben lassen, können Sie sich Statistiken über die Häufigkeit von Kindsmisshandlungen in der Bevölkerung besorgen, dann die Eltern, die Sie betreuen, auf das Vorkommen schädigender Verhaltensweisen hin beobachten und Ihre Outcomes mit der Bevölkerungsstatistik vergleichen. Vielleicht verändern Sie aber auch Ihre gewünschten Outcomes insgesamt. Wenn sich das Ausmaß der Kindsmisshandlung nicht direkt ermittelt lässt, könnten Sie nach Faktoren suchen, die mütterliche Kindsmisshandlungen wahrscheinlicher machen und nicht die tatsächlichen Vorfälle zählen. Sie könnten Informationen über das Familieneinkommen, den Beschäftigungsstatus der Mütter, ihre Religionszugehörigkeit, vorhandene Unterstützungssysteme, den Drogenkonsum und den Konsum verschreibungspflichtiger Medikamente oder andere Faktoren sammeln, die erwiesenermaßen Kindesmissbrauch Vorschub leisten. Sie würden diese Faktoren ermitteln, bevor Sie ein Programm zur Stärkung der elterlichen Erziehungsfähigkeit durchführen, einen Kurs, in dem Sie Mütter über Unterstützungsmöglichkeiten informieren und über Risikosituationen aufklären. Am Ende des Kurses würden Sie die gleichen Faktoren noch einmal ermitteln, um sich indirekt über Vorfälle von Kindsmisshandlung zu informieren. Sie würden wohl auch erkennen, wie wichtig ethisches und ästhetisches Wissen (wie Sie an verlässliche Daten über eine verbotene Aktivität – Kindsmisshandlung – kommen), persongebundenes Wissen (ist den Müttern bekannt, dass sie ihr Kind nicht misshandeln dürfen?) und emanzipatorisches Wissen ist (lassen die Mütter ihre Wut über den gesellschaftlichen Druck, dem Mutterideal zu entsprechen, an ihren Kindern aus?).

Das sind nur einige Beispiele, die zeigen, wie ein kurzer Blick auf die fünf Wissensmuster die Evaluationsforschung zu stärken vermag. Werden die Outcomes, nach Berücksichtigung aller Wissensmuster, für praktisch irrelevant oder unwahrscheinlich gehalten, wird die Auswertung der qualitätsbezogenen Daten der Evaluationsforschung kein objektives Bild des Geschehens liefern. Folglich werden Veränderungen der Versorgung, aufgrund nicht sorgfältig konzipierter Qualitätsoutcomes, die pflegerische Versorgung und professionelles Pflegehandeln nicht verbessern.

Generell gilt, dass Evaluationsforschung zur Verbesserung der Pflegequalität verlangt, dass Sie wissen, was Sie erreichen wollen, und einen guten Plan dafür haben. Dazu gehört ferner, dass vor der Implementierung der Evaluationsforschung mit irgendeiner Methode die jeweiligen Ziele oder Outcomes ermittelt werden und die gleichen Ziele oder Outcomes nach der Implementierung noch einmal auf Veränderungen hin bewertet werden.

In den nächsten Abschnitten werden qualitätsbezogene Outcomes beschrieben, die Sie bei der Untersuchung der Pflegequalität in Ihre Überlegungen einbeziehen könnten. Das Assessment dieser Outcomes und die Beseitigung möglicher Mängel können die Qualität der Pflegeergebnisse weiter verbessern.

11.3.1 Pflegefachpersonen und wissenschaftliche Kompetenz

Primäres Ziel der Pflegequalitätssicherung ist es zwar, durch Beurteilungen der geltenden pflegerischen Standards die Outcomes bei den Pflegeempfangenden zu verbessern, wichtig ist aber auch die Beurteilung der wissenschaftlichen Kompetenz der Pflegefachpersonen. Wird deren wissenschaftliche Kompetenz evaluiert und daraufhin verbessert, verbessern sich letztlich auch die Integration von Wissen in den Pflegealltag und die Versorgungsqualität. Oft sind die im jeweiligen Arbeitsbereich geltenden pflegerischen Standards die Ausgangsbasis für weitergehende Forschungen zur Überprüfung der Versorgungsqualität. Diese mögen wohl begrenzt sein und keine hohe wissenschaftliche Kompetenz verlangen, weil die üblichen pflegerischen Standards meist nur minimale Ansprüche an die Pflegepraxis stellen. Wenn Sie eine Evaluierung der pflegerischen Standards planen, sollten Sie aber überlegen, welche Ergänzungen dieser Standards auch die wissenschaftliche Kompetenz erfassen.

Bitte überlegen Sie …

Soll auf Ihrer Station ein bestimmtes *caring*-Verhalten implementiert werden, sollten die pflegerischen Standards, als Teil der wissenschaftlichen Kompetenz professionell Pflegender, diese Verhaltensweisen benennen oder fordern. Bei der Untersuchung der wissenschaftlichen Kompetenz der Pflegefachpersonen kann sich herausstellen, dass ihr *caring*-Verhalten gestärkt und damit ihre wissenschaftliche Kompetenz verbessert werden muss.

In diesem Beispiel verlangt die Verbesserung der wissenschaftlichen Kompetenz von Pflegefachpersonen mehr als das Assessment der für die Patientensicherheit erforderlichen pflegerischen Mindeststandards. Wichtig ist vielmehr die Evaluation von Merkmalen wissenschaftlicher Kompetenz, die eine exzellente Pflege ermöglichen. Anschließend können Bereiche, die gestärkt werden müssen, bearbeitet werden. Wissenschaftlich kompetente Pflegefachpersonen werden beispielsweise eher erkennen, wie ihr eigenes Selbst und die Umgebungsfaktoren die Pflege beeinflussen.

11.3.2 Funktionale Outcomes

Pflegequalität und deren-Outcomes werden auch daran gemessen, wie effizient und effektiv die Pflege erbracht wird und ob jede einzelne Pflegefachperson reibungslos mit allen anderen zusammenarbeitet. Werden für einen Pflegebereich Umgebungsfaktoren identifiziert, die qualitativ hochwertige Outcomes vereiteln und deshalb verbessert werden müssen, müssen die Veränderungsvorschläge und die eine Verbesserung anzeigenden Faktoren spezifiziert, beurteilt und letztlich verändert werden. Nach Ermittlung der Ausgangsdaten kann die Arbeitseffektivität gemessen und können die Messergebnisse verglichen werden. Funktioniert der Pflegebericht nicht effektiv und unterbleibt das Assessment von Faktoren, die mit Effektivität zu tun haben, werden die Ergebnisse der Pflegequalitätsprüfung nicht wirklich hilfreich sein. Werden funktionale Outcomes nicht ermittelt, erfahren wir nichts über die reibungslosen Arbeitsabläufe des Pflegebereichs bzw. den vorhandenen Verbesserungsbedarf. Die funktionalen Outcomes spiegeln in vielerlei Hinsicht die ästhetische Qualität des Pflegebereichs – in einem ineffizient arbeitenden Pflegebereich wird deshalb auch die Wissensintegration weniger effizient sein.

11.3.3 Berufszufriedenheit

Die Zufriedenheit von Pflegefachpersonen mit ihren Aufgaben ist eng mit besserer Wissensintegration verbunden. Die Berufszufriedenheit hängt von verschiedenen Faktoren ab, etwa von den Arbeitsbedingungen, vom Teamgeist, der persönlichen Erfüllung sowie der subjektiven Bewertung der verschiedenen Vorzüge und Belastungsfaktoren. Die Evaluationsforschung soll dieses Outcome einschließen, weil davon auszugehen ist, dass zufriedenere Pflegefachpersonen eher bereit sind, Wissensexpressionen in ihr Handeln zu integrieren und damit die Qualität ihrer Pflegepraxis zu verbessern.

11.3.4 Pflegequalität aus Sicht der Pflegeempfangenden

Menschen mit Pflegebedarf können befragt oder begutachtet werden, um zu ermitteln, wie sie die Qualität ihrer pflegerischen Versorgung vor, während und nach den wissenschaftlichen Qualitätssicherungsprozessen empfinden. Das Assessment kann bestimmten Aspekten ihrer Zufriedenheit gelten, etwa der Zufriedenheit mit spezifischen Dimensionen der Pflege, der wahrgenommenen Unterstützung durch die Pflege oder auch Unzufriedenheit. Häufen sich die Antworten auf eine der Fragen signifikant, ist das meist ein Hinweis auf Stärken oder auf bestimmte Bereiche, die verbesserungswürdig sind.

Wie die Menschen in unserer Obhut ihre pflegerische Versorgung wahrnehmen, kann erhellen, in welchen Bereichen eine bessere Integration der Wissensexpressionen erforderlich ist. Gut möglich, dass Pflegeempfangende das Selbst der Pflegefachperson loben oder auf ästhetische Mängel ihres Pflegehandelns hinweisen. Das Pflegesystem zu steuern, kann recht schwierig sein, gut möglich aber auch, dass viele Fälle angemessener pflegerischer Versorgung sichtbar werden.

WARUM IST DAS WICHTIG?

Zahlreiche Faktoren auf den verschiedensten Ebenen beeinflussen, inwieweit das Wissen aller Muster ins klinische Setting integriert wird. Unserer Auffassung nach wird die Pflegequalität in jedem Setting von der Integration der Wissensmuster bestimmt – von der Integration von empirischem, emanzipatorischem, ethischem, ästhetischem und persongebundenem Wissen.

Wissen wurde in der Pflege von jeher hoch geschätzt; die aktuellen Trends in der Pflegepraxis und der Pflegeausbildung fahren damit fort, nicht nur empirisches Wissen für den Pflegealltag zu stärken, sondern fokussieren zudem die Notwendigkeit, die Wissensexpressionen sämtlicher

Wissensmuster zu stärken. Dazu gehört evidenzinformierte Pflegepraxis (auch evidenzbasierte Praxis genannt), der DNP, der Ruf nach Translationsforschung und der zunehmende Wunsch nach weiteren Qualitätssicherungsmaßnahmen, die die Profession stärken, indem sie beste Pflegepraxis fördern.

An dieser Stelle sei auch erwähnt, dass nicht nur Pflegeexpertinnen und Pflegeexperten (*practitioners*) und diejenigen, die Pflegewissen entwickeln, eine signifikante Rolle in der Gesundheitsversorgung spielen. Alle, die Pflegewissenschaft, Pflegebildung und die Pflegepraxis unterstützen, leisten einen Beitrag und sorgen dafür, dass die Ziele professioneller Pflege erreicht werden und unser Pflegehandeln die Gesundheit der uns anvertrauten Menschen fördert.

11.4 … braucht es ein ganzes Dorf

Der Kontext, in dem Pflege stattfindet – die Umgebungsbedingungen, die sich auf die direkte Pflege auswirken und sie unterstützen – beeinflusst auf signifikante Weise die Qualität des Wissens, das in die Pflegepraxis integriert und zum pflegerischen Gesamtwissen wird (Galuska 2012). Der Kontext kann Bedingungen aufweisen, die die Wissensentwicklung in allen Wissensmustern anregen, leiten und unterstützen. Der Kontext kann aber auch der Vernachlässigung und Missachtung von Wissen und Wissensentwicklung quer durch alle Wissensmuster Vorschub leisten. Wir sind der Meinung, dass jede Pflegefachperson in einer aktiven Pflegerolle das Konzept der Wissensmuster verstehen und die verschiedenen Wissensmuster in ihre jeweiligen verschiedenen Bereiche integrieren muss. In gewisser Hinsicht fokussiert der Schwerpunkt hin auf das pflegerische Gesamtwissen auch die Wurzeln der Pflege vor der Wende hin zu der Dominanz von (Natur-) Wissenschaft und traditionellen Forschungsmethoden ungefähr in den 1950er Jahren. Inzwischen gibt es Hinweise, dass die Pflege das Gesamtwissen stärker in den Blick nimmt (Jacobs 2013; Kagan, Smith und Chinn 2014; Thorne und Sawatzky 2014). In diesem Abschnitt beschäftigen wir uns mit dem breiteren Kontext der Pflege und gehen der Frage nach, wie und weshalb Lehrende, Verwaltungsleute, Forschende und politische Entscheidungsträger alle Wissensmuster beachten können und beachten müssen.

11.4.1 Pflegelehrpersonen und pädagogisch-didaktische Überlegungen

Zu den pädagogisch-didaktischen Überlegungen gehören die Betrachtung der formalen Lehrpläne sowie die alltäglichen Interaktionen mit Studierenden in der klinischen und hochschulischen Umgebung. Wir schlagen vor, dass alle Teilnehmenden in Ausbildungs-/ Lernsituationen ein Anrecht darauf haben, dass das Gesamtwissen und wissen berücksichtigt wird. In den Curricula wird weiterhin empirisches Wissen bevorzugt und oft wird weiterhin eine medizinische Perspektive vermittelt, welche eine gebührende Betrachtungsweise einer anderen Art und Weise von wissen vernachlässigt. Beide, Studierende und Lehrende, können dafür sorgen, dass Erfahrungen mit ethischem, ästhetischem, persongebundenem und emanzipatorischem Wissen in Lernsituationen integriert werden.

Pflegepläne können Assessments, die sich auf jedes der Wissensmuster beziehen, mit einbeziehen. Wenn Studierende und Lehrende ihre klinischen Lernerfahrungen reflektieren, können sie erkennen, wie Wissen, das aus jedem der unterschiedlichen Wissensmuster herrührt, dazu beitragen kann, die Pflege zu verbessern. Existiert bereits eine Vorlage für einen Pflegeplan, sollte geprüft werden, ob und inwieweit er die einzelnen Wissensmuster einbezieht.

Bitte untersuchen Sie unbedingt auch die Aussagen zur Philosophie, zur Absicht oder zum Zweck und zu den formalen Zielen der Pflege in Ihrem Bildungsprogramm und überlegen Sie, ob diese den Einbezug aller Wissensmuster ausreichend fördern. Lehr- und Lernmethoden, die das Wissen aller Wissensmuster weiterentwickeln und vermitteln, münden in eine ganzheitlichere, auf dem Gesamtwissen der Pflege beruhende pflegerische Versorgung. Weil Menschen ihre Gesundheit stets „ganzheitlich" erleben und definieren, was einfach mehr als eine Diagnose umfasst oder die „derzeitigen Beschwerden", bietet jede Lernsituation allen Beteiligten die Möglichkeit, die einzelnen Wissensmuster abzurufen und sich in Wissensintegration zu üben.

Pflegelehrende, die publizieren oder in anderer Form über die Implementierung der Wissensmuster im Studium und in klinischen Settings informieren, haben beträchtlichen Einfluss und können den Fokus der Pflege auf alle Wissensmuster in der Disziplin verstärken. Sie sollten aber nicht nur andere an ihren Erfahrungen in der Lehre zu allen Wissensmustern teilhaben lassen, sondern auch selbst aus bereits vorhandenen Informationen in der Literatur über die Bedeutung der Muster in Bezug auf Gesundheit und Kranksein Nutzen ziehen, um ihre Lehre zu verbessern.

Wenn über die Grundlagen pflegerischer Entscheidungsfindungsprozesse gesprochen wird, können Lehrende und Lernende den Wert empirischer Evidenz ermitteln und fragen, inwieweit sich diese Evidenz in einer bestimmten Situation anwenden lässt. Ein erweiterter Fokus, die ausdrückliche Erwähnung evidenzinformierter Pflegepraxis und der Rückgriff auf persongebundenes, ästhetisches, ethisches und emanzipatorisches Wissen, um zu ermitteln, welcher Pflegeansatz in einer bestimmten Situation der Beste ist, führt zu Entscheidungen, die allen Aspekten der Situation gerecht werden (Thorne und Sawatzky 2014). Wird die evidenzinformierte Pflegepraxis stärker in den Blickpunkt gerückt, wächst das Verständnis für alle Faktoren innerhalb aller Wissensmuster, was sich nicht nur auf die Art, wie Wissen generiert wird, sondern auch auf die Nutzung des Wissens auswirkt.

Ferner gilt es, Studierende und Lehrende, die sich für alternative oder nicht-traditionelle Forschung interessieren, zu ermutigen. Sie sollen die Erlaubnis bekommen, Wissen zu erkunden, das außerhalb des Bereichs des traditionellen, ja sogar außerhalb nicht-traditionellen empirischen Wissens liegt, was eine Chance sein kann, das Wissen nicht-empirischer Wissensmuster zu erkunden. Dadurch wird das für die Integration in den Pflegealltag zur Verfügung stehende Wissen erweitert. Wichtig ist auch, dass an alternativer Wissensentwicklung interessierte Lehrkräfte die Führungspersonen in der Verwaltung über das Wesen der Pflegepraxis und den hohen Stellenwert eines breiten Forschungsfokus aufklären. Fachfremde Personen in leitenden Positionen, die über die Inhalte der Pflegebildung bestimmen, begegnen solchen Forschungen oft mit Geringschätzung und haben ein stereotypes Verständnis von dem, was Pflegefachpersonen tun, und vom Fundament, auf dem unser Handeln basiert.

11.4.2 Verwaltung und administrative Überlegungen

Administrative Überlegungen gelten Pflegefachpersonen und ihren Verbündeten, die das Umfeld, in dem sie tätig sind und sich Pflegestudierende bewegen, unterstützen und erhalten. Unsere Empfehlungen für eine stärkere Berücksichtigung der fünf Wissensmuster richten sich an Management, Verwaltung und diejenigen, die Führungsrollen in der Gesundheitsversorgung einnehmen.

Wo immer es möglich ist, sollten Verwaltungspersonen, die mit der Pflege befasst sind, die Bedeutung aller Wissensmuster hervorheben. Ihr Engagement zeigt sich in der Unterstützung von Forschungsprojekten und Untersuchungen, die Wissen aller Muster generieren, evaluieren oder in anderer Form berücksichtigen. An der Pflege interessierte Verwaltungsleute sollten die Mittel für unkonventionelle Forschungsvorhaben und fortlaufende Programme bereitstellen, aber auch bei den regelmäßig stattfindenden Mitarbeitendengesprächen formell ermitteln, wie es um die Pflegequalität bestellt ist und ob die erbrachte Pflege die ganze Bandbreite des Wissens spiegelt.

Nur wenn sich eine Institution kontinuierlich bemüht, sämtliche Wissensmuster zu unterstützen und zu fördern, kann sie eine qualitativ hochwertige Pflege bieten. Ethikkommissionen, in denen neben Einzelpersonen mit ethischer Expertise alle in der Einrichtung tätigen Berufsgruppen vertreten sind, können ethisches Verhalten erheblich beeinflussen und unterstützen. Da die Tätigkeit von Pflegefachpersonen emotional anspruchsvoll ist und persongebundenes, ästhetisches, emanzipatorisches und ethisches Feingefühl erfordert, soll ihnen Zeit für Nachbesprechungen und zur Reflexion ihrer Erfahrungen eingeräumt werden; sie können davon enorm profitieren und dabei ihre Pflegefähigkeit stärken. Professionell Pflegende brauchen die Unterstützung der Verwaltung und müssen bei allen Diskussionen und Entscheidungen, die ihre Möglichkeiten betreffen, in ganzheitlichem Sinne zu pflegen, mit am Tisch sitzen.

Pflegefachpersonen, die in Forschung, Verwaltung und Lehre Verantwortung tragen und dabei alle Wissensmuster der Pflege im Blick haben, sollen gestützt und ermutigt werden. Wichtig ist zudem eine offene Diskussion über die Notwendigkeit, berufliche Verantwortung auch durch den Blick der Wissensmuster zu betrachten, um diese Auffassung zu verbreiten und Verständnis zu fördern (Galuska 2012).

Verwaltungen, die mit Ausbildungsinstitutionen gut zusammenarbeiten, können gemeinsam Wege überlegen, die Integration aller Wissensmuster in klinische Settings voranzubringen. Gemeinsame Seminare und Weiterbildungsangebote, die sich mit dem Thema Wissensformen beschäftigen, müssen unterstützt werden. Schließlich sollen sich Verwaltungsleute, die für den Pflegebereich verantwortlich sind, auch selbst mit der Literatur über Wissensmuster vertraut machen, um deren Bedeutung für die Pflege zu verstehen und ihr Engagement für die praktische Umsetzung und damit für eine hohe Versorgungsqualität und bessere Outcomes zu stärken.

11.4.3 Politische Entscheidungen und Unterstützung vor Ort

Politische Überlegungen gelten den Teilen öffentlicher Organisationen und Institutionen, die über Curricula, Forschung und die Pflegepraxis bestimmen. Pflegefachpersonen in sämtlichen beruflichen Rollen sowie Pflegestudierenden können eine Graswurzelbewegung zur Unterstützung von Personen anstoßen, die vor Ort in den Kommunen politisch aktiv sind und sich in entsprechenden Projekten für ein faires und gerechtes Gesundheitswesen engagieren. Wenn ein Bewusstsein für gesundheitspolitische Weichenstellungen entsteht, für Entscheidungen, die Gesundheit für alle ermöglichen und der Benachteiligung marginalisierter Gruppen entgegenwirken, wird auch der Öffentlichkeit klar, wie wichtig alle Wissensmuster sind, und wird insbesondere die Signifikanz emanzipatorischen Wissens deutlich.

Die Führungskräfte der Berufsorganisationen, etwa der *American Association of Colleges of Nursing*, der *American Nurses Association* und der *National League of Nursing*, brauchen die Unterstützung aller Pflegefachpersonen, damit sie mit stärkerer Stimme sprechen, ihre Macht nutzen und einer Politik und Entscheidungen aktiv entgegentreten können, die der Pflegequalität und den Pflegezielen schaden. Die Mitgliedschaft in einer der vielen Berufsorganisationen ermöglicht es professionell Pflegenden und Pflegestudierenden, sich an der Formulierung von Grundsatzerklärungen zu beteiligen und Empfehlungen für Curricula und Praktiken zu unterstützen, die die Sichtbarkeit und Signifikanz aller Wissensarten fördern.

Pflegefachpersonen in einflussreichen Positionen der *National Institutes of Health* und des *National Institute of Nursing Research*, die sich für eine bessere Finanzierung unkonventioneller Forschungsvorhaben einsetzen, können auch dafür sorgen, dass mehr Mittel für die Untersuchung sämtlicher Wissensmuster zur Verfügung gestellt werden. Die Aufklärung und Information gewählter Vertreterinnen und Vertreter sowie der Vorstandsmitglieder privater Stiftungen, die Forschungsprojekte unterstützen, ist eine weitere Möglichkeit, alternative Untersuchungsmethoden der verschiedenen Wissensformen zu fördern. Jede Pflegefachperson, in welcher beruflichen Rolle auch immer, kann sich Organisationen anschließen, in Gremien mitarbeiten, sich für ein öffentliches Amt bewerben und ihre Stimme erheben, um in irgendeiner Form die Entwicklung des pflegerischen Gesamtwissens zu unterstützen (Ellenbecker und Edward, undatiert).

11.5 Fazit

In diesem Kapitel lag der Fokus auf dem Kontext, in dem die unmittelbare pflegerische Versorgung stattfindet. Wir haben die Wichtigkeit betont, diesen Kontext zu unterstützen, und zwar so, dass alle Wissensmuster stärker in den Fokus rücken. Wir haben dargestellt, wie jede Pflegefachperson im Rahmen ihrer jeweiligen Tätigkeit einen Beitrag zum pflegerischen Fachwissen leisten kann. Um sicherzustellen, dass Wissen nicht unangemessen integriert wird, muss geprüft werden, ob das Wissen zu den Zielen, zum Kontext, zu den Konzepten und Annahmen passt, und muss die Suffizienz geklärt sein. Wir haben über die Natur evidenzinformierter Praxis informiert und wie in der Praxis erfahrene Pflegefachpersonen zur Generierung klinisch relevanten Wissens, das die Wissensintegration fördert, beitragen können. Ferner wurde darauf hingewiesen, dass sich Pflegequalitätsforschung modifizieren lässt und auch Indikatoren aufgenommen werden können, die auf die Integration der Wissensmuster schließen lassen. Am Ende wurde festgestellt, dass die Eigenschaften des Kontexts, in dem die klinische Versorgung stattfindet und Pflegefachpersonen Gesundheitsdienstleistungen erbringen, bei der Integration des Wissens aller Muster eine zentrale Rolle spielen.

LITERATUR

Barnard, K. E. (1981). An ecological approach to parent-child relations. In C. C. Brown (Ed.), Infants at Risk: Assessments and interventions. Madison, CT: Johnson & Johnson Pediatric Round Table.

Barnard, K. E. (1996). Influencing parent-child interactions for children at risk. In M. J. Guralnick (Ed.), The effectiveness of early intervention. (pp. 249–265). New York, NY: Brookes.

Barnard, K. E., Eyres, S., Lobo, M., & Snyder, C. (1983). An ecological paradigm for assessment and intervention. In T. B. Brazelton, & B. M. Lester (Eds.), New approaches to developmental screening of infants. (pp. 199–218). New York, NY: Elsevier.

Betts, C. E. (2009). Nursing and the reality of politics. Nursing Inquiry, 16, 261–272.

Burkhart, L., & Androwich, I. (2009). Measuring spiritual care with informatics. ANS. Advances in Nursing Science, 32, 200–210.

Butterfield, P. G. (2017). Thinking upstream: a 25-year retrospective and conceptual model aimed at reducing health inequities. ANS. Advances in Nursing Science, 40(1), 2–11. https://doi.org/10.1097/ANS.0000000000000161.

Canam, C. J. (2008). The link between nursing discourses and nurses' silence: implication for a knowledge-based discourse for nursing practice. ANS. Advances in Nursing Science, 31, 296–307.

Chesla, C. A. (2008). Translational research: essential contributions from interpretive nursing science. Research in Nursing & Health, 31, 381–390.

Chung, L. K., Cimprich, B., Janz, N. K., & Mills-Wisneski, S. M. (2009). Breast cancer survivorship program: testing for cross-cultural relevance. Cancer Nursing, 32, 236–245.

Copnell, B. (2008). The knowledgeable practice of critical care nurses: a poststructural inquiry. International Journal of Nursing Studies, 45, 588–598.

DiCenso, A., Guyatt, G., & Ciliska, D. (2005). Evidence based nursing: a guide to clinical practice. St Louis, MO: Mosby.

Doane, G. H., & Varcoe, C. (2008). Knowledge translation in everyday nursing: from evidence-based to inquiry-based practice. ANS. Advances in Nursing Science, 31, 283–295.

Doane, G. H., Browne, A. J., Reimer, J., MacLeod, M., & McLellan, E. (2009). Enacting nursing obligations: public health nurses' theorizing in practice. Research and Theory for Nursing Practice, 23, 88–106.

Ellenbecker, C. H., & Edward, J. (n.d.). Conducting nursing research to advance and inform health policy. Policy, Politics & Nursing Practice, 0(0). https://doi.org/10.1177/1527154417700634.

Fawcett, J., & Garity, J. (2008). Evaluating research for evidence-based nursing practice. Philadelphia, PA: F. A. Davis.

Fawcett, J., Watson, J., Neuman, B., Walker, P. H., & Fitzpatrick, J. J. (2001). On nursing theories and evidence. Journal of Nursing Scholarship: An Official Publication of Sigma Theta Tau International Honor Society of Nursing/Sigma Theta Tau, 33, 115–119.

Fox, N. J. (2003). Practice-based evidence: toward collaborative and transgressive research. Sociology, 37, 81–102.

Galuska, L. A. (2012). Cultivating nursing leadership for our envisioned future. ANS. Advances in Nursing Science, 35(4), 333–345. https://doi.org/10.1097/ANS.0b013e318271d2cd.

Horn, S. D., & Gassaway, J. (2007). Practice-base evidence study design for comparative effectiveness research. Medical Care, 45, S50–S57.

Jacobs, B. B. (2013). An innovative professional practice model: adaptation of Carper's patterns of knowing, patterns of research, and Aristotle's intellectual virtues. ANS. Advances in Nursing Science, 36(4), 271–288. https://doi.org/10.1097/ANS.0000000000000002.

Kagan, P. N., Smith, M. C., & Chinn, P. L. (2014). Introduction. In P. N. Kagan, M. C. Smith, & P. L. Chinn (Eds.), Philosophies and practices of emancipatory nursing: social justice as praxis. (pp. 1–20). New York, NY: Routledge Taylor & Francis Group.

Lenz, E. R. (2007). Impact on knowledge development and use in practice. In C. Roy, & D. A. Jones (Eds.), Nursing knowledge development and clinical practice. (pp. 61–77). New York, NY: Springer Publishing.

Porter, S. (2010). Fundamental patterns of knowing in nursing: the challenge of evidence-based practice. ANS. Advances in Nursing Science, 33, 1–12.

Posavac, E. J. (2010). Program evaluation: methods and case studies (8th ed.). Englewood Cliffs, NJ: Prentice Hall.

Ryan, P. (2009). Integrated theory of health behavior change: background and intervention development. Clinical Nurse Specialist: The Journal for Advanced Nursing Practice, 23, 161–172.
Schroeder, P. C., & Maibusch, R. M. (1984). Nursing quality assurance. Rockville, MD: Aspen.
Simons, H., Kushner, S., Jones, K. D., & James, D. (2003). From evidence-based practice to practice-based evidence: the idea of situated generalization. Research Papers in Education, 18, 347–364.
Smeltzer, C., Hinshaw, A., & Feltman, B. (1987). The benefits of staff nurse involvement in monitoring the quality of patient care. Journal of Nursing Quality Assurance, 1, 1–7.
The Essentials of Doctoral Education for Advanced Nursing Practice. (2006). https://www.aacnnursing.org/Portals/42/Publications/DNPEssentials.pdf
Thorne, S., & Sawatzky, R. (2014). Particularizing the general: sustaining theoretical integrity in the context of an evidence-based practice agenda. ANS. Advances in Nursing Science, 37, 1–10.

Anhang

Interpretierende Zusammenfassung: Beispiele für allgemeine theoretische Bezugsrahmen, die Aufgaben, Philosophie und Grundzüge der Pflege definieren

In diesen Zusammenfassungen werden Arbeiten präsentiert, die vor 1989 publiziert wurden. Sie sind keine vollständigen Beschreibungen oder kritischen Reflexionen des Werks der jeweiligen Theoretikerin, vielmehr interpretierende Darstellungen der theoretischen Bezugsrahmen und ihrer Hauptkennzeichen. Vor jeder Zusammenfassung steht der Titel der theoretischen Schrift, die wir dafür verwendet haben. Die ursprüngliche Terminologie wurde beibehalten. Wir weisen jedoch darauf hin, dass einige der hier vorgestellten Theoretikerinnen ihre Gedanken und Ideen weiterentwickelt und bestimmte Elemente ihrer Theorien verändert haben. Die Grundzüge ihres Werks blieben jedoch in den meisten Fällen erhalten. Die Zusammenfassungen wurden angefügt, damit die wichtigsten theoretischen Überlegungen – das Herzstück der Geschichte der Pflegetheorien – lebendig bleiben. Um ein tieferes Verständnis zu entwickeln, empfehlen wir, sich mit zeitgenössischen Theoretikerinnen zu beschäftigen, die ihre Werke derzeit aktiv weiterentwickeln, sowie die Originalschriften jeder beliebigen Theoretikerin, die sich mit Pflegethemen befasst, zu lesen, zu beschreiben und kritisch zu reflektieren.

HILDEGARD E. PEPLAU

Interpersonal Relations in Nursing, 1952
The Art and Science of Nursing, 1988

Der Patient ist ein Individuum mit Bedürfnissen und Pflege ein interpersonaler und therapeutischer Prozess. Pflege ist der gleichzeitige Einsatz von Kunst und Wissenschaft. Das globale Ziel oder die Absicht der Pflege besteht darin, aufzuklären, anzuleiten und als Kraft zu wirken, an der die Persönlichkeit reifen kann (eine neue Selbstwahrnehmung). Dieses Ziel wird erreicht, wenn die Pflegefachperson als Mittlerin von Veränderungen eine persönliche Beziehung zum Individuum, der Patientin, aufbaut, sobald ein Bedürfnis offenbar wird. Die persönliche Pflegebeziehung ermöglicht die Befriedigung der Bedürfnisse der Patientin und unterstützt beide Personen (Pflegefachperson und Patientin) mit ihren unterschiedlichen Zielen, gleiche Ziele zu entwickeln oder sich auf gleiche Ziele einzulassen. Die Beziehung zwischen Pflegefachperson-und Patientin verläuft in Phasen, in denen die Pflegefachperson die Rolle einer Ressource, eines Beratenden oder einer Ersatzperson einnimmt. Es lassen sich vier Phasen unterscheiden: Orientierung, Identifikation, Nutzung und Ablösung. Wenn eine Person ein Bedürfnis hat und Hilfe sucht, verschafft ihr die Pflegefachperson Orientierung über ihren aktuellen Zustand. In Phase 1 wird das Krankheitsgeschehen integriert. Die Person lernt die Facetten ihres Problems und erkennt das Ausmaß ihres Hilfebedarfs kennen. Sie braucht Zeit, Gelegenheit und Unterstützung, um sich orientierten, den Umgang mit Angst und Anspannung erlernen und ihren Zustand und dessen Auswirkungen auf die eigene Lebenszeit und Freiheit einschätzen zu können. Das hilft dem Patienten, das Krankheitsgeschehen nicht zu verdrängen. Nähert sich die Orientierungsphase dem Ende, beginnt die Identifikationsphase. In Phase 2 entwickelt der Patient eine von wechselseitiger Abhängigkeit, von Abhängigkeit oder Unabhängigkeit geprägte Beziehung zur Pflegefachperson. Die Pflegefachperson hilft dem Patienten, sich seines Unterstützungsbedarfs und seiner Lebensgeschichte bewusst zu werden. Die Identifikation stellt sicher, dass die Pflegefachperson die Situation des Patienten erkennt und deren interpersonelle Bedeutung versteht. Hat die Identifikation stattgefunden, beginnt Phase 3, die Nutzung. Der Patient nutzt die Beziehung und wird, am Eigeninteresse und seinen Bedürfnissen orientiert, alle angebotenen Dienstleistungen in Anspruch nehmen. Ablösung, die letzte Phase, beginnt, wenn ältere Bedürfnisse erfüllt sind und neue ausgereiftere Bedürfnisse entstehen. Wenn alle Bedürfnisse befriedigt sind, ist der Patient von seiner Abhängigkeit von anderen befreit. Die Pflege entfaltet ihre Kraft, indem sie eine aufklärende, therapeutische und interpersonale Funktion übernimmt und die Persönlichkeitsentwicklung fördert. Die einzelnen Beziehungsphasen folgen aufeinander, und der Patient übernimmt eine aktive Rolle.

In der dyadischen Pflegefachperson-Patient-Beziehung und der erweiterten Beziehung zwischen Pflegefachperson und Gesellschaft nehmen Pflegefachpersonen unterschiedliche Rollen ein, nämlich die Rolle einer außenstehenden, fremden Person, die einer Lehrerin, einer Ressource, Ersatzperson und Beraterin. Die Rollenvielfalt ist das Ergebnis der verschiedenartigen Probleme und Bedürfnisse der individuellen interpersonalen Beziehungen und der Teams sowie der unterschiedlichen Erwartungen der Gesellschaft und der Pflegeprofession. Das globale Ziel professioneller Pflege ist das gleiche wie das der Pflegefachperson-Patient-Dyaden: Sie soll einen Prozess in Gang setzen, der persönliche Entwicklung ermöglicht, indem sie Menschen beim Einsatz ihrer Kräfte und Erfahrungen unterstützt, damit sie maximal produktiv sein können.

FAYE G. ABDELLAH, IRENE L. BELAND, ALMEDA MARTIN, RUTH V. MATHENEY

Patient-Centered Approaches to Nursing, 1960

Der Patient und/oder die Familie haben pflegerelevante Probleme, bei deren Lösung die Pflegefachperson in ihrer Funktion als Fachperson behilflich ist. Sie beschäftigt sich mit folgenden 21 Problemkategorien: (1) Körperpflege/Hygiene und körperliches Wohlbefinden, (2) Aktivität und Erholung, (3) Sicherheit, (4) körperliche Abläufe, (5) Sauerstoffversorgung, (6) Ernährung, (7) Ausscheidung, (8) Flüssigkeitszufuhr und Elektrolyte, (9) Reaktion auf die Krankheit, (10) Regulationsmechanismen, (11) Sinnesfunktionen, (12) Gefühle und Reaktionen, (13) Wechselwirkungen zwischen Emotionen und Erkrankungen, (14) Kommunikation, (15) interpersonale Beziehungen, (16) Spiritualität, (17) therapeutische Umgebung, (18) Selbstwahrnehmung, (19) Akzeptanz der Einschränkung, (20) Ressourcen zur Problemlösung, (21) die Rolle sozialer Probleme während der Erkrankung.

Pflegeprobleme können offenkundig und klar erkennbar oder verborgen sein. Pflegefachpersonen müssen, um die Betreuungserfordernisse zu erfüllen, verborgene Probleme wahrnehmen. Für eine Pflegediagnose müssen offenkundige und verborgene Probleme identifiziert werden. Problemidentifikation geht der Lösung voran. Der Pflegeprozess ist die Methode, mit der Pflegefachpersonen eine Pflegediagnose stellen und in den Fokus rücken. Das globale Ziel ist die bestmögliche Funktionsfähigkeit des Patienten.

In der Pflege spielt eine individualisierte pflegerische Versorgung eine wichtige Rolle. Patient:innen und Pflegefachpersonen sollen sich beide der Ganzheitlichkeit eines jedes Menschen und der Notwendigkeit bewusst sein, in allen Phasen der Erkrankung die Pflegekontinuität zu wahren. Individualisierte Pflege erfordert Veränderungen im Bereich der Organisation und Durchführung von Pflegedienstleistungen sowie im Bereich der Pflegebildung.

IDA J. ORLANDO

The Dynamic Nurse-Patient Relationship: Function, Process, and Principles, 1961
The Discipline and Teaching of Nursing Process: An Evaluation Study, 1972

Der Patient ist ein Individuum mit einem Bedürfnis, das, wenn es erfüllt ist, Belastungen reduziert, angemessenes Verhalten vermehrt oder das Wohlbefinden steigert. Zu den Bedürfnissen gehören auch Erfordernisse, um ärztliche Anordnungen durchzuführen und andere typische Erfordernisse. Das Handeln der Pflegefachperson soll Bedürfnisse erfüllen und damit Belastungen lindern.

Patient:innen mit Bedürfnissen verhalten sich verbal und nonverbal auf bestimmte Weise. Die Pflegefachperson reagiert auf dieses Verhalten, indem sie die Bedeutung der Belastung/des Leidens/der Verzweiflung ermittelt, überlegt, wie sie dem Patienten Erleichterung verschaffen könnte und schließlich entsprechend handelt. Belastung, Leiden und Verzweiflung können folgende Ursachen haben: (1) temporäre oder permanente körperliche Einschränkungen, (2) schädliche Reaktionen des Settings, etwa fehlinterpretiert werden oder fehlinterpretieren, (3) Kommunikationsunfähigkeit.

Eine Pflegesituation besteht aus drei Elementen – Patient:innenverhalten, Reaktionen der Pflegefachperson und Pflegehandlungen. Patient:innenverhalten und Reaktionen der Pflegefachperson entsprechen der Assessmentphase des Pflegeprozesses und gehen mit fortlaufenden Interaktionen mit der Pflegefachperson einher. Hat sie das Bedürfnis zweifelsfrei ermittelt, handelt sie automatisch oder überlegend-abwägend. Automatische Handlungen dienen nicht der Befriedigung eines unmittelbaren Bedürfnisses, während wohlüberlegte Pflegehandlungen die ermittelten Bedürfnisse erfüllen. Automatische Aktivitäten schaffen Probleme und lösen situationsbedingte Konflikte aus, was sich in Form von unerfüllten Bedürfnissen und Kooperationsverweigerung zeigt (d. h., das Problem wird nicht gelöst).

Bewusste und wohlüberlegte Handlungen ermöglichen die Lösung von Problemen und verhindern Probleme. Nach Durchführung einer Pflegemaßnahme evaluiert die Pflegefachperson das Patient:innenverhalten, um festzustellen, ob ihr Handeln das Bedürfnis erfüllt und das Leiden gelindert hat. Das globale Ziel besteht darin, Bedürfnisse zu befriedigen und so Belastungen zu verringern.

ERNESTINE WIEDENBACH

Clinical Nursing: A Helping Art, 1964

Der Patient ist ein Individuum, das behandelt oder gepflegt wird und Bedürfnisse hat. Bedürfnisse sind Erfordernisse, die in bestimmten Situationen der Erhaltung oder Stabilität dienen und von dem einzelnen als Bedürfnis nach Hilfe wahrgenommen werden, das entweder von der Person selbst oder anderen erfüllt werden kann. Es kann auch sein, dass jemand Bedürfnisse hat und keine Hilfe sucht oder sich selbst hilft, ohne überhaupt ein Bedürfnis wahrzunehmen. Hilfe wird definiert als „Maßnahmen oder Handlungen, die von einem Menschen gebraucht oder gewünscht werden und seine Fähigkeit, die Situation angemessen zu bewältigen, wiederherstellen oder verstärken" (S. 6). In der Pflege geht es um die Bedürfnisse der Patient:innen nach Hilfe. Die klinische pflegerische Versorgung besteht aus dem, was Pflegefachpersonen tun und wie sie es tun. Klinisches Pflegehandeln wird durch folgende vier Komponenten bestimmt: (1) Philosophie, (2) Zweck/Absicht, (3) Pflegealltag und (4) Kunst.

Philosophie ist die persönliche Haltung der Pflegefachperson, ihre Realitätswahrnehmung, Zweckerfüllung ist das übergeordnete Ziel. Ziel der Pflege ist es, „dem einzelnen Menschen dabei behilflich zu sein, Hindernisse zu überwinden, die seine Fähigkeit beeinträchtigen, auf Anforderungen zu reagieren, die durch die Realität seines Zustands, seiner Umgebung, Situation oder der Zeit an ihn gestellt werden" (S. 15). Dieses Pflegehandeln impliziert zielgerichtete, überlegte, patientenzentrierte Handlungen mit folgenden Voraussetzungen: (1) Wissen (sachbezogenes, spekulatives, praxisbezogenes Wissen), (2) Urteilsvermögen, (3) Fähigkeiten (arbeitstechnische und kommunikative). er Pflegealltag beinhaltet folgende Aspekte: (1) Identifikation des wahrgenommenen Bedürfnisses nach Hilfe, (2) Gewährung der benötigten Hilfe, (3) Überprüfung, ob die gewährte Hilfe der benötigten Hilfe entsprochen hat, (4) Koordination der Hilfe und der dafür benötigten Ressourcen (d. h. berichten, konsultieren und konferieren). Die Kunst der klinischen Pflege setzt voraus, dass Verhaltensweisen individuell interpretiert werden, damit das Bedürfnis nach Hilfe befriedigt werden kann.

Der Vorgang des Helfens wird vom Patient:innenverhalten ausgelöst, das die Pflegefachperson wahrnimmt und interpretiert. Sie interpretiert das Verhalten, indem sie ihre Wahrnehmung mit einer Erwartung oder Hoffnung vergleicht. Pflegehandlungen können rational, reaktiv und bewusst sein. Eine rationale Reaktion der Pflegefachperson beruht auf der unmittelbaren Wahrnehmung, ohne Exploration einer verborgenen Bedeutung. Starke Gefühle lösen eine reaktive Antwort aus. Bewusste, wohlüberlegte Handlungen – die erwünschte Art und Weise – erfüllen klar den Zweck der Pflege. Zur Identifikation von Bedürfnissen nach Hilfe gehören: (1) die Beobachtung von Inkonsistenzen, das Zusammentragen von Informationen darüber, wie die von Patient:innen gegebenen Hinweise zu deuten sind, oder die Feststellung der Gründe für die beobachteten Inkonsistenzen, (2) Feststellung der Ursache des Unbehagens oder des Bedürfnisses nach Hilfe, (3) Feststellung, ob der Patient seine Bedürfnisse selbst erfüllen kann oder Unterstützung braucht. Ist das Bedürfnis identifiziert, wird es erfüllt und die Hilfeleistung anschließend validiert.

Die Praxis der klinischen Pflege unterliegt professionellen, lokalen, gesetzlichen und persönlichen Beschränkungen. Sie erfährt Unterstützung durch die Pflegeadministration, die Pflegebildung, Pflegeorganisationen und durch die Pflegeforschung.. Das Ziel der direkten Pflege ist die Befriedigung der Bedürfnisse nach Hilfe, wobei die Pflegepraxis und der Pflegeprozess integriert werden. Übergeordnete Pflegeziele der professionellen Pflege sind der Erhalt des Lebens und Gesundheitsförderung.

LYDIA E. HALL

Another View of Nursing Care and Quality, 1966

Die Patientin ist eine Einheit, die aus drei, sich überlappenden Teilaspekten besteht: (1) der Person (*Core*-Aspekt), (2) dem pathologischen Zustand und der Behandlung

(*Cure*-Aspekt), (3) dem Körper/Leib (*Care*-Aspekt). Die Pflegefachperson übernimmt die körperliche Versorgung. Durch dieses Versorgen kann sie trösten und etwas über die Erkrankung der Patientin, den Behandlungsaspekt und die Person selbst lernen. Das Verstehen, das aus der Integration der drei Teilaspekte resultiert, befähigt die Pflegefachperson eine effektive Lehr- und Unterstützungsperson zu sein. Die Patientin lernt und wird in ihrer Person gefördert(d. h. im *Core*-Aspekt). Diese sorgende Förderung führt zu einer effektiven Rehabilitation, einem höheren Maß an Selbstverwirklichung und zu Eigenliebe.

Pflege findet in einer von zwei Phasen der medizinischen Versorgung statt. Phase 1 der medizinischen Versorgung ist die Diagnose- und Behandlungsphase; Phase 2 ist die der evaluierenden Nachsorge. Die professionelle Pflege kommt in Phase 2 zum Tragen, und professionelles Pflegehandeln erfordert ein Setting, in dem Erkrankte ungehindert lernen können. Ziel der Pflegefachperson in dieser Phase ist, den Erkrankten beim Lernen zu helfen. Die Lernmotivation wird gestärkt, indem die Lernziele des Erkrankten unterstützt werden und nicht die Behandlungsziele der Ärztin. Haben sich Erkrankter und Pflegefachperson über die Lernziele geeinigt und damit die Motivation gesichert, wird der Erkrankte lernen, Selbstfürsorge, Rehabilitation und Eigenliebe werden folgen. Das globale Ziel des Erkrankten ist die Rehabilitation, die ihn wiederum befähigt, ein höheres Maß an Selbstverwirklichung und Eigenliebe zu entwickeln.

VIRGINIA HENDERSON

The Nature of Nursing, 1966

Der Patient ist ein Individuum, das Hilfe braucht, um seine Unabhängigkeit wiederzuerlangen. Die Pflegefachperson unterstützt den einzelnen Menschen, ob krank oder nicht, dabei, Handlungen durchzuführen, die seiner Gesundheit oder Genesung oder einem friedlichen Tod dienen – Handlungen, die die Person selbst und ohne Hilfe ausführen würde, wenn sie über die dazu erforderliche Stärke, den Willen und das Wissen verfügte. Der Pflegeprozess soll diese so schnell wie möglich erreichen, wobei das Ziel die Unabhängigkeit ist. Die Pflegefachperson leitet und lenkt diesen Prozess unabhängig von Ärzt:innen. Die Hilfe hin zur Unabhängigkeit wird von der Pflegefachperson in folgenden Bereichen selbständig gegeben: (1) Atmung, (2) Essen und Trinken, (3) Ausscheidung, (4) Bewegung und Körperhaltung, (5) Schlaf und Ruhe, (6) sich Kleiden, (7) Erhalt der normalen Körpertemperatur, (8) Reinigung und Pflege des Körpers und Schutz der Haut, (9) Vermeidung von Gefahren in der Umgebung und der Verletzung anderer, (10) Kommunikation, (11) Religionsausübung, (12) Arbeit, (13) Spiel und Teilnahme an Freizeitaktivitäten, (14) Lernen und Neues entdecken. Pflege als Profession kann daran gemessen werden, inwieweit es ihr gelingt, das Individuum in die Lage zu versetzen, sich diese Bedürfnisse selbst zu erfüllen. Die Rolle und Funktionen professioneller Pflege variieren je nach Situation. Das Gesundheitsteam kann in Form eines Tortendiagramms dargestellt werden: In manchen Situationen übernehmen bestimmte Gesundheitsfachpersonen keine Rolle. Zwar spielen die Familie und der Patient immer eine Rolle, die Größe der Tortenstücke der Teammitglieder richtet sich jedoch nach (1) dem Problem des Patienten, (2) der Fähigkeit des Patienten, sich selbst zu helfen, (3) den für die Hilfe vorhandenen Ressourcen. Das Hauptziel der Pflege, dem Patienten zu größtmöglicher Unabhängigkeit zu verhelfen, setzt empathisches Verständnis und umfangreiches Wissen voraus. Eine Pflegefachperson, die auf der Grundlage echten Interesses empathisches Verständnis für den Patienten hat, kann den Angehörigen helfen, die Bedürfnisse des Patienten zu erkennen. Letztlich ist es Ziel der Pflegefachperson, eigenständig solche Patienten zu pflegen, denen das Wissen, die körperlichen Kräfte oder die Willensstärke zur Verwirklichung der Unabhängigkeit fehlen. Wegen dieser Aufgabe suchen und fördern Pflegefachpersonen Forschung, Bildung und Settings, in denen es möglich ist, dieses Ziel zu erreichen.

JOYCE TRAVELBEE

Interpersonal Aspects of Nursing, 1966, 1971

Pflege ist ein interpersonaler Prozess mit dem Ziel, Menschen, Familien oder Gemeinschaften dabei zu unterstützen, Krankheit und Leiden zu verhindern oder zu bewältigen und, wenn erforderlich, einen Sinn darin zu finden. Die Pflege erreicht ihr Ziel mithilfe einer zwischenmenschlichen Beziehung (*human-to-human-relationship*), die durch eine disziplinierte intellektuelle Herangehensweise an Probleme in Kombination mit dem therapeutischen Einsatz der eigenen Person hergestellt wird. Der Aufbau einer solchen Beziehung ist nur möglich, wenn Pflegefachperson und Patient aus ihren Rollen heraustreten, um eine Verbindung und ein harmonisches Verhältnis herzustellen, und auf das das Menschsein des Gegenübers zu reagieren. Pflegehandlungen bieten die Möglichkeit, Verbindung und Verbundenheit herzustellen und so das Ziel der Pflege zu erfüllen. Die Werte und Überzeugungen der Pflegefachperson bestimmen die Qualität ihres pflegerischen Beistands und damit ihre Fähigkeit, den Kranken bei der Suche nach dem Sinn ihrer Situation zu unterstützen.

Kranksein und Leiden sind spirituelle, emotionale und körperliche Erfahrungen. Die Pflegefachperson hilft dem kranken Menschen, Hoffnung als Möglichkeit zur Bewältigung von Kranksein und Leid zu begreifen. Kommunikation, ein zentrales Konzept bei Travelbee, impliziert Anleitung, Planung und die gezielte Lenkung der Interaktionen. Kommunikation ist das entscheidende Instrument, um Verbundenheit und ein harmonisches Verhältnis herstellen, Pflegebedürfnisse ermitteln und erfüllen und die Pflegeziele erreichen zu können. Gelungene Kommunikation setzt voraus, dass die ausgetauschten Botschaften verstanden werden. Die Pflegefachperson sollte dank ihrer Kommunikationstechniken im Stande sein, die Bedeutung der Äußerungen der Person zu erschließen und zu verstehen. Die zwischenmenschliche Beziehung entsteht in Phasen. Phase 1 ist die der ersten Begegnung, Phase 2 die des Zutagetretens der jeweiligen Persönlichkeit, Phase 3 die der Empathie, Phase 4 die der Sympathie (1971). In einer solchen Beziehung werden die Bedürfnisse der Person erfüllt. Eine geglückte Mensch-zu-Mensch-Beziehung erfordert Offenheit für die Erfahrungen anderer und die Freiheit, persönliches Wissen und persönliche Erfahrungen zur Würdigung und zum Verständnis der Erfahrungen anderer einzusetzen.

Gesundheit und Kranksein lassen sich subjektiv oder objektiv definieren. Objektive Kriterien beruhen auf kulturellen und gesellschaftlichen Normen, subjektive Kriterien kommen von der Person selbst. Für die Person ist die Bedeutung von Krankheitssymptomen (oder der Gesundheitskriterien) weitaus wichtiger als die Bezeichnung ihres Zustandes als Gesundheit oder Krankheit.

MYRA E. LEVINE

The Four Conservation Principles of Nursing, 1967
Introduction to Clinical Nursing, 1973
The Conservation Principles: Twenty Years Later, 1989

Der Mensch ist ein ganzheitliches Wesen, das mit seinen offenen fließenden Grenzen in Austausch mit seiner Umgebung steht, die perzeptiv, operational und konzeptuell sein kann, und er ist eine Einheit, deren Ganzheit und Integrität erhalten werden soll. Menschen senden Signale aus, die ihrem aktuellen Anpassungsstand entsprechen. Anpassung ist eine Form der Veränderung und Veränderung macht den Lebensprozess aus. Gelingt die Anpassung nicht, ist die Erhaltung bedroht und Anpassungsbedarf entsteht. In den ausgesendeten Signalen spiegeln sich die Anpassungsbedarfe wieder.

Pflege wirkt an der Schnittstelle zwischen den offenen fließenden Grenzen der ganzheitlichen Person und ihrer Umgebung. Die Pflegefachperson nimmt die Signale entgegen und interpretiert sie, um dann unterstützend oder therapierend zu intervenieren. Die Intervention orientiert sich an den vier Erhaltungsprinzipien: Erhaltung der Energie, der strukturalen Integrität, der persönlichen Integrität und der sozialen Integrität. Erhaltung, die auf der Einschätzung der Anpassungsbedürfnisse der Person beruht, fördert die Anpassung. Bleiben die Energie und die strukturale, persönliche und soziale Integrität einer Person erhalten – d. h., wenn die Pflegefacherperson therapeutisch tätig wird – wird die Anpassung gefördert, und die Person erreicht einen Zustand von Einheit und Integrität. Ist Erhaltung angesichts überwältigender Anpassungsbedürfnisse unmöglich, tritt der Tod ein. Unterstützende Interventionen, etwa die Begleitung eines Menschen, damit er friedlich sterben kann, sind angemessen, wenn die Anpassung unumkehrbar fehlschlägt. Pflegeziel ist die Wiederherstellung der Ganzheitlichkeit, falls Anpassungsbedürfnisse vorhanden sind, was durch die Erhaltung der vier Bereiche geschieht.

MARTHA E. ROGERS

An Introduction to the Theoretical Basis of Nursing, 1970
Nursing: A Science of Unitary Man, 1980
Science of Unitary Human Beings: A Paradigm of Nursing, 1983
Nursing: A Science of Unitary Human Beings, 1989

Der Mensch verstanden als ein einheitliches Ganzes (= unitär) ist ein Energiefeld, das mit dem Universum im Austausch steht. Die Grenzen zwischen Mensch und Umgebung sind nur begrifflich und rein willkürlich. Die Einheit von Mensch und Umgebung ist plausibel, wenn man davon ausgeht, dass Materie und Energie dasselbe sind. Der Mensch ist mehr als die Summe seiner Teile, und aus dem Studium der Teile können keine Generalisierungen im Hinblick auf das Ganze abgeleitet werden. Die Energie, aus der unitäre Menschen bestehen, und die Umgebung sind durch vier Dimensionen gekennzeichnet, die unabhängig von einem bestimmten Zeitpunkt sind. Aus den vier Konzepten – Energiefelder, Offenheit, Muster und Organisation und Vierdimensionalität – werden Prinzipien abgeleitet, die die menschliche Entwicklung erklären. Diese Prinzipien sind (1) das Integralitätsprinzip (früher Komplementarität), (2) das Resonanzprinzip, (3) das Helizitätsprinzip. Integralität bedeutet, dass menschliche und umweltbezogene Energiefelder kontinuierlich interagieren und sich beeinflussen. Unter Resonanz werden dynamische nicht-statische Wellenmuster verstanden, die von niedriger Frequenz bis zu hoher Frequenz reichen. Helizität bedeutet, dass sich das Leben in eine Richtung, auf mehreren Ebenen und in aufeinanderfolgenden Phasen entwickelt und die Veränderungen der Feldmuster innovativ, probabilistisch und zunehmend vielfältig sind.

Pflege widmet sich der Sorge um den unitären Menschen im Einklang mit Wissenschaft und Kunst. Wissenschaft erwächst aus und beruht auf Forschung und der logischen Analyse der Prinzipien der Homöodynamik. Pflegewissenschaft will beschreiben, erklären und vorhersagen. Kunst ist der phantasievolle, kreative Einsatz von Wissen und Wissenschaft. Pflegeziel ist die Maximierung des Gesundheitspotenzials der Individuen, Familien und Gruppen, entsprechend der sich ständig verändernden Natur von Gesundheit. Es wird erreicht durch den geschickten Einsatz neuer wissenschaftlicher Erkenntnisse auf der Basis der Prinzipien der Homöodynamik.

DOROTHEA E. OREM

Nursing: Concepts of Practice, 1971, 1980, 1985

Zu Orems Selbstpflege-Defizit-Theorie (*self-care deficit theory*) gehören die Konzepte (1) Selbstpflegedefizit, (2) Selbstpflege und (3) Pflegesystem. Die Selbstpflege-Defizit-Theorie postuliert, dass von der professionellen Pflege Menschen profitieren, die aufgrund gesundheitlicher Einschränkungen nicht in der Lage sind, selbst für sich zu sorgen. Sie postuliert zudem, dass Selbstpflege und die Versorgung Abhängiger natürliche erlernte Verhaltensweisen und Handlungen sind, die die menschliche Integrität, Leistungsfähigkeit und Entwicklung regulieren. Die Theorie der Pflegesysteme postuliert, dass Pflegesysteme entstehen, wenn Pflegefachpersonen Pflegehandlungen verordnen, entwickeln und durchführen, die die Selbstpflegefähigkeiten des Individuums steuern und die therapeutischen Selbstpflegeerfordernisse erfüllen.

Die Theorie geht von folgenden Prämissen aus:

- Menschen benötigen, was ihr Selbst und ihre Umgebung angeht, gezielte Anleitung, damit sie überleben und funktionieren können.
- Die Fähigkeit zu gezieltem Handeln wird bei der Selbstpflege und der Pflege anderer Menschen deutlich.
- Reifere Menschen erleben manchmal Einschränkungen ihrer Fähigkeit, sich selbst und andere zu pflegen.
- Menschen entdecken, entwickeln und vermitteln Wege, sich selbst und andere zu pflegen.
- Menschen strukturieren Beziehungen und Aufgaben, um Selbstpflege zu ermöglichen.

Menschen müssen die Selbstpflege kontinuierlich aufrechterhalten und regulieren, was sie mit gezielten sinnvollen Handlungen tun. Selbstpflegeaktivitäten erhalten Leben, Gesundheit und Wohlbefinden. Gesundheit ist der Zustand einer strukturell und funktional heilen Person mit körperlicher und geistiger Leistungsfähigkeit. Wohlbefinden ist ein Zustand, gekennzeichnet durch Gefühle von Zufriedenheit, Freude, Glück, dem Gefühl, dem Selbstideal näherzukommen, und der kontinuierlichen Persönlichkeitsentwicklung.

Es gibt drei Selbstpflegeerfordernisse, nämlich allgemeine, entwicklungsbedingte und gesundheitsbezogene. Allgemeine Selbstpflegeerfordernisse sind allen Menschen gemeinsam und werden durch Handlungen zum Erhalt der Lebensprozesse erfüllt.

Entwicklungsbedingte Selbstpflegeerfordernisse verlangen nach allen Handlungen, die zur Förderung menschlicher Entwicklungsprozesse im gesamten Lebenszyklus notwendig sind. Gesundheitsbezogene Selbstpflegeerfordernisse gebieten Selbstpflegehandlungen, die Störungen oder Abweichungen von der normalen Struktur und Integrität verhindern, sowie Maßnahmen, die den Umfang und die Auswirkungen solcher Störungen beeinflussen.

Gesunde Erwachsene können sich selbst pflegen, während Kinder, alte Menschen, Kranke und Menschen mit Behinderung bei ihren Selbstpflegeaktivitäten unterstützt werden müssen. Ist das Selbstpflegevermögen von Pflegeempfangenden aufgrund des Gesundheitszustands oder des hohen Pflegebedarfs eingeschränkt, greift die professionelle Pflege ein und erbringt die erforderliche Dienstleistung. Patienten sind demnach Menschen mit gesundheitsbezogenen Selbstpflegedefiziten. Zwei Variablen beeinflussen diese Defizite: das Selbstpflegevermögen (Fähigkeit) und der Selbstpflegebedarf.

Selbstpflegevermögen wird erlernt und ist wohlüberlegtes Handeln. Pflegefachpersonen, die sich ja hauptsächlich um Patient:innen mit gesundheitsbedingt eingeschränktem Selbstpflegevermögen kümmern, müssen deren Selbstpflegevermögen exakt einschätzen. Um die angemessene Pflegemethode wählen zu können, brauchen Pflegefachpersonen Informationen über Defizite und deren Ursachen.

Pflegefachpersonen regulieren oder entwickeln das Selbstpflegevermögen und die Fähigkeit des Patienten, seine therapeutischen Selbstpflegeerfordernisse zu erfüllen. Pflege ist eine Dienstleistung, Pflegefachpersonen handeln für andere, leiten andere an, unterstützen und unterweisen sie und stellen eine entwicklungsfördernde Umgebung zur Verfügung. Ihre Pflegekompetenz variiert und hängt von der beruflichen Vorbildung, ihrer Einschätzung der Pflegesituation, der Beherrschung praktischer Pflegetechniken und ihrer Fähigkeit ab, andere zu akzeptieren, mit anderen zu arbeiten und für andere zu sorgen.

Pflegesysteme können vollständig kompensatorisch, partiell kompensatorisch und unterstützend-edukativ sein. Das vollständig kompensatorische System ist bei Personen angezeigt, die ihre Umgebung nicht mehr wahrnehmen und Informationen nicht verarbeiten können. Sie können ihre Bewegungen und ihre Körperhaltung nicht steuern und reagieren auf keine Reize. Das partiell kompensatorische System wird gewählt, wenn Patient:innen aufgrund ihres pathologischen Zustands oder einer Verletzung in ihren Bewegungen eingeschränkt sind oder sich aufgrund ärztlicher Anordnungen möglichst wenig bewegen dürfen. Das unterstützend-edukative System wird empfohlen, wenn die Person Selbstpflegemaßnahmen erlernen muss und dabei Anleitung und Unterstützung braucht. Pflegesysteme sollen das Selbstpflegevermögen regulieren und die therapeutischen Selbstpflegeerfordernisse erfüllen.

IMOGENE M. KING

Toward a Theory of Nursing: General Concepts of Human Behaviour, 1971
A Theory of Nursing: Systems, Concepts, Process, 1981
King's General Systems Framework and Theory, 1989

Der Patient ist ein personales System innerhalb einer Umgebung, das mit anderen personalen Systemen koexistiert. Individuen bilden Gruppen, die aus interpersonalen Systemen bestehen und ihrerseits zu sozialen Systemen beitragen. Patient und Pflegefachperson bilden demnach ein personales System innerhalb interpersonaler und sozialer Systeme. Die Pflegefachperson muss bestimmte Aspekte aller drei Systeme verstehen. Die für jedes System genannten Konzepte beeinflussen die Funktionsfähigkeit des Gesamtsystems. Es gibt drei Hauptkonzepte: (1) Wahrnehmung (personales System), (2) Organisation (soziales System), (3) Interaktion (interpersonales System). Die Subkonzepte im personalen System sind das Selbst, Körperbild, Wachstum und Entwicklung, Zeit, Raum und Lernen. Die Pflegefachperson muss Kenntnisse über Rollen, Kommunikation, Transaktionen und Stress haben, um die für das Funktionieren des interpersonalen Systems entscheidenden Interaktionen zu verstehen. Da Individuen innerhalb sozialer Systeme interagieren – in Familien, Glaubensgemeinschaften, Schulen und Betrieben – müssen Pflegefachpersonen, um angemessen reagieren zu können, auch über organisationsbezogene Konzepte informiert sein, nämlich über Macht, Autorität, Kontrolle, Status und Entscheidungsfindung.

Im Mittelpunkt der Pflege steht der Mensch im Systemkontext. Gesundheit ist das Ziel. Pflegefachpersonen helfen Individuen, Gesundheit zu erlangen, zu bewahren oder wiederherzustellen, mit einer chronischen Erkrankung oder einer Behinderung zu leben oder in Würde zu sterben. Die Interaktionen von Individuen mit der Umwelt haben entscheidenden Einfluss auf Leben und Gesundheit. Pflegefachperson und Patient begegnen sich in einer Gesundheitspflegeeinrichtung – ein Patient, der Hilfe braucht, und eine Pflegefachperson, die Hilfe anbietet. Pflegefachperson und Patient nehmen einander wahr, dann agieren und reagieren, interagieren und transagieren sie. Im Laufe dieses Prozesses werden die Krankheitssymptome erkannt, Entscheidungen über gemeinsame Ziele getroffen und Patienten motiviert, den Verlauf zu steuern, damit die Ziele erreicht werden. Transaktionen (gemeinsame zielgerichtete Handlungen) sind die Voraussetzung für Zielerreichung und bestehen aus sozialem Austausch, Verhandlungen und Absprachen sowie einem gemeinsamen Bezugsrahmen zur einvernehmlichen Zielsetzung. Transaktionen erfordern eine korrekte Einschätzung der Pflegefachperson-Patient-Interaktionen und die Kongruenz von Rollenerfüllung und Rollenerwartung auf beiden Seiten. Finden Transaktionen statt, werden Ziele erreicht, stellt sich Zufriedenheit ein, findet effektive Versorgung statt und werden Wachstum und Entwicklung gefördert. Ziel der Interaktion im Pflegeprozess ist Transaktion, die es ermöglicht, gesteckte Ziele zu erreichen, nämlich die Förderung und den Erhalt von Gesundheit und Genesung.

CALLISTA ROY

Introduction to Nursing: An Adaptation Model, 1976, 1984
The Roy Adaptation Model, 1980, 1989
Theory Construction in Nursing: An Adaptation Model, 1981 (with S. Roberts)

Der Mensch ist ein adaptives System. Zu den Inputs in das System gehören: (1) drei Reizkategorien (fokale, kontextuelle, residuale Reize), die aus dem Menschen selbst und der äußeren Umgebung kommen, (2) das Adaptationsniveau. Das Adaptationsniveau ist veränderlich, besteht aus den drei Reizkategorien und repräsentiert den Grad der Fähigkeit einer Person, in einer Situation positiv und adaptiv reagieren zu können.

Die Inputs erfolgen durch zwei interne Mechanismen zur Adaptation, nämlich dem regulativen und kognitiven Subsystem, die als Bewältigungsmechanismen gelten. Der regulative Mechanismus ist eine automatische neuroendokrine Reaktion, während die kognitiven

Subsysteme die Wahrnehmung, Informationsverarbeitung und die von Lernen und Emotionen beeinflussten Urteile repräsentieren. Die Coping- oder Bewältigungsaktivität kann zum Erhalt der Integrität beitragen oder nicht. Ein Pflegeproblem liegt vor, wenn die Bewältigungsstrategie ungeeignet ist, weil ein Bedürfnisüberschuss oder -defizit vorliegt.

Die regulativen und kognitiven Vorgänge sind durch adaptive Modi gekennzeichnet. Die Aktivität der regulativen und kognitiven Subsysteme äußert sich in Form dieser Modi (physiologischer Modus, Selbstkonzept-, Rollenfunktions-, Interdependenzmodus). Der Output des adaptiven Systems (der Person) kann eine adaptive oder eine ineffektive Reaktion sein. Adaptiv sind Reaktionen, die den Adaptationszielen entsprechen (Reaktionen, die Wachstum, Überleben, Reproduktion und Rollenbeherrschung unterstützen). Adaptation ist eine kontinuierliche zweckmäßige Reaktion. Adaptive Reaktionen tragen zur Gesundheit und zum Prozess der Integration und Ganzheit bei, ineffektive tun das nicht.

Die Pflegefachperson nutzt den Pflegeprozess, um bei Krankheit und/oder Gesundheit die Anpassung in allen vier Adaptationsmodi zu fördern und ineffektive Reaktionen zu verringern, damit der Patient die freigesetzte Energie für einen Beitrag zu Gesundheit und Wohlbefinden nutzen kann. Die Reaktionen des Systems werden in allen vier Modi eingeschätzt (die Verhaltensweisen werden anhand objektiver und subjektiver Daten beschrieben; erster Assessmentschritt). Das Verhalten kann mithilfe von Beobachtung, Messungen oder Interviews eingeschätzt werden. Dann erfolgt eine vorläufige Einschätzung der Verhaltensweisen als adaptiv oder ineffektiv und werden Stimuli identifiziert, die das Adaptationssystem beeinflussen (zweiter Assessmentschritt). Nach erfolgter Pflegediagnose werden Ziele vereinbart und Interventionen ausgewählt. Über die Ziele wird einvernehmlich entschieden, die Aufstellung einer Prioritätenliste wird empfohlen. Höchste Priorität besitzt das Ziel zu überleben, dann folgt die Förderung von Wachstum, die Sicherung des Fortbestands der Spezies oder der Gesellschaft und das Ziel, das persönliche Potenzial voll ausschöpfen zu können. Ineffektive Verhaltensweisen begünstigende Faktoren werden verändert und das Anpassungsverhalten (d. h. das Adaptationsniveau) wird erweitert. Das Ausmaß des Anpassungsverhaltens wird ständig überprüft. Zur Evaluation der Interventionen kehrt man zum ersten Schritt des Pflegeprozesses zurück (d. h. zur Beobachtung der Verhaltensweisen des adaptiven Systems/der Person).

JOSEPHINE G. PATERSON, LORETTA T. ZDERAD

Humanistic Nursing, 1976

Die Person ist ein einzigartiges Wesen – und bleibt das auch in Pflegesituationen – das von Natur aus nach Wissen strebt. Humanistische Pflege ist eine existenzielle Erfahrung des Seins und Handelns, aus der ein fürsorglicher Umgang miteinander entsteht. Im Grunde ist Pflege eine Reaktion auf menschliche Bedürftigkeit, die man beschreiben kann, um eine humanistische Pflegewissenschaft zu begründen.

Humanistisches Pflegehandeln verlangt von den Beteiligten, sich ihrer Einzigartigkeit sowie ihrer Gemeinsamkeiten bewusst zu sein. Es verlangt nach Authentizität mit dem eigenen Selbst – ein Sich-Einlassen auf das Selbst, das auch durch Erfahrung möglich wird. Humanistisches Pflegehandeln setzt auch verantwortbare Wahlmöglicheiten voraus. Die Person soll aufgrund eigener Erkenntnisse und authentischem Wissen ihre Wahlmöglichkeiten erkennen und ihr menschliches Potenzial entwickeln. Pflege soll den Werten des Humanismus verpflichtet sein.

Eine Pflegefachperson mit diesen Einstellungen und Eigenschaften kann dem Gegenüber ihr „Mit-sein", d. h. ihre genuine Präsenz anbieten. Humanistische Pflege ist die Antwort eines Menschen auf die Not eines anderen. Auf dieser Ebene hat Pflege mit der Gesundheit-Krankheit-Dimension des Menschseins zu tun: Sie schützt und unterstützt das menschliche Sein und fördert das menschliche Werden.

MADELEINE E. LEININGER

Transcultural Nursing: Concepts, Theories, and Practices, 1978
Caring: A Central Focus for Nursing and Health Care Services, 1980
The Phenomenon of Caring: Importance, Research Questions and Theoretical Considerations, 1981
Leininger's Theory of Nursing: Cultural Care Diversity and Universality, 1988

Caring (Fürsorge) ist der zentrale und verbindende Bereich des Pflegewissens und der Arbeitsweisen. Diverse kulturspezifische Faktoren beeinflussen die Muster der Fürsorge und die Auffassungen von Gesundheit oder Wohlbefinden. Fürsorge ist helfendes, unterstützendes und förderndes Handeln zugunsten eines anderen Menschen oder einer Gruppe mit offensichtlichen oder antizipierten Bedürfnissen. Fürsorge soll die Lebensbedingungen verbessern, indem sie sorgende Verhaltensweisen, Techniken, Prozesse und Muster fördert, die der Gesundheit zuträglich sind. Professionelle Pflege ist wissenschaftliches und humanistisches Handeln, um dem Empfänger der personalisierten Dienstleistung zu helfen, gesunde Lebensbedingungen herzustellen und zu bewahren oder ein friedliches Sterben zu ermöglichen.

Menschliche Fürsorge legt Wert auf heilsame, förderliche Aktivitäten von Individuen und Gruppen auf der Basis kulturell vorgeschriebenen oder sanktionierten Hilfeverhaltens. Zu Fürsorge- und Pflegeverhalten gehören: Trost, Mitgefühl, Sorge, Copingverhalten, Empathie, Förderung, Dinge ermöglichen, Interesse, Engagement, Gesundheitsberatung, Anleitung zu gesunder Lebensführung und zum Gesundheitserhalt, Hilfestellung, Präsenz, schützendes Verhalten, stärkendes Verhalten, Information, stimulierendes Verhalten, Stresslinderung, Beistand, Unterstützung, Überwachung, Zärtlichkeit, Berührung und Vertrauen (1981). Die Kultur bestimmt die persönliche Lebensführung und die Weltanschauungen, die durch Sprache weitergegeben werden. Die Sorgemuster werden von verschiedenen kontextuellen Faktoren beeinflusst, nämlich von technologischen Umständen, religiösen und philosophischen Einflüssen, verwandtschaftlichen und sozialen Faktoren, Wertvorstellungen und Lebensweisen, politischen, juristischen, wirtschaftlichen und bildungsbezogenen Faktoren. All diese Faktoren beeinflussen die Sorgemuster und die Gesundheit von Individuen, Familien und Gruppen. Diverse Gesundheitssysteme prägen die Vorstellungen von Gesundheit. Pflege ist eines der Gesundheitssysteme, in dem sich Laienwissen und professionelle Gesundheitspflegesysteme überschneiden.

Menschliche Fürsorge ist ein universelles Phänomen, und jede Pflegesituation hat kulturübergreifende universelle Elemente. Menschen brauchen Fürsorge, um sich entwickeln, gesund bleiben und überleben zu können. Das Sorgeverhalten variiert je nach Kultur und hat verschiedene Prioritäten, Formen und Ziele. Fürsorge spielt für Heilung und Genesung eine wichtigere Rolle als die Medizin, bekommt aber weniger Anerkennung. Wirksame pflegerische Fürsorge ist von professionellem Interesse und Mitgefühl geprägt, sie wirkt stresslindernd, bietet liebevollen Beistand, Trost und Schutz. Professionelle

Pflege soll sich an wissenschaftlichen Erkenntnissen orientieren und Fürsorge ins Zentrum stellen. Fürsorge und Kultur sind untrennbar miteinander verbunden, und Pflegeverhalten soll kulturkongruent sein. Kulturspezifische Fürsorge hat eine Erhaltungs- und/oder Bewahrungsfunktion, eine Anpassungs- und/oder Verständigungsfunktion und eine Musterumstrukturierungs- und/oder Musteränderungsfunktion.

JEAN WATSON

Nursing: The Philosophy and Science of Caring, 1979
Nursing: Human Science and Human Care, 1985
New Dimensions of Human Caring Theory, 1988
Watson's Philosophy and Theory of Human Caring in Nursing, 1989

Die Werte der Pflege beruhen auf zwei Grundannahmen: (1) menschliche Zuwendung/Fürsorge (*caring*) und Liebe sind die ursprüngliche und universelle psychische Lebensenergie, (2) menschliche Zuwendung/Fürsorge und Liebe sind die Voraussetzung für unser Überleben und die Entwicklung der Menschheit zu mehr Menschlichkeit. Sorge um die eigene Person und Eigenliebe sind die Voraussetzung, um sich anderen fürsorglich und liebevoll zuwenden zu können. Heilung ist nicht das Endziel, vielmehr eine Möglichkeit sorgender Zuwendung. Wenn die Pflege an ihrem *Caring*-Gedanken festhält und ihn praktisch umsetzt, kann sie die Gesellschaft bereichern. Die Pflege ist kranken Menschen von jeher mit fürsorglicher Zuwendung begegnet, sie ist ihr Kern und der größte gemeinsame Nenner der praktischen Pflege. Menschliche Zuwendung wurde im System der Gesundheitsversorgung bislang wenig beachtet, und die *Caring*-Ideale müssen praktisch umgesetzt werden. Pflege ist transpersonale Zuwendung und leistet einen gesellschaftlichen, moralischen und wissenschaftlichen Beitrag, da sie dem Ideal der menschlichen Zuwendung und engagierten Sorge verpflichtet ist. Die obigen Annahmen begründen die Entwicklung der Pflege als Humanwissenschaft.

Menschen können Zeit und Raum transzendieren, jeder Mensch hat Geist und Seele oder einen Wesenskern, der ihn zu einer höheren Wahrnehmung des eigenen Selbst und zu einem höheren Bewusstsein befähigt, und ihm die Kraft verleiht, das Selbst zu transzendieren. Das menschliche Leben ist ein kontinuierliches (zeitliches und räumliches) „In-der-Welt-sein". Zuwendung, ein intersubjektiver menschlicher Vorgang, ist das moralische Ideal der Pflege. Pflegehandlungen haben ein Energiefeld, und Körper, Geist und Seele sind in die Wechselbeziehung zwischen Pflegekraft und Patient im Moment der Zuwendung einbezogen. Kranksein (*illness)* –nicht notwendigerweise die Krankheit (*disease*) – ist ein Zustand subjektiver Unruhe, in dem die Wahrnehmung des Selbst von der Erfahrung des Selbst getrennt ist. Gesundheit dagegen ein Zustand der Harmonie zwischen Körper, Geist und Seele, in dem Selbst-Wahrnehmung und Selbst-Erfahrung kongruent sind. Ein gesunder Mensch ist offen für neue Möglichkeiten und allen anderen Menschen verbunden. Ziel der Pflege ist es, die Harmonie von Körper, Geist und Seele zu verstärken, um Selbsterkenntnis, Selbstachtung, Selbstheilung und Selbstfürsorge zu ermöglichen.

Zu den theoretischen Prämissen gehören folgende: Auf der höchsten Ebene der Pflege tritt die Pflegefachperson in Kontakt mit der emotionalen und subjektiven Welt eines anderen Menschen, die den Weg zu dem inneren Selbst weist; Geist und Seele sind weder an Raum und Zeit, noch an das materielle Universum gebunden: die Pflegefachperson findet über den Körper, die Seele und den Geist Zugang zum inneren Selbst, vorausgesetzt, der Körper wird nicht als getrennt von dem höheren Selbst empfunden. Der „Geist" (das innere Selbst) existiert in sich selbst und für sich selbst und befähigt den Menschen, frei zu sein; Liebe und menschliche Zuwendung sind universelle Gegebenheiten; Kranksein kann den „Augen" verborgen sein und um dessen Bedeutung erschließen zu können, müssen Erfahrungen im Innern belebt werden. Die Summe der aktuellen menschlichen Erfahrungen bildet in einem bestimmten Moment das phänomenale Feld oder den individuellen Referenzrahmen der Person.

Menschen streben nach der Erfüllung ihrer Bedürfnisse im persönlichen phänomenalen Feld, sie wollen Fürsorge, Wertschätzung und positive Zuwendung erfahren, geliebt, akzeptiert und verstanden werden. Sie streben zudem nach Ganzheit, Harmonie und Transzendenz des individuellen Lebens. Allen Bedürfnissen übergeordnet ist das Streben nach Verwirklichung des spirituellen Selbst und nach Harmonie von Körper, Geist und Seele. Harmonie ist das Gefühl von Kongruenz zwischen Wahrnehmung und Erfahrung des Selbst und zwischen subjektiver Realität (dem phänomenalen Feld) und externer Realität (der Welt, wie sie ist).

In Augenblicken der Zuwendung (*caring occasions*) sind Pflegefachperson und die Person mit Pflegebedarf Handelnde und können über den weiteren Verlauf der Begegnung entscheiden. Ist der Augenblick der Zuwendung transpersonal, eröffnet er neue Möglichkeiten zur Erweiterung der menschlichen Fähigkeiten. Das Zustandekommen einer transpersonalen Zuwendungsbeziehung hängt von folgenden Faktoren ab: (1) der moralischen Verpflichtung der Pflegefachperson, die Würde der Person zu wahren und ihr zu gestatten, die Bedeutung ihrer Erfahrung selbst zu bestimmen, (2) der Bereitschaft der Pflegefachperson, die subjektive Bedeutung der Person zu bejahen, (3) der Fähigkeit der Pflegefachperson, die innere Verfassung des Gegenübers wahrzunehmen und eine innere Einheit mit der anderen Person zu verspüren, (4) dem Bewusstsein der Pflegefachperson für die eigene Lebensgeschichte, die eigenen Gefühlserlebnisse und die menschlichen Erfahrungen anderer (z. B. persönliches Wachstum, Reife und Entfaltung des Selbst der Pflegefachperson). Pflegeinterventionen werden als Zuwendungsprozesse mit „carativen" Faktoren bezeichnet und zielen auf Erhaltung, Entwicklung, Förderung und Realisierung folgender Elemente ab: (1) ein humanistisch-altruistisches Wertesystem, (2) Glaube und Hoffnung, (3) Sensibilität für sich und andere, (4) eine auf Hilfe und Vertrauen basierende Zuwendungsbeziehung, (5) Ausdruck positiver und negativer Gefühle, (6) einen kreativen problemlösenden Zuwendungsprozess, (7) transpersonales Lehren und Lernen, (8) eine förderliche, schützende und/oder korrektive mentale, physische, soziale und spirituelle Umgebung, (9) menschlichen Beistand, (10) existentiell-phänomenologisch-spirituelle Kräfte. Diese carativen Faktoren werden im Prozess der menschlichen Zuwendung verwirklicht.

MARGARET A. NEWMAN

Theory Development in Nursing, 1979
Newman's Health Theory, 1983
Health as Expanding Consciousness, 1986

Menschen sind Teile eines größeren Ganzen und multipler Systemebenen im Universum. Die Theorie enthält explizite Annahmen zu Gesundheit, pathologischen Zuständen und Mustern. Gesundheit kann auch Pathologie und Krankheit einschließen; demnach sind Krankheit und Gesundheit keine kontinuierlichen Variablen und keine Gegensätze. Pathologie manifestiert sich dem vorherigen Lebensmuster entsprechend; die Krankheit gibt also Hinweise auf die Lebensmuster einer Person, und das Muster zeigt sich im Energieaustausch zwischen Pflegefachperson, Patient und Umgebung. Persönlichkeitsmuster, die sich als Krankheit manifestieren, sind Teile größerer Muster, die sich nicht verändern, wenn die Krankheit überwunden ist. Krankheit als eine Mustermanifestation kann als Gesundheit betrachtet werden. Eine Krankheit kann Spannung auslösen, die ein wichtiger Bestandteil von Entwicklung ist. Krankheit gilt zwar nicht als erstrebenswerter Zustand, betont wird jedoch, dass es wichtig ist, die Bedeutung der Krankheit zu ermitteln. Gesundheit wird als Bewusstseinserweiterung verstanden, und eine mustermanifestierende Krankheit erweitert das Bewusstsein.

Bewusstsein, die Informationskapazität des Systems, äußert sich in der Qualität und Quantität der Reaktionen des Systems auf Stimuli. Gesundheit bedeutet, das Selbst und die Umgebung zunehmend besser wahrzunehmen und die Fähigkeit zu entwickeln, Alternativen zu erkennen und darauf zu reagieren. Bewegung ist ein zentrales Konzept, eine Eigenschaft des Lebens. Die Konzepte Bewusstsein, Zeit, Bewegung und Raum stehen in einer Wechselbeziehung, insofern Bewegung Bewusstsein spiegelt und eine identifizierbare und spezifische persönliche Eigenschaft ist. Zeit ist ein Hinweis auf Bewusstsein und eine Bewegungsfunktion. Bewegung ist ein Mittel, das Zeit und Raum zur Realität macht, und Raum und Zeit ergänzen sich. Ohne Bewegung sind Zeit und Raum nicht real und ist keine Veränderung möglich. Bewegung spiegelt die Organisation des Bewusstseins und demzufolge Gesundheit. Das implizierte Ziel ist Bewusstseinserweiterung und damit Gesundheit und Leben. Gesundheit ist kein Zustand, vielmehr ein erlebter Prozess.

DOROTHY E. JOHNSON

The Behavioural System Model for Nursing, 1980

Der Mensch wird als Verhaltenssystem mit sechs Subsystemen betrachtet. Die Subsysteme des Verhaltenssystemmodells sind auf den Erhalt des Gleichgewichts ausgerichtet und auf die Anpassung von Faktoren, die sich negativ auf das Gleichgewicht auswirken. Menschen suchen nach neuen Erfahrungen, die das Gleichgewicht stören, und, um es wieder herzustellen, eine Verhaltensmodifikation erforderlich machen können. Verhaltenssysteme sind zentral wichtig und spiegeln erfolgreiche Anpassungs- und Angleichungsprozesse. Das Verhaltenssystem besteht aus Verhaltensweisen, die ein integriertes Ganzes bilden. Verhaltenssysteme erhalten sich und ihre Integrität selbst, verbinden Menschen mit der Umwelt und bleiben intakt, solange die Umweltbedingungen geordnet und vorhersagbar sind. Die zahlreichen Aufgaben des Verhaltenssystems erfordern kontinuierliche Systemveränderungen, Veränderungen der Subsysteme eingeschlossen. Auch die Subsysteme müssen geschützt, gefördert und stimuliert werden.

Subsysteme des Verhaltens unterliegen einer Entwicklung und entstehen aus Reaktionen oder Reaktionstendenzen, sie haben ein gemeinsames Ziel und werden durch Reife und Erfahrung modifiziert. Jedes Subsystem des Gesamtverhaltenssystems hat eine spezielle Aufgabe oder Funktion, die sich beschreiben lässt. Die vier Strukturelemente eines jeden Subsystems sind: (1) Antrieb und Ziel; Motivation des Verhaltens (2) Neigung; Handlungsprädisposition des Individuums, (3) Entscheidung; Verhaltensmuster, aus denen die Person wählen kann, (4) Verhaltensrepertoire; Aktion in einer bestimmten

Situation. Es wurden sieben Subsysteme identifiziert: (1) Bindungs- oder Affiliationsverhalten, (2) Abhängigkeitsverhalten, (3) Nahrungsaufnahmeverhalten, (4) Ausscheidungsverhalten, (5) Sexualverhalten, (6) Aggressionsverhalten, (7) Aufgabenerfüllung/Leistungsverhalten. Das Abhängigkeitsverhalten löst fürsorgliche Reaktionen aus, die Schutz bieten und Hilfestellung geben. Das Nahrungsaufnahme- und Ausscheidungsverhalten sind Subsysteme, die mit Essen, Trinken und der Absonderung von Exkrementen zu tun haben. Die Doppelfunktion des Sexualverhaltens besteht in Fortpflanzung und sexueller Befriedigung. Die Funktion des Aggressionsverhaltens ist der Schutz und Erhalt der eigenen Person, die des Leistungsverhaltens/der Aufgabenerfüllung ist die Kontrolle des Selbst und des Lebensumfelds.

Pflegeprobleme entstehen, wenn eines der Subsysteme seine dynamische Stabilität nicht aufrechterhalten kann oder ein Subsystem aufgrund einer Störung nicht optimal funktioniert. Antizipierte Probleme in den Subsystemen können verhindert, manifestierte Probleme gelöst werden. Die Pflegefachperson kontrolliert und setzt Regulationsmechanismen ein, verändert Struktureinheiten und erfüllt die Funktionsbedingungen der Subsysteme. Krankenpflege soll der Person „ein Höchstmaß an Organisation und Integration des Verhaltens sichern, wenn das Verhalten eine Bedrohung für ihre körperliche oder soziale Gesundheit darstellt oder eine Krankheit vorliegt“ (S. 214).

BETTY NEUMAN

The Betty Neuman Health Care Systems Model: A Total Person Approach to Patient Problems, 1989

The Neuman Systems Model, 1982, 1989

Der Mensch ist ein einzigartiges ganzheitliches System, das jedoch eine Reihe gemeinsamer Merkmale und Reaktionen aufweist. Der Mensch ist eine dynamische Einheit aus physiologischen, psychologischen, soziokulturellen, entwicklungsgeschichtlichen und spirituellen Variablen. Diese interagieren mit innerpersonalen und außerpersonalen Stressoren. Der Mensch ist ein ganzheitliches, offenes, mit der Umgebung interagierendes System, das sich seiner Umgebung anpasst oder die Umgebung verändert und damit zur Anpassung zwingt. Die Umgebung sind alle Faktoren, die den Menschen beeinflussen und von ihm beeinflusst werden. Die externe Umgebung besteht aus allen Kräften, die auf das System des Menschen einwirken. Interne und externe Umgebung enthalten Stressoren, die die normalen Abwehr- und Widerstandsmechanismen stören und das System zerstören können. Der normale Abwehrmechanismus sorgt für optimale Stabilität der Person und besteht aus den normalen Stressreaktionen, die sich im Laufe der Zeit entwickelt haben. Der flexible Abwehrmechanismus federt Stressoren ab und schützt die Person vor Stressoren. Die Widerstandsmechanismen sind als innerpersonale Faktoren konzipiert, die helfen, Stressoren abzuwehren, und die Grundstruktur der Person schützen und stabilisieren.

Das Systemmodell beruht auf dem Umgang des Individuums mit Stress, seinen Reaktionen auf Stressoren und der Rekonstitution dynamischer Faktoren. Pflegefachpersonen schätzen Patientensysteme ein, managen und evaluieren sie. Im Fokus der Pflege stehen Variablen, die sich auf die Stressoren des Patienten auswirken. Beim Assessment müssen die Wahrnehmungen des Patienten und die der Pflegefachperson sowie die Bedeutung, die Patient und Pflegefachperson den Stressoren zuschreiben, berücksichtigt werden.

Auch Faktoren, von denen die Pflegefachperson annimmt, dass sie die Patientensituation beeinflussen, sind zu ermitteln. Pflegefachpersonen achten auf möglicherweise vorhandene Stressoren, auf die Reaktion des Organismus auf diese Stressoren und den Zustand des Organismus. Primärprävention identifiziert und verringert Risikofaktoren und verhindert das Eindringen von Stressoren in den flexiblen Abwehrmechanismus. Die Sekundärprävention gilt der Symptomatik; sie soll eine angemessene Behandlung sicherstellen und die innerpersonalen Widerstandsmechanismen stärken. Der Tod tritt ein, wenn die Grundstruktur des Systems nicht mehr auf die Intervention reagiert. Die Tertiärprävention steht im Dienste der Wiederherstellung bzw. Wiedererlangung der Gesundheit nach erfolgter Behandlung.

Pflege soll den entropischen Zustand, der als Zustand der Unordnung oder Desorganisation definiert wird, verhindern oder aufhalten. Gesundheit ist ein Zustand, der sich auf Negentropie oder Evolution zubewegt, einen Zustand der Sättigung und Trägheit, frei von allen störenden Bedürfnissen. Gesundheit impliziert ein homöostatisches Gleichgewicht, das vom freien Energiefluss zwischen Organismus und Umwelt bestimmt wird. Gesund ist ein System, dessen normale Abwehrmechanismen erhalten und Widerstandsmechanismen intakt sind und dessen Grundstruktur stabil ist.

ROSEMARIE RIZZO-PARSE

Man-Living-Health: A Theory of Nursing, 1981, 1989
Nursing Science: Major Paradigms, Theories, and Critiques, 1989

Der Mensch ist unitär, d. h. ein unteilbares Wesen, das mit der Umgebung in Wechselbeziehung steht und gemeinsam mit ihr Gesundheit erschafft. Die theoretischen Grundannahmen vereinen die Konzepte Energiefeld, Offenheit, Muster und Organisation, Vierdimensionalität, Helizität, Integralität, Ko-Konstitution, Koexistenz und relative Freiheit mit den Grundsätzen menschlicher Subjektivität und Intentionalität. Den Grundannahmen (die neun in ihrem Werk von 1981 wurden im Jahr 1987 auf drei reduziert) des Menschen und menschlichen Werdens zufolge ist der Mensch ein erkennbares Muster, das sich zeitgleich mit der Umgebung entwickelt. Die Mensch-Umgebung-Beziehungen berücksichtigen kontinuierlich die Perspektiven von Vergangenheit und Zukunft und entfalten sich in der Gegenwart. Der Mensch wählt die Bedeutung aus, die er gemeinsam erschaffenen Situationen zuordnet, und er ist für seine Wahl verantwortlich. Der unitäre Mensch ist an seinen individuellen Beziehungsmustern erkennbar, die im Verlauf des Austausches zwischen Mensch und Umgebung gemeinsam erschaffen werden. Die Wechselbeziehung Mensch-Umgebung existiert, weil der Mensch es vorzieht, irreversible Möglichkeiten zu suchen. Der Mensch macht in den verschiedenen Dimensionen gleichzeitige und relative Erfahrungen. Der negentropische Austausch zwischen Mensch und Umgebung befähigt zum Wachsen und Werden, setzt aber auch Grenzen.

Gesundheit ist ein offener Prozess des Werdens, die Verkörperung der Entscheidungen des Menschen. Während Mensch und Umgebung sich verbinden und wieder lösen, wird Gesundheit gemeinsam geschaffen. Demnach ist Gesundheit eine Synthese der Werte, die gemeinsam und in offenem Austausch mit der Umgebung geschaffen wurden. Gesundheit ist ein kontinuierlicher Prozess der Transzendierung in Richtung auf das Mögliche – d. h. Überwindung des Gegenwärtigen. Gesundheit ist etwas, das entsteht: ein in der Entwicklung begriffener negentropischer Zustand. Die Theorie über Mensch-Leben-Gesundheit geht aus den dargelegten Annahmen hervor; dabei kristallisieren sich drei Prinzipien heraus: (1) Bedeutung multidimensional strukturieren heißt Wirklichkeit gemeinsam erschaffen durch das Aussprechen von Wertungen und Vorstellungen; (2) rhythmische Beziehungsmuster gemeinsam zu erschaffen bedeutet, die paradoxe Einheit von Enthülle und Verbergen, von Befähigen und Beschränken zu leben, indem man gleichzeitig verbindet und trennt; (3) gemeinsames Transzendieren in Richtung auf das Mögliche heißt ungewöhnliche Wege zu eröffnen oder den Prozess der Transformierung zu initiieren (1987).

Prinzip 1 erklärt, dass die Realität kontinuierlich gemeinsam geschaffen wird, indem unvermittelt eintretenden, multidimensionalen Erfahrungen Bedeutung zugeordnet wird. Vorstellen, Werten und Aussprechen dienen dazu, Bedeutung multidimensional zu strukturieren. Prinzip 2 erklärt, dass es eine sich entwickelnde Kadenz der gemeinsamen Entwicklung verschiedener Formen des Seins gibt. Diese Formen des Seins manifestieren sich in dem Austausch zwischen Mensch und Umgebung und werden rhythmisch gelebt. Die Rhythmen Enthüllen und Verbergen, Befähigen und Beschränken sowie Verbinden und Trennen sind in den Prinzipien enthalten. Das letzte Prinzip postuliert, dass die Konzepte der Kotranszendierung in Richtung auf das Mögliche – Durchsetzen, Initiieren und Transformieren – die Möglichkeiten des Menschen sind, sich auf das „noch nicht" hin zu orientieren. Wer werden drei theoretische Strukturen postuliert: (1) Kraftentfaltung ist eine Weise, Vorstellungen zu enthüllen oder zu verbergen, (2) schöpferisches Handeln ist eine Manifestation der Schaffung und Begrenzung von Werten, (3) Transformationen von Etwas, was sich gerade entfaltet, geschieht durch eine Sprache, die sowohl verbindet wie trennt (1981).

NOLA J. PENDER

Health Promotion in Nursing Practice, 1982, 1987

Das Gesundheitsförderungsmodell beschreibt, welche Variablen bestimmen, ob sich Menschen gesundheitsförderlich verhalten. Dazu gehören kognitiv-perzeptuelle Faktoren, modifizierende Faktoren und Handlungsanreize. Das Modell ist linear und enthält sieben kognitiv-perzeptuelle und fünf modifizierende Faktoren, die bestimmen, wie wahrscheinlich sich ein Mensch Gesundheitsförderungsverhalten aneignet. Die kognitiv-perzeptuellen Faktoren wirken sich direkt auf diese Wahrscheinlichkeit aus. Dazu gehören die Wahrnehmung des eigenen Gesundheitszustands, die Einschätzung des Werts von Gesundheit, der Kontrolle über die Gesundheit, die Selbstwirksamkeitserwartung und Vorteile oder Hindernisse gesundheitsförderlichen Verhaltens. Situative, behaviorale, zwischenmenschliche, biologische und demographische Faktoren beeinflussen die Aneignung gesundheitsförderlicher Verhaltensweisen indirekt. Handlungsanreize beeinflussen die Wahrscheinlichkeit von Gesundheitsförderungsverhalten auch direkt. Das Modell rückt die Einzelperson in den Fokus und unterstellt jedem Menschen das Potenzial, sich gesundheitsförderlich oder gesundheitsschädigend zu verhalten. Die Pflegefachperson hat die Aufgabe, das Gesundheitsförderungsverhalten positiv zu beeinflussen. Dieser Theorie zufolge können gesundheitsfördernde Verhaltensweisen den Gesundheitszustand verbessern. Deshalb besteht das Pflegeziel für jedes Individuum in der Übernahme gesundheitsförderlicher Verhaltensweisen.

PATRICIA BENNER, JUDITH WRUBEL

The Primacy of Caring, 1989

Caring ist von vorrangiger Bedeutung, weil sorgende Zuwendung all das beinhaltet und verkörpert, was Menschen wichtig ist. Infolgedessen ermöglicht *Caring* Bewältigungsstrategien, fördert die Verbindung mit anderen Menschen und deren Anliegen und gibt uns die Chance, Hilfe zu leisten und anzunehmen. *Caring* erhellt, was für einen Menschen Stress bedeutet und wie er die Situation bewältigt.

Benner und Wrubel postulieren ihre Vorstellungen von Person und den Sorgebegriff in Anlehnung an die Phänomenologie Heideggers. Demnach ist der Mensch ein sich selbst interpretierendes Wesen, das sich durch sein „Da-sein" und „In-der-Welt-sein" definiert. Menschen erlangen im Laufe ihres Lebens die Fähigkeit, ohne bewusst und gezielt reflektieren zu müssen, ihr Selbst zu verstehen und die Bedeutung einer Situation zu erfassen. Dieses unmittelbare Erfassen der Bedeutung einer Situation – die Selbstinterpretation – wird durch folgende Eigenschaften des Menschseins möglich: (1) *embodied intelligence,* (2) Erkennen des Bedeutungshintergrunds, (3) Sorge.

Embodied intelligence ist die Fähigkeit, in einer Situation in bedeutungsvoller Weise anwesend zu sein und sie mühelos in Bezug auf das Selbst zu verstehen. Der Bedeutungshintergrund besteht aus den kulturellen Gegebenheiten, die von Geburt an da sind. Diese beiden Aspekte bestimmen, wie Menschen die Welt erkennen und in der Welt sind. Sorge, das dritte Kennzeichen sich selbst interpretierender Wesen, beantwortet die Frage, weshalb Menschen auf bestimmte Arten in der Welt sind. Diese drei Eigenschaften bestimmen, wie der Mensch die Bedeutung einer Situation versteht und wie er versteht, was sie für sein Selbst bedeutet. Pflegefachperson und Patient, beide sind sich selbst interpretierende Wesen. Nur wer die Person als sich selbst interpretierendes Wesen sieht, versteht, wie sich Sorge, Fürsorge und sorgende pflegerische Zuwendung auf das individuelle Stressbewältigungsverhalten auswirken.

Menschen haben Freiheiten und sind Zwängen unterworfen, was eine Folge der Annahme ist, dass sie sich selbst interpretieren (d. h. dass sie vom Kontext oder der Situation bestimmte Wesen sind und die Kontexte in Bezug auf das Selbst interpretieren). So gesehen führen gewöhnliche Lebensereignisse und Erfahrungen zu Stress und bestimmen die Bewältigungsstrategien der Person. Wenn im Laufe des Lebens Kranksein und Krankheit auftreten, was unvermeidlich ist, verändern sich die Lebenszusammenhänge und Bedeutungszuschreibungen. Das alte Selbstbild funktioniert nicht mehr und der Stress hat eine andere Qualität, was den Bedarf an neuen Bewältigungsstrategien auslöst. Die neuen Strategien zur Bewältigung der momentanen Situation sind jedoch im Kontext alter Gewohnheiten, Fertigkeiten, Praktiken und Erwartungen zu verstehen. Die neuen Möglichkeiten und Freiheiten des aktuellen Kontexts und der aktuellen Situation (sowie die alten Möglichkeiten und Freiheiten, die nicht mehr funktionieren) zu erkennen, fällt Betroffenen oft nicht leicht.

Pflegefachpersonen helfen Menschen bei der Bewältigung des Krankseins und dem damit verbundenen Stress, nicht indem sie sich an feste Regeln halten, sondern sich der Person individuell zuwenden und sich in die Person und ihre Befindlichkeit einfühlen. Sie müssen das subjektive Krankseinserleben verstehen, um die Person angemessen pflegen und versorgen zu können. Kranksein ist der Hauptfokus der Pflege. Kranksein lässt sich nicht auf Krankheit reduzieren (auf die Zellpathologie), geht vielmehr mit Verlusterfahrungen und von Verlusten ausgelösten Funktionsstörungen einher. Da sich Pflege mit der Beziehung zwischen dem Krankheitsprozess und dem Krankseinserleben sich selbst interpretierender Wesen beschäftigt, ist ein dualistisches Geist-Körper-Konzept ungeeignet.

Caring im Pflegekontext bedeutet, Probleme festzustellen, Lösungen zu erkennen und Kranken zu helfen, die Lösung umzusetzen und zu leben. Demnach ist Pflege moralisches Handeln, das über die reine Anwendung wissenschaftlicher Erkenntnisse hinausgeht. Nur wenn die Pflegefachperson das individuelle Krankseinserleben der Person versteht, kann sie ihr zu angemessenen Bewältigungsstrategien verhelfen und zu ihrer Genesung beitragen. Sie muss ganz für die Kranken da sein und exzellentes Interpretationsvermögen besitzen, um im Sinne von *caring* zu handeln und Sorge den Vorrang einräumen zu können. Krankheit und Kranksein lassen sich nur verstehen, wenn beide Seiten (pflegende und gepflegte Person) eine Haltung der Sorge einnehmen. Die Grundhaltung des Sorgens bringt Pflegefachperson und Patient in Berührung mit dem individuellen Krankseinsserleben. Besonders wichtig ist die Wahrnehmung von Emotionen, weil sie den Beteiligten die Situation des Patienten verständlicher machen und erhellen, was in der Situation wichtig ist, und weil sie mit früheren Erfahrungen verbunden sind, die im aktuellen Kontext erneut wahrgenommen und neu interpretiert werden müssen. Die Re-Interpretation früherer Erfahrungen und alter Stressbewältigungsstrategien kann neue Kontexte erschließen und die Freiheiten und Möglichkeiten der gegenwärtigen Situation wahrnehmbarer machen. Dabei entstehen neue Bewältigungsoptionen.

Da wir Menschen in ein und derselben Welt mit gleichen Bedeutungen leben, gleichen sich auch unsere Stresserfahrungen und Bewältigungsstrategien. Phänomenologisch orientierte wissenschaftliche Untersuchungen von Stress und Bewältigung könnten unsere gemeinsamen Themen, Bedeutungen und persönlichen Probleme aufzeigen, und auf dieser Basis verständlich machen, was sorgendes Pflegehandeln bedeutet.

LITERATUR

Abdellah, F. G. et al. (1960). Patient-centered approaches to nursing. New York, NY: Macmillan.

Benner, P., & Wrubel, J. (1989). The primacy of caring. Menlo Park, CA: Addison-Wesley.

Hall, L. E. (1966). Another view of nursing care and quality. In K. M. Straub, & K. S. Parker (Eds.), Continuity in patient care: the role of nursing. Washington, DC: Catholic University Press.

Henderson, V. (1966). The nature of nursing. New York, NY: Macmillan.

Johnson, D. E. (1980). The behavioral system model for nursing. In J. P. Riehl, & C. Roy (Eds.), Conceptual models for nursing practice. (2nd ed.). New York, NY: Appleton-Century-Crofts.

King, I. M. (1971). Toward a theory for nursing: general concepts of human behavior. New York, NY: Wiley.

King, I. M. (1981). A theory for nursing: systems, concepts, process. New York, NY: Wiley.

King, I. M. (1989). King's general systems framework and theory. In J. Riehl-Sisca (Ed.), Conceptual models for nursing practice. (3rd ed.). Norwalk, CT: Appleton & Lange.

Leininger, M. M. (1978). Transcultural nursing: concepts, theories, and practices. New York, NY: Wiley.

Leininger, M. M. (1980). Caring: a central focus of nursing and health care services. Nursing Health Care, 1, 135.

Leininger, M. M. (1981). The phenomenon of caring: importance, research questions and theoretical considerations. In Caring: an essential human need (proceedings of the three national caring conferences). Thorofare, NJ: Charles B. Slack.

Leininger, M. M. (1988). Leininger's theory of nursing: cultural care diversity and universality. Nursing Science Quarterly, 1, 152.

Levine, M. E. (1967). The four conservation principles of nursing. Nursing Forum, 6, 45.

Levine, M. E. (1973). Introduction to clinical nursing (2nd ed.). Philadelphia, PA: FA Davis.

Levine, M. E. (1989). The conservation principles: twenty years later. In J. Riehl-Sisca (Ed.), Conceptual models for nursing practice. (3rd ed.). Norwalk, CT: Appleton & Lange.

Neuman, B. (1980). The Betty Neuman health care systems model: a total person approach to patient problems. In J. P. Riehl, & C. Roy (Eds.), Conceptual models for nursing practice. (2nd ed.). New York, NY: Appleton-Century-Crofts.
Neuman, B. (1982). The Neuman systems model. Norwalk, CT: Appleton-Century-Crofts.
Neuman, B. (1989). The Neuman systems model (2nd ed.). Norwalk, CT: Appleton & Lange.
Newman, M. A. (1979). Theory development in nursing. Philadelphia, PA: FA Davis.
Newman, M. A. (1983). Newman's health theory. In I. W. Clements, & F. B. Roberts (Eds.), Family health: a theoretical approach to nursing care. New York, NY: Wiley.
Newman, M. A. (1986). Health as expanding consciousness. St. Louis, MO: Mosby.
Orem, D. E. (1971). Nursing: concepts of practice. New York, NY: McGraw-Hill.
Orem, D. E. (1980). Nursing: concepts of practice (2nd ed.). New York, NY: McGraw-Hill.
Orem, D. E. (1985). Nursing: concepts of practice (3rd ed.). New York, NY: McGraw-Hill.
Orlando, I. J. (1961). The dynamic nurse–patient relationship: function, process, and principles. New York, NY: G. P. Putman's Sons (republished in 1990 by the National League for Nursing).
Orlando, I. J. (1972). The discipline and teaching of nursing process: an evaluation study. New York, NY: G. P. Putnam's Sons.
Parse, R. R. (1981). Man-living-health: a theory of nursing. New York, NY: Wiley.
Parse, R. R. (1987). Nursing science: major paradigms, theories, and critiques. Philadelphia, PA: WB Saunders.
Parse, R. R. (1989). Man-living-health: a theory of nursing. In J. Riehl-Sisca (Ed.), Conceptual models for nursing practice. (3rd ed.). Norwalk, CT: Appleton & Lange.
Paterson, J. G., & Zderad, L. T. (1976). Humanistic nursing. New York, NY: Wiley (republished in 1987 by the National League for Nursing).
Pender, N. J. (1982). Health promotion in nursing practice. New York, NY: Appleton-Century-Crofts.
Pender, N. J. (1987). Health promotion in nursing practice (2nd ed.). Norwalk, CT: Appleton-Lange.
Peplau, H. E. (1952). Interpersonal relations in nursing. New York, NY: G. P. Putnam's Sons.
Peplau, H. E. (1988). The art and science of nursing: similarities, differences, and relations. Nursing Science Quarterly, 9, 8.
Rogers, M. E. (1970). An introduction to the theoretical basis of nursing. Philadelphia, PA: FA Davis.
Rogers, M. E. (1980). Nursing: a science of unitary man. In J. P. Riehl, & C. Roy (Eds.), Conceptual models for nursing practice. (2nd ed.). New York, NY: Appleton-Century-Crofts.
Rogers, M. E. (1983). Science of unitary human beings: a paradigm for nursing. In I. W. Clements, & F. B. Roberts (Eds.), Family health: a theoretical approach to nursing care. New York, NY: Wiley.
Rogers, M. E. (1989). Nursing: a science of unitary human beings. In J. Riehl-Sisca (Ed.), Conceptual models for nursing practice. (3rd ed.). Norwalk, CT: Appleton & Lange.
Roy, C. (1976). Introduction to nursing: an adaptation model. Englewood Cliffs, NJ: Prentice-Hall.
Roy, C. (1980). The Roy adaptation model. In J. P. Riehl, & C. Roy (Eds.), Conceptual models for nursing practice. (2nd ed.). New York, NY: Appleton-Century-Crofts.
Roy, C. (1984). Introduction to nursing: an adaptation model (2nd ed.). Norwalk, CT: Appleton-Century-Crofts.
Roy, C. (1989). The Roy adaptation model. In J. Riehl-Sisca (Ed.), Conceptual models for nursing practice. (3rd ed.). Norwalk, CT: Appleton & Lange.
Roy, C., & Roberts, S. (1981). Theory construction in nursing: an adaptation model. Englewood Cliffs, NJ: Prentice-Hall.
Travelbee, J. (1966). Interpersonal aspects of nursing. Philadelphia, PA: FA Davis.
Travelbee, J. (1971). Interpersonal aspects of nursing (2nd ed.). Philadelphia, PA: FA Davis.
Watson, J. (1979). Nursing: the philosophy and science of caring. Boston, MA: Little, Brown (republished in 1988 by the National League for Nursing).
Watson, J. (1985). Nursing: human science and human care. Norwalk, CT: Appleton-Century-Crofts.
Watson, J. (1988). New dimensions of human caring theory. Nursing Science Quarterly, 9, 175.
Watson, J. (1989). Watson's philosophy and theory of human caring in nursing. In J. Riehl-Sisca (Ed.), Conceptual models for nursing practice. (3rd ed.). Norwalk, CT: Appleton & Lange.
Wiedenbach, E. (1964). Clinical nursing: a helping art. New York, NY: Springer.

Glossar

Das Glossar enthält Definitionen, die wir speziell für dieses Werk entwickelt haben. Die Bedeutungen mancher Definitionen stimmen mit den in der Pflegeliteratur geläufigen überein, andere entsprechen den allgemein üblichen Bedeutungen, wurden jedoch sorgfältig adaptiert, d.h. an unsere Ziele und Perspektiven angepasst. Bitte nutzen Sie das Glossar im Bewusstsein, dass wir, was Bedeutungen angeht, nicht die abschließenden Autoritäten sind. Unsere Definitionen sind schlüssig und sorgfältig formuliert, wobei für viele Begriffe auch andere Bedeutungsnuancen möglich sind.

abstraktes Konzept (abstract concept) Gedankliche Vorstellung, die größtenteils von indirekter Evidenz geleitet wird und nicht ohne Weiteres durch einen empirischen Indikator dargestellt werden kann.

allgemeine Definition (general definition) Aussage über die Bedeutung eines Begriffs oder → Konzepts, die die Kennzeichen des Phänomens darlegt oder aufzeigt, womit das Phänomen verbunden ist; eine → spezifische Definition dagegen nennt bestimmte Merkmale oder Indikatoren, die bestimmen, was das Phänomen ist.

Allgemeingültigkeit (generality) Eigenschaft einer → Theorie, die hilft, die Reichweite von Phänomenen einer Theorie zu hinterfragen, zu klären und zu verstehen; Allgemeingültigkeit in Verbindung mit → Pragmatik ergibt → Schlichtheit.

Annahme (assumption) Strukturelle Komponente von → Theorien. Annahmen werden als selbstverständlich angesehen oder für wahr gehalten, ohne dass sie durch systematisch gewonnene empirische Daten gestützt werden. Annahmen können wertende Aussagen sein oder potenziell empirisch getestet werden, gelten im Rahmen der Theorie jedoch als wahr, weil sie vernünftig erscheinen.

Anwendungs- und Validierungsgebot einer Theorie (deliberative utilization and validation of theory) Theorieentwicklungsprozess, der empirisches Wissen im Hinblick auf die Praxis aufbereitet und weiterentwickelt; Differenzierung und Operationalisierung → konzeptioneller Bedeutungen und Validierung von → Theoriebeziehungen und Ergebnissen in Praxiskontexten.

ästhetischer Kritizismus (aesthetic criticism) Eine Art von Wissen im ästhetischen Wissensmuster, das ein diskursives Bedeutungsabbild mittels → ästhetischen Wissens fordert oder ausdrückt. Ästhetischer Kritizismus ist gerahmt von ästhetischen Methoden, die zum Zwecke der Vertiefung allgemeiner Bedeutungen mittels ästhetischen Wissens geschaffen wurden.

ästhetisches Wissen (aesthetics) Grundlegendes Wissensmuster der Pflege, das durch die Wahrnehmung von tiefer liegenden Bedeutungen innere kreative Ressourcen weckt, um bislang gemachte Erfahrungen in etwas derzeit noch nicht Reales aber Mögliches umzuwandeln. Wissen, das in Form kunstvoller Fähigkeiten und kritischem Denken ausgedrückt wird und als → Transformationskunst/transformative Akte in den Pflegealltag integriert wird.

atomistische Theorie (atomistic theory) Theorie, die sich mit einem engen Teilbereich von Phänomenen befasst; oft impliziert der Begriff die Annahme, dass durch das Studium der Teile das Ganze verständlich wird.

Ausloten [von Alternativen – ethisch] (exploring [alternatives]) Bewusstes Annähern an ein der Situation angemessenes Werteverständnis, sowie der verschiedenen Handlungen, die durch dieses Werteverständnis bedingt sind. Ein Prozess, der ein bewusstes Verständnis kultiviert, sowohl für persönliche Werte als auch die Verdienste und Fallstricke früherer Generationen; berücksichtigt unterschiedliche Annäherungen an → moralische und ethische Entscheidungsfindungen. Ausloten wirkt mit → Klären [Werte]/ethischem Abwägen zusammen, sodass ethisches Wissen entwickelt wird.

Axiom (axiom) Form einer Prämisse, die in der → deduktiven Logik verwendet wird. Oft ist die Prämisse nicht vorläufig, sondern relativ bindend. Axiome als Prämissen werden besonders in der Mathematik zur Deduktion von Theoremen benutzt.

Begründbarkeit [ethisch] (justification) Entwicklung eindeutiger Beschreibungen der Werte, auf denen das ethische Ideal beruht und die Beschreibung der Argumentationslinie, auf die eine ethische Schlussfolgerung abzielt; Begründbarkeit interagiert mit dem → Dialog, um ethisches Wissen zu hinterfragen und zu → bestätigen.

beschreibende Beziehungen (descriptive relationships) Aussagen, die Angaben darüber machen, was etwas ist; beschreibende Beziehungen liefern ein Bild oder einen Eindruck von der Natur oder den Eigenschaften eines Phänomens.

Bestätigung (confirmation) In der qualitativen Forschung ist es der Prozess, mit dem die Validität empirischer Theorie und Forschung belegt wird. Bei manchen qualitativen Forschungsmethoden gilt die angewandte Methodologie bereits als Bestätigung; Bestätigung kann aber auch Theorien und Forschungsaktivitäten aus anderen Settings verlangen.

Bestätigung/Legitimation (authentication) Prozesse, innerhalb derer die Wissensdimensionen auf die Stichhaltigkeit des jeweiligen Wissensbestandes überprüft und eingeschätzt werden, so wie sie sich jeweils formal zeigen. Jedes Wissensmuster erfordert spezifische Bestätigungsformen, die wiederum Ausdrucksform und Wissenskomplex des Wissensmusters spiegeln.

Beziehungen (relationships) Komponente einer → Theorie, die sich mit der Vernetzung der -→ Konzepte untereinander beschäftigt.

Beziehungsaussage (relationship statement) Alle Aussagen, in denen es um eine Verbindung oder Verknüpfung zwischen zwei oder mehreren Phänomenen geht. Dieser allgemeine Begriff bezieht sich auf vorläufige und auf bestätigte Aussagen, wie z. B. → Propositionen, → Gesetzmäßigkeiten, → Axiome und → Hypothesen. Als eher allgemeiner Begriff impliziert er keine bestimmte Form der Logik und keinen bestimmten Kontext für die Aussage.

Beziehungsvorhersagen (predictive relationships) Aussagen, die Variablen in der Form verbinden, dass ein spezifisches Ergebnis erwartet werden kann, wenn die Theorie angewandt wird.

bildliche Vorstellungen entwickeln (imagining) Kreativer Prozess zur Entwicklung emanzipatorischen Wissens; richtet den Fokus auf das Entwickeln von → Visionen und will aufzeigen, wie sich gesellschaftliche und politische Strukturen verändern müssen, um Zustände der Ungerechtigkeit und Unfairness zu beseitigen. Dadurch werden (bestenfalls) Bedingungen geschaffen, die die Entfaltung des vollen menschlichen Potenzials ermöglichen.

critical analysis Ein spezifischer Ausdruck formalisierten Wissens im emanzipatorischen Wissensmuster; derartige „kritische Analysen" bringen Licht ins Dunkle und erhellen Begriffe, die andernfalls im Verborgenen geblieben wären. Sie können durch verschiedene Blickwinkel, einschließlich eines feministischen, liberalen, poststrukturalistischen oder postkolonialen, geprägt sein.

critical multiplism Untersuchungsansatz, der vielfältige methodologische Ansätze innerhalb des Forschungsprozesses integriert; bezieht sich manchmal auf die Kombination qualitativer und quantitativer Datensammlungsmethoden, um Einseitigkeiten zu reduzieren

critical reflection Ein [für Chinn und Kramer; Anm. MB, EL] spezifischer Prozess des Hinterfragens von Funktion, Zweck und Wert des empirischen Wissensgerüsts, insbesondere des theoretischen Hintergrundes. Dies geschieht kriteriengestützt und spiegelt sich in der Bedeutung der → Strukturiertheit in → Verständlichkeit, → Allgemeingültigkeit, → Pragmatik und → Erreichbarkeit wider. Der Fragevorgang impliziert keine erwartete Reaktion; die Frage nach der Verständlichkeit beispielsweise impliziert nicht, dass Verständlichkeit erwünscht ist.

critical theory Weit gefasster Begriff zur Beschreibung sowohl des Prozesses als auch des Ergebnisses von Analysen, die aus einer historischen und soziopolitischen Perspektive erfolgen; *critical theory* wird als kritische Theorie in der Form verstanden, die dominierende Machtstrukturen aufdecken will, die Ungleichheit und Unterdrückung herstellen und andere Formen sozialer Ungerechtigkeit aufrecht erhalten .

critiquing Kreativer Untersuchungsprozess spezifisch im emanzipatorischen Wissensmuster, der verborgene Dynamiken und Bedeutungen aufdeckt, die von gesellschaftlichen, kulturellen und politischen Praktiken und Ideologien organisiert und institutionalisiert werden.

Deduktion (deduction) Denksystem, das vom Allgemeinen auf das Besondere schließt. In der deduktiven Logik werden zwei oder mehr Prämissen in Form von → Beziehungsaussagen benutzt, um eine Schlussfolgerung abzuleiten. In deduktiven Forschungsprozessen werden aus einer abstrakten Theoriebeziehung spezifische Fragen oder Hypothesen abgeleitet.

Definierbarkeit (definition) Komponente einer → Theorie welche die empirische Grundlage eines Konzeptes bildet. Unter Definierbarkeit werden Definitionen als Bedeutungsaussagen verstanden, welche theoretische Abstraktionen und empirische Indikatoren verbinden; sie können relativ allgemein oder spezifisch sein.

Dekonstruktion (deconstruction) Prozess des Aufdeckens verborgener und unterdrückender → Annahmen, Ideologien und Referenzrahmen in Texten. Dekonstruktion erhellt, welche Merkmale eines Textes nicht als Grundlage für die Wahrheitsfindung gerechtfertigt werden können. Ziel der Dekonstruktion ist, Sprechgewohnheiten und gesellschaftliche Praktiken aufzudecken, die Ungleichheiten und Ungerechtigkeiten fördern und erhalten.

Dialog [ethisch] (dialogue) Der Prozess des Austauschs verschiedener Standpunkte, wenn es um die Frage geht, was richtig, gut und verantwortbar ist; interagiert mit dem Prozess der → Begründbarkeit [ethisch], um ethisches Wissen zu hinterfragen und zu bestätigen

Differenzierung von Konzepten und Theoriebeziehungen (refining concepts and theoretic relationships) Prozess, mit dem Forschung und Theorie verknüpft werden; er soll feststellen, ob die Grundgedanken der Theorie mit nachvollziehbaren Erfahrungen qualitativer und quantitativer Ansätze vereinbar sind; dazu gehören die Validierung empirischer Konzeptindikatoren; die empirische Verortung entstehender Beziehungen und die Validierung von Beziehungen mithilfe empirischer Methoden

Diskurs (discourse) Miteinander verknüpfte Sprachsysteme oder -muster, Symbole sowie Formen zwischenmenschlicher Kommunikation, was Bedeutungen schafft und Verhaltensweisen bewirkt

Diskursanalyse (discourse analysis) Forschungsansatz, in dessen Mittelpunkt das Verstehen von Sprechmustern oder anderen Kommunikationssystemen (z. B. Fernsehen, Kunstwerke, Werbeanzeigen, …) als konstitutives Element von Bedeutungen und Verhaltensweisen steht. In Diskursanalysen wird angenommen, dass miteinander verknüpfte Symbol-Systeme (d. h. → Diskurse) historisch eingebettete Bedeutungen und Verhaltensweisen schaffen. Die Kritische Diskursanalyse fokussiert auf die Dekonstruktion von dominanten Diskursen, die Machtungleichheiten und Ungerechtigkeiten aufrechterhalten.

Disziplin (discipline) Eine Gruppe von Individuen, die sich mit Wissensentwicklung beschäftigt; das strukturierte Wissen eines Interessenbereiches oder eines Forschungsfeldes.

emanzipatorisches Wissen (emancipatory knowing) Wissensmuster, das einen sozialen und strukturellen Wandel mit bedingen oder mit ermöglichen kann. Die Fähigkeit, Hindernisse zu erkennen, die ungerechte und unfaire soziale Bedingungen hervorrufen, sowie komplexe Zusammenhänge im sozialpolitischen Kontext zu analysieren und sie so zu verändern, dass sie die Lebensbedingungen von Menschen verbessern. Die wesentliche Grundlage emanzipatorischen Wissens ist → *praxis*, ein wertebasiertes und hochreflektiertes Pflegehandeln.

empirisch-abstraktes Kontinuum (empiric-abstract continuum) Eine Möglichkeit der Visionalisierung oder Abbildung, in welchem Ausmaß → Konzepte auf empirischer Basis fundieren. Empirische Konzepte sind realitätsnah und werden eher direkt erfahren, während → abstrakte Konzepte indirekt auf empirischen Gegebenheiten basieren und eher mental konstruiert werden.

empirische Indikatoren (empiric indicators) Sensorische Sinneserfahrungen, die mit einem → Konzept verbunden werden. Stärker empirisch verortete Konzepte haben eher direkte empirische Indikatoren; abstrakte Konzepte erfordern die Konstruktion indirekter Bewertungsmöglichkeiten oder -tools, die eine annähernd empirische Messung bestimmter Merkmale eines Phänomens erlauben.

empirisches Wissen (empirics) Grundlegendes Wissensmuster der Pflege, das sensorische Sinneserfahrungen fokussiert, um eine gemeinsame Wissensbasis zu schaffen und auszudrücken. Wissen, das in Form von → Theorien und formalen Beschreibungen ausgedrückt und als → wissenschaftliche Kompetenz in die → Pflegepraxis integriert wird.

empowerment Das zunehmende Vermögen von Menschen, ihren Willen geltend zu machen, sich Gehör zu verschaffen und ihr volles Potenzial zu verwirklichen; das Benennen und Verändern von Zuständen, um Barrieren zu beseitigen, die ein Individuum oder Gruppen daran hindern, sein/ihr volles Potenzial einzufordern.

Entzauberung (demystification) Vorgang, bei dem Dinge sichtbar gemacht werden, insbesondere unterdrückende soziale Praktiken; die Offenlegung dessen, was sich dem Verständnis bislang entzogen hat.

Epistemologie (epistemology) Ist in Bezug auf das Wissen das Fundament oder die Basis; Sichtweisen, wie → wissen zu → Wissen wird oder wie Wissen entwickelt wird.

Erklären (explaining) Aussagen, die aufzeigen, wie etwas entstanden ist; erklärende Zusammenhänge liefern ein Abbild oder einen Eindruck von den Wechselbeziehungen der Natur oder des Auftretens eines Erscheinungsbildes.

erklärende Beziehungen (explanatory relationships) Aussagen, die eine Vorstellung davon vermitteln, wie Ereignisse zustande kommen und Hinweise darauf geben, wie damit zusammenhängende Faktoren bestimmte Phänomene beeinflussen oder bedingen.

Erprobung (rehearsing) Entwicklung oder Neuentwicklung eines (beruflichen) Narratives, Körperhaltungen, Gesten und Handlungen im Hinblick auf eine antizipierte Situation; interagiert mit dem Prozess → Visionen entwickeln, um ästhetisches Wissen zu schaffen.

Erreichbarkeit (accessibility) Eigenschaft einer → Theorie, mit deren Hilfe man hinterfragen und klären kann, in welchem Umfang die → Konzepte real beobachtbare Indikatoren haben und wie erreichbar infolgedessen die Ergebnisse, der Zweck und die Ziele der Theorie sind.

ethisches Wissen (ethics) Grundlegendes Wissensmuster der Pflege, das auf die → moralische und ethische Bedeutsamkeit abzielt. Wissen, das in Form von → Prinzipien und → Kodizes ausgedrückt und als moralisch-ethisches Verhalten in die → Pflegepraxis integriert wird

evidenzinformierte Pflegepraxis (evidence-informed nursing practice) Eine → Pflegepraxis, die die einer spezifischen Situation angemessene empirische Evidenz integriert, aber auch von ethischem, persönlichem, ästhetischem und emanzipatorischem Wissen geleitet ist und auf die einzigartige, besondere Situation und die daran beteiligten Personen reagiert. In dieser konzeptuellen Definition sind alle Wissensquellen für das Pflegehandeln gleich wichtig; sie unterscheidet sich vom

Konzept der *evidence-based nursing practice,* welches empirisches Wissen höher bewertet als andere Wissensquellen.

Feminismus (feminism) Philosophische Sichtweisen und Methoden, die die Unterdrückung von Frauen in der Gesellschaft fokussieren. Eine Sichtweise, die Frauen und die Erfahrungen von Frauen wertschätzt. Aktionen feministischer Wissenschaftler*innen und Aktivist*innen, die sich einer Vielfalt von gesellschaftlichem und politischem Wandel verschrieben haben, um die Lebensbedingungen von Frauen und damit das Leben aller Menschen zu verbessern.

formale Ausdrucksformen von Wissen (formal expressions of knowledge) Schriftliche Dokumente, die auf systematische Weise vermitteln, was man weiß und die inhaltlich das beschreiben, was untersuchbar und bestätigbar ist; jedes Wissensmuster verfügt über spezifische, dem jeweiligen Muster angemessene Ausdrucksformen.

formale Beschreibungen (formal descriptions) Ausdrucksweise im empirischen Wissensmuster, welches sich in überprüfbaren und nachvollziehbaren Schilderungen von Wahrnehmungen, Schlussfolgerungen und Übereinkünften in verschiedenen schriftlichen Formaten zeigen kann. Manche formale Beschreibungen sind möglicherweise gemessen an der Struktur keine → Theorie, sie können aber durchaus Bestandteile einer Theorie darstellen.

Forschung (research) Anwendung systematischer Methoden, um beweisbare und valide Erkenntnisse über empirische Erfahrungen zu gewinnen.

ganzheitliche Theorie/holistische Theorie (holistic theory) Theorie, die sich mit einem breiten Spektrum von Phänomenen auseinandersetzt; bezieht häufig die Annahme ein, dass das Ganze mehr ist als die Summe seiner Teile; unter diesen Begriff werden manchmal auch → Makrotheorien oder → *grand theories* verstanden.

Ganzheitlichkeit/Holismus (holism) Annahme, dass das Ganze hervortritt und sich nicht auf Einzelelemente reduzieren oder ohne Berücksichtigung der Summe seiner Teile analysieren lässt; kann auch bedeuten, dass zwar der Wert des Ganzen betont wird, aber auch einzelne zusammenhängende Elemente berücksichtigt werden

Gesetzmäßigkeit (law) Gründlich getestete und bestätigte Beziehung zwischen Variablen; Gesetzmäßigkeiten gelten als hochgradig generalisierbar und relativ zuverlässig.

grand theory Theorie, die allgemeine Ziele und → Konzepte enthält, die die gesamte Bandbreite der für eine → Disziplin relevanten Phänomene abdecken. Unter diesem Begriff werden auch → Makrotheorien sowie molare und → ganzheitliche Theorien subsumiert [Anm. MB/EL: können vom Verständnis her auch synonym verwendet werden]

grounded theory Ist eine aus induktiven Forschungsprozessen generierte Theorie; Datenquelle ist die empirische Evidenz [Anm. MB, EL: Nach unserem Verständnis handelt es sich bei *grounded theory* um eine Forschungsmethode]

Hegemonie (hegemony) Ineinandergreifendes Geflecht dominanter Ansichten, Werte, Annahmen, Ideologien und Denkmuster, welches privilegierte Gruppen begünstigt. Hegemoniale Strukturen werden – ohne zu hinterfragen – als „das war schon immer so“ hingenommen, obwohl sie bestimmte Gruppen auf unfaire Weise ausschließen und fortgesetzt benachteiligen. Weil eine Hegemonie in der Gesellschaftsordnung verankert ist, ist es schwierig, sie in Frage zu stellen.

hermeneutische Forschung (hermeneutic inquiry) Forschungsansatz zur Interpretation/Deutung von (sprachbasierten) Texten, der die historische Situation berücksichtigt, in dem der Text entstanden ist. Die Ansätze in der hermeneutischen Forschung variieren, erfordern aber in der Regel ein Changieren zwischen Text und historischem Kontext, um die eingebetteten Bedeutungen verstehen zu können.

Holismus (holism) *siehe* **Ganzheitlichkeit**

holistische Theorie (holistic theory) *siehe* **ganzheitliche Theorie**

Hypothese (hypothesis) Vorläufige, empirisch überprüfbare Aussage über die Beziehung zwischen zwei oder mehr Variablen; meist wird der Begriff Hypothese zur Bezeichnung einer →Beziehungsaussage verwendet, die mit spezifischen Forschungsmethoden überprüft wird.

Ideologie (ideology) Ideen und Wertvorstellungen, die die Diskurse einer Kultur oder Gesellschaft dominieren. Sie sind oft unfair und ungerecht; werden üblicherweise nicht in Frage gestellt.

Induktion (induction) Denksystem, das vom Besonderen auf das Allgemeine schließt. In der induktiven Logik wird eine Reihe von Angaben zu einem größeren Ganzen oder zu einer Einheit verbunden. In induktiven Forschungsprozessen bilden die Beobachtung und Analyse von Einzelereignissen die Basis für die Formulierung von allgemeinen theoretischen Aussagen (wird häufig als →*grounded theory* bezeichnet).

Inspiration (inspiration) Prozess der Erwiderung auf ästhetische Wissensbestände um sich neue Möglichkeiten und Wege vorzustellen; interagiert mit dem Prozess der →Zuschreibung zum Zwecke der Veränderung und/oder →Bestätigung ästhetischer Wissensbestände

interpretative Forschung (interpretive research) Weit verbreiteter Forschungsansatz, der davon ausgeht, dass „Wahrheit“ aus den Bezugsrahmen aller beteiligten Personen – also sowohl der Beforschten, als der Forschenden – konstruiert wird. Interpretative Forschungsansätze können kontrastiert zu objektivistischen Forschungsansätzen gesehen werden, die davon ausgehen, dass eine von der Person unabhängige Realität mit genauen Werten existiert.

Intersektionalität (intersectionality) Perspektive, die mehrfache Auslöser von Unterdrückung und Benachteiligung aufgrund soziopolitischer Faktoren anerkennt (z. B. Ethnie, Religion, Gender, Geschlechts- und Genderidentitäten, ökonomischer Status). Diese Auslöser werden dabei als sich vervielfachend und nicht als einander ergänzend angesehen, wenn mehr als ein Faktor an einer Situation beteiligt ist.

isolierte Forschung (isolated research) Forschung, die ohne erkennbaren Bezug oder Zusammenhang mit einer Theorie betrieben wird

Klären [Werte]/ethisches Abwägen (justification) Prozess, der sich mit dem intensiven Abwägen von Werten beschäftigt. Dabei werden ethische Entscheidungsfindungen und Dilemmata berücksichtigt, was idealerweise dazu führt, zu einem umfassenden Verständnis von ethisch guten Handlungen zu gelangen. Wirkt mit → Ausloten [von Alternativen – ethisch] zusammen, sodass → ethisches Wissen entwickelt wird.

Kodizes (codes) Ein spezifischer Ausdruck formalisierten Wissens im ethischen Wissensmuster; Kodizes sind normativ vorgegebene berufliche professionelle Verhaltensregeln, die allgemein als gut und richtig akzeptiert sind. Sie beschreiben Rechte, Pflichten und Aufgaben im Verantwortungsbereich von Pflegefachpersonen.

Konsistenz (consistency) Eigenschaft einer → Theorie, die mit → Verständlichkeit in Zusammenhang steht; Konsistenz kann semantisch oder strukturell sein und bezieht sich auf die allgemeine Stimmigkeit, Gleichklang und Kompatibilität der Theoriekomponenten.

Konstrukt (construct) Hochgradig abstraktes und komplexes → Konzept; Konstrukte bestehen aus weniger abstrakten sondern vielmehr aus empirischen Konzepten.

Konzept (concept) Komplexe gedankliche Formulierung einer Erfahrung; Konzepte sind die Hauptbestandteile einer → Theorie und vermitteln deren abstrakte Ideen.

konzeptionelle Bedeutung(en) schaffen (conceptualizing) Prozess der Theorieentwicklung, der die gedanklichen Vorstellungen, die Elemente, Variablen oder → Konzepte der → Theorie umfasst, identifiziert, untersucht und abklärt; versucht Gedanken, Gefühle, Erleben und Ideen, die durch menschliche Erfahrung reflektiert werden, (in einem Konzept) auszudrücken.

konzeptioneller Bezugsrahmen (conceptual framework) Logische Anordnung von zueinander in Beziehung stehenden → Konzepten oder → Theorien, die vorgenommen wird, um mehrere verschiedene, in einer komplexen Situation relevante Aspekte zu bündeln (z. B. Praxissetting oder (Aus-)Bildungsprogramm). Dieser Begriff wird synonym mit → theoretischer Bezugsrahmen verwendet; eine Wissensform im empirischen Muster.

Konzeptkriterien (criteria for concepts) Wesentliche Merkmale eines → Konzeptes, die sich aus der Untersuchung der → konzeptuellen Bedeutung(en) ergeben. Die Kriterien werden aufgestellt in Abhängigkeit von dem Zweck, dem das Konzept dient; anhand der Kriterien sollte es möglich sein, Konzepte zu identifizieren und sie von anderen Konzepten abzugrenzen.

Konzeptualisieren (conceptualizing) Wichtigster Prozess im empirischen Wissensmuster zur Identifikation, Definition, Entwicklung und Bedeutung von → Konzepten einer → Theorie; Konzeptualisieren beinhaltet den gezielten Prozess von → konzeptionelle Bedeutung(en) schaffen, es beschränkt sich jedoch nicht darauf.

Kriterien für Pflegediagnosen (criteria for nursing diagnoses) Wesentliche Merkmale einer spezifischen (Pflege-)Diagnose, welche in bestimmten Fällen oder Situationen, denen man in der → Pflegepraxis begegnet, anzuwenden sind.

kritisches Denken (critical thinking) Gezielter Gebrauch von klaren, präzisen und gründlichen Denkvorgängen, die sich mit unterschiedlichen Elementen existierender Probleme beschäftigen, um diese zu lösen. Emanzipatorisches Wissen beruht auf kritischem Denken, richtet den Fokus jedoch auf die Problematik gesellschaftlicher und politischer Ungleichheiten; im Unterschied zu kritischem Denken bedarf emanzipatorisches Wissen des Untersuchens und Verstehens, wie soziopolitische Netzwerke unfaire institutionalisierte Praktiken aufrechterhalten

Kunst-Werk(e) (work of art) Konkrete Ausdrucksformen innerhalb des ästhetischen Wissensmusters, welche offen und frei innerhalb der →Disziplin kommuniziert und geteilt werden können. Schließt auch ästhetische Ausdrucksformen ein wie Dichtung, Malerei, Musik, Tanz und andere Formen, die in der Regel als Kunst aufgefasst werden.

Logik (logic) Denksystem, das sich mit der Form der Beziehungen von →Propositionen untereinander beschäftigt, ohne deren Inhalt besonders zu berücksichtigen

Makrotheorie (macro theory) Theorie, die sich mit einem breiten Spektrum von Phänomenen auseinandersetzt. Unter dieser Bezeichnung werden auch →„*grand theory*", molare Theorie und →holistische Theorie subsumiert [Anm. MB, EL: können vom Verständnis her auch synonym verwendet werden].

Manifest (manifesto) Ein spezifischer Ausdruck emanzipatorischen Wissens; handlungs- und aktionsbezogene authentisch-emotionale Schilderungen einer Problematik. Beschreibungen der anvisierten Ideale sowie der für einen Wandel erforderlichen Aktionen

Metasprache (metalanguage) Im Allgemeinen ein Sprachsystem, durch das andere Sprachen erfasst oder überwunden werden. In der Pflege die weit gefassten →Konzepte von Pflege, Person, Gesellschaft, Umwelt und Gesundheit, die oft Metaparadigmen der Pflege genannt werden

Metatheorie (metatheory) Theorie über die Beschaffenheit von Theorien und die für ihre Entwicklung notwendigen Prozesse

methodolatry Idolisierung, quasi „Vergötterung" der Forschungsmethodologie. Das Befolgen der methodischen Regeln wird als wichtiger erachtet, als die Eignung einer bestimmten Methode, um für eine Disziplin wichtige Fragen zu beantworten (Methodenfetischismus). *Methodolatry* kontrastiert mit Techniken, die Methodologien mischen, um Forschungsfragen zu bearbeiten.

Mikrotheorie (micro theory) Theorie mit relativ geringer Reichweite oder eine Theorie, die sich nur mit einem engeren Verständnis von Phänomenen beschäftigt; dieser Begriff kann auch genutzt werden, um eine →atomistische oder →molekulare Theorie einzubeziehen.

Modell (model) Symbolisches Abbild empirischer Erfahrungen in Form von Worten, Bildern oder Diagrammen, mathematischen Formeln oder physischem Material (z. B. einem Modellflugzeug); schriftlich abgebildet, sind Modelle eine Wissensform im empirischen Muster

Moderne (modernism) Bezogen auf die Wissensentwicklung ist damit die Zeitepoche gemeint, die um 1900 begann, als metaphysische und religiöse Erklärungen der Wissensentwicklung weitgehend aufgegeben wurden. Kennzeichen der Moderne ist der Aufstieg der traditionellen (Natur-)Wissenschaft mit ihrem Fokus auf Objektivismus und ihrem Vertrauen in die Rationalität auch für die Wissensentwicklung.

molekulare Theorie (molecular theory) Theorie mit relativ geringer Reichweite oder eine Theorie, die sich nur mit einem engeren Verständnis von Phänomenen beschäftigt; dieser Begriff kann auch genutzt werden, um eine → atomistische oder → Mikrotheorie einzubeziehen.

moral distress Innerer moralischer Konflikt, der entsteht, wenn → moralisches Verhalten, das ethisch als wichtig erachtet wird, verhindert wird (z. B. durch institutionelle oder juristische Umstände).

Moral, Moralität (morals, morality) Ausdruckweise ethischer Verhaltens- und Handlungsgebote. Ontologische oder verhaltensgeprägte Ausdrucksweise über das, was gut und richtig ist.

moralisches und ethisches Verhalten (moral and ethical comportment) Ausdrucksform von ethischen Wissensbeständen und individuellem Wissen im → Pflegealltag, welche mit emanzipatorischen, empirischen, ästhetischen, persongebundenen Wissensbeständen sowie dem jeweils individuellen Wissen interagieren.

multivocality Die Vielstimmigkeit von Methoden, Datenquellen und Interpretationen in der Forschung und Wissensentwicklung. Es ist die Sammlung unterschiedlicher Interpretationen aus demselben Datenmaterial, um eher zu einem vielgestaltigen Verständnis zu gelangen als zu einer einzigen „korrekten" Interpretation.

Nachhaltigkeit (sustainability) Kriterium für eine → Bestätigung im emanzipatorischen Wissensmuster; es beurteilt, wie gut der Visionen entwickelnde und implementierte soziale Wandel anhält und wie er gedeiht.

narrative analysis Forschungsansatz, der sich typischerweise Daten einer chronologisch erzählten Geschichte bedient; eine *narrative analysis* fokussiert die Bedeutungen der Beziehungen zwischen den Elementen in der Geschichte.

(Natur-)Wissenschaft (science) Als Ergebnis gesehen die Wissensformen, die durch die Anwendung von exakten und präzisen empirisch basierten Methoden (z. B. → Tatsachen, → formalen Beschreibungen, → Modellen, → Theorien) generiert werden. Als Prozess gesehen die Anwendung von empirisch basierten Methoden, um Theorien, Modelle und Beschreibungen der Wirklichkeit zu generieren

Objektivität, Objektivismus (objectivity, objectivism) Annahme, auf der (natur-)wissenschaftliche Methoden basieren, bei denen angenommen wird, dass Wahrheit losgelöst ist von der Person oder außerhalb der Person liegt, die über das jeweilige Wissen verfügt. Die Annahme basiert auf einer dualistischen Sichtweise des rationalen Denkens, mit der einhergeht, dass die Existenz einer Realität von der Person, die diese kennt, getrennt wird.

Ontologie (ontology) Bezieht sich auf die Art und Weise des Daseins in der Welt; Sichtweise auf die Existenz und die Erfahrung des menschlichen Seins

operative Definition (operational definition) Aussage, die anzeigt, wie ein Begriff oder → Konzept empirisch beurteilt werden kann. Operative Definitionen werden von → theoretischen Definitionen abgeleitet und spezifizieren möglichst exakt, mit welchen empirischen Indikatoren das Konzept empirisch beobachtet, gemessen oder beurteilt wird; die für Beobachtungen geltenden Standards oder Kriterien.

Paradigma (paradigm) Weltanschauung oder allumfassender Bezugsrahmen, der die Wissensentwicklung leitet. Ein Paradigma schließt Standards und Kriterien für die Zuordnung von Wichtigkeit und Wert mit ein, die sowohl für die Prozesse und Produkte einer Disziplin, als auch die Methoden der jeweiligen Wissensentwicklung gelten sollen.

persongebundenes Wissen (personal knowing) Grundmuster des Pflegewissens, das die subjektiven Erfahrungen des Selbst fokussiert, die reflektiert und verarbeitet werden. Sie werden im Verlauf der persönlichen Lebensgeschichte für das → Selbst prägend und in das Pflegehandeln integriert. Dieses geschieht immer unter Einbezug mit anderen Wissensmustern und bezieht bewusst diese Eigenerfahrung mit ein. Es lässt sich sozusagen als das Wissen um die → therapeutische Wirkung der eigenen Person im Pflegeprozess verstehen.

persönliche (Pflege-)Geschichten (personal stories) Konkrete Schilderungen von persongebundenem Pflegewissen, welche formalisiert und diskursiv innerhalb der → Disziplin geteilt werden können

Pflegepraxis/-alltag (nursing practice) Erfahrungen, die eine Pflegefachperson macht, wenn sie Pflegeempfänger*innen versorgt. Dazu gehören auch die Erfahrungen der Menschen, die gepflegt werden, die der Pflegefachperson und anderer Menschen, die zum Umfeld gehören sowie ihre Interaktionen.

Philosophie (philosophy) Spezifische Form einer Wissenschaftsdisziplin, um allgemeine Eigenschaften der Wirklichkeit und Wertvorstellungen zu erkennen.

Postkolonialismus (postcolonialism) Ein Denkansatz, um die Beziehung zwischen Kultur und imperialistischer Kolonialisierung zu verstehen (d. h. die Machtübernahme und Herrschaft der Mächtigen über die Machtlosen). Im Allgemeinen beschäftigt sich postkoloniales Denken mit der Behebung der durch politische oder ideologische Kolonialisierung verursachten Missstände.

Postmoderne (postmodernism) Die Zeitepoche nach der → Moderne, in der das Vertrauen in objektives, durch Rationalität erworbenes Wissen erodierte. Im Allgemeinen lehnt die Postmoderne allgemeingültige/universelle Wahrheiten und die Vorstellung, dass Wahrheit möglich ist, ab. Sie beschäftigt sich stattdessen mit verschiedenartigen Ansätzen der Wissensgenerierung.

Poststrukturalismus (poststructuralism) In der Linguistik die Ansicht, dass Sprache nicht den Sinn (von Begriffen) widerspiegelt, sondern vielmehr den Sinn konstituiert. Für Anhänger*innen des Poststrukturalismus gibt es keine Wirklichkeit oder Wahrheit, die humanistische Idee eines autonomen wissenden Menschen weisen sie zurück. Sie vertreten die Ansicht, dass wir keine Sprache haben, sondern dass vielmehr die Sprache „uns hat“, indem sie unsere Erfahrungen und Auffassungen konstruiert.

practice-based evidence Evidenz, die aus der Validierung klinischer Ansätze und Techniken stammt und sich in der praktischen Erfahrung als wirksam erwiesen hat, um gesundheitsrelevante Ziele zu erreichen. Schwerpunkt ist die Untersuchung und Bestätigung dessen, was sich in der → Pflegepraxis als potenziell wirksam erwiesen hat, um wissenschaftliche Evidenz zu generieren.

Pragmatik (simplicity) Eigenschaft einer → Theorie, die im Rahmen der kritischen Reflexion hilft, zu ermitteln, zu klären und zu verstehen, in welchem Grad eine Theorie ihre Komplexität reduziert, indem sie möglichst wenig beschreibende Komponenten, insbesondere möglichst wenig → Konzepte verwendet, um ihren Zweck zu erfüllen; Pragmatik gepaart mit → Allgemeingültigkeit ergibt → Schlichtheit.

Prämissen (premises) → Beziehungsaussagen, auf deren Grundlage in der deduktiven → Logik → Schlussfolgerungen gezogen werden. In der Logik muss die Form der Beweisführung valide sein, unabhängig davon, wie stichhaltig die Prämissen sind. Beispiele für Prämissen sind → Hypothesen und → Axiome.

praxis [Vorbemerkung MB, EL: *praxis* ist nicht mit dem herkömmlichen verwendeten deutschen Begriff Praxis zu verwechseln. Es ist vielmehr nach Chinn und Kramer der gelebte Ausdruck einer emanzipatorischen Pflegehaltung, die auf die eigentliche Pflegebeziehung übergreifende Bereiche abzielt, und dabei die ethischen, ästhetischen, empirischen und persongebundenen Wissensmuster integriert.] Die Ausdrucksform des emanzipatorischen Wissensmusters im → Pflegealltag; ein wertebasiertes und hochreflektiertes Pflegehandeln, in dem → Ontologie und → Epistemologie integriert sind. Ein wertebasierter Prozess, der den Pflegealltag und das erweiterte soziopolitische Umfeld verändert, um Ungerechtigkeiten und Ungleichheiten zu beenden. *Praxis* sorgt für Bedingungen, die es allen Menschen erlauben, ein Maximum an Wohlbefinden zu erreichen und ihr volles Potenzial zu entwickeln; *praxis* ist gemeinsam mit dem ethischen, ästhetischen, persongebundenen und empirischen Wissen in den Pflegealltag integriert.

Prinzipien (principles) Spezifische Ausdrucksweisen formalisierten Wissens im ethischen Wissensmuster; Prinzipien sind allgemeine Aussagen, die allgemeine und grundlegende Gebote von Werten und Wahrheit reflektieren, denen Pflegefachpersonen verpflichtet sind, wenn sie pflegen, wie etwa ‚nicht zu schaden'.

Problemlösen (problem solving) Prozess der Identifikation einer bestimmten Schwierigkeit oder eines bestimmten Dilemmas sowie das Herausfinden situationsspezifischer Korrekturen oder Lösungen.

Profession (profession) Ein Beruf, der Spezialwissen erfordert, eine von der Gesellschaft wertgeschätzte Rolle verkörpert und sich mittels eigener Bestimmungen der Professionsangehörigen reguliert.

Prognostizieren (predicting) Prozess, mit dem empirisches Wissen entwickelt wird; der Fokus liegt auf den Wechselbeziehungen von solchen → Konzepten und Variablen, um zu verstehen, wann und wie Phänomene und Ereignisse auftreten werden und erneut auftreten; Prognostizieren wird in Verbindung mit → Erklären gebraucht.

Proposition (proposition) Aussage über die Beziehung zwischen zwei oder mehr Variablen. Der Begriff „Proposition“ ist eine allgemeine Kategorie, zu der auch Postulate, Prämissen, Vermutungen, → Axiome, → Schlussfolgerungen, Theoreme und → Hypothesen gehören. Die differenzierte Verwendung dieser Begriffe gibt Aufschluss über die Form oder Absicht des verwendeten logischen Systems oder über den Kontext, in dem die Proposition vorkommt. So wird der Begriff → Hypothese im Allgemeinen im Kontext einer Studie benutzt. → Axiom und Theorem werden im Zusammenhang mit → Beziehungsaussagen bei einer bestimmten Form der deduktiven Logik verwendet.

Prozesse zur Theorieentwicklung (processes for theory development) In einer Praxisdisziplin bestehen die Prozesse zur Entwicklung einer Theorie aus der → Schaffung konzeptioneller Bedeutung(en), der → Strukturierung und Kontextualisierung der Theorie, der → Differenzierung und Validierung der → Konzepte und → Theoriebeziehungen sowie aus dem → Anwendungs- und Validierungsgebot einer Theorie.

qualitative Methoden (qualitative methods) Methoden der Datensammlung und -analyse, die auf Gesprächen, sprachlichen Äußerungen in Gesprächen oder auf sprachlich vermittelten Beobachtungen beruhen, sowie auf Auswertungen, die anhand von nicht-numerischen Termini (üblicherweise Sprache) vorgestellt werden.

quantitative Methoden (quantitative methods) Methoden der Datensammlung und -analyse, die auf Messungen beruhen und mit numerischen Termini formuliert werden.

Reduktionismus (reductionism) Philosophische Auffassung, dass das Ganze in Teile untergliedert und aufgrund von Verallgemeinerungen verstanden werden kann. Diese lassen sich aus der Erforschung der einzelnen Teile ableiten.

reflektierte (Pflege-)Praxis (reflective practice) Notwendiger Bestandteil einer bestbewährten Pflegepraxis, der von direkt tätigen Pflegefachpersonen verlangt, darüber nachzudenken, wie sich die (Pflege-)Praxis im Laufe der Zeit verbessern lässt, und sich dafür bessere Vorgehensweisen anzueignen; sie ist ein Teil von → *praxis*, wobei das Hauptanliegen dieser *praxis* darin besteht, gesellschaftliche und politische Praktiken durch die Transformation von Pflegepraktiken zu verändern, um Ungerechtigkeiten und Unfairness zu beenden.

Reflexion (reflection) Vorgang, der die Integration vieler verschiedener Wahrnehmungen erfordert, um festzustellen, was das → Selbst weiß; interagiert mit dem Prozess der → Resonanz, um persongebundenes Wissen zu hinterfragen und zu bestätigen.

Replikation (replication) Prozess, der sich (natur-)wissenschaftlicher Methoden bedient, um festzustellen, inwieweit eine Beobachtung von einer Situation oder Zeit zur anderen konstant bleibt; interagiert mit den Prozessen der → Validation und → Bestätigung, um empirisches Wissen zu hinterfragen und zu bestätigen.

Resonanz Interaktion mit dem eigenen → Selbst und dem Selbst anderer Personen, um zu erkennen, welche Bedeutungen von einer Erfahrung vermittelt werden; interagiert mit dem Prozess der → Reflexion, um persongebundenes Wissen zu hinterfragen und zu bestätigen.

Schlichtheit (simplicity) Eigenschaft einer →Theorie, die einen bestimmten Grad an →Pragmatik mit →Allgemeingültigkeit verbindet; eine „schlichte Theorie" hat eine besonders große Reichweite oder Allgemeingültigkeit und bedient sich sehr einfacher Begriffe.

Schlussfolgerungen (conclusions) →Beziehungsaussagen, die in einem deduktiv-logischen System aus Prämissen abgeleitet werden. Schlussfolgerungen sind eine Art von →Propositionen, die als Theorem oder →Hypothese erscheinen können.

Selbst (genuine self) Eine Form subjektiver/nicht-diskursiver Ausdrucksweise im persongebundenen Wissensmuster; bezieht sich auf das gesamte und umfassende Selbst, wie es von einem selbst und von anderen Personen verstanden wird.

sich Einlassen (opening) Prozess des vollständigen und bewussten sich Öffnens für eine Erfahrung mit gewissenhafter Achtsamkeit; interagiert mit →Zentrieren, um persongebundenes Wissen zu entwickeln.

situationsspezifische Theorie (situation-specific theory) Theorie, die unter sorgfältiger Berücksichtigung des Kontexts entwickelt wurde; geht von dem Gedanken aus, dass Theorien (selbst Theorien mittlerer Reichweite) nicht ohne Berücksichtigung wichtiger Unterschiede in der Grundgesamtheit angewandt werden können; richtet die Aufmerksamkeit auf Variablen, die den erfolgreichen Einsatz der Theorie signifikant beeinflussen.

soziale Gerechtigkeit (social equity) Kriterium für eine →Bestätigung im emanzipatorischen Wissensmuster; steht nachweisbar für die Abschaffung oder Reduzierung von Bedingungen, die dafür verantwortlich sind, dass einige Personen zum Nachteil anderer bevorzugt werden.

spezifische Definition (specific definition) Aussage über die Bedeutung eines Begriffs oder →Konzepts, die das Objekt, die Eigenschaft oder das Ereignis benennt, das mit dem Begriff assoziiert wird und diesen Dingen bestimmte Merkmale zuschreibt, anstatt zu sagen, wie das Konzept ist und womit es in Wirklichkeit assoziiert wird.

Strukturalismus (structuralism) In der Linguistik die Ansicht, dass die Bedeutungen von Begriffen und Sprache nicht universell verstanden werden (können), sondern vielmehr aus den Sprachstrukturen, in denen sich die Begriffe befinden, abgeleitet werden (müssen). Im erweiterten Sinne bedeutet Strukturalismus, dass Sprachgewohnheiten durch den Gebrauchskontext strukturiert sind und die allgemeinen gesellschaftlichen und politischen Gegebenheiten spiegeln.

Strukturiertheit (structure) Komponente einer →Theorie, die sich auf die Gesamtanordnung spezieller Elemente, insbesondere →Konzepte, in einer Theorie bezieht.

Strukturierung (structuring) Prozess, in dem aus empirischen →Konzepten formale Ausdrucksweisen gebildet werden, wie etwa →Theorien, →Modelle, →Bezugsrahmen; interagiert mit dem Prozess des →Erklärens zur Entwicklung empirischen Wissens.

Strukturierung und Kontextualisierung von Theorien (structuring and contextualizing theory) Theorieentwicklungsprozess, mit dem Beziehungen zwischen und unter den → Konzepten gebildet werden, was auf einzigartige, kreative, präzise, mit den Zielen der Theorie in Einklang stehende und systematische Weise geschieht; dazu gehören auch die Identifikation und Definition der Konzepte, die Identifikation von → Annahmen, die Klärung des Kontexts der Theorie und die Entwicklung von → Beziehungsaussagen.

substantielle Theorie mittlerer Reichweite (substantive middle-range theory) Eine Theorie, die sich um ein (meist klinisches) → Konzept gruppiert, das für die Pflege von besonderem Interesse ist; Theorien über Schmerzlinderung, Fatigue oder Unsicherheit/Verunsicherung sind Beispiele für Theorien mittlerer Reichweite.

Tatsache (fact) Objektiv verifizierbares Ereignis oder Objekt oder eine objektiv verifizierbare Eigenschaft; ein Phänomen, das von anderen in einem gleichen Kontext gleich erfahren und bezeichnet wird.

theoretische Definition (theoretic definition) Aussage über die Bedeutung, die die wesentlichen Eigenschaften eines → Konzepts auf eine für die → Theorie bedeutungsvolle Art und Weise darstellt. Eine theoretische Definition spezifiziert → konzeptionelle Bedeutungen und impliziert empirische Konzeptindikatoren; dieser Begriff kann synonym mit Konzeptdefinition verwendet werden.

theoretischer Bezugsrahmen (theoretic framework) Logische Anordnung von zueinander in Beziehung stehenden → Konzepten, die vorgenommen wird, um mehrere verschiedene, in einer komplexen Situation relevante Aspekte zu bündeln (z. B. Praxissetting oder (Aus-)Bildungsprogramm). Dieser Begriff wird synonym zu → konzeptueller Bezugsrahmen verwendet; eine Wissensform im empirischen Muster.

Theorie (theory) Ausdruck von Wissen im empirischen Muster; kreative und präzise Strukturierung von Ideen, welche eine vorläufige, zielgerichtete und systematische Betrachtungsweise von Phänomenen entwirft.

Theorie mittlerer Reichweite (middle-range theory) Spezifische Klassifizierung einer Theorie, die → Konzepte, → Beziehungen und → Zweckgebundenheit enthält und begrenzte Ausschnitte von weit gefassten Phänomenbereichen reflektiert; die Konzepte einer Theorie mittlerer Reichweite lassen sich einfacher in Verbindung bringen mit von allen Sinnen wahrnehmbaren Ereignissen oder Situationen.

theoriegeleitete Forschung (theory-linked research) Forschung, die in Bezug auf oder in Verbindung mit einer → Theorie entwickelt wird. Theoriegeleitete Forschung kann Theorien überprüfen oder generieren. Theorie-überprüfende Forschung stellt fest, wie exakt vorhandene Theoriebeziehungen tatsächliche Ereignisse abbilden. Theorie-generierende Forschung indessen wird entwickelt, um Beziehungen durch Beobachtung der empirischen Wirklichkeit zu entdecken und zu beschreiben, und dann aufgrund der beobachteten empirischen Daten eine Theorie zu konstruieren.

Theoriekomponenten (components of theory) Merkmale einer Theorie, anhand derer eine Theorie beschrieben und kritisch reflektiert werden kann; Theoriekomponenten sind: → Zweckgebundenheit, → Konzepte, → Definitionen, → Beziehungen, → Strukturiertheit und → Annahmen.

therapeutischer Einsatz der eigenen Person (therapeutic use of self) Ausdrucksform von persongebundenen Wissensbeständen und individuellem Wissen im → Pflegealltag, welche mit emanzipatorischen, ethischen, ästhetischen, empirischen Wissensbeständen sowie dem jeweils individuellen Wissen interagieren.

Transformationskunst/transformativer Akt (transformative art/act) Ausdrucksform von ästhetischen Wissensbeständen und individuellem Wissen im → Pflegealltag, welche mit emanzipatorischem, empirischem, ethischen, personbezogenem Wissen und wissen interagieren.

Translationsforschung (translational research) Forschungsansatz, der konzipiert wird, um (wissenschaftlich generierte) Evidenz in den „klinischen" Alltag zu überführen. Dies geschieht durch die Evaluierung von Ergebnissen, die in der Praxis geschaffen werden. Forschung, um Erkenntnisse aus der Grundlagenforschung mit der direkten Versorgung von pflegebedürftigen Menschen/Klient*innen zu verknüpfen.

Validierung (validation) Prozess der sich traditioneller (natur-)wissenschaftlicher Methoden bedient, um die Richtigkeit/Präzision von Konzeptbedeutungen im Hinblick auf empirische Evidenz zu erhärten. Interagiert mit → Replikation, um empirisches Wissen zu hinterfragen und zu bestätigen; kann sich auch auf neuere Methoden zum Nachweis der Glaubwürdigkeit oder Richtigkeit von Wissensstrukturen im empirischen Muster beziehen.

Verallgemeinerbarkeit (generalizability) Ausmaß, in dem Forschungsergebnisse als Basis für Entscheidungsfindungen in ähnlichen Situationen genutzt werden können; Verallgemeinerbarkeit ist von der Güte der → Konzeptualisierung, des Forschungsdesigns und der Datenanalyse abhängig.

Verbündete/Koalitionäre (allies) Personen, die nicht direkt von der jeweiligen Benachteiligung, Ungerechtigkeit oder unfairen Praktik betroffen sind, sich den Betroffenen jedoch anschließen. Verbündete erkennen die Perspektiven der Benachteiligten und unterstützen deren Bemühungen, Ungerechtigkeiten zu beseitigen und gerechtere Verhältnisse herzustellen.

Verselbständigung eines Musters (patterns gone wild) Verzerrtes Verständnis, das entsteht, wenn eines der Wissensmuster nicht kritisch betrachtet wird und nicht der gesamte Wissensprozess (→ wissen) einfließt; die Überbetonung eines Wissensmusters ohne Einpassung führt zu unkritischer Zustimmung, engen Interpretationen und unvollständigem → Wissen.

Verständlichkeit (clarity) Eigenschaft einer → Theorie, die hilft, zu hinterfragen und zu verstehen, in welchem Ausmaß eine Theorie semantisch und strukturell eindeutig und konsistent ist.

Visionen entwickeln (envisioning) Prozess des Imaginierens künftiger Zustände, Möglichkeiten des Daseins, Aktionen und Erwartungen; interagiert mit dem Prozess der → Erprobung, um ästhetisches Wissen zu schaffen.

Wichtigkeit (importance) Eigenschaft einer → Theorie, die hilft zu hinterfragen, zu klären und zu verstehen, in welchem Umfang eine Theorie für die Pflegepraxis signifikant oder für die → Profession wertvoll ist.

Wissen [Substantiv] (knowledge) Durch Einsichten, Lernen oder Forschung erworbene Wahrnehmungen und das Bewusstsein dafür, dies in einer mitteilbaren Form auszudrücken. Wissen ist eine weitgehend genaue Darstellung der Welt, wie sie von den Mitgliedern einer → Disziplin verstanden und geteilt wird; es ist ein Abbild dessen, was gewusst und beurteilt und an gemeinsamen Standards und Kriterien bemessen wird.

wissen [Verb] (knowing) Individuelle menschliche Prozesse der Wahrnehmung und des Verstehens des Selbst und der Welt, die bis zu einem gewissem Grad ins Bewusstsein gebracht werden können; nicht alles, was im Laufe dieser Wissensprozesse verstanden wird, kann anderen zugänglich gemacht oder kommuniziert werden. Was jedoch mitgeteilt, kommuniziert oder mit Worten oder Handlungen ausgedrückt wird, wird zum Wissen einer → Disziplin.

wissenschaftliche Kompetenz (scientific competence) Ausdrucksform von empirischen Wissensbeständen und individuellem Wissen im → Pflegealltag, welche mit emanzipatorischen, ethischen, ästhetischen, persongebundenen Wissensbeständen sowie dem jeweils individuellen Wissen interagieren.

Zentrieren (centering) Vorgang des Fokussierens auf Gefühle, innere Wahrnehmungen und Erfahrungen und zwar durch Kontemplation und Introspektion, damit die Lebensereignisse eine tiefe innere persönliche Bedeutung erlangen; interagiert mit dem Prozess des → Sich Einlassens, um persongebundenes Wissen zu entwickeln.

Zuschreibung (appreciation) Prozess des Fokussierens und Reflektierens über ästhetische Wissensbestände in der Form, wie sie von den Mitgliedern der → Disziplin verstanden und eingeschätzt werden; interagiert mit dem Prozess der → Inspiration zum Zwecke der Veränderung und/oder → Bestätigung ästhetischer Wissensbestände.

Zweckgebundenheit (purpose) Komponente einer → Theorie, aus der sich die für die Theorieentwicklung ausschlaggebenden Gründe ableiten lassen; Ergebnis oder zu erwartende Ergebnisse, falls sich die in der Theorie enthaltenen Beziehungen als valide erweisen. Die Zweckgebundenheit einer Theorie verweist auf Situationen, in denen die Theorie vermutlich anzuwenden ist.

Register